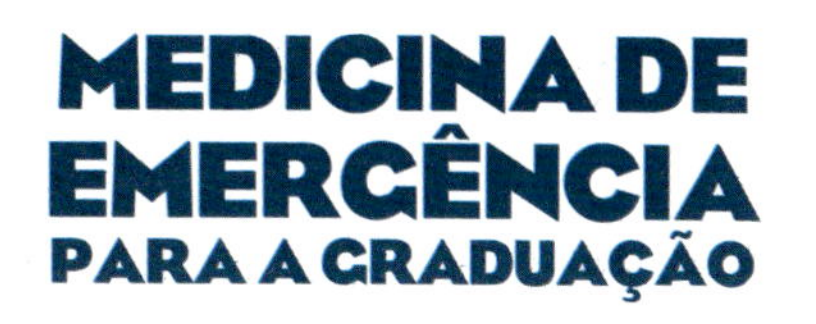
MEDICINA DE
EMERGÊNCIA
PARA A GRADUAÇÃO

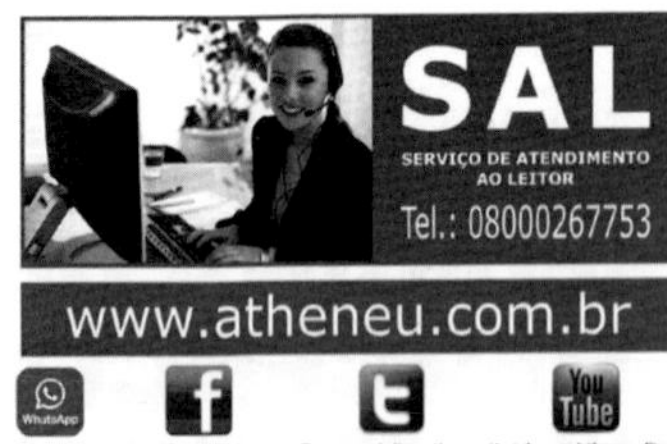
SAL
SERVIÇO DE ATENDIMENTO AO LEITOR
Tel.: 08000267753
www.atheneu.com.br
(21) 99165-6798
Facebook.com/editoraatheneu
Twitter.com/editoraatheneu
Youtube.com/atheneueditora

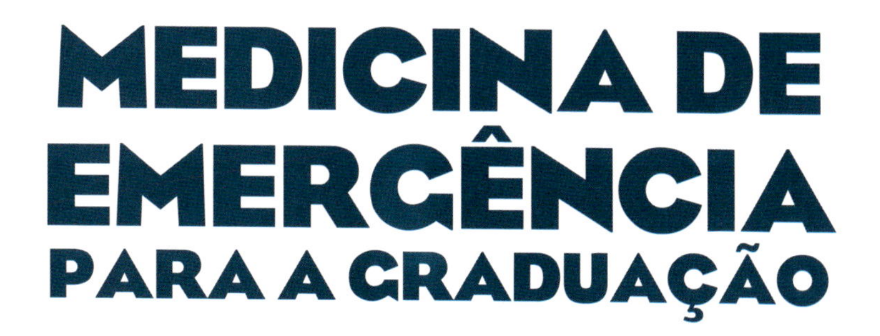

Lucas Oliveira Junqueira e Silva
Hélio Penna Guimarães

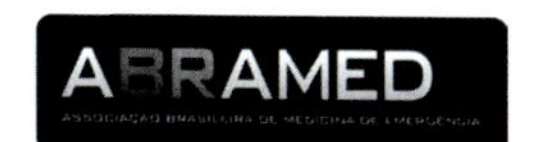

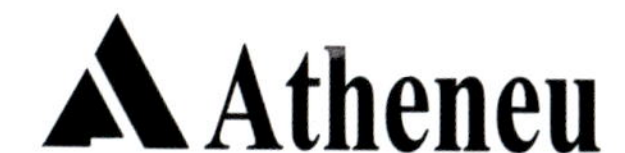

Rio de Janeiro • São Paulo
2020

EDITORA ATHENEU

São Paulo	—	*Rua Avanhandava, 126 - 8º andar* *Tel.: (11) 2858-8750* *E-mail: atheneu@atheneu.com.br*
Rio de Janeiro	—	*Rua Bambina, 74* *Tel.: (21) 3094-1295* *E-mail: atheneu@atheneu.com.br*

CAPA: Equipe Atheneu
PRODUÇÃO EDITORIAL: MKX Editorial

CIP-BRASIL. CATALOGAÇÃO NA PUBLICAÇÃO
SINDICATO NACIONAL DOS EDITORES DE LIVROS, RJ

M442

Medicina de emergência para a graduação / editores Lucas Oliveira Junqueira e Silva, Hélio Penna Guimarães ; editores associados Ana Paula Freitas ... [et al.]. - 1. ed. - Rio de Janeiro : Atheneu, 2020.

Inclui bibliografia e índice
ISBN 978-65-5586-024-5

1. Primeiros socorros. 2. Emergências médicas. I. Silva, Lucas Oliveira Junqueira e. II. Guimarães, Hélio Penna. III. Freitas, Ana Paula.

20-65659 CDD: 616.0252
CDU: 616-83.98

Meri Gleice Rodrigues de Souza - Bibliotecária - CRB-7/6439
28/07/2020 29/07/2020

SILVA, L.O.J.E.; GUIMARÃES, H.P.
Medicina de Emergência para a Graduação.

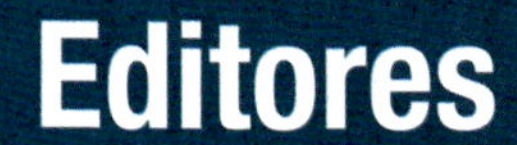

Editores

Lucas Oliveira Junqueira e Silva

Médico pela Universidade Federal do Rio Grande do Sul (UFRGS). *Research Fellow* e Mestrando do Departamento de Emergência da Mayo Clinic, Minnesota – Estados Unidos.

Hélio Penna Guimarães

Especialista em Medicina de Emergência, Medicina Intensiva e Cardiologia. Presidente da Associação Brasileira de Medicina de Emergência (ABRAMEDE) – Gestão 2020-2021. Mestre em *Dirección Médica y Gestión Clínica* pelo Instituto Carlos III – Madri, Espanha. *Master* em Gestão de Serviços da Saúde pela Fundação Getulio Vargas (FGV). Doutor em Ciências pela Universidade de São Paulo (USP). Médico do Departamento de Pacientes Graves (DPG) e da Unidade Móvel Einstein (UME) do Hospital Israelita Albert Einstein (HIAE). Pesquisador da *Academic Research Associtaion* (ARO) – HIAE. Coordenador Médico do Instituto de Ensino do Hospital do Coração (IE-HCor-SP). Professor Afiliado da Escola Paulista de Medicina da Universidade Federal de São Paulo (EPM/Unifesp). Professor Titular de Medicina de Emergência do Centro Universitário São Camilo (CUSC).

Editores Associados

Ana Paula Freitas

Emergencista. Primeira Secretária da Associação Brasileira de Medicina de Emergência (ABRAMEDE). Médica do Departamento de Emergência dos Hospitais Mãe de Deus e de Pronto-Socorro de Porto Alegre. Coordenadora da Residência de Medicina de Emergência do Hospital de Pronto-Socorro de Porto Alegre. Mestre em Ciências Médicas pela Universidade Federal do Rio Grande do Sul (UFRGS).

Daniel Schubert

Emergencista. Instituto D'Or de Pesquisa e Ensino – RJ. Médico Emergencista da Sala Vermelha do Hospital Estadual Getulio Vargas, da Secretaria de Estado de Saúde do Governo do Estado do Rio de Janeiro (SES-RJ).

Gabriel Pietrobon Martins

Emergencista pelo Hospital São Lucas da Pontifícia Universidade Católica do Rio Grande do Sul (PUCRS). Médico Rotineiro da Unidade de Terapia Intensiva do Hospital Pronto-Socorro de Canoas (HPSC).

Luiz Fernando Varela

Emergencista. Médico do Hospital Moinhos de Vento e Presidente da Regional Rio Grande do Sul da Associação Brasileira de Medicina de Emergência (ABRAMEDE).

Marianna Martini Fischmann

Médica pela Universidade Federal Fluminense (UFF). *Research Trainee* no Departamento de Cirurgia e Trauma da Mayo Clinic, Minnesota – Estados Unidos.

Colaboradores

Alana Maria Sousa Correia

Discente da Faculdade de Medicina e da Liga de Cirurgia do Trauma do Instituto Tocantinense Presidente Antônio Carlos (ITPAC).

Alessandra Masi

Professora da Faculdade de Medicina do Centro Universitário São Camilo (CUSC).

Alessandro de Sousa Nunes

Professor da Faculdade de Medicina da Universidade Federal do Amapá (UNIFAP).

Alessandro Silvestre

Discente da Faculdade de Medicina e da Liga Acadêmica de Medicina de Emergência do Centro Universitário São Camilo (CUSC).

Amélia Santos Leal

Discente da Faculdade de Medicina e da Liga de Trauma da Universidade do Estado do Pará (UEPA) – *Campus* Marabá.

Ana Celia Diniz Cabral Barbosa Romeo

Professora da Faculdade de Medicina da União Metropolitana de Educação e Cultura (UNIME), Faculdade de Medicina da Universidade Federal da Bahia (UFBA), Escola Bahiana de Medicina e Saúde Pública e da Faculdade de Medicina Universidade Salvador (UNIFACS).

Ana Cristina Burigo Grumann

Professora da Faculdade de Medicina da Universidade do Sul de Santa Catarina (UNISUL) – *Campus* Pedra Branca.

André Luís Gonçalves Montillo

Professor da Faculdade de Medicina da Universidade Federal do Estado do Rio de Janeiro (UNIRIO).

André Luiz Nunes Gobatto

Departamento de Medicina Interna do Hospital São Rafael – Salvador, BA. Universidade Salvador (UNIFACS). União Metropolitana para o Desenvolvimento da Educação e Cultura (UNIME).

André Romeo

Professor da Faculdade de Medicina da União Metropolitana de Educação e Cultura (UNIME).

Andréa Lopes Ramires Kairala

Médica Intensivista Pediátrica e Professora da Faculdade de Medicina do Centro Universitário de Brasília (UniCEUB).

Andreza Hammes

Discente da Faculdade de Medicina e da Liga de Trauma e Emergência de Petrópolis/Centro Universitário Arthur Sá Earp Neto (FMP/UNIFASE).

Anna Bittarello Silva

Discente da Faculdade de Medicina e Membro da Liga de Emergência e Trauma da Universidade Federal de Ciências da Saúde de Porto Alegre (UFCSPA).

Antenor Aguiar Almeida Júnior

Discente da Liga do Trauma e da Faculdade de Medicina da Universidade Federal de Goiás (UFG).

Arthur Sardi Martins

Discente da Faculdade de Medicina e da Liga de Trauma e Emergência da Universidade Federal do Rio Grande do Sul (UFRGS).

Beatriz Helena Maia Tourão

Discente da Faculdade de Medicina e da Liga de Urgência e Emergência da Universidade do Estado do Pará (UEPA).

Brunna Vitória Gouveia Prado

Discente da Faculdade de Medicina e da Liga de Cirurgia do Trauma do Instituto Tocantinense Presidente Antônio Carlos (ITPAC).

Bruno Felipe Dias do Nascimento

Discente da Faculdade de Medicina e da Liga Acadêmica de Emergências Médicas do Centro Universitário de Várzea Grande (UNIVAG).

Bruno Gabriele Costa

Discente da Escola da Sociedade Cearense de Medicina de Emergência (SOCEMU).

Caiã Cabral Fraga Carvalho

Médico pela Universidade Federal do Tocantins e Ex-Membro da Liga Universitária Tocantinense de Trauma e Emergência da Universidade Federal do Tocantins (UFT).

Caio Duarte Neto

Professor da Faculdade de Medicina da Escola Superior de Ciências da Santa Casa de Misericórdia de Vitória (EMESCAM).

Camila Serra Rodrigues

Discente da Faculdade de Medicina e da Liga de Emergência e Trauma da Escola Superior de Ciências da Saúde (ESCS).

Carlos Gorios

Professor da Faculdade de Medicina do Centro Universitário São Camilo (CUSC).

Carolina Caracas Lima

Discente da Faculdade de Medicina e da Liga Acadêmica de Cirurgia, Trauma e Emergência da Universidade Federal do Estado do Rio de Janeiro (UNIRIO).

Caterina Beatriz Grassi Leonardi

Discente da Faculdade de Medicina e da Liga Acadêmica de Unidade de Terapia Intensiva (UTI) e Emergências Médicas da Universidade Federal de Uberlândia (UFU).

Cláudio Germano Teodoro

Discente da Faculdade de Medicina e da Liga Acadêmica de Medicina de Emergência da Universidade Federal da Grande Dourados (UFGD).

Cristihelen de Sousa Santos

Discente da Faculdade de Medicina e do Centro Universitário UNINOVAFAPI.

Daiane de Oliveira Soares

Discente da Faculdade de Medicina e da Liga Acadêmica de Trauma, Emergência e Simulação da Universidade Federal do Rio de Janeiro (UFRJ).

Dandhara de Lima Cardoso Almeida

Discente da Faculdade de Medicina e da Liga Acadêmica de Urgência e Emergência da Escola Superior de Ciências da Santa Casa de Misericórdia de Vitória (EMESCAM).

Daniel Godoy Defavari

Discente da Faculdade de Medicina e da Liga de Emergência e Trauma da Universidade de Brasília (UnB).

Daniela Mafra Fernandes

Discente da Liga Paraense do Trauma e da Faculdade de Medicina da Faculdade Metropolitana da Amazônia (Famaz).

Danilo Souza Delgado

Discente da Faculdade de Medicina e da Liga de Urgência e Emergência da Universidade do Estado do Pará (UEPA).

Dhiécyka Carvalho Silva

Discente da Faculdade de Medicina e da Liga de Cirurgia do Trauma do Instituto Tocantinense Presidente Antônio Carlos (ITPAC).

Diogo Oliveira de Paula

Discente da Faculdade de Medicina e da Liga Acadêmica de Medicina de Emergência da Universidade Federal de Santa Maria (UFSM).

Dulce Mourthé Starling Pinheiro

Médica pela Universidade Federal do Tocantins e Ex-Membro da Liga Universitária Tocantinense de Trauma e Emergência da Universidade Federal do Tocantins (UFT).

Emanoel Baticini Montanari

Médico pela Universidade Federal do Rio Grande do Sul (UFRGS). Médico Residente de Medicina de Emergência do Hospital de Clínicas de Porto Alegre (HCPA).

Fábio Roberto Ruiz de Moraes

Professor Adjunto da Faculdade de Medicina do Instituto Tocantinense Presidente Antônio Carlos (ITPAC).

Felipe Daris Ribeiro

Discente da Faculdade de Medicina da Universidade Anhanguera – Universidade para o Desenvolvimento do Estado e da Região do Pantanal (Uniderp).

Fernanda Dantas

Discente da Faculdade de Medicina e da Liga Acadêmica de Medicina de Emergência da Universidade Federal da Grande Dourados (UFGD).

Fernanda Nicoli Broch

Discente da Faculdade de Medicina da Universidade Anhanguera – Universidade para o Desenvolvimento do Estado e da Região do Pantanal (Uniderp).

Fernanda Sachia Chaves Maia

Discente da Faculdade de Medicina e da Liga Acadêmica de Urgência e Emergência da Universidade Federal do Amapá (UNIFAP).

Fernanda Vieira Queiroz de Almeida

Discente da Faculdade de Medicina e da Liga Acadêmica de Emergências Clínicas do Instituto Master de Ensino Presidente Antônio Carlos (IMEPAC).

Filipe Abtibol

Discente da Faculdade de Medicina e da Liga de Trauma e Emergência da Universidade Federal do Rio Grande do Sul (UFRGS).

Franco Milan Sapuppo

Discente da Faculdade de Medicina e da Liga Acadêmica de Medicina de Emergência da Faculdade das Américas (FAM).

Frederico Arriaga Criscuoli de Farias

Discente da Faculdade de Medicina e da Liga Acadêmica do Trauma, Emergência e Urgência da Universidade de Caxias do Sul (UCS).

Frederico Barra de Moraes

Professor da Faculdade de Medicina da Universidade Federal de Goiás (UFG).

Gabriel Daris Ribeiro

Discente da Faculdade de Medicina da Pontifícia Universidade Católica de Campinas (PUC-Campinas).

Gabriel Longuini Moreira

Professor da Faculdade de Medicina das Faculdades Integradas Aparício Carvalho (FIMCA) e Membro da Sociedade Brasileira para Estudo da Dor (SBED).

Gabriel Salsa Jacobina

Discente da Faculdade de Medicina da Escola Bahiana de Medicina e Saúde Pública (EBMSP).

Gabriela Alves Martins

Discente da Faculdade de Medicina e da Liga de Emergência e Trauma da Escola Superior de Ciências da Saúde (ESCS).

Gabriela Balarini Figueiredo Lima

Discente da Faculdade de Medicina e da Liga de Medicina de Emergência do Centro Universitário São Camilo (CUSC-SP).

Gabriela Neuvald Pezzella

Discente da Faculdade de Medicina e da Liga Acadêmica do Trauma, Emergência e Urgência da Universidade de Caxias do Sul (UCS).

Gabrielle Mocker da Silva Campos

Discente da Faculdade de Medicina e da Liga Acadêmica de Emergências Médicas do Centro Universitário de Várzea Grande (UNIVAG).

Gabrielle Turnes Pereira Demetrio

Discente da Faculdade de Medicina e da Liga de Emergências Clínicas da Universidade do Sul de Santa Catarina (UNISUL) – *Campus* Pedra Branca.

Gabrielly Saraiva Porto Garcia

Discente da Faculdade de Medicina e da Liga Acadêmica de Cirurgia, Trauma e Emergência da Universidade Federal do Estado do Rio de Janeiro (UNIRIO).

Geovaldo Barreto Correia Junior

Discente da Faculdade de Medicina e Membro da Liga Acadêmica do Trauma e Emergências Médicas da Universidade Federal da Bahia (UFBA).

Giovana Moreira Minchillo

Discente da Faculdade de Medicina e da Liga de Trauma e Cirurgia do ABC.

Gisela Melo de Matos

Médica formada pela Escola Bahiana de Medicina e Saúde Pública (EBMSP).

Glayrton Bizerra da Costa

Discente da Faculdade de Medicina e do Centro Universitário UNINOVAFAPI.

Guilherme Penna Felício

Discente da Faculdade de Medicina e da Liga Acadêmica de Medicina de Emergência do Centro Universitário São Camilo (CUSC).

Hani Dourado Al-Khatib

Fellow em Emergency Medicine pelo St George's University Hospital London. Instrutor de Suporte Avançado de Vida no Trauma (ATLS – Advanced Trauma Life Support), Atendimento Pré-Hospitalar ao Trauma (PHTLS – Prehospital Trauma Life Support) e Suporte Básico de Vida (BLS – Basic Life Support).

Henrique Alecastro Puls

Médico Residente em Medicina de Emergência da University of Michigan, Estados Unidos.

Henrique Herpich

Discente da Faculdade de Medicina e da Liga de Emergência e Trauma da Universidade Federal de Ciências da Saúde de Porto Alegre (UFCSPA).

Hermeto Macário Amin Paschoalick

Professor da Faculdade de Medicina da Universidade Federal da Grande Dourados (UFGD).

Ian Claudio Reis Muniz

Preceptor da Liga de Urgência e Emergência da Universidade do Estado do Pará (UEPA).

Iasmin Medeiros

Discente da Faculdade de Medicina e da Liga Acadêmica de Emergências Médicas do Centro Universitário de Várzea Grande (UNIVAG).

Ingrid Alonso Cordeiro

Discente da Faculdade de Medicina e da Liga Acadêmica do Trauma, Emergência e Urgência da Universidade de Caxias do Sul (UCS).

Isabella de Almeida Klein

Discente da Faculdade de Medicina e Membro da Liga Acadêmica de Trauma, Reanimação e Emergência da Universidade Federal Fluminense (UFF).

Jholbert Carlos Roberto Santana

Discente da Liga do Trauma e da Faculdade de Medicina da Universidade Federal de Goiás (UFG).

João Batista de Sousa

Professor da Faculdade de Medicina da Universidade de Brasília (UnB).

João Marcelo Prates Barbosa

Discente da Faculdade de Medicina e Membro da Liga Baiana de Emergências da Universidade Salvador (UNIFACS).

João Pedro Moreira Miranda Cambui

Discente da Faculdade de Medicina e da Liga Acadêmica de Emergências Clínicas e Cirúrgicas da União Metropolitana de Educação e Cultura (UNIME).

Johann Peter Amaral dos Santos

Discente da Faculdade de Medicina e da Liga Acadêmica de Urgência e Emergência da Escola Superior de Ciências da Santa Casa de Misericórdia de Vitória (EMESCAM).

Jorge Augusto Rodrigues Macedo

Discente da Faculdade de Medicina e da Liga de Trauma da Universidade do Estado do Pará (UEPA) – *Campus* Marabá.

José Adelson Belarmino dos Santos

Discente da Faculdade de Medicina e da Liga de Trauma e Emergência da Universidade do Estado do Rio de Janeiro (UERJ).

José Antônio Cordero da Silva

Professor da Faculdade de Medicina da Faculdade Metropolitana da Amazônia (Famaz).

José Moreira Kffuri Filho

Discente da Faculdade de Medicina e da Liga de Emergência e Trauma da Universidade de Brasília (UnB).

Josué da Silva Brito

Discente da Faculdade de Medicina e da Liga Acadêmica de Medicina de Urgência e Emergência da Faculdade Atenas – *Campus* Paracatu, MG.

Julia Araujo Vigiato

Discente da Faculdade de Medicina e da Liga do Trauma e Cirurgia de Emergência da Faculdade de Medicina do ABC (FMABC).

Julia Barbizan Previdi

Discente da Faculdade de Medicina e da Liga do Trauma e Cirurgia de Emergência da Faculdade de Medicina do ABC (FMABC).

Juliana Noya de Araújo Góes

Discente da Faculdade de Medicina e Membro da Liga Baiana de Emergências da Universidade Salvador (UNIFACS).

Júlio César Ayres Ferreira Filho

Professor da Faculdade de Medicina da Universidade de São Paulo (FMUSP).

Júlio César Stobbe

Docente da Disciplina de Medicina de Urgência e Emergência do Curso de Medicina da Universidade Federal da Fronteira Sul (UFFS). Professor Orientador da Liga de Emergência e Trauma da UFFS – *Campus* Passo Fundo, RS.

Kevin Haley Barbosa

Discente da Faculdade de Medicina e Membro da Liga Acadêmica de Urgências e Emergências do Centro Universitário de Brasília (UniCEUB).

Kiane Werneck Assumpção Bruno

Discente da Faculdade de Medicina e da Liga Acadêmica de Trauma, Emergência e Simulação da Universidade Federal do Rio de Janeiro (UFRJ).

Kimberly Davalos Tai

Discente da Faculdade de Medicina e da Liga Acadêmica de Unidade de Terapia Intensiva (UTI) e Emergências Médicas da Universidade Federal de Uberlândia (UFU).

Laís Borges Rizental
Discente da Faculdade de Medicina e Membro da Liga de Emergência e Trauma da Universidade Federal de Ciências da Saúde de Porto Alegre (UFCSPA).

Lara de Melo Siems
Discente da Faculdade de Medicina do Centro Universitário do Pará (CESUPA) e da Liga de Urgência e Emergência da Universidade do Estado do Pará (UEPA).

Lara de Souza Moreno
Discente da Faculdade de Medicina e da Liga de Emergências e Trauma da Universidade Católica de Brasília (UCB).

Laura César Antunes
Professora da Faculdade de Medicina da Faculdade Atenas – *Campus* Paracatu, MG.

Laura do Carmo Geraldino
Discente da Faculdade de Medicina e da Liga de Urgência e Emergência da Faculdade Santa Marcelina (FASM).

Lays Carollinne Soares de Carvalho
Discente da Faculdade de Medicina e do Centro Universitário UNINOVAFAPI.

Leonam Vieira da Silva
Discente da Faculdade de Medicina e da Liga Acadêmica de Trauma, Emergência e Simulação da Universidade Federal do Rio de Janeiro (UFRJ).

Letícia Andrade Oliveira
Discente da Liga Paraense do Trauma e da Faculdade de Medicina da Faculdade Metropolitana da Amazônia (Famaz).

Letícia Dall'Oglio Whitaker
Discente da Faculdade de Medicina e da Liga de Emergências Clínicas da Universidade do Sul de Santa Catarina (UNISUL) – *Campus* Pedra Branca.

Liana Colares Chaves
Discente da Faculdade de Medicina e Membro da Liga Baiana de Emergências da Universidade Salvador (UNIFACS).

Lorrayne Lacerda Lobato
Discente da Faculdade de Medicina e da Liga Acadêmica de Urgência e Emergência da Universidade Federal do Amapá (UNIFAP).

Lucas Antonio Pereira do Nascimento
Discente da Faculdade de Medicina e da Liga Acadêmica de Medicina de Emergência do Centro Universitário São Camilo (CUSC).

Lucas Brito Souza
Discente da Faculdade de Medicina e Membro da Liga Baiana de Emergências da Universidade Salvador (UNIFACS).

Lucas Ferreira Frederico
Discente da Faculdade de Medicina e da Liga Acadêmica de Cirurgia, Trauma e Emergência das Faculdades Integradas Aparício Carvalho (FIMCA).

Luciana Thurler Tedeschi
Discente da Faculdade de Medicina e Membro da Liga Acadêmica de Trauma, Reanimação e Emergência da Universidade Federal Fluminense (UFF).

Luís Otávio Amarante Franco
Discente da Faculdade de Medicina e Membro da Liga Acadêmica de Urgências e Emergências do Centro Universitário de Brasília (UniCEUB).

Luiz A. Nasi
Professor da Faculdade de Medicina da Universidade Federal do Rio Grande do Sul (UFRGS).

Luiz Rodrigo de Souza Papacosta
Discente da Faculdade de Medicina e da Liga de Trauma da Universidade do Estado do Pará (UEPA) – *Campus* Marabá.

Luiza Beatriz Gonçalves de Paula
Discente da Faculdade de Medicina e da Liga Acadêmica de Urgência e Emergência da Universidade Federal dos Vales do Jequitinhonha e Mucuri (UFVJM).

Manoel Cláudio Azevedo Patrocínio
Médico Preceptor da Escola da Sociedade Cearense de Medicina de Emergência (SOCEMU).

Marcelo Lima Gonzaga

Discente da Escola da Sociedade Cearense de Medicina de Emergência (SOCEMU).

Márcia Luísa Albuquerque de Deus

Discente da Faculdade de Medicina e da Liga de Emergência e Trauma da Escola Superior de Ciências da Saúde (ESCS).

Maria Camila Lunardi

Professora da Faculdade de Medicina da Faculdade Santa Marcelina (FASM).

Maria Clara Rosa Nascimento

Discente da Faculdade de Medicina e da Liga Acadêmica de Unidade de Terapia Intensiva (UTI) e Emergências Médicas da Universidade Federal de Uberlândia (UFU).

Maria Cristina Araujo Maya

Professora da Faculdade de Medicina da Universidade do Estado do Rio de Janeiro (UERJ).

Maria Joana da Silva Pinto

Professora da Faculdade de Medicina da Universidade do Estado do Pará (UEPA) – *Campus* Marabá.

Marina Guarienti

Discente da Faculdade de Medicina e da Liga Acadêmica de Medicina de Urgência e Emergência da Faculdade Atenas – *Campus* Paracatu, MG.

Marina Matielo Mezzomo

Discente do Curso de Medicina e Membro da Liga de Emergência e Trauma da Universidade Federal da Fronteira Sul (UFFS) – *Campus* Passo Fundo, RS.

Mário Paulo Faro Júnior

Professor da Faculdade de Medicina do ABC (FMABC).

Marlon Barbosa de Azevedo

Discente da Faculdade de Medicina e da Liga Acadêmica de Urgência e Emergência da Escola Superior de Ciências da Santa Casa de Misericórdia de Vitória (EMESCAM).

Mateus de Oliveira Passos

Discente da Faculdade de Medicina e da Liga de Emergências e Trauma da Universidade Católica de Brasília (UCB).

Matheus Arrais Alves

Discente da Escola da Sociedade Cearense de Medicina de Emergência (SOCEMU).

Matheus Carvalho Silva

Discente da Faculdade de Medicina e Membro da Liga Acadêmica de Trauma, Reanimação e Emergência da Universidade Federal Fluminense (UFF).

Matheus Gabriel Martins

Discente da Faculdade de Medicina e da Liga Acadêmica de Medicina de Emergência da Universidade Federal de Santa Maria (UFSM).

Matheus Lúcio Luna de Oliveira

Discente da Liga do Trauma e da Faculdade de Medicina da Universidade Federal de Goiás (UFG).

Miguel Angelo de Goes Junior

Professor da Faculdade de Medicina da Faculdade das Américas (FAM).

Monique Brito Azevedo

Discente da Faculdade de Medicina e da Liga Acadêmica de Emergências Clínicas e Cirúrgicas da União Metropolitana de Educação e Cultura (UNIME).

Murillo Cintra Husni

Discente da Faculdade de Medicina e da Liga Acadêmica de Medicina de Urgência e Emergência da Faculdade Atenas – *Campus* Paracatu, MG.

Nadja Nóbrega de Queiroz

Professora da Faculdade de Medicina da Universidade Católica de Brasília (UCB).

Natália Bender Führ

Discente do Curso de Medicina e Membro da Liga de Emergência e Trauma da Universidade Federal da Fronteira Sul (UFFS), *Campus* Passo Fundo – RS.

Nathalia Silvia Leite

Discente da Faculdade de Medicina e da Liga Acadêmica de Medicina de Emergência da Faculdade das Américas (FAM).

Otávio Miguel Liston

Discente da Faculdade de Medicina e da Liga Acadêmica de Medicina de Emergência da Universidade Federal da Grande Dourados (UFGD).

Othon Moura Pereira da Silva

Discente da Faculdade de Medicina e Membro da Liga Acadêmica de Trauma, Reanimação e Emergência da Universidade Federal Fluminense (UFF).

Oto Mario de Santana Neto

Discente da Faculdade de Medicina da Escola Bahiana de Medicina e Saúde Pública (EBMSP).

Patrícia Eickhoff

Discente da Faculdade de Medicina e da Liga Acadêmica de Medicina de Emergência da Universidade Federal de Santa Maria (UFSM).

Paulo Roberto Sampaio Peixoto de Sousa

Discente da Faculdade de Medicina e Membro da Liga Acadêmica do Trauma e Emergências Médicas da Universidade Federal da Bahia (UFBA).

Pedro Arthur Ferreira de Carvalho

Discente da Liga Paraense do Trauma e da Faculdade de Medicina da Faculdade Metropolitana da Amazônia (Famaz).

Pedro Lins Palmeira Cardoso

Discente da Faculdade de Medicina e Membro da Liga Acadêmica do Trauma e Emergências Médicas da Universidade Federal da Bahia (UFBA).

Pedro Paulo Fernandes de Melo

Médico pela Universidade Federal do Tocantins e Ex-Membro da Liga Universitária Tocantinense de Trauma e Emergência da Universidade Federal do Tocantins (UFT).

Plinio Henrique Cezarino

Discente da Faculdade de Medicina e da Liga de Emergências Clínicas da Universidade do Sul de Santa Catarina (UNISUL) – *Campus* Pedra Branca.

Priscila Saltareli Santos

Discente da Faculdade de Medicina e da Liga Acadêmica de Cirurgia, Trauma e Emergência das Faculdades Integradas Aparício Carvalho (FIMCA).

Rafael Augusto Milanezi

Discente da Faculdade de Medicina e Membro da Liga de Emergência e Trauma da Universidade Federal de Ciências da Saúde de Porto Alegre (UFCSPA).

Rafael de Cristo

Discente da Faculdade de Medicina da Universidade Anhanguera – Universidade para o Desenvolvimento do Estado e da Região do Pantanal (Uniderp).

Rafael Gonçalves Ribeiro de Souza

Professor da Faculdade de Medicina do Centro Universitário de Várzea Grande (UNIVAG).

Rafael Lampert Cauduro

Professor da Faculdade de Medicina da Universidade Federal de Santa Maria (UFSM).

Rafael Maia de Almeida

Discente da Faculdade de Medicina e Membro da Liga Acadêmica de Urgências e Emergências do Centro Universitário de Brasília (UniCEUB).

Rafaella Gomes Freitas

Discente da Faculdade de Medicina e da Liga Acadêmica de Emergências Clínicas do Instituto Master de Ensino Presidente Antônio Carlos (IMEPAC).

Raul de Camargo Alcalá

Discente da Faculdade de Medicina e da Liga de Medicina de Emergência do Centro Universitário São Camilo (CUSC).

Roberto Jackson da Silva Nunes Junior

Discente da Faculdade de Medicina e da Liga Acadêmica de Cirurgia, Trauma e Emergência das Faculdades Integradas Aparício Carvalho (FIMCA).

Rodolfo Bonfim Ribeiro

Discente da Faculdade de Medicina e da Liga Acadêmica de Emergências Clínicas e Cirúrgicas da União Metropolitana de Educação e Cultura (UNIME).

Rodrigo Bernardo Serafim

Professor da Faculdade de Medicina da Universidade Federal do Rio de Janeiro (UFRJ).

Rodrigo de Freitas Garbero

Professor da Faculdade de Medicina da Escola Superior de Ciências da Saúde (ESCS).

Rodrigo Silva de Quadros

Especialista em Medicina de Emergência Titulado pela Associação Brasileira de Medicina de Emergência (ABRAMEDE). Coordenador da Residência Médica de Medicina de Emergência da Santa Casa de Campo Grande – MS. Professor da Faculdade de Medicina da Universidade Anhanguera – Universidade para o Desenvolvimento do Estado e da Região do Pantanal (Uniderp).

Ronaldo Altenburg Odebrecht Curi Gismondi

Professor da Faculdade de Medicina da Universidade Federal Fluminense (UFF).

Rosana Siqueira Brown

Discente da Faculdade de Medicina e da Liga Acadêmica de Cirurgia, Trauma e Emergência da Universidade Federal do Estado do Rio de Janeiro (UNIRIO).

Rubens Matos Maia

Discente da Faculdade de Medicina e da Liga Acadêmica de Emergências Clínicas do Instituto Master de Ensino Presidente Antônio Carlos (IMEPAC).

Sara Regina Neto Pereira

Discente da Faculdade de Medicina e da Liga de Trauma e Emergência da Universidade do Estado do Rio de Janeiro (UERJ).

Sayllon Roniery Marques Costa

Discente da Faculdade de Medicina e da Liga Acadêmica de Urgência e Emergência da Universidade Federal do Amapá (UNIFAP).

Shirley Ediane Rodrigues

Discente da Faculdade de Medicina e da Liga de Trauma e Emergência de Petrópolis/Centro Universitário Arthur Sá Earp Neto (FMP/UNIFASE).

Stephanie Julianne Vanheusden Cruz

Discente da Faculdade de Medicina e da Liga de Trauma e Emergência da Universidade do Estado do Rio de Janeiro (UERJ).

Taís Cassiano Bueno Vieira

Discente da Faculdade de Medicina e da Liga de Emergências e Trauma da Universidade Católica de Brasília (UCB).

Taynara Guimarães Silva

Anestesiologista pela Universidade Federal do Tocantins (UFT).

Thiago Coronato Nunes

Professor da Faculdade de Medicina de Petrópolis/Centro Universitário Arthur Sá Earp Neto (FMP/UNIFASE).

Thiago Soares Coser

Discente da Faculdade de Medicina e da Liga de Emergência e Trauma da Universidade de Brasília (UnB).

Thulio Marquez Cunha

Professor de Pneumologia da Faculdade de Medicina da Universidade Federal de Uberlândia (UFU).

Thyago Anzolin Coser

Professor da Faculdade de Medicina da Universidade de Caxias do Sul (UCS).

Vanessa Tiemi Comosako

Discente da Faculdade de Medicina e da Liga Acadêmica de Medicina de Emergência da Faculdade das Américas (FAM).

Victor Nacib Lauar

Professor da Faculdade de Medicina da Universidade Federal dos Vales do Jequitinhonha e Mucuri (UFVJM).

Victor Navarro Jordão

Discente da Faculdade de Medicina e da Liga de Medicina de Emergência do Centro Universitário São Camilo (CUSC).

Victoria de Souza Damião

Discente da Faculdade de Medicina e da Liga de Trauma e Emergência de Petrópolis/Centro Universitário Arthur Sá Earp Neto (FMP/UNIFASE).

Victória Vieira Fonseca

Discente da Faculdade de Medicina e da Liga Acadêmica de Urgência e Emergência da Universidade Federal dos Vales do Jequitinhonha e Mucuri (UFVJM).

William Gebrim Júnior

Professor da Faculdade de Medicina do Instituto Master de Ensino Presidente Antônio Carlos (IMEPAC).

Yasmin Merighi Hauache

Discente da Faculdade de Medicina da Universidade Anhanguera – Universidade para o Desenvolvimento do Estado e da Região do Pantanal (Uniderp).

Agradecimentos

Um agradecimento especial a todos os meus familiares, professores, mentores, colegas e, acima de tudo, pacientes, que me conduziram durante a jornada de editar e liderar o desenvolvimento desta obra.
Este livro é apenas o pontapé inicial de uma longa jornada e é dedicado a todos aqueles que acreditam que o desenvolvimento da Medicina de Emergência trará grandes benefícios para a sociedade, através de um cuidado de alta qualidade para os pacientes atendidos nas emergências brasileiras.

Lucas Oliveira Junqueira e Silva
Editor

A todos que se dedicam à Medicina de Emergência no Brasil e no mundo e aos alunos de graduação que começam a despertar sua paixão por essa especialidade fundamental.
Ao Lucas Oliveira Junqueira e Silva, por sua amizade, profissionalismo e resiliência na construção desta obra!

Hélio Penna Guimarães
Editor

Apresentação

É com muito prazer que apresentamos a primeira edição da obra intitulada *Medicina de Emergência para a Graduação*. A produção deste livro faz parte de um projeto liderado pela Comissão Acadêmica da Associação Brasileira de Medicina de Emergência (ABRAMEDE). O desenvolvimento desta obra se iniciou com o surgimento dessa comissão, fundada durante o Congresso Brasileiro de Medicina de Emergência, em 2016, por diversos estudantes de Medicina interessados na especialidade e por médicos emergencistas, apoiadores do movimento.

Esta obra tem como principal objetivo introduzir conceitos básicos e essenciais para a prática da Medicina de Emergência. Apesar de seu público-alvo ser estudantes de Medicina interessados na especialidade, ela também pode ser utilizada como material guia por médicos recém-formados, que trabalham nas emergências brasileiras e pretendem aprimorar seus conhecimentos sobre a Medicina de Emergência. Acreditamos que o fortalecimento do ensino da Medicina de Emergência dentro da graduação aumentará a qualidade dos médicos atendendo nas emergências brasileiras e, consequentemente, entregar um cuidado de excelência aos nossos queridos pacientes.

Sendo uma obra voltada para o progresso e desenvolvimento da Medicina de Emergência dentro das universidades brasileiras, a primeira edição do *Medicina de Emergência para a Graduação* foi escrita por 176 autores de 17 estados brasileiros, incluindo Amapá, Bahia, Ceará, Distrito Federal, Espírito Santo, Goiás, Mato Grosso, Mato Grosso do Sul, Minas Gerais, Pará, Piauí, Rio Grande do Sul, Rio de Janeiro, Roraima, São Paulo, Santa Catarina e Tocantins.

A primeira seção, *Conhecendo a Medicina de Emergência*, introduz a Medicina de Emergência ao leitor e discorre sobre o recente reconhecimento da especialidade no Brasil. Além disso, fornece ferramentas para que o leitor compreenda o modo de pensar do médico emergencista e as particularidades necessárias ao atendimento no Departamento de Emergência.

A segunda seção, *Reanimação no Departamento de Emergência*, apresenta ao leitor as principais situações em que o médico emergencista precisa agir de maneira rápida e eficaz, levando em consideração as melhores ferramentas diagnósticas e os tratamentos embasados na melhor evidência disponível. Essa seção introduzirá ao leitor o manejo inicial das principais emergências médicas, como parada cardiorrespiratória, sepse, síndrome coronariana aguda, acidente vascular cerebral e muitas outras condições ameaçadoras da vida.

A terceira seção, *Sinais e Sintomas Comuns no Departamento de Emergência*, engloba as principais apresentações clínicas, focando no raciocínio clínico e manejo inicial das mesmas. Vale lembrar que os pacientes que procuram atendimento nas emergências frequentemente não possuem um diagnóstico definido e o raciocínio clínico a partir de sinais e sintomas é essencial. Além disso, o médico emergencista precisa sempre levantar hipóteses diagnósticas que levem em consideração condições ameaçadoras da vida. A estabilização clínica dos pacientes e a exclusão ou confirmação de diagnósticos ameaçadores da vida são as principais prioridades do médico emergencista.

Por fim, a quarta seção, *Habilidades Práticas Essenciais*, descreve as principais habilidades que o médico emergencista precisa desenvolver durante o seu treinamento. Essas habilidades incluem executar procedimentos, como intubação endotraqueal, utilização da ultrassonografia à beira do leito, drenagem de tórax, dentre muitos outros procedimentos e habilidades essenciais, que precisam ser treinados durante a graduação e, posteriormente, durante a residência de Medicina de Emergência.

Esperamos que a primeira edição da obra *Medicina de Emergência para a Graduação* seja utilizada como guia para diversos estudantes e médicos recém-formados, interessados em seguir uma brilhante carreira como médicos emergencistas. A Medicina de Emergência do futuro depende da dedicação e energia da nova geração.

Lucas Oliveira Junqueira e Silva
Hélio Penna Guimarães
Editores

Prefácio

Esta obra foi escrita para aqueles que aceitaram o desafio de cuidar dos pacientes que necessitam de atendimento de emergência, independentemente do problema, do tempo e do lugar.

Este livro foi escrito por médicos e alunos que aceitaram o desafio e estão dispostos a apoiar, guiar e inspirar o leitor a ser o melhor médico emergencista possível e prover o melhor cuidado aos nossos pacientes.

A Medicina de Emergência é uma especialidade em constante mudança, em que o conhecimento e a prática reagem rapidamente às descobertas na ciência e aos desafios ambientais e sociais. Os autores desta obra esforçaram-se ao máximo para avaliar e interpretar a literatura disponível e realizar recomendações embasadas na melhor evidência disponível. Acima de tudo, o conteúdo foi moldado para a realidade brasileira.

A obra abrange uma ampla gama de tópicos que envolvem os princípios essenciais da prática da Medicina de Emergência e, além de ser um livro abrangente e completo, os autores utilizaram seus talentos para simplificar, explicar e tornar acessível o conteúdo para todos os leitores, mantendo os conceitos indispensáveis para oferecer um cuidado de alta qualidade para os pacientes.

Os autores são extremamente gratos ao apoio de seus professores, mentores, colegas, família e, acima de tudo, seus pacientes. A jornada para tornar a Medicina de Emergência uma realidade no Brasil está apenas começando e esperamos que este livro seja mais um importante passo nesse magnifico desafio.

Esperamos que, após a leitura desta obra, o leitor possua um entendimento melhor dos conceitos fundamentais da Medicina de Emergência, mas, acima de tudo, esperamos que o leitor esteja preparado para abraçar a missão de se tornar um Médico Emergencista e fornecer o melhor cuidado para todos os pacientes que precisam de nós.

Daniel Cabrera
Médico Emergencista e Professor-Associado de Medicina de Emergência
Departamento de Emergência da Mayo Clinic, Minnesota – Estados Unidos
Julho de 2020

Sumário

Seção 3
Sinais e Sintomas Comuns no Departamento de Emergência

Seção 4

Habilidades Práticas Essenciais

Seção 1

Conhecendo a Medicina de Emergência

Capítulo 1

Medicina de Emergência no Brasil e no Mundo

- Henrique Herpich
- Lucas Oliveira Junqueira e Silva

O difícil começo e a surpreendente ascensão

Se situações agudas com risco iminente de morte e condições de emergência estão presentes na história da medicina desde a antiguidade, o mesmo não pode ser dito sobre a Medicina de Emergência como especialidade. Embora situações de emergência acometem a população desde tempos remotos, a Medicina de Emergência foi reconhecida como especialidade há apenas 50 anos. A organização de um departamento de emergência aberto ininterruptamente ocorreu pela primeira vez nos Estados Unidos em 1961. Até o surgimento de um treinamento especializado, na década de 1970, os departamentos de emergência eram supervisionados por médicos do hospital, de forma rotativa, e os serviços de ambulância costumavam ser administrados por diretores funerários, uma vez que estes possuíam veículos capazes de transportar pessoas horizontalmente.

À medida que a especialidade clínica avançava, o mesmo acontecia em nível acadêmico. Em 1970, na Universidade de Cincinnati, Dr. Bruce Janiak foi o primeiro residente em Medicina de Emergência. Inicialmente, os programas duravam apenas dois anos. Em 1980, foram padronizados para um mínimo de 24 meses de treinamento na emergência e 36 meses de treinamento total. No final da década de 1980, o período mínimo de treinamento na emergência saltou para 36 meses, com alguns programas apresentando a duração total de quatro anos.

A ascensão e a disseminação da Medicina de Emergência pelo mundo ocorreram através de um desenvolvimento quase simultâneo das nações fundadoras da Federação Internacional de Medicina de Emergência (IFEM): Austrália, Canadá, Nova Zelândia, Estados Unidos e Reino Unido. A IFEM é a voz e o canal para melhorias na especialidade em nível global. Trabalhando com sociedades nacionais e regionais, ela consegue atuar como uma entidade respeitada e influente. Assim, percebe-se que a Medicina de Emergência está cada vez mais estabelecida tanto em países desenvolvidos como nos em desenvolvimento, crescimento refletido pelo aumento da adesão da IFEM a 64 organizações-membros e mais de 80 países em 2018.

O Departamento de Emergência está sendo utilizado com uma maior frequência pelos pacientes, que o consideram acessível, resolutivo e de alta qualidade assistencial. Contudo, não são apenas os pacientes que vislumbraram os benefícios da especialidade. A Medicina de Emergência tornou-se uma das mais populares e competitivas opções de especialidade dos graduados em faculdades de medicina dos Estados Unidos, semelhante à situação encontradas em outros países, nos quais a especialidade também se encontra bem estabelecida, como Reino Unido e Austrália.

Segundo o *Medscape Physician Compensation Report* de 2019 – relatório que avalia os salários médios e nível de satisfação de 30 especialidades médicas norte-americanas –, a Medicina de Emergência ficou em 13° lugar em remuneração (média de 353 mil dólares anuais) e em 2° lugar (68%) em grau de satisfação (sentir-se recompensado de maneira justa, não necessariamente relacionada ao salário). O relatório apontou, ainda, que 83% dos emergencistas entrevistados escolheriam novamente a Medicina de Emergência como especialidade.

Entretanto, em muitos países a especialidade Medicina de Emergência permanece inexistente ou – como é o caso do Brasil – foi reconhecida há poucos anos. Fica claro, nesse contexto, que o passo mais importante no desenvolvimento é o reconhecimento de que a especialidade compreende um organismo de conhecimentos específicos e um campo de ação, necessitando de um programa de treinamento estruturado.

A trajetória brasileira

Em 16 de setembro de 2015, a Medicina de Emergência foi oficialmente reconhecida pelo Conselho Federal de Medicina (CFM), pelo Conselho Nacional de Residência Médica (CNRM) e pela Associação Brasileira de Educação Médica (ABEM) como uma especialidade médica no Brasil. Isso só foi possível após uma longa luta enfrentada, principalmente, pela Associação Brasileira de Medicina de Emergência (ABRAMEDE).

O primeiro programa de residência em Medicina de Emergência no Brasil começou em Porto Alegre, no Estado do Rio Grande do Sul, em 1996. O treinamento no Hospital de Pronto Socorro, responsável pela atitude de vanguarda, começou como um programa de dois anos, com apenas duas vagas por ano, e cresceu ao longo do tempo para um programa de três anos, com seis vagas por ano. O segundo programa de residência foi iniciado em 2008, na cidade de Fortaleza, no Ceará. O programa de Fortaleza, similar ao de Porto Alegre, também apresentava duração de três anos com seis residentes por ano.

Esses eram os dois únicos programas de residência em Medicina de Emergência do Brasil até 2015, um país com aproximadamente 200 milhões de habitantes e uma área de 8,5 milhões de quilômetros quadrados de território. Antes de 2015, a falta do reconhecimento da especialidade significava tanto a escassez de recursos e de apoio institucional, quanto a oposição política entre médicos especialistas para a formação de programas de treinamento em Medicina de Emergência. Com o reconhecimento da especialidade, ampliou-se a oferta e o país conta atualmente com 34 programas de residência reconhecidos pelo governo federal e espalhados pelo território nacional.

Entretanto, embora o número de residências tenha aumento de forma significativa (veja a Tabela 1.1), o departamento de emergência ainda é coordenado, na maior parte do país, por médicos sem treinamento em emergência. Esse grupo de médicos é composto por profissionais com atuação em "tempo parcial", muitos sem nenhum treinamento de pós-graduação em emergência, outros com treinamento nas mais diversas especialidades e que atuam no departamento de emergência como uma forma de incremento da renda mensal enquanto aprimoram sua prática para trabalhar em outra área. Esse contexto aponta para o evidente: o incentivo e o aprimoramento do treinamento em Medicina de Emergência são extremamente necessários no país.

TABELA 1.1
Lista dos programas de residência em medicina de emergência do Brasil, disponibilizado pelo Conselho Nacional de Residência Médica em 2019

UF	Programa	Número de Vagas		
		R1	R2	R3
AL	Hospital Geral do Estado Dr. Osvaldo Brandão Vilela	4	4	4
	Unidade de Emergencia Dr. Daniel Houly	1	1	1
BA	Secretaria Municipal da Saúde	6	6	6
CE	Escola de Saúde Pública do Ceará	6	6	6
	Instituto Dr. José Frota – IJF	4	4	4
DF	Secretaria de Saúde Distrito Federal ESCS	6	6	6
ES	Faculdade Brasileira	2	2	2
	Hospital Metropolitano S/A	2	2	2
MG	Hospital das Clínicas da UFMG	10	10	10
	Irmandade de Nossa Senhora das Mercês de Montes Claros	6	6	6
MS	Associação Beneficente de Campo Grande	3	3	3
	Hospital Regional do Mato Grosso do Sul Rosa Pedrossian	3	3	3
PR	Hospital da Cruz Vermelha	2	2	2
	Hospital Universitário Cajuru	6	6	6
	Hospital Universitário do Oeste do Paraná	2	2	2
RJ	Instituto D'Or de Pesquisa e Ensino	2	2	2
RS	Hospital das Clínicas de Porto Alegre	4	4	4
	Hospital de Pronto Socorro de Porto Alegre	6	6	6
	Hospital Nossa Senhora da Conceição	6	6	6
	Hospital São Lucas da PUCRS	4	4	4
	Hospital Universitário da UFSM	4	4	4
SC	Fundo Municipal de Saúde de Florianópolis	4	4	4
SP	Faculdade de Ciências Médicas da Unicamp	4	4	4
	Faculdade de Medicina da USP	24	24	24
	Fundação Leonor de Barros Camargo	4	4	4
	Hospital Alemão Oswaldo Cruz	3	3	3
	Hospital das Clínicas da Faculdade de Medicina de Ribeirão Preto USP	4	4	4
	Hospital Geral do Grajaú	2	2	2
	Hospital Israelita Albert Einstein	2	2	2
	Hospital Regional de Presidente Prudente	2	2	2
	Hospital Santa Marcelina	6	6	6
	Irmandade da Santa Casa da Misericórdia de Santos	2	2	2
	Santa Casa de Misericórdia de Barretos	6	6	6
	Universidade Federal de São Paulo – Unifesp	6	6	6

Se há alguns anos a Medicina de Emergência não era sequer cogitada como opção de especialização, hoje em dia os números apontam para um crescente interesse pela área com 10 a 15 candidatos para cada uma das 6 vagas no Hospital de Pronto Socorro de Porto Alegre, por exemplo.

Embora a Medicina de Emergência tenha sido recentemente reconhecida como especialidade médica, seu futuro aponta para um grande crescimento e fortalecimento no Brasil.

Bibliografia

- Bodiwala G. Emergency Medicine. A Global Specialty. Emerg Med Australasia 2007; 19: 287-8.
- Cameron P. The state of the specialty. Emergency Physicians International. Issue 19. Spring 2016. Disponível em: < https://issuu.com/epi-mag/docs/epi_19_final_issuu>. Acesso em 20 de abril de 2020.
- Chung CH. The evolution of emergency medicine. Hong Kong J. Emerg. Med. 2001;8:84-9.
- Freitas AP. Brazil Field Report. Emergency Physicians International. Issue 19. Spring 2016. Disponível em: < https://issuu.com/epi-mag/docs/epi_19_final_issuu>. Acesso em 20 de abril de 2020.
- Kirsch TD. Emergency Medicine Around the World. Annals of Emergency Medicine, 32(2), 237-8. 1998.
- Suter RE. Emergency Medicine in the United States: a systemic review. World Journal of Emergency Medicine, 3(1), 5. 2012.
- Williams DJ. Brief history of the specialty of emergency medicine. Emergency Medicine Journal, 35(3), 139-41. 2017.
- Zink BJ. Anyone, Anything, Anytime: A History Of Emergency Medicine. Elsevier Health Sciences, 2006.

Capítulo 2

Mindset do Médico Emergencista

- Henrique Herpich
- Henrique Alecastro Puls

"Medicina de Emergência é composta pelos 15 minutos mais interessantes de todas as outras especialidades."

Dan Sandberg, BEEM Conference 2014

Medicina de Emergência rende ótimos índices de audiência nas inúmeras séries de televisão que retratam o dia a dia da especialidade. Nas décadas 1990 e 2000, a série americana E.R. (no Brasil, chamada de Plantão Médico) foi um sucesso, ficando no ar por mais de 10 anos. Mesmo séries de sucesso que mostram a rotina de outras especialidades tendem a ter as cenas na sala de emergência como as mais empolgantes de seus episódios. Grey's Anatomy, uma das séries de maior sucesso na TV mundial nas décadas de 2000 e 2010, retrata a vida de cirurgiões, mas segue esse padrão com muitos dos seus momentos mais empolgantes acontecendo na emergência. Todas essas séries têm em comum demonstrar a paixão dos personagens pelo atendimento emergencial e o impacto que esse atendimento tem na vida dos pacientes.

É inegável que a emergência precisa despertar paixão em quem a exerce. Nesse contexto, considerando o conteúdo das séries, é necessário destacar que a ficção procura ser verossímil e passar não apenas a agilidade e a dinâmica necessária nos atendimentos, mas também as vulnerabilidades dos profissionais pelas suas condições enquanto indivíduos que possuem problemas comuns e enfrentam dificuldades no seu dia a dia. Na ficção e na realidade, fica evidente que a especialidade precisa de uma base sólida a partir das escolas médicas. Base que vai desde o conhecimento técnico, imprescindível, até a metodologia adequada, passando pelo preparo e controle emocional, essenciais a quem trabalha com emergências.

A semiologia médica, que há centenas de anos é trabalhada nas escolas médicas com a função de ensinar o modo de pensar do médico, apresenta uma estrutura padrão. Inicia-se por levantar uma história detalhada do paciente, seguida por uma revisão de todos os sistemas do corpo humano e por um exame físico da cabeça aos pés. Assim, munidos de toda a informação coletada, formulam-se hipóteses diagnósticas e selecionam-se exames e testes complementares. Por fim, chega-se a um diagnóstico final e se parte para a elaboração de um plano terapêutico. Essa abordagem é perfeitamente útil quando o paciente está estável e a equipe médica tem tempo suficiente para estabelecer o diagnóstico antes de iniciar o tratamento.

Entretanto, essa não é a realidade encontrada nos departamentos de emergência. Imagine o profissional avaliando um paciente com queixa de dispneia, colhendo uma história detalhada e realizando um exame físico completo. Enquanto ele se debate entre os diagnósticos possíveis no intuito de descobrir o que é responsável pelo estado do paciente, esse irá deteriorar e evoluir para óbito antes mesmo de o profissional cogitar o plano terapêutico. Logicamente, é necessária uma estrutura de raciocínio médico diferente voltada para o que o paciente precisa naquele exato momento, nos minutos seguintes ou nas próximas horas. É necessário ter o modelo cognitivo do emergencista.

A faculdade de medicina fornece a base de boa parte do conhecimento que o acadêmico possui e vai diplomá-lo como médico. No entanto, cultivar a mentalidade da medicina de emergência exigirá que ele se aventure em "águas desconhecidas" e explore uma nova abordagem para avaliar e tratar pacientes. Compreender as restrições de tempo, identificar pacientes graves, distingui-los dos pacientes não graves e sintetizar um diagnóstico diferencial amplo (incluindo as possíveis ameaças à vida) compõem os primeiros de muitos passos para o desenvolvimento do estudante como um futuro médico de emergência. Então, ficarão distantes os dias de explorar corpúsculos em paisagem microscópicas e de elaborar extensas anamneses. A mentalidade da medicina de emergência vem como um distanciamento refrescante e necessário da mentalidade tradicional ensinada nas escolas médicas. Ela envolve o julgamento do emergencista para realizar uma avaliação focada no paciente, buscando identificar rapidamente um problema potencialmente fatal e a melhor forma para intervir em tempo hábil (Figura 2.1).

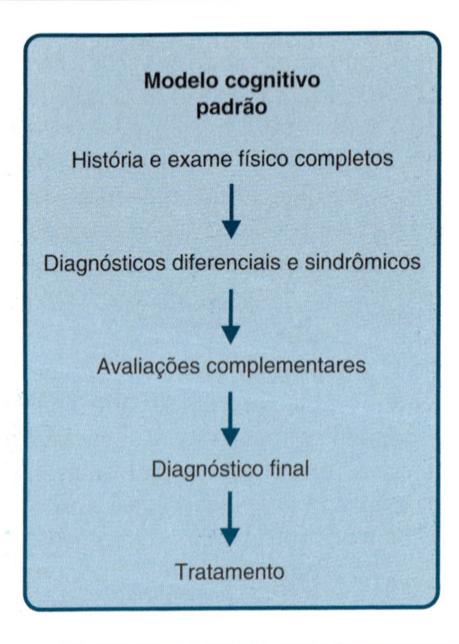

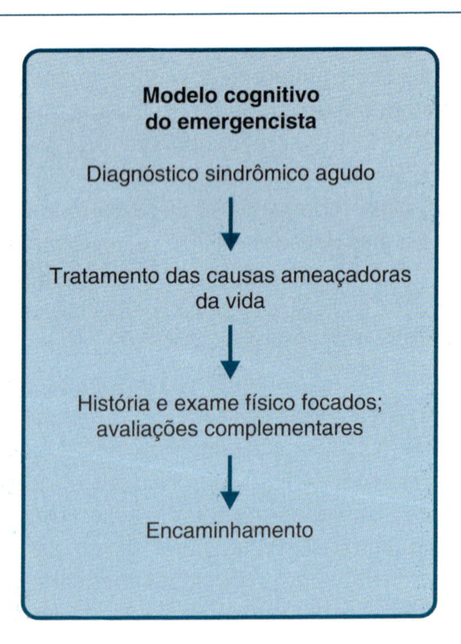

FIGURA 2.1. Tipos de modelos cognitivos.

A mentalidade da Medicina de Emergência consiste em avaliar riscos, tomar decisões, diminuir o sofrimento e propiciar clareza em meio ao caos. Tudo isso com o desafio de controlar o medo e a incerteza. Ao receber um paciente no Departamento de Emergência, o primeiro passo é sempre procurar por sinais de gravidade e avaliar se ele está instável ou em risco iminente de morte. Caso o paciente apresente algum sinal preocupante, ele deve ser manejado imediatamente com o objetivo de garantir a sua estabilidade. Somente após o paciente estar estável pode-se colher uma história, realizar um exame físico focado nas queixas apresentadas e usufruir de avaliações complementares, quando necessárias. A partir desse manejo e avaliação inicial, é possível pensar nos próximos passos para o tratamento do paciente, como cateterismo, internação na enfermaria, transferência para a unidade de terapia intensiva ou até mesmo a alta hospitalar.

No departamento de emergência lida-se com uma sobrecarga de informações e emoções todos os dias. Os estímulos vêm de diversas fontes: interação com o paciente, dados de laboratório, consultas, imagens e o próprio estado interior do emergencista e de sua equipe. A quantidade de informações pode ser esmagadora. Organizar o caos e manejar todo esse fluxo de informações é função do emergencista. Ele é o profissional capaz de fazer sentido do caos diário e colocar a incerteza a seu favor. Para tanto, é necessária a capacidade de identificar o problema e se concentrar no componente mais importante, significativo e urgente. Isso, ocasionalmente, significa não gerenciar todos os problemas do paciente, o que é aceitável em uma realidade de recursos limitados, como o departamento de emergência. Por exemplo, deve-se tratar ferozmente a hipercalemia e garantir a sobrevivência imediata do paciente enquanto a busca pela etiologia da insuficiência renal pode aguardar para quando o paciente estiver sob os cuidados da equipe de medicina interna. Cada batalha deve ser escolhida com cuidado.

O paciente está doente ou não? Eis a questão!

Para responder à pergunta se o paciente está doente ou não, o *mindset* do emergencista não exige uma história e um exame físico exaustivo. Em vez disso, os sinais vitais são uma das janelas mais importantes para se observar o *status* de um paciente a qualquer momento.

Além dos sinais vitais, essa maneira de pensar exige um conjunto único de habilidades, que permite a avaliação rápida apenas com pistas sutis. Essas pistas incluem – embora não se limitem a – dificuldade ao falar, estado mental alterado, um estado sonolento ou não responsivo e aumento do trabalho respiratório.

Os pacientes que ingressam no departamento de emergência podem não apresentar explicitamente uma queixa neurológica, por exemplo. Eles irão referir uma forte dor de cabeça, ao que a mentalidade do emergencista deverá imediatamente efetivar a integração do conhecimento dos mais diversos sistemas buscando a compreensão das possíveis relações com a queixa principal. Nesse exemplo, a dor de cabeça pode ter suas origens em uma causa neurológica (efeito de massa), uma causa infecciosa (meningite), uma causa vascular (hipertensão) ou talvez uma causa toxicológica (envenenamento por monóxido de carbono).

Em qualquer contexto, a escolha dos diagnósticos diferenciais precisa basear-se primeiro na escolha do pior desfecho. O atendimento emergencial deve descartar todos os diagnósticos de risco de vida. Para tanto, uma história direcionada deve ressaltar pontos positivos e negativos pertinentes, de modo que um exame físico focado possa ajudar a desmascarar resultados importantes capazes de mudar drasticamente o curso clínico do paciente.

Especialistas do paciente indiferenciado (*anyone*)

Não raro, o emergencista é visto como um ótimo profissional nas mais diversas áreas médicas, mas *expert* em nenhuma. Eis uma grande falácia! De fato, os emergencistas são ótimos profissionais na resolução de emergências das mais diversas áreas e, justamente por serem capazes de dominar e interagir com todas elas, tornam-se verdadeiros *experts* no atendimento do paciente indiferenciado.

Em nenhuma outra especialidade excetuando a Medicina Intensiva é esperada do profissional a competência para manejar emergencialmente qualquer paciente – jovem ou idoso, cirúrgico ou clínico, doente ou não doente. O paciente indiferenciado propicia a melhor oportunidade de aprender a diferenciar o que é um sinal de gravidade do que é apenas barulho e distração. Ainda, o pensamento em paralelo para discriminar entre múltiplos diagnósticos diferenciais é a melhor abordagem ao paciente indiferenciado. Assim sendo, tão ou até mais importante do que conhecer todos os sintomas de um infarto agudo do miocárdio, é saber como diferenciá-lo de uma dissecção aguda de aorta. Diagnósticos que podem parecer óbvios com uma coleta de dados adicionais, tempo para evoluir a doença e testes de resposta, podem ser grandes mistérios para o médico de emergência. Ser capaz de trabalhar dentro de uma estrutura de dúvida, prosseguir com informações incompletas e tomar as melhores decisões possíveis dentro do quadro exposto é o que caracteriza o verdadeiro médico emergencista, *expert* do paciente indiferenciado.

O diagnóstico letal (*anything*)

O foco em doenças com risco de vida no departamento de emergência parece óbvio. O objetivo é considerar e identificar rapidamente as principais ameaças à vida, na esperança de alterar seu resultado. De fato, uma minoria de pacientes se beneficiará efetivamente dessa ênfase no letal, mas é nesses casos que a capacidade de mudar o curso da doença pode ser mais impactante. A razão pela qual os programas de treinamento enfatizam o diagnóstico letal é combater o inevitável viés de disponibilidade quando se lida com ocorrências. A ênfase em possíveis condições letais não pretende exigir uma busca exaustiva por tais diagnósticos, mas sim incluí-los na reflexão de possíveis síndromes. Isso quer dizer que não precisamos solicitar exames complementares para excluir todos os diagnósticos letais possíveis em determinado caso, mas devemos sim considerar essas possibilidades em nosso diagnóstico diferencial.

Em qualquer momento (*anytime*)

Um emergencista não tem o luxo de conhecer seus pacientes em uma clínica, onde ele pode casualmente saborear um café com o paciente, enquanto colhe uma história completa e detalhada. Na verdade, quando chega um paciente muito grave na emergência, muitas vezes é exatamente o oposto. Como emergencista, o profissional será convidado a tomar decisões de vida ou de morte imediatamente com conhecimento mínimo sobre o paciente.

Se um anestesista ou cirurgião não se sentem seguros com o *status* hemodinâmico de um paciente agendado para um procedimento, a cirurgia é cancelada para ser remarcada em melhores condições e com preparo para eventuais complicações. No departamento de emergência não se tem essa opção. O paciente com insuficiência respiratória aguda precisa ser manejado naquele exato momento.

Assim, atuar como médico emergencista significa intervir no momento mais crítico da vida de um paciente. Segundos com a ação correta podem garantir valiosos anos de vida para quem chega à emergência. Nem sempre o emergencista terá à sua disposição os materiais certos para fazer um procedimento, muitas vezes ele sequer estará dentro dos limites do hospital para atuar no que ele está mais acostumado a fazer: salvar vidas. Para esse profissional, a especialidade não se limita a um conjunto de procedimentos ou diagnósticos.

A habilidade de reconhecer padrões

Xu et al. realizaram um estudo avaliando as estratégias de tomada de decisão que os residentes de medicina de emergência usavam enquanto cuidavam de pacientes gravemente feridos. Os resultados demonstraram que o reconhecimento de padrões e o método hipotético-dedutivo foram os mais utilizados. Isso destaca que reconhecer padrões é extremamente valioso no departamento de emergência. Reconhece-se o padrão clássico da angina, da embolia pulmonar, de sepse, entre tantos outros. À medida que o emergencista se torna mais experiente, ele começa também a perceber a maneira como os padrões se desviam da descrição clássica e a importância de continuar a procurar informações adicionais, sejam elas confirmatórias ou contraditórias.

Empatia como palavra de ordem

O Departamento de Emergência é um microcosmo da sociedade. Sua porta sempre estará aberta e por ela passarão todas as classes sociais. O médico emergencista estará frente a frente com problemas que não consegue resolver – os aspectos de disparidades socioeconômicas, pobreza, dependência de drogas, violência, falta de moradia, brigas domésticas e doenças autoinfligidas. Ser médico emergencista é ver a humanidade em cada um desses paciente e conseguir transmitir empatia e compreensão. Isso significa que o emergencista deve abordar o paciente como pessoa e não o "infarto agudo do miocárdio do box 1". Já dizia o lendário médico Willian Osler: "O bom médico trata a doença; o grande médico trata o paciente com a doença." Além disso, deve lembrar-se de que a queixa principal nem sempre espelha a preocupação do paciente, de modo que saber ouvi-lo e valorizar a confiança por ele depositada no médico também faz parte do atendimento. O *mindset* do médico emergencista é cuidar de todos, muitas vezes em seu pior dia e, às vezes, à beira da morte.

Emergência é trabalho em equipe

O médico emergencista não trabalha sozinho, ele depende de sua equipe para conseguir oferecer o melhor cuidado aos pacientes. Embora ele permaneça com o paciente em vários momentos, é o enfermeiro que estará ao seu lado, acompanhando-o de perto a maior parte do tempo. Assim, envolver toda equipe, desde o planejamento do atendimento até o tratamento e os encaminhamentos, é primordial.

Da mesma maneira, um médico emergencista não se constrói apenas na escola médica, é preciso interação – troca de experiências –, pesquisa, prática e atualização permanente. Isso porque a residência propicia competência suficiente para o exercício da sua profissão, no entanto o atendimento de emergência requer resiliência e constante aperfeiçoamento, que transcende a formação acadêmica. Assim, tal qual retratam as séries, a medicina de emergência cada vez mais conquistará a excelência, sem perder a caráter humanista do profissional.

24 × 7 × 365

Qualquer um, a qualquer momento, em qualquer lugar, 24 horas por dia, 7 dias por semana e 365 dias ao ano. O médico emergencista é a linha de frente da medicina e do atendimento ao paciente. As portas do departamento de emergência estão abertas a cada minuto do dia, mês ou ano, independentemente do tempo. Ali atendem-se todos os recém-chegados, de qualquer idade, procedência ou condição social. É uma especialidade diferente de todas as outras, com uma maneira de pensar totalmente própria. A Medicina de Emergência, como afirmou o consagrado emergencista Joe Lex, mudou a história da medicina ao mudar nas pessoas o que elas podem esperar da medicina.

Bibliografia

- Croskerry P. Achieving quality in clinical decision making: cognitive strate-gies and detection of bias. Acad Emerg Med 2002;9:1184–204.
- Deiorio N, Fitch MT, Jung J, Promes S, et al. Evaluating Educational Interventions in Emergency Medicine. Acad Emerg Med. 2012 Dec;19(12):1442-53.
- Freitas R. Leadership in Emergency Medicine. Emergency Department Leadership and Management: Best Principles and Practice. N.p.: Cambridge UP, 2014.
- Füchtbauer LM, Nørgaard B, Mogensen CB. Emergency department physicians spend only 25% of their working time on direct patient care. Dan Med J. 2013 Jan;60(1):A4558.
- Garmel GM. Mentoring medical students in academic emergency medicine. Acad Emerg Med. 2004 Dec;11(12):1351.
- Koyfman A, Long B. An Emergency Medicine Mindset. BookBaby, 2017.
- Rosen P. The biology of emergency medicine. JACEP, 1979 Jul;8(7):280-3.
- Xu T, Xu J, Yu X, Ma S, Wang Z. Clinical decision-making by the emergency department resident physicians for critically ill patients. Front Med. 2012 Mar;6(1):89-93.
- Zink BJ. The Biology of Emergency Medicine: what have 30 years meant for Rosen's original concepts? Acad Emerg Med. 2011 Mar;18(3):301-4.
- Zink B. Anyone, Anything, Anytime: A History of Emergency Medicine. Elsevier Health Sciences, 2006.

Seção 2

Reanimação no Departamento de Emergência

Capítulo 3

Choque

• Victor Navarro Jordão • Gabriela Balarini Figueiredo Lima • Raul de Camargo Alcalá
• Hélio Penna Guimarães

Introdução

O choque é definido como disfunção circulatória que ocasiona déficit de perfusão e oxigenação nos tecidos, ou um estado de disóxia tecidual, caracterizada pelo desbalanço entre a oferta e consumo de oxigênio. De fato, os distúrbios relacionados ao choque não se dão exclusivamente pela hipóxia, mas também por outros fatores nocivos ao tecido, como a falta de nutrientes, insuficiência da depuração de substancias toxicas, além da diminuição da capacidade de defesa do tecido.

A má perfusão tissular será manifestada em um espectro variado de sinais e sintomas, principalmente pela hipotensão arterial. Entretanto, deve-se considerar a existência do choque sem haver hipotensão arterial, mas por sinais de hipoperfusão tecidual, como extremidades frias, sudoreicas e muitas vezes cianóticas, taquipneia, taquicardia e tempo de enchimento capilar aumentado; oligúria (diurese < 0,5 mL/kg/h); manifestações do sistema nervoso central como confusão mental e sonolência. Vale lembrar, que no estado de choque a anaerobiose pode propiciar a hiperlactatemia.

O estado de choque é a via final de inúmeras doenças relacionadas a diversos sistemas. O paciente chocado tem grave disfunção orgânica que requer rápida identificação e tratamento, considerando sua alta morbidade e mortalidade. Segundo Hollenberg et al., estima-se que a taxa de mortalidade em casos de choque cardiogênico com infarto agudo do miocárdio de 50% a 80%, enquanto isso, Friedman et al. estimam mortalidade entre 39% e 60% em casos de choque séptico. Em casos de choque hemorrágico, a taxa de mortalidade pode chegar a 40% (Tabela 3.1).

TABELA 3.1 Classificação e principais etiologias dos estados de choque
A – Hipovolêmico
1. Hemorrágico • Relacionado ao trauma • Não relacionado ao trauma (p.ex., hemorragia digestiva, hemoptise maciça, dissecção aórtica com ruptura, aneurisma roto e sangramentos espontâneos por alteração da coagulação) 2. Não hemorrágico (p.ex., perdas pelo TGI, diurese excessiva, perdas para o terceiro espaço)
B – Obstrutivo
• Tamponamento cardíaco (p.ex., trauma, tumores localizados no mediastino, derrame pericárdico) • Obstrução do débito de ventrículo direito (p.ex., tromboembolismo pulmonar, embolia gordurosa maciça) • Pneumotórax hipertensivo • Obstrução de estruturas adjacentes ao coração (p.ex., tumores mediastinais, síndrome da veia cava) • Ventilação com elevados valores da PEEP
C – Cardiogênico
1. Com edema pulmonar: • Isquemia miocárdica (p.ex., síndromes coronarianas agudas) • Insuficiência cardíaca avançada, miocardite aguda • Arritmias, valvopatias • Disfunção cardíaca pós-parada cardiorrespiratória (PCR) 2. Sem edema pulmonar • Infarto agudo do ventrículo direito
D – Distributivo
• Choque séptico • Choque neurogênico • Choque anafilático • Insuficiência suprarrenal aguda

Adaptada de: Medicina de Emergência – Abordagem Prática. 12. ed.

Fisiopatologia

A pressão arterial (PA) é definida pela fórmula PA = resistência vascular sistêmica (RVS) × débito cardíaco (DC), que por sua vez é definido como frequência cardíaca (FC) × volume sistólico (VS). Sendo assim, os determinantes da pressão arterial são a resistência vascular, a frequência cardíaca, a contratilidade e a pré-carga.

Já a pressão arterial média (PAM) é definida pelas variáveis de pressão sistólica (PS) e diastólica (PD): PAM = [PS + (2 × PD)]/3.

Uma desordem na PAM (seja por vasodilatação, extremos de frequência cardíaca, perda de volume da pré-carga ou falha de contratilidade), assim como um distúrbio no metabolismo de oxigênio, pode desencadear um estado de choque, devido à hipoperfusão tecidual e a hipóxia.

Nessas situações, há ativação de mecanismos compensatórios, como a ativação de barorreceptores e quimiorreceptores. Essa ativação desencadeia uma série de respostas, como a ativação do sistema renina-angiotensina-aldosterona e liberação pela neuro-hipófise de ADH, levando à uma maior reabsorção renal de sódio e água no túbulo contorcido proximal e à reabsorção de água nos túbulos coletores, respectivamente, aumentando assim a volemia e consequentemente o débito cardíaco. Há liberação de catecolaminas nas terminações simpáticas (reduzindo, portanto, o tônus vagal), melhorando a contratilidade e aumentando a frequência cardíaca. Outra resposta importante é o aumento de glucagon e redução da secreção pancreática de insulina, aumentando a oferta de substratos.

Há também uma redistribuição do fluxo sanguíneo a fim de garantir o aporte suficiente de oxigênio para órgãos nobres, como coração e cérebro, processo chamado de "Fenômeno homeostático da centralização".

Para poupar a utilização e consumo de oxigênio, o metabolismo aeróbico é substituído pelo metabolismo anaeróbio, o que resulta em depleção de ATP, produção de lactato e consequente acidificação intracelular (Figura 3.1).

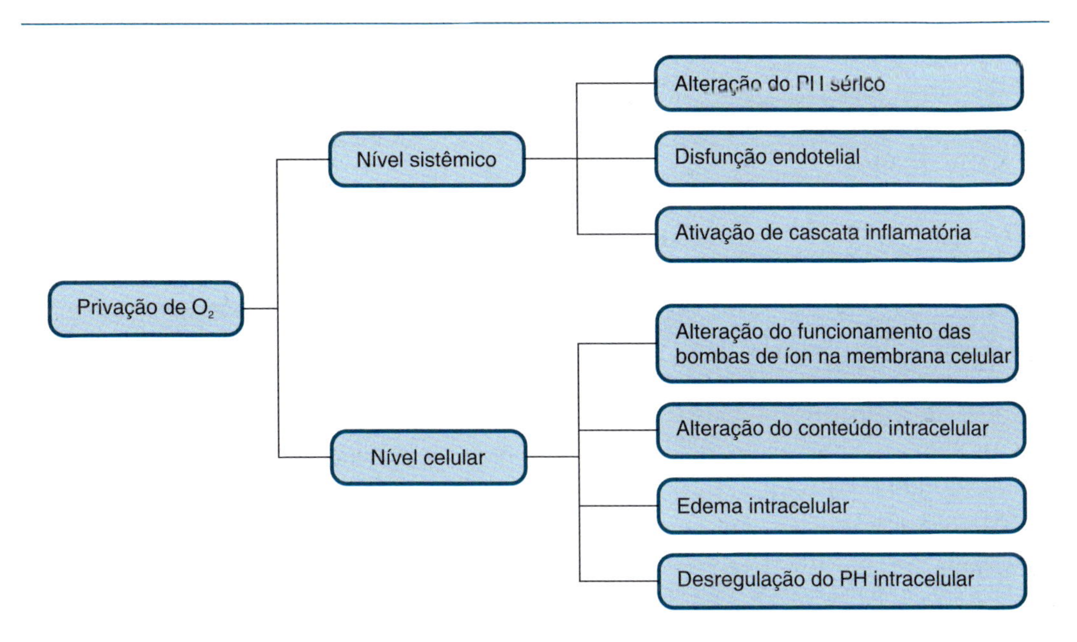

FIGURA 3.1. Consequências da privação de oxigênio a nível celular e sistêmico.

Os mecanismos compensatórios objetivam a correção no desequilíbrio de oxigênio e a restauração da perfusão periférica. Entretanto, essa compensação pode falhar ou até mesmo gerar respostas patológicas, dependendo da etiologia, da gravidade e da duração do quadro, do tempo até a instituição do tratamento adequado e também de fatores intrínsecos ao paciente, como idade e comorbidades.

A hipóxia gerada pela hipoperfusão tecidual prolongada, independente da causa ou mecanismo do choque, é capaz de ativar a cascata inflamatória, levando a produção de citocinas e ativação de neutrófilos, macrófagos e linfócitos. Essa resposta leva a uma estase vascular, com posterior formação de trombos, obstruindo a circulação. Ou seja, a hipoperfusão e a hipóxia levam a uma resposta inflamatória, e essa, por sua vez, piora a hipoperfusão, ativando ainda mais respostas patológicas e, criando assim, um ciclo vicioso (Figura 3.2).

Portanto, inicialmente os efeitos da hipoperfusão e da privação de oxigênio são reversíveis, mas posteriormente, visto a permanência e tempo prolongado do distúrbio, há um esgotamento dos recursos compensatórios, resultando em morte celular sequencial, dano em órgãos-alvo, falência múltipla de órgãos e morte. Logo, nessa última fase, a lesão celular é tão extensa, que mesmo com tratamento adequado, a função tecidual e dos órgãos não é mais restaurada, e o óbito é eventualmente inevitável.

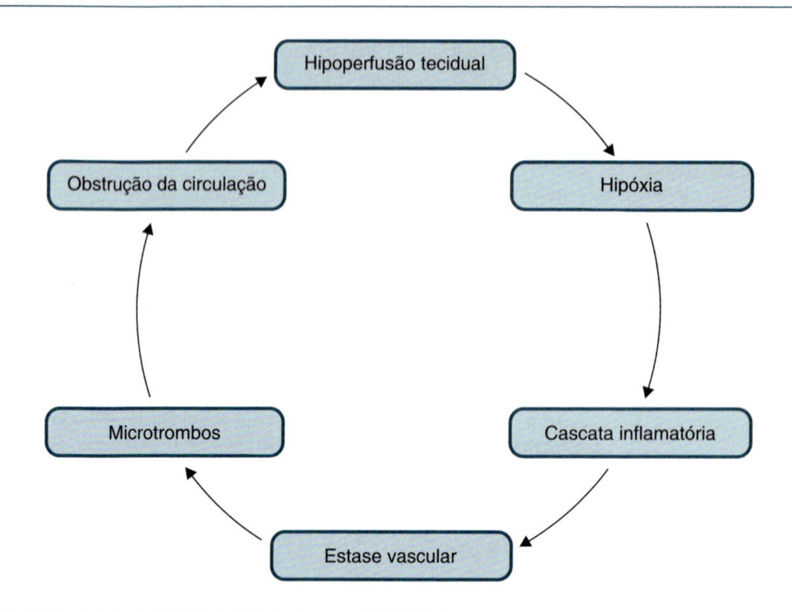

FIGURA 3.2. Ciclo vicioso: hipóxia e inflamação.

Tipos de choque

Hipovolêmico

Há diminuição do volume intravascular gerando uma diminuição da pré-carga, ou seja, do enchimento das câmaras cardíacas, com consequente queda do débito cardíaco, inicialmente compensado por taquicardia. Essa queda de volume resulta em uma diminuição dos níveis pressóricos, estimulando receptores simpáticos localizados no seio carotídeo, e com isso, aumentando a produção de noradrenalina, levando a vasoconstrição. Além do mais, devido ao baixo fluxo, há estimulação do sistema renina angiotensina aldosterona, que atuará na vasoconstrição arteriolar (angiotensina II) e retenção de sódio e água pelos rins. Esses mecanismos visam a restauração da pressão arterial sistêmica.

• Causas

- Hemorrágicas: traumas, cirurgias, ruptura de aneurismas, fraturas, hemorragias digestivas altas ou baixas, entre outras.
- Não hemorrágicas: ou seja, perda de fluido orgânico. Diarreia, vômitos, poliúria, extravasamento para o terceiro espaço, desidratação severa, entre outras.

Obstrutivo

Caracteriza-se pela obstrução mecânica à saída de sangue do coração, prejudicando o débito cardíaco, o que ocasiona uma hipoperfusão tecidual.

As causas principais são embolia pulmonar e tamponamento cardíaco. A primeira se caracteriza pela presença de um trombo na artéria pulmonar, o qual geralmente é endógeno e proveniente, na maioria das vezes, de veias profundas do membro inferior. Uma vez formado, esse trombo pode se soltar de seu sítio de origem, passando então a ser chamado de êmbolo, e transporta-se através da circulação, se alojando na artéria pulmonar.

Já a segunda causa se apresenta como um acúmulo de líquido no espaço pericárdico. Esse, normalmente, apresenta pressão negativa ou em torno de zero. Porém, com o acumulo de liquido há um aumento dessa pressão, com consequente dificuldade de enchimento durante a diástole, alterando o débito cardíaco.

Cardiogênico

Ocorre devido à incapacidade do músculo cardíaco em gerar um debito adequado, levando a hipoperfusão e hipotensão, com consequente aumento da resistência vascular periférica como mecanismo compensatório. Ou seja, há uma falência cardíaca.

Geralmente, a disfunção miocárdica é acompanhada de congestão pulmonar que, por sua vez, agrava ainda mais o quadro de hipóxia e aumenta o consumo de oxigênio.

• Causas

- Doença Isquêmica miocárdica.
- Defeitos mecânicos: regurgitação mitral (ruptura de musculo papilar), ruptura de parede ventricular, tamponamento cardíaco, estenose aórtica.
- Defeitos na contratilidade: cardiomiopatia isquêmica e não isquêmica; arritmias, miocardite.
- Êmbolo pulmonar.
- Falência de ventrículo direito.
- Dissecção de aorta.

Distributivo

É caracterizado por distribuição anormal de fluxo sanguíneo, que resulta em um suprimento inadequado de sangue e oxigênio para os tecidos. Um dos mecanismos mais importantes desse tipo de choque é a vasodilatação em excesso.

Pode ser classificado em:

- Vasoplégico: sepse, intoxicação, hipotensão prolongada, doenças mitocondriais, parada cardiorrespiratória.
- Neurogênico.
- Hipotireoidismo/hipocortisolismo.
- Hiperviscosidade.
- Anafilático.

Sendo os principais: choque séptico, choque neurogênico e choque anafilático.

• Choque séptico

A definição de sepse pelo novo consenso (Sepsis 3) é postulada pela "presença de disfunção orgânica ameaçadora à vida secundária à resposta desregulada do organismo à infecção". Visto isso, o diagnóstico clínico de disfunção orgânica é baseado na variação de dois ou mais pontos no escore Sequential Organ Failure Assessment (SOFA).

Já o choque séptico, por sua vez, é definido como "um subgrupo dos pacientes com sepse que apresentam acentuadas anormalidades circulatórias, celulares e metabólicas e associadas com maior risco de morte do que a sepse isoladamente". Sendo os critérios diagnósticos a "necessidade de vasopressor para manter uma pressão arterial média acima de 65 mmHg após a infusão adequada de fluidos, associada a nível sérico de lactato acima de 2 mmol/L".

Resumidamente, no choque séptico há um foco infeccioso com liberação de mediadores pró inflamatórios (TNF-alfa, IL-1, IL-6) e anti-inflamatórios na corrente sanguínea, gerando vasodilatação, redução da resistência vascular periférica e aumento do débito cardíaco. Ademais, os mediadores inflamatórios são responsáveis pelo aumento da trombina (a qual ligada a trombomodulina libera o fator inibidor da trombólise). Portanto, além da ativação de mediadores inflamatórios, há também ativação da cascata de coagulação.

• Choque neurogênico

Há uma perda do tônus simpático. A injúria pode afetar tanto a origem hipotalâmica ou também à altura da medula cervical e torácica.

Pode ser decorrente de uso de fármacos ou drogas (depressoras do SNC), anestesia geral ou espinhal, ou até mesmo por lesão cerebral difusa.

Essa perda ou interrupção do sistema nervoso simpático culminará em vasodilatação e diminuição da resistência vascular, levando a hipotensão.

• Choque anafilático

Anafilaxia é definida como uma resposta de hipersensibilidade que ocorre após exposição a um antígeno, em pessoas previamente sensibilizadas. Essa reação é mediada por imunoglobulinas E (IgE) e G (IgG) e apresenta um amplo espectro de manifestações clínicas, que variam desde acometimento de pele e mucosas até de vias aéreas, sistema circulatório e trato gastrointestinal.

O choque anafilático propriamente dito é definido por um colapso cardiovascular e insuficiência respiratória. Esse quadro de colapso circulatório pode ser explicado pelo grande aumento da permeabilidade vascular, ou seja, há uma diminuição do volume intravascular, culminando em hipovolemia, diminuição do retorno venoso, baixas pressões de enchimento e finalmente uma queda do débito cardíaco. Seguindo a mesma linha de raciocínio, o quadro respiratório é explicado pelo aumento da permeabilidade vascular pulmonar, levando a edema pulmonar e dificuldade respiratória.

As causas são múltiplas, mas em geral associadas a qualquer agente capaz de induzir degranulação de mastócitos ou basófilos. Os mais frequentes são: picadas de insetos (abelhas e vespas), medicamentos (AINEs, antibióticos betalactâmicos) e alguns alimentos (amendoim, nozes e crustáceos).

Resumidamente, a Tabela 3.2 demonstra as variáveis hemodinâmicas e respiratórias de cada tipo de choque.

TABELA 3.2
Variáveis hemodinâmicas e respiratórias nos diversos tipos de choque

Variável fisiológica	Pré-carga	Função de bomba	Pós-carga
Parâmetro	Pressão capilar pulmonar	Débito cardíaco	Resistência vascular periférica
Cardiogênico	⇑	⇓	⇑
Hipovolêmico	Fase inicial (⇔) Fase tardia (⇓)	Fase inicial (⇔) Fase tardia (⇓)	⇑
Obstrutivo			
TEP, Pneumotórax	Fase inicial (⇔) Fase tardia (⇓)	Fase inicial (⇔) Fase tardia (⇓)	⇑

Continua

Continuação

TABELA 3.2 Variáveis hemodinâmicas e respiratórias nos diversos tipos de choque			
Variável fisiológica	**Pré-carga**	**Função de bomba**	**Pós-carga**
Tamponamento cardíaco	⇑	⇓	⇑
Distributivo	Fase inicial (⇔) Fase tardia (⇓)	⇑ ou ⇓	⇓

Adaptada de: Felice CD, et al. Choque: diagnóstico e tratamento na emergência. Revista da AMRIGS, Porto Alegre, v. 2, n. 55, p.179-96, abr./jun. 2011.

Diagnóstico clínico

O estado de choque deve ser reconhecido o mais precocemente possível devido suas altas taxas de mortalidade. Esse diagnóstico é baseado principalmente nos achados clínicos de má-perfusão tecidual e seus mecanismos compensatórios, como:

- Frequência cardíaca (FC) ≥ 100 bpm.
- Frequência respiratória (FR) ≥ 22 irpm.
- Pressão arterial sistêmica (PAS) ≤ 90 mmHg.
- Diurese < 0,5 mL/kg/h.
- Tempo de enchimento capilar > 3 s.
- Cianose.
- Extremidades frias.
- Alteração aguda do nível de consciência.
- Pulso rápido e filiforme.

Com o avançar da doença esses parâmetros são cada vez mais claros e já podem apresentar sinais clínicos sugestivos de disfunções orgânicas mais graves (Tabela 3.3).

TABELA 3.3 Quadro clínico	
	Manifestações clínicas
Pele e extremidades	• Pele sudoreica e pegajosa • Resfriamento de extremidades
Sistema nervoso central	• Alteração no nível de consciência • Alterações neurossensoriais
Sistema cardiovascular	• Pulso fino e taquicárdico • Tempo de enchimento capilar aumentado (sinal de hipoperfusão) • Hipotensão (sistólica geralmente < 90 mmHg e diastólica < 60 mmHg) • Pressão de pulso geralmente diminuída
Sistema respiratório	• Taquipneia • Desconforto respiratório • Respiração irregular e superficial
Sistema urinário	• Queda do débito urinário (diurese < 0,5 mL/kL por hora)

Continua

Continuação

TABELA 3.3 Quadro clínico	
Manifestações clínicas	
Sistema gastrointestinal	• Náuseas e vômitos • Sede
Sinais sugestivos de determinados tipos de choque	• Cardiogênico: B3 e crepitações difusas, turgência jugular, antecedentes sugestivos • Obstrutivo: sinais de tamponamento (hipofonese de bulhas, hipotensão, turgência jugular) ou embolia pulmonar (dispneia, fatores de risco) • Distributivo: sinais de sepse ou lesão simpática (perda de tônus) ou sinais anafiláticos • Hipovolêmico: histórico de perda de fluidos (diarreia, vômito) ou sangramento

Adaptada de: Medicina de Emergência: Abordagem Prática. 12ª ed.; Tratado de Medicina de Urgência e Emergência Pronto-Socorro e UTI.

Exames complementares

Os exames complementares do paciente em choque podem ser divididos em dois grupos (Tabela 3.4).

- Exames gerais: são feitos em todos os tipos de choque para avaliação completa (fisiológica, inflamatória e de lesão orgânica) do paciente independente da etiologia.
- Exames específicos: são feitos de acordo com a suspeita clínica da etiologia do choque no paciente.

TABELA 3.4 Exames complementares
Exames gerais
• Hemograma • Glicemia • Eletrólitos • Urina • Radiografia de tórax • Eletrocardiograma • Gasometria arterial • Lactato • Ureia e creatinina • Aspartato aminotransferase (TGO), alanina aminotransferase (TGP) e bilirrubinas • Exames de coagulação (TP, TTPA), fibrinogênio e D-dímeros • Proteína C reativa ou procalcitonina
Exames específicos
• Hemocultura, urocultura e cultura de outros sítios • Punção Liquórica • Teste de gravidez • Ecocardiografia transesofágica • Tomografia computadorizada: crânio, coluna, tórax, abdominal, pélvica

Adaptada de: Medicina de Emergência: Abordagem Prática. 12. ed.

A avaliação hemodinâmica é realizada de maneira não invasiva através do ultrassom (US) de beira de leito, dessa maneira o médico emergencista pode avaliar de maneira rápida (Tabela 3.5):

- Veia cava inferior: distendida/ingurgitada ou colabada.
- Ventrículo esquerdo: função global contrátil.
- Efusão pericárdica: com tamponamento.
- Pneumotórax hipertensivo.
- Embolia pulmonar grave: ventrículo direito dilatado e hipodinâmico.
- Hipovolemia: sangramentos de cavidade abdominal, gravidez ectópica rota.
- Foco infeccioso: pneumonia, abcesso em órgãos, colangite.

TABELA 3.5
Possíveis achados clínicos e do ultrassom de acordo com o tipo de choque

Tipo	Pressão de pulso	Volume sistólico de VE	Todas as extremidades	Pressão venosa central	Ultrassom
Hipovolêmico	↓	↓	Fria	↓	• Cava inferior colabada (baixa pré-carga) • Sangramento
Cardiogênico	↓	↓	Fria	↑	• VE com baixa contratilidade • Cava inferior distendida e com pouco ou nenhum colapso na inspiração
Obstrutivo	↓	↓	Fria	↑	• Etiologia do choque (p. ex. pneumotórax, tamponamento cardíaco, embolia pulmonar etc.)
Distributivo	↑	↑	Quente	Normal ou ↓	• Cava inferior colabada (baixa pré-carga) • VE hiperdinâmico • Etiologia do choque (p. ex Pneumonia, colangite etc.)

VE: ventrículo esquerdo.
Adaptada de: Medicina de Emergência: Abordagem Prática. 12ª ed.

Portanto, a partir de uma boa anamnese, um exame físico dirigido e os exames complementares gerais necessários podemos chegar ao tipo de choque e assim pesquisar melhor as possíveis etiologias e guiar de maneira mais eficaz a sua conduta na emergência (Figura 3.3).

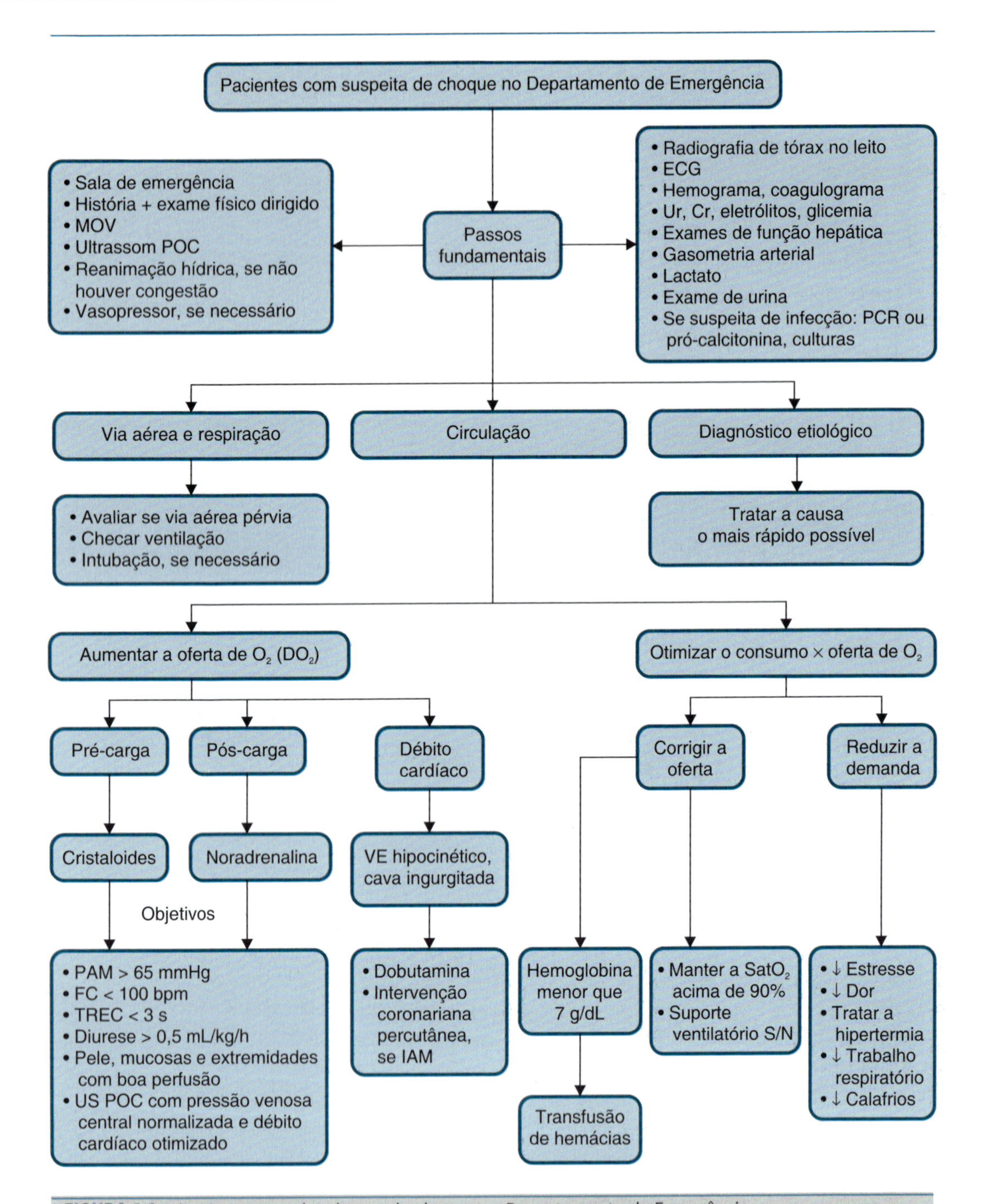

FIGURA 3.3. Algoritmo para abordagem do choque no Departamento de Emergência.
Adaptada de: Medicina de Emergência: Abordagem Prática. 12ª ed.

Abordagem geral

O médico emergencista deve agir de maneira rápida e eficaz na reversão de um paciente em choque, pois quanto mais precoce o tratamento, melhor o prognóstico (Figura 3.4). Para isso, o emergencista deve ter em mente quais os objetivos e metas para cada fase de sua conduta (Tabela 3.6).

O tratamento no paciente chocado consiste basicamente nos seguintes pilares:

- Restauração da perfusão tecidual e da oferta de O_2 aos órgãos vitais.
- Reanimação hídrica.
- Drogas vasoativas, se necessário
- Suporte respiratório e correção da hipoxemia
- Identificação e tratamento da etiologia de base.

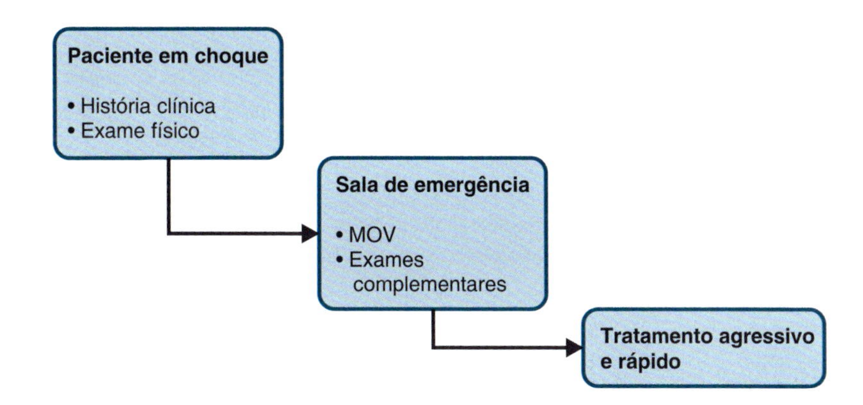

FIGURA 3.4. Abordagem geral no paciente em choque. MOV: monitorização, oxigênio e acesso venoso.

TABELA 3.6
Fases e objetivos na conduta do paciente em choque

Fases	Objetivos
Salvamento ou resgate	• Restaurar a hemodinâmica (melhora da PAM e do DC) • Medidas de resgate necessárias (p. ex.: pericardiocentese, toracocentese, cirurgia para o trauma)
Otimização	• Manter a normalidade da oxigenação e perfusão sistêmica (intubação, se necessário) • Potencial de reduzir: a inflamação, a disfunção mitocondrial e a ativação da apoptose • Janela para medidas efetivas é curta primeiras 6 horas
Estabilização	• Reduzir ou prevenir disfunção orgânica e complicações
Redução	• Diminuir dose de drogas vasoativas e posteriormente suspendê-las • Promover diurese espontânea e reduzir a sobrecarga de volume

PAM: pressão arterial média; DC: débito cardíaco.

Reanimação volêmica

A restauração da volemia é de suma importância no tratamento do choque, pois ocasiona melhora do fluxo sanguíneo microcirculatório e aumenta o débito cardíaco, bloqueando o ciclo vicioso do choque e assim diminuído a necessidade de drogas vasoativas. No choque cardiogênico, pequenas quantidades de volume são benéficas, com exceção de pacientes com evidencia de congestão pulmonar.

Os seus principais pontos são:

- Acesso venoso: dois acessos venosos calibrosos (antecubitais e/ou jugular externa).
- Escolha da solução inicial: a literatura ainda é controversa com relação à escolha entre coloides ou cristalinos, no entanto o custo das soluções cristaloides é menor, e por esse motivo são escolhidas.
- Quantidade de cristaloide: 20 a 40 mL/kg nas primeiras horas, podendo ser feito em *bolus* adicionais repetidos.
- US de beira de leito (POC – *point-of-care*): é feito a cada prova de volume para evidenciar a volemia e a resposta hemodinâmica.
- Metas: PAM > 65 mmHg e diurese > 0,5 mL/kg/h.

Drogas vasoativas

Os vasopressores ou drogas vasoativas são realizados em pacientes cuja hipotensão não foi corrigida ou naqueles que já iniciaram a abordagem com uma hipotensão grave.

Os principais medicamentos vasoativos que podem ser usados no choque e suas características mais relevantes estão apresentados na Tabela 3.7.

Suporte respiratório e correção da hipoxemia

Uma das principais medidas é aumentar a oferta de O_2 às células, evitando assim hipoxemia e falências orgânicas. Essa deve ser guiada pela gasometria arterial, já que a oximetria de pulso não é confiável devido à hipoperfusão periférica.

A modalidade do suporte respiratório muito depende da gravidade de cada caso:

- Pode-se, inicialmente, utilizar máscara de O_2 ou cânula nasal de alto fluxo.
- Ventilação não invasiva (VNI) é a alternativa em casos de IC aguda.
- Intubação orotraqueal (IOT) de sequência rápida seguida de ventilação mecânica é apenas utilizada em paciente com hipoxemia refratária e/ou grave; vale ressaltar que midazolam e propofol devem ser evitados por piorarem a hipotensão, no caso de IOT é mais recomendado utilizar quetamina ou etomidato (doses reduzidas de um terço à metade).

TABELA 3.7
Drogas vasoativas e suas propriedades no paciente em choque

Droga	Dose	Diluição	Ação	VC	VD	FC	Co	%A
Noradrenalina	2-100 μg/min	1 amp. = 4 mg/4 mL 4 amp. + 236 mL (SG 5%) conc. 60 μg/mL	α_1 β_1 (fraca)	4+	0	2+	2+	2+
Dopamina	5-10 μg/kg/min	1 amp. = 50 mg/10 mL 5 amp. + 200 mL (SG 5%) conc. 1.000 μg/mL	β (intensa) Dopa	2+	1+	2+	2+	2+
	10-20 μg/kg/min		α (intensa) β e Dopa	3+	1+	3+	2+	3+
Vasopressina	0,01-0,03 U/min (0,6-1,8 U/hora)	1 amp. de 20 unidades SG 5%: 200ml Conc. 0,1 U/mL	V_1	4+	0	0	0	1+
Adrenalina	1-30 μg/min Titular dose ideal a cada 2 a 5 min	1 amp. = 1 mg/1 mL 2 amp. + 250 mL conc. 8 μg/mL	α β	4+	0	4+	4+	4+
Dobutamina	2-20 μg/kg/min Titular dose ideal a cada 2 a 5 min	1 amp. = 250 mg/20 mL 4 amp. + 170 mL (SG 5%) conc. 4.000 μg/mL	β_1 (intensa) β_2 (fraca)	1+	2+	2+	3+	3+
Milrinona	0,25-0,75 mcg/kg/min *se *clearence* de creatinina <50 mL/min: dose menor	1 amp. = 20 mg/20 mL D1 amp. + 80 mL (SG 5%) conc. 200 mcg/mL	Inibidor da fosfodiesterase 3	0	2+	1+	3+	2+

VC: vasocontrição; VD: vasodilatação; Co: contratilidade; %A risco de arritmias).

Adaptada de: Medicina de Emergência: Abordagem Prática. 12ª ed.; Tratado de Medicina de Urgência e Emergência Pronto-Socorro e UTI. 1ª ed.

Bibliografia

- Borges IN, Carvalho JS, Serufo JC. Abordagem geral do choque anafilático. Rev Med Minas Gerais, 2012; 22: 174-80.
- Corrêa TD, Cavalcanti AB, de Assunção MSC. Cristaloides balanceados para ressuscitação do choque séptico. Rev Bras Ter Intensiva, 2016;28(4):463-71.
- Felice CD, et al. Choque: diagnóstico e tratamento na emergência. Revista da AMRIGS, Porto Alegre, v. 2, n. 55, p.179-96, abr./jun. 2011.
- Guimarães HP, Lopes RD, Lopes AC. Tratado de Medicina de Urgência e Emergência Pronto-Socorro e UTI. 1ª ed. São Paulo: Editora Atheneu, 2010. p. 63-85.
- Kosaraju A, Hai O. Shock, Cardiogenic. [Atualizado 12 Mar 2018]. Em: StatPearls [Internet]. Treasure Island (FL): StatPearls Publishing; 2018 Jan-. Disponível em: <https://www.ncbi.nlm.nih.gov/books/NBK482255/>.
- Lopes AC, Vendrame LS, Guimarães HP, Lopes RD. Manual de Medicina de Urgência. 1ª ed. São Paulo: Editora Atheneu, 2012. p. 3-74.
- Machado FR, Assunção MSC, Cavalcanti AB, et al. Chegando a um consenso: vantagens e desvantagens do Sepsis 3 considerando países de recursos limitados. Rev Bras Ter Intensiva, 2016; 28: 361-5.
- Martins HS. Hipotensão e Choque no Departamento de Emergência, em: Martins HS, Neto RAB, Velasco IT. Medicina de Emergência: Abordagem Prática. 12ª ed. São Paulo: Editora Manole, 2017; 232-53.
- Mourao Jr CA, Souza LS. Fisiopatologia do Choque. Hu Revista, 2014; 40: 73-8.
- Pires MTB, et al. Choque, em: Pires MTB; Starling SV. Erazo: Manual de Urgências em Pronto-Socorro. 9. ed. Rio de Janeiro: Guanabara Koogan, 2010. Cap. 7. p. 126-57.
- Singer M, Deutschman CS, Seymour CW, Shankar-Hari M, Annane D, Bauer M, et al. The Third International Consensus Definitions for Sepsis and Septic Shock (Sepsis-3). JAMA. 2016; 315(8): 801-10.
- Wacker DA, Winters ME. Shock, em: Marcollini E; Mallemat H (Ed.). Emergency Medicine Clinics of North America: Critical Care Emergencies. Philadelphia: Elsevier, 2014. p. 777-96.
- Young WF. Choque, em: Stone CK; Humphries RL. Current Medicina de Emergência: Diagnóstico e Tratamento. 7. ed. Porto Alegre: AMGH, 2013. Cap. 11. p. 174-80.

Capítulo 4

Reanimação Volêmica e Transfusão

• Emanoel Baticini Montanari • Arthur Sardi Martins • Filipe Abtibol • Luiz A. Nasi

Introdução

A fluidoterapia constitui uma das principais estratégias utilizadas na reanimação de pacientes hemodinamicamente instáveis e tem como alvo primário a restauração do volume intravascular.

Tipos de líquidos

- Cristaloides: soluções contendo apenas eletrólitos, cujas concentrações determinam a tonicidade do líquido. São os líquidos mais amplamente disponíveis e utilizados, e são baratos. Seu grande inconveniente é o fato de que, após 15 minutos, cerca de 80% do volume infundido é perdido para o extravascular, gerando edema e fazendo com que seja necessário infundir cerca de 5 vezes mais volume para repor a volemia perdida.
  - Solução salina isotônica ou soro fisiológico (0,9%): é o líquido mais utilizado. Contém concentrações iguais de sódio e cloreto. Na infusão de grandes volumes, tem risco de gerar acidose hiperclorêmica.
    - Evitar se: acidose e/ou hipercloremia.
    - Preferir se: hipercalemia ou hipercalcemia (não contém K nem Ca).
  - Solução salina hipertônica (3%, 5% e 7,5%): por conter uma maior concentração de sódio, permite repor a volemia fornecendo menos água ao paciente, pois provoca a saída de água do meio intracelular para o extracelular (interstício e intravascular). Normalmente, é indicado em situações que geram grande formação de edema (lesões agudas do SNC, grandes queimados, cirurgias extensas) ou para correção de hiponatremia (salina 3%). Apesar dessas clássicas indicações, o uso na reanimação não mostrou diferença em desfechos quando comparados com fluidos isotônicos.
  - Soluções balanceadas (Ringer Lactato e Plasma-Lyte): tentam reproduzir o equilíbrio hidreletrolítico do meio interno. Contêm, além de sódio e cloreto, potássio, cálcio, acetato e lactato.

O lactato é convertido em bicarbonato pelo metabolismo hepático, por isso essas soluções são consideradas alcalinizantes. O Plasma-Lyte difere do Ringer Lactato por não conter cálcio na sua composição.

  - Evitar se: alcalose, hipercalemia e hipercalcemia.
  - Preferir se: acidose, hipercloremia.

- Coloides: soluções que contêm macromoléculas osmoticamente ativas (relativamente incapazes de cruzar a membrana semipermeável capilar). Ao contrário dos cristaloides, permanecem mais tempo dentro do vaso devido ao gradiente osmótico criado, que mobiliza os líquidos do extra para o intravascular e reduz o extravasamento para o terceiro espaço. Possuem a desvantagem de serem caros e pouco disponíveis.
  - Albumina (4-5%): extraída do soro humano. Após 2 horas, 90% do total infundido se mantém no intravascular. Pode causar hipocalcemia.
  - Coloides semissintéticos: derivados de polímeros da glicose que não são metabolizados na corrente sanguínea. O Dextran e o Hidroxietilamido (HES) são os principais representantes.
- Soro glicosado (5%): não é utilizado para reanimação volêmica, pois equivale a uma infusão de "água pura", uma vez que a glicose é metabolizada rapidamente. Utilizado associado a eletrólitos na prevenção de cetose de jejum.

Qual o melhor líquido para reanimação volêmica?

- Coloides *versus* cristaloides: apesar de os coloides terem as vantagens teóricas supracitadas em comparação aos cristaloides, ensaios clínicos comparando cristaloides e coloides não encontraram diferença de mortalidade geral. Contudo, em análises de subgrupo, foram demonstradas as seguintes diferenças:
  - Albumina: estudos encontraram um aumento de mortalidade em pacientes com trauma cranioencefálico (TCE) e um potencial benefício em pacientes com sepse, com redução discreta da mortalidade em 28 dias. Não houve diferença de mortalidade em pacientes hipoalbuminêmicos.
  - HES: um estudo mostrou aumento na mortalidade e outro mostrou não haver diferença; porém, ambos encontraram maior incidência de complicações renais e aumento da necessidade de terapia de substituição renal (TRS).
- Solução salina *versus* soluções balanceadas: com relação aos cristaloides, especulava-se que as soluções balanceadas por serem mais similares à composição dos fluidos corpóreos e por não induzirem acidose seriam melhores do que as soluções salinas. Alguns estudos observacionais apontaram menores incidências de complicações (necessidade de terapia de substituição renal [TSR], injúria renal aguda [IRA], acidose e necessidade de hemotransfusão) com o uso de soluções balanceadas. Em março de 2018, foram publicados dois ensaios clínicos randomizados com um grande número amostral comparando o uso de SF *versus* solução balanceada em pacientes críticos internados em UTI (SMART) e pacientes não críticos no departamento de emergência (SALT-ED), que trouxeram os seguintes resultados, favoráveis ao grupo das soluções balanceadas:
  - SMART: demonstrou menor incidência de eventos renais maiores em 30 dias (desfecho primário composto por morte por qualquer causa, nova TSR ou disfunção renal persistente): OR 0,9 (IC 95% 0,82-0,99) com um NNT de 94. Mostrou benefício também no desfecho secundário: maior tempo sem necessidade de TSR (OR 1,11; IC 95% 1,02-1,20).

- SALT-ED: não mostrou diferença no desfecho primário (menor tempo de internação), mas houve menor incidência no desfecho secundário composto por morte, nova TSR e disfunção renal persistente (OR 0,82; IC 95% 0,75-0,95).

São limitações de ambos os estudos: não cegados, realizados em centro único e presença de subjetividade na indicação da TSR.

Apesar dos resultados citados, desfechos secundários nem sempre se traduzem em benefícios concretos em desfechos duros como diferença em mortalidade. Diante disso, podemos afirmar que até o momento nenhum líquido é superior ao outro em termos de eficácia. Portanto, por terem um menor custo e mesma efetividade, os cristaloides são os líquidos de primeira escolha para a reanimação volêmica, com uma tendência a se preferir as soluções balanceadas (ringer lactato) pelo potencial menor de complicações renais.

A preferência por um ou outro líquido pode variar conforme o contexto clínico do paciente e deve ser individualizada caso a caso, conforme dados da tabela resumo (Tabela 4.1).

Todos os líquidos possuem eficácia equivalente!

Por terem mesma eficácia e menor custo, os cristaloides são os líquidos de primeira escolha!

TABELA 4.1
Resumo das evidências sobre os líquidos

Líquido	Benefício	Malefício
Albumina	Potencial benefício na sepse	• Aumento mortalidade em TCE • Risco de hipocalcemia
HES		• Pode induzir coagulopatia • Maior necessidade de TSR
SF		• Risco de acidose hiperclorêmica
Ringer lactato	Menor incidência de complicações renais e TSR (comparado ao SF)	• Evitar se: hipercalemia ou hipercalcemia (contém K e Ca)

Princípios da reposição volêmica

Avaliação inicial

O objetivo é avaliar se o paciente está hipovolêmico e necessita de reanimação volêmica.

- Seguir o "A-B-C-D-E" (*Airway*, *Breathing*, *Circulation*, *Disability*, *Exposure*).
- Monitorizar o paciente e obter sinais vitais (PA, FC, FR, saturação O_2).
- Anamnese rápida e objetiva: focar na identificação de perdas volêmicas, história da doença atual, comorbidades e medicações em uso.
- Exame físico: pulsos, tempo de enchimento capilar (TEC), turgência jugular (TVJ), avaliação presença de edema pulmonar/periférico e presença de hipotensão postural, débito urinário.
- Avaliação laboratorial inicial: hemograma, ureia, creatinina e eletrólitos.

Reanimação volêmica

Se o paciente apresentar sinais de hipovolemia ou hipoperfusão tecidual (choque), deve-se iniciar a reanimação volêmica (Tabelas 4.2 e 4.3).

- Se o paciente não responder ao *bolus* inicial, repete-se o *bolus* de 500 mL de cristaloide enquanto é identificada e tratada a causa do choque que está levando o paciente à instabilidade hemodinâmica.
- Após cada *bolus*, reavaliar se o paciente se beneficiará de nova infusão.

TABELA 4.2 **Como fazer a reanimação volêmica inicial**
500 mL de cristaloide em *bolus* • Tendência a preferir ringer lactato pela menor incidência de complicações renais (IR e TSR) • Preferir solução salina isotônica se: hipercalemia, hipercalcemia • Considerar albumina 4-5% na sepse severa

Sempre levar em consideração a quantidade de fluidos já recebidos no pré-hospitalar!

TABELA 4.3 **Sinais de hipovolemia/choque**
• PA sistólica < 100 mmHg • FC > 90 bpm • TEC > 2 segundos • FR > 20 mrpm • Extremidades frias, mucosas secas, turgor cutâneo reduzido • Redução do débito urinário

Reavaliação

O objetivo da reposição volêmica é a melhora hemodinâmica e a otimização da perfusão tecidual. Aproximadamente 50% dos pacientes hemodinamicamente instáveis persistem com necessidade de fluidos após a reanimação inicial. Apesar disso, uma reposição excessiva pode ter como consequência o surgimento de edema pulmonar e periférico e síndromes compartimentais, tendo o efeito oposto, piorando a oxigenação tecidual. Diante disso, após a reposição volêmica inicial, é fundamental que seja feita uma reavaliação a fim de identificar quais pacientes realmente se beneficiarão de nova administração de fluidos.

Para tal, utilizamos parâmetros indiretos para inferir o *status* perfusional do paciente e guiar a quantidade de fluido a ser infundida:

- Débito urinário > 0,5 a 1 mL/kg/h é o melhor dos parâmetros para indicar perfusão tecidual adequada, mas na vigência de IR, perde seu valor.

Débito urinário > 0,5-1 mL/kg/h é um excelente indicador de boa perfusão tecidual.

- PA, FC, TEC e sensório podem ser afetados por outras condições subjacentes, incluindo medicamentos, e não são bons parâmetros, isoladamente, para guiar a reposição volêmica. Hipoperfusão e hipovolemia podem estar presentes mesmo com valores normais.
- Presença de turgência jugular (TVJ) e edema pulmonar ou periférico, apesar de sugerirem congestão (hipervolêmico), não são bons parâmetros para estimar o *status* volêmico do paciente.

> A avaliação dos parâmetros hemodinâmicos e de achados do exame físico se mostrou pouco fidedigna em predizer com acurácia quais pacientes se beneficiam de uma reposição volêmica mais agressiva!

Diante disso, podemos lançar mão de outras maneiras de maior acurácia para estimar o *status* volêmico e a responsividade do paciente a volume (Tabela 4.4):

- Elevação das pernas (*leg raising test*): deitar o paciente a 0° e elevar as pernas a 45° (Figura 4.1). Com essa manobra, o sangue acumulado nos membros inferiores é direcionado para a circulação central, aumentando o retorno venoso. Um paciente responsivo à volume terá um aumento no DC (pico após 60 segundos), verificado pelos seguintes critérios:
  - Aumento de 10% no volume sistólico (monitorização invasiva).
  - Aumento de 10% na pressão de pulso (linha arterial).
  - Aumento de 20% na pressão arterial (manguito).

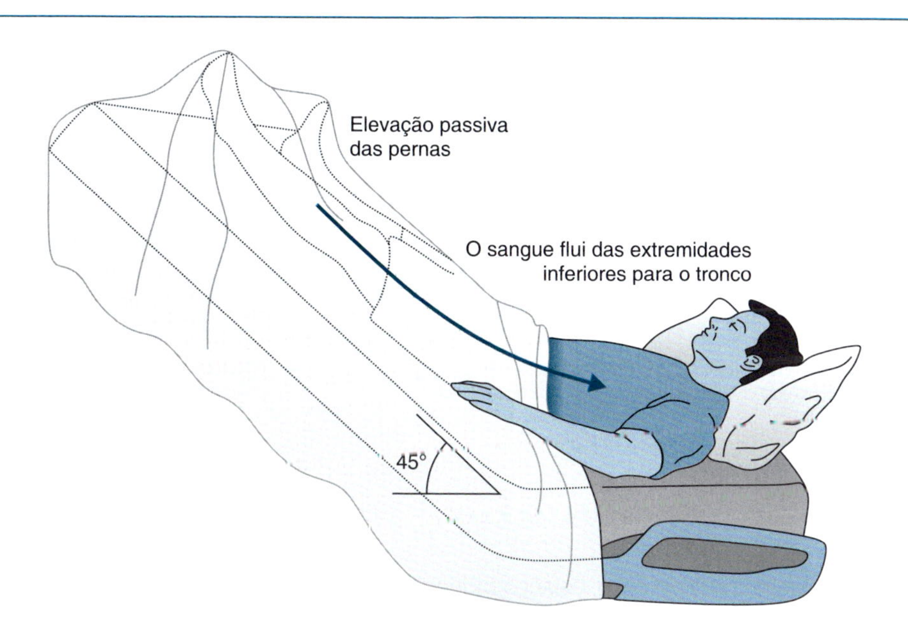

FIGURA 4.1. *Leg raising test.*

- Variação da pressão de pulso (ΔPP): corresponde à variação da pressão de pulso (ΔPP = PAS - PAD) durante a inspiração e a expiração. No paciente em ventilação mecânica (VM), durante a inspiração com pressão positiva há uma redução no retorno venoso para as câmaras cardíacas direitas (compressão das veias cavas), o que reduz a pré e pós-carga do ventrículo direito

(VD), causando um retardo no enchimento do ventrículo esquerdo (VE). Isso se reflete numa redução da pré e pós-carga, do DC e da PP do VE no final da inspiração e durante a expiração.

ΔPP > 13% sugere responsividade a volume.

Pré-requisitos: VM em VCV e ritmo sinusal

$$PPV(\%) = \frac{(PPMAX - PPmin)}{(PPmax = PPmin)/2} \times 100$$

- Diâmetro da veia cava inferior (VCI): nos pacientes em VM, durante a inspiração ocorre um aumento do diâmetro da VCI (em função da pressão positiva) enquanto na expiração ocorre uma redução do diâmetro da mesma. Podemos medir essa variação através do ultrassom à beira do leito. Grandes variações no diâmetro da VCI sugerem uma redução na volemia e podem predizer responsividade a líquidos.

TABELA 4.4
Acurácia dos métodos preditores de responsividade a volume

Método	Ponto de corte	Sensibilidade	Especificidade	Acurácia
Exame físico		RVP 0,93 (IC 95% 0,55-5,2)	RVN 1,2 (IC 95% 0,28-5,2)	Ruim
PVC invasiva	8 mmHg ou 11 cmH_2O	62%	76%	Moderada
ΔPP	VAC < 7 mL/kg: 8% VAC ≥ 7 mL/kg: 11%	72%	91%	Boa
	VAC ≥ 7 mL/kg: 11%	84%	84%	Razoável
ΔVS	13%		84%	Razoável
Δ diâmetro VCI	15%	77%	85%	Razoável
Leg rising	DC 11%	88%	92%	Boa
	PP 10%	62%	83%	Razoável

RVP: razão de verossimilhança positiva; RVN: razão de verossimilhança negativa; PVC: pressão venosa central; ΔPP: variação da pressão de pulso; ΔVS: variação volume sistólico; Δ: variação; VCI: veia cava inferior.

Manutenção e ajustes

Uma vez finalizada a reanimação volêmica, deve-se iniciar a fluidoterapia de manutenção, individualizada para cada paciente.

- Monitorização diária do peso, balanço hídrico, débito urinário, drenos, eletrólitos, pH, hemograma e função renal.
- Prescrição deve suprir as demandas básicas:
  - Aproximadamente 25-30 mL/kg/dia de água.
  - Aproximadamente 1 mEq/kg/dia de potássio, sódio e cloreto.
  - Aproximadamente 50-100 g/dia de glicose para limitar cetose de jejum.

- Ajustar prescrição conforme necessidades do paciente, avaliando perdas insensíveis, drenagens, distúrbios de redistribuição (insuficiência cardíaca/renal/hepática), distúrbios hidreletrolíticos, hemorragias etc.
- Monitorar, identificar e tratar complicações da fluidoterapia.

• Observações importantes

- Quando iniciar a reposição volêmica, sempre levar em consideração a quantidade de líquido já recebido no ambiente pré-hospitalar.
- Débito urinário maior que 0,5-1 mL/kg/h é um excelente indicador de boa perfusão tecidual.
- A avaliação dos parâmetros hemodinâmicos e de achados do exame físico se mostrou pouco fidedigna em predizer com acurácia quais pacientes se beneficiam de uma reposição volêmica mais agressiva.
- Considerar estratégia de limitação de líquidos (20-25 mL/kg/dia) em pacientes idosos, com insuficiência renal, ou insuficiência cardíaca (toleram mal a sobrecarga hídrica).
- Suspender reposição intravenosa e tentar reposição oral o mais breve possível.
- Todo paciente que receber líquidos continuamente deve ter monitorização diária do peso, balanço hídrico, eletrólitos, pH, hemograma e função renal.
- Dentre as complicações da fluidoterapia, devemos estar atentos a: hipervolemia, edema pulmonar e periférico, hipo/hipernatremia, edema periférico, edema pulmonar, hipo/hipercalemia, acidose hiperclorêmica (solução salina) e hemodiluição.
- Na Figura 4.2, observe um fluxograma para reanimação volêmica no departamento de emergência.

Reposição volêmica no trauma e no choque hemorrágico

No trauma, cerca de 30% das mortes são causadas por hemorragia, evidenciando o importante papel das terapias de reposição volêmica nesses pacientes.

Reanimação volêmica inicial no politrauma

- Infundir inicialmente 1.000 mL de cristaloide (não exceder 2L).
- Se persistir com sinais de má perfusão e o tempo até a hemostasia definitiva for maior que 30 minutos, proceder com uso de hemoderivados
- Em casos de hemorragia maciça, é recomendado início precoce de transfusão sanguínea, sem a necessidade de outra medida inicial.

• Observações importantes

- A diurese é um excelente parâmetro para guiar reposição volêmica no paciente politraumatizado. Deve ter os seguintes alvos: adultos (0,5 mL/kg/h), crianças (1 mL/kg/h), crianças < 1 ano (2 mL/kg/h).
- Não esquecer ou postergar a identificação ou correção da fonte de sangramento. Nenhuma medida de reanimação volêmica é definitiva, sendo o controle da hemorragia o principal fator a ser alcançado (Quadro 4.1).

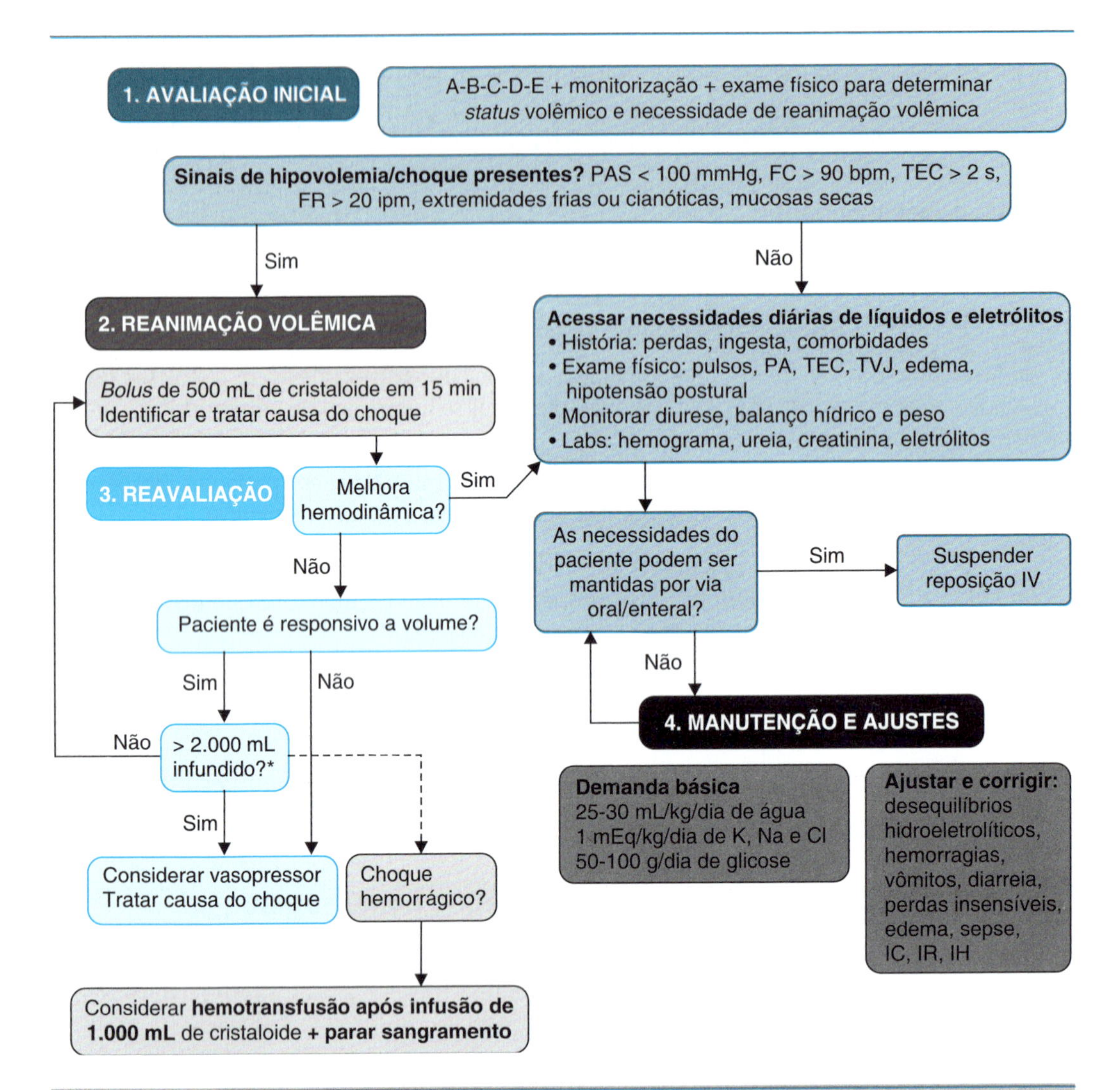

FIGURA 4.2. Fluxograma para reanimação volêmica no departamento de emergência.

QUADRO 4.1
Hipotensão permissiva

No paciente politraumatizado, na **ausência de TCE**, deve-se tolerar um alvo de pressão arterial mais baixo (**sistólica em torno de 100 mmHg**). O retorno da PA a níveis normais pode remover coágulos pré-formados ainda instáveis (fenômeno *pop the clot*, fazendo com que o sangramento se reinicie.

Reanimação para controle de danos

É uma abordagem utilizada no paciente gravemente traumatizado. Tem como objetivo manter um volume circulante adequado, controlar a hemorragia, e corrigir ou evitar a tríade letal do trauma (hipotermia, coagulopatia e acidose). Seus princípios são:

- Minimizar infusão de cristaloides (< 3 L nas primeiras 6 h). Insuficiência respiratória e síndrome compartimental têm seu risco aumentado com infusão de grandes volumes de soluções isotônicas cristaloides, além de causar coagulopatia dilucional, piorando ainda mais a hemostasia.

> Limitar infusão de cristaloides (< 3 L nas primeiras 6 h).
> Não esquecer de contabilizar o volume infundido
> no pré-hospitalar.

- Em pacientes selecionados (com rápido acesso a um centro de trauma), atrasar o início da reposição volêmica para um momento mais próximo da hemostasia definitiva: estudos mostraram melhora na sobrevida quando comparado ao início imediato de infusão de líquidos.
- Utilizar protocolo de transfusão massiva (> 10 unidades nas primeiras 24 h ou > 4 unidades na primeira hora) e transfusão precoce. Devem mobilizar rapidamente componentes sanguíneos de doador universal, melhorando a perfusão, oferta de oxigênio e coagulação, além de terapias farmacológicas adjuvantes como cálcio e ácido tranexâmico.
- Minimizar desbalanços de plasma, plaquetas e hemácias para otimizar a hemostasia. Razão ideal plasma:plaquetas:hemácias de 1:1:1.
- Obter testes laboratoriais para guiar a terapia transfusional, substitui terapia empírica por uma terapia guiada no paciente (basear-se nos valores de hematócrito, hemoglobina, INR, TTPa etc.).

Erros comuns que podem causar a piora do quadro do paciente

- Reanimação exagerada com cristaloides causa hemodiluição, diminuindo a oferta de oxigênio e a concentração dos fatores de coagulação.
- Infusão de fluidos não aquecidos exacerba a perda de calor causada pela hemorragia, levando a um aumento do risco de hipotermia. Além disso, a função das enzimas da cascata de coagulação é diminuída com a baixa temperatura.
- Administração excessiva de soluções cristaloides ácidas (solução fisiológica) piora a acidose causada pela hipoperfusão tecidual, além de também afetar a função das enzimas do processo de coagulação.
- Esquecer de realizar o controle da hemorragia.

Hemotransfusão na emergência

Para selecionar o produto sanguíneo mais apropriado na emergência, deve-se considerar a causa do déficit, a gravidade dos sintomas, a possibilidade de hemorragia ativa, a necessidade de oxigenação dos tecidos e a capacidade individual do paciente compensar a redução da capacidade de carreamento do oxigênio.

Antes de infundir produtos sanguíneos, três pontos primordiais precisam ser checados para prevenir potenciais erros: (1) identificação do paciente e da unidade de sangue, (2) compatibilidade por provas cruzadas, e (3) data de validade. Total compatibilidade da tipagem sanguínea sempre é o ideal, porém nem sempre é possível em unidades e situações de emergência, por isso deve-se sempre preferir o seguinte:

Crossmatch para transfusões em situações de emergência:

- O-negativo → mulher em idade fértil ou sabidamente grávida.
- O-positivo → tipagem usada em TODAS as demais situações.

Tipos de hemocomponentes

Hemocomponentes e hemoderivados são produtos distintos. Os produtos gerados um a um nos serviços de hemoterapia, a partir do sangue total são denominados hemocomponentes. Já os produtos obtidos em escala industrial, a partir do fracionamento do plasma por processos físico-químicos são denominados hemoderivados.

- Sangue total: conjunto de todos os hemoderivados tal qual são extraídos do doador, com adição apenas de anticoagulante. Em ambiente hospitalar, praticamente não é mais utilizado.
- Concentrado de hemácias (CHAD): obtido por meio da centrifugação de uma bolsa de sangue total (ST) e da remoção da maior parte do plasma. Seu volume varia entre 220 e 280 mL, deve ser mantido entre 2 e 6 °C e sua validade varia entre 35 e 42 dias. Devem ter hematócrito entre 65 e 80%. Indicado para o aumento da oferta de oxigênio à microvasculatura, em casos de choque hipovolêmico, por exemplo. Em média, uma unidade CHAD resulta em um incremento na hemoglobina de 1 g/dL.
- Concentrado de plaquetas (CP): basicamente, as indicações de transfusão de CP estão associadas às plaquetopenias desencadeadas por falência medular, raramente se indica a reposição em plaquetopenias por destruição periférica ou alterações congênitas de função plaquetária.
- Plasma fresco congelado (PFC): consiste na porção acelular do sangue obtida por centrifugação a partir de uma unidade de sangue total. É constituído basicamente de água, proteínas (albumina, globulinas, fatores de coagulação e outras), carboidratos e lipídios. É completamente congelado até 8 horas após a coleta e mantido, no mínimo, a -18 °C, sendo, porém, recomendada a temperatura igual ou inferior a -25 °C. Sua validade entre -25 e -18 °C é de 12 meses.
- Crioprecipitado (CRIO): é uma fonte concentrada de algumas proteínas plasmáticas que são insolúveis à temperatura de 1 a 6 °C, sendo preparado a partir de uma bolsa de plasma fresco congelado.

Técnica de transfusão

- *Pressure bags*: a bolsa do hemocomponente é colocada em um recipiente que se assemelha a um manguito, o qual, quando pressionado o bulbo, infla gerando pressão sobre a bolsa em seu interior.
- Autotransfusão: costuma ser utilizado em traumas graves de tórax, sendo seguro e efetivo, sobretudo, quando acompanhado da tromboelastografia. Consiste, no reaproveitamento em tempo real, por meio de máquina específica, dos próprios hemocomponentes do paciente, evitando complicações como hipercalemia, hipotermia, hipocalcemia e acidose metabólica, à medida que é feita uma compensação de eletrólitos no sangue que retorna ao paciente.

Indicações de hemotransfusão

• Hemorragia severa ativa

Protocolo da chegada semelhante ao de reposição volêmica por cristaloides. Para pacientes vítimas de traumas com hemorragias ativas, as quais não se consegue manejar rápida e adequadamente, sugere-se 1:1:1 de CHAD, CP, PFC.

• Protocolo de transfusão maciça

Utilizado para situações de hemorragia severa (como explicado no tópico de choque hemorrágico). Usa-se o escore A-B-C, para qualificar a necessidade desse tipo de procedimento (Quadro 4.2).

QUADRO 4.2
Escore A-B-C de avaliação de perdas de sangue (*assessment blood consumption*)

- Mecanismo penetrante (1 ponto)
- FAST positivo (1 ponto)
- PA sistólica < 90 mmHg (1 ponto)
- FC > 120 bpm (1 ponto)

≥ 2 pontos indica necessidade de transfusão maciça
(sensibilidade 75%/especificidade 86%)

• Hemorragia ativa moderada

Protocolo da chegada semelhante ao de reposição volêmica por cristaloides. Quando atingida a marca de 4 unidades de CHAD nas primeiras horas, ou drenos de tórax drenando mais de 200 mL por hora, indica-se protocolo de hemorragia grave 1:1:1.

• Hemorragia controlada

Nesse caso, usa-se o limiar de hemoglobina como padrão para indicação de transfusão (Quadro 4.3).

QUADRO 4.3
Limiares de hemoglobina para transfusão nos casos de hemorragia controlada

- Paciente sintomático: 10 g/dL
- UTI ou sangramento gastrointestinal: 7 g/dL
- Se for submetido à cirurgia cardíaca: 7,5 g/dL
- Paciente oncológico: 7 a 8 g/dL
- Demais pacientes hospitalizados: 8 g/dL (protocolos podem variar)

Complicações de hemotransfusão

- Hipotermia: facilmente prevenida ou corrigida utilizando líquidos aquecidos e controle da temperatura ambiente.
- Distúrbios eletrolíticos: os mais comuns são hipomagnesemia, hipocalcemia (ocasionada pelo excesso de citrato, ou dificuldade de metabolização do mesmo) e hipo ou hipercalemia.
- Alcalose/acidose: o sangue utilizado para transfusões contém o anticoagulante citrato, o qual é metabolizado em bicarbonato no fígado. O paciente que recebe transfusão massiva pode, assim, fazer uma alcalose metabólica pelo excesso de bicarbonato. No entanto, no caso dessa via metabólica estar comprometida, o excesso de citrato pode agravar a acidose característica do paciente hipoperfundido.
- Coagulopatia: a coagulopatia é também característica dos pacientes com hemorragia importante e pode ser agravada pela transfusão massiva. Para evitar essa situação, a utilização de protocolos com uma razão adequada de plasma, plaquetas e hemácias.

Bibliografia

- Bentzer P, et al. Will This Hemodynamically Unstable Patient Respond to a Bolus of Intravenous Fluids?. JAMA. 2016;316(12):1298-309.
- Brasil. Ministério da Saúde. Guia para uso de hemocomponentes. 2017.
- Cannon JW. Hemorrhagic Shock. N Engl J Med, 2018;378:370-9.
- Cantle PM, Cotton BA. Prediction of massive transfusion in trauma. Critical care clinics. 33.1, 2017; 71-84.
- CarsonJL, Triulzi DJ, Ness PM. Indications for and adverse effects of red-cell transfusion. New England Journal of Medicine 377.13, 201; 1261-72.
- Intravenous fluid therapy in adults in Hospital – Clinical Guideline. NICE National Institute for Health and Care Excellence, 2013.
- Myburgh J. Patient-Centered Outcomes and Resuscitation Fluids. N Engl J Med, 2013; 378:862-3.
- Myburgh JA, Mythen MG. Resuscitation Fluids. N Engl J Med, 2013; 369:1243-51.
- Nunez TC, et al. Early prediction of massive transfusion in trauma: simple as ABC (assessment of blood consumption)?. Journal of Trauma and Acute Care Surgery 66.2, 2009; 346-52.
- Self WH, et al. Balanced Crystalloids versus Saline in Noncritically Ill Adults. N Engl J Med, 2018;378:819-28.
- Semler MW, et al. Balanced Crystalloids versus Salinein Critically Ill Adults. N Engl J Med, 2018; 378:829-39.
- Walls R, et al. Rosen's Emergency Medicine: Concepts and Clinical Practice. 9 ed. Elsevier, 2017.

Capítulo 5

Anafilaxia, Alergias e Angioedema

• Gabriel Daris Ribeiro • Felipe Daris Ribeiro • Hélio Penna Guimarães

Introdução

O sistema imune humano é um sistema complexo que associa células e moléculas com diferentes funções que, de maneira organizada, atuam com o objetivo de proteção contra ameaças externas. Em algumas situações, o sistema imunológico pode reagir de maneira exacerbada, com resposta inapropriada levando à uma reação de hipersensibilidade que pode causar desde sintomas mais leves até a morte, sendo fundamental o rápido diagnóstico e tratamento.

Epidemiologia

Evidências recentes sugerem um aumento na incidência de anafilaxia associada à época do ano (mais comum no verão e na primavera) e mais frequentemente em adultos do sexo feminino, com níveis socioeconômicos mais elevados e com história de atopia. Em adolescentes, apesar de menor incidência, está mais associada ao sexo masculino. Além disso, pode também estar ligada a forma com que uma medicação está sendo usada, sendo que a dose, frequência e via de administração afetam diretamente o desenvolvimento desta. Por exemplo, medicamentos administrados via parenteral têm maior probabilidade de levar a uma reação anafilática quando comparados às drogas administradas via oral, assim como o uso regular tem menor incidência quando comparado ao uso da medicação após um período de tempo suspenso. Sua ocorrência na população é de aproximadamente 0,05 a 2% de casos por ano. No Brasil, incluindo todas as faixas etárias, a maior ocorrência de casos de anafilaxia se dá por medicamentos, seguidos por alimentos e por insetos.

Fatores de risco

Alguns dos fatores de risco para a anafilaxia são os extremos de idade (em idosos, a presença de outras comorbidades traz um pior prognóstico; já em crianças, os sintomas podem ser subestimados, dificultando o diagnóstico), episódio recente de anafilaxia, uso de medicação, atopia e doenças cardiovasculares (Tabela 5.1).

TABELA 5.1 Fatores de risco para anafilaxia
• Idade e sexo: homens < 16 anos e mulheres > 30 anos • Forma de administração do medicamento: parenteral > oral • *Status* socioeconômico elevado • Época do ano: verão e outono • História de atopia
Fatores de risco para gravidade da reação anafilática e mortalidade
• Extremos de idade: jovem (diagnóstico difícil), idoso (aumento da mortalidade) • Comorbidades: doenças cardiovasculares e doenças pulmonares • Outros: uso concomitante de betabloqueadores ou inibidores da ECA, uso concomitante de drogas • Episódio de anafilaxia recente prévio

Adaptada de: Rosen's Emergency Medicine, 9a edição.

Fatores desencadeantes

Alimentos, medicamentos e picadas de insetos são as causas mais comuns de reações anafiláticas, embora qualquer agente capaz de ativar os mastócitos possa levar a ela. Cerca de 30% dos casos de anafilaxia tem causa indeterminada. Em seguida temos algumas características das principais causas:

- Alimentos: leite de vaca, ovo, amendoim, soja, trigo, peixe são os principais causadores de anafilaxia e, por serem absorvidos na mucosa oral, têm seus primeiros sintomas no trato respiratório.
- Antibióticos: a penicilina (semissintética e benzatina) é a medicação que mais leva a reações alérgicas, sendo também comum em cefalosporinas (também possuem anéis β-lactâmicos; a sensibilidade cruzada ocorre em cerca de 1 a 8% dos pacientes). Esses medicamentos só se tornam ativos imunologicamente após estarem ligados às suas proteínas carregadoras.
- Picadas de insetos: os maiores causadores de choque anafilático e morte são as picadas de Hymenoptera (abelhas, vespas) e de formigas-lava-pé, atingindo de 0,4 a 4% na população.
- Látex: pode ocorrer através da hipersensibilidade do tipo IV (tardia) ou do tipo I (imediata). Hoje em dia, com o uso de materiais sem látex, sua incidência tem diminuído.
- Anestésicos: reações alérgicas são incomuns, mas o uso de anestésicos locais pode levar à uma reação adversa.
- Outras causas: vacinas, opiáceos, radiocontraste, AAS, AINEs e exercício físico.

Fisiopatologia

O mecanismo da anafilaxia envolve os mastócitos e basófilos. Em um primeiro momento, a exposição de indivíduos predispostos geneticamente à um determinado antígeno leva à sensibilização do mesmo, com ligação desse antígeno às células de defesa que, em um segundo contato, levam a reação alérgica. Além da ativação via anticorpos IgE, outros mecanismos também podem ser responsáveis por essa (sistema complemento, ativação direta de mastócitos e de basófilos e moduladores do ácido araquidônico). Alguns dos mediadores envolvidos nessas reações são: histamina, prostaglandinas, leucotrienos, fator ativador de plaquetas, citocinas e TNF-α, os quais levam à taquicardia, vasodilatação, contração cardíaca, broncoconstrição e secreção glandular.

Apresentação clínica

A apresentação clínica da reação anafilática é, em geral, caracterizada pelos sintomas clássicos de prurido, urticária e rubor cutâneo. Pode afetar diferentes sistemas, como o respiratório, cardiovascular, gastrointestinal e neurológico, a depender de fatores como a quantidade e tempo de exposição ao antígeno, o órgão alvo afetado e o padrão de resposta de hipersensibilidade do paciente.

O início dos sinais e sintomas é súbito, aparecendo, na maioria dos casos, nos primeiros 5-30 minutos após a exposição ao agente causal, mas podendo demorar até 1 hora ou mais para se iniciarem. De forma geral, a rapidez e intensidade de instalação do quadro clínico é proporcional à gravidade da reação anafilática. Alguns pacientes apresentam uma recorrência dos sinais e sintomas, de 8-24 horas após a melhora do quadro inicial, devido a uma segunda fase da reação, mediada pela liberação de novos cisteinil-leucotrienos. A essa condição dá-se o nome de reação bifásica.

A anafilaxia inclui uma variedade de sinais e sintomas, que podem ser isolados ou combinados. As manifestações iniciais incluem o acometimento cutâneo na grande maioria dos casos, com prurido, urticária e de rubor no local de exposição ao antígeno, acompanhados de uma sensação de ansiedade e aperto no peito. Em pacientes que desenvolvem angioedema, pode ocorrer a obstrução de vias aéreas e de laringe, sendo potencialmente fatal. Outros sinais e sintomas do trato respiratório incluem prurido e congestão nasal, dispneia, tosse e broncoespasmo. O acometimento cardiovascular se manifesta por hipotensão, devido à vasodilatação generalizada, e arritmias cardíacas, pela queda do débito cardíaco, podendo ser referidos pelo paciente como síncope. Outros sintomas que podem acompanhar o quadro clínico são: dor abdominal, náusea, vômito, diarreia, conjuntivite, rinorreia, cefaleia, espasmos uterinos, tenesmo e incontinência urinária. Com a evolução do quadro, o paciente pode apresentar rebaixamento do nível de consciência e, em casos mais graves, podem ocorrer insuficiência respiratória aguda, choque circulatório e parada cardíaca, sendo essas as principais causas de fatalidade da anafilaxia.

Diagnóstico

O diagnóstico pode ser difícil de ser realizado e o seu atraso pode ser associado ao aumento de mortalidade. O diagnóstico da anafilaxia é clínico (Tabela 5.2). Na anamnese, deve-se buscar a história de exposição ao agente causal, podendo ser a ingesta de um alimento especifico, medicamentos, picada de insetos e outras causas. A anafilaxia deve ser considerada de acordo com a apresentação clínica descrita, de início súbito e com acometimento cutâneo inicial, envolvendo dois ou mais sistemas e com o paciente podendo apresentar dificuldade respiratória ou hipotensão.

Os exames complementares são importantes para a exclusão de outras hipóteses diagnósticas e incluem: hemograma completo, coagulograma, perfil metabólico, eletrocardiograma, enzimas cardíacas, exame de urina e radiografia de tórax. Outros exames laboratoriais, como o teste de IgE antígeno-especifico, níveis séricos de triptase e histamina, podem ajudar no diagnóstico mas são limitados e pouco utilizados na prática.

O diagnóstico nem sempre é fácil, pois os sintomas podem demorar para aparecer ou a anafilaxia pode ser um componente de outra patologia, como a asma. Os diagnósticos diferenciais da reação anafilática são diversos e incluem, entre outros: reação vasovagal, arritmias, infarto do miocárdio, aspiração de corpo estranho, epiglotite, crise de asma aguda grave, crise convulsiva, angioedema hereditário, reação adversa a medicamentos e síndrome carcinoide.

TABELA 5.2 Critérios clínicos de inclusão para anafilaxia	
1° critério	Doença de início agudo (minutos a horas), com envolvimento de pele e/ou mucosas (urticária, prurido ou rubor, inchaço de lábios, língua ou úvula) e pelo menos uma das condições a seguir: • Acometimento respiratório (dispneia, broncoespasmo, estridor, hipoxemia) • Redução da pressão arterial ou sintomas relacionados à disfunção de órgãos-alvo (síncope, hipotonia, incontinência) – presente em 80% dos casos
2° critério	Dois ou mais dos seguintes fatores após (minutos ou horas) de exposição a um provável alérgeno: • Envolvimento de pele e/ou mucosas • Comprometimento respiratório • Redução da pressão arterial ou sintomas associados à disfunção de órgãos-alvo (síncope, hipotonia, incontinência) • Sintomas gastrointestinais persistentes (dor abdominal, diarreia, vômitos)
3° critério	Redução da pressão arterial (minutos a horas) após exposição a alérgeno conhecido para o paciente: PA sistólica menor que 90 mmHg ou queda maior que 30% da pressão basal do paciente

Diagnóstico diferencial

O diagnóstico de anafilaxia na emergência pode ser simples e baseado no quadro clínico característico (*rash* cutâneo, dificuldade respiratória, insuficiência cardíaca) e informações colhidas na história do paciente e com informações de familiares. Existem alguns exames laboratoriais que podem ajudar no diagnóstico, como a determinação da triptase sérica (mais útil, produto da degranulação dos mastócitos permanecendo elevadas por até 6 h) e histamina (se eleva apenas na primeira hora), embora devido à sua baixa sensibilidade e disponibilidade não são muito utilizados. A seguir, temos algumas comorbidades que podem levar à quadro parecido e de possível confusão:

- Urticária e angioedema: urticária e angioedema, geralmente, são causadas por reações alérgicas e ocorrem de maneira concomitante em até 50% dos casos. O angioedema, quando causado por bradicininas, ocorre sem a presença de urticária. Nesses casos, o angioedema relacionado ao uso dos inibidores da ECA é a causa mais comum. Até 30% dos casos de angioedema não tem uma causa definida, ou seja, não conseguem ser enquadrados nem como histaminérgicos, nem como relacionados à bradicinina.
- Insuficiência respiratória: algumas das condições que podem levar à insuficiência respiratória são epiglotite, abcessos retrofaríngeos e peritonsilares, aspiração de corpo estranho, tumores e crise asmática. No entanto, a ocorrência dessas se dá na ausência de outros sinais e sintomas característicos do quadro clínico da anafilaxia.
- Sistema cardiovascular e choque: o choque anafilático pode se confundir com o choque séptico, uma vez que ambos ocorrem na presença de *rash*, hipotensão, vasodilatação e são caracterizados por serem quentes e úmidos, devendo ser diferenciados pela história de exposição ou não a fatores de risco do paciente. Em contrapartida, os choques hipovolêmicos e cardiogênicos se apresentam como frios e secos, o que facilita sua diferenciação.
- Síncope: se diferencia do choque anafilático, pois esse último se dá na presença de taquicardia, hipotensão e rubor, enquanto a síncope ocorre com bradicardia, hipotensão e palidez. Além disso, essa é a principal causa de colapso em paciente com administração de medicamento via parenteral.

Tratamento

A anafilaxia deve ser tratada como uma urgência médica pela possibilidade de piora do quadro do paciente e por ser potencialmente fatal. A abordagem inicial é focada na prevenção da insuficiência respiratória aguda e choque circulatório, principais causas de morbimortalidade.

Primeira linha de tratamento

Consiste nas medidas clássicas de A (via aérea), B (respiração) e C (circulação), monitorização de sinais vitais e oximetria de pulso. Deve-se obter acesso intravenoso e iniciar monitorização cardíaca, principalmente em pacientes graves.

- Via aérea e respiração: a manutenção de uma via aérea pérvia é a prioridade em um paciente em anafilaxia, devido ao angioedema de laringe e obstrução do trato respiratório, que tem rápida progressão. A intubação orotraqueal deve ser feita o mais rápido possível e uma alternativa cirúrgica deve também ser considerada em caso de dificuldade na primeira opção. Junto a isso, deve ser feita a oxigenação visando manter a saturação de oxigênio > 90%.
- Adrenalina (epinefrina): é a droga de escolha na anafilaxia e a primeira a ser administrada. Por suas propriedades adrenérgicas (alfa e beta), estimula a vasoconstrição, aumenta a resistência vascular periférica e reduz o edema de mucosa (alfa), aumenta a contratilidade do miocárdio, faz broncodilatação e inibe a liberação posterior de mediadores de basófilos e mastócitos (beta). A dose para adultos é de 0,2-0,5 mg de solução de 1:1.000 intramuscular (IM) para adultos e de 0,01 mg/kg de solução 1:1.000 IM para crianças, repetida de 5-10 minutos, de acordo com a resposta do paciente. A via de administração IM providencia uma concentração plasmática maior e mais rápida e deve ser feita, preferencialmente, na coxa. Caso o paciente seja refratário a repetidas doses de adrenalina IM e continue hipotenso, deve-se considerar a administração IV de adrenalina, na dose inicial de 100 microgramas em solução diluída, em infusão lenta de 5 a 10 minutos. A infusão IV de adrenalina possui maiores riscos de complicações cardiovasculares, portanto, deve ser administrada lentamente e sempre manter uma monitorização cardíaca e hemodinâmica contínua.
- Descontaminação: eliminar ou diminuir a exposição ao agente causal. Em caso de picadas de insetos, deve-se remover completamente as partes remanescentes do ferrão do inseto. Em caso de antígenos de alimentos, não se deve fazer a lavagem gástrica.
- Expansão de volume: deve ser feita com solução cristaloide isotônica em acesso de grosso calibre (16-18), de 1 a 2 L para adultos, podendo necessitar de até 7 L em casos de perdas maiores de volume, e de 10-20 mL/kg para crianças.

Segunda linha de tratamento

- É constituída de drogas alternativas no tratamento da anafilaxia. Deve ser utilizada em casos refratários ao tratamento de primeira linha, em casos de complicações associadas e também para a prevenção de recorrências.
- Anti-histamínicos: diminuem sintomas como prurido, rubor cutâneo e rinorreia, pelo bloqueio competitivo de receptores de histamina no local de ação. Não devem ser administrados como a única droga, e sim após a melhora e estabilização do paciente com adrenalina. Difenidramina é o anti-histamínico H1 mais utilizado, sendo sua dose em adultos de 25-50 mg de infusão lenta IV ou via IM a cada 6 horas e em crianças de 1-2 mg/kg IV ou IM a cada 6 horas. Anti-histamínicos H2, como a Ranitidina (50 mg IV em adultos e 0,5 mg/kg IV em crianças) e Cimetidina (300 mg IV em adultos e 4-8 mg/kg IV em crianças a cada 6 horas) também podem ser utilizados. A via de administração pode ser trocada para a oral após as doses iniciais IV.

- Corticosteroides: possuem um início de ação de 4-6 horas após a administração e não são uteis para a fase aguda do tratamento. Entretanto, são auxiliares na prevenção da anafilaxia protraída e da reação bifásica. Utiliza-se hidrocortisona na dose de 250-500 mg IV (5-10 mg/kg IV para crianças, até 500 mg) ou metilprednisolona de 80-125 mg IV para adultos e de 2 mg/kg para crianças, até um máximo de 125 mg IV.
- Vasopressores: pacientes em anafilaxia que persistam com hipotensão e choque circulatório refratário ao tratamento inicial, com doses repetidas de adrenalina IM e solução cristaloide de 2-7 L, deve-se considerar o uso IV de agentes vasopressores como a dopamina, dobutamina, epinefrina, norepinefrina ou vasopressina.

Tratamento do broncoespasmo

Em casos de broncoespasmo refratário ao tratamento inicial (evidenciado com a presença de chiado), deve-se utilizar broncodilatadores beta-2 agonistas, como o salbutamol ou fenoterol nebulizados. Pacientes asmáticos tendem a ser mais refratários ao tratamento de broncoespasmo. A utilização de anticolinérgico, como o brometo de ipatrópio, pode ser instituída como terapia adicional em casos mais graves e refratários.

Pacientes em uso de betabloqueadores

Esse grupo de pacientes tem um risco maior de apresentar reações anafiláticas graves e persistentes, pois os betabloqueadores inibem os receptores adrenérgicos beta e, assim, apresentam uma resistência às medidas iniciais do tratamento da anafilaxia (adrenalina e solução cristaloide). Deve ser administrado de 1-5 mg de glucagon IV para adultos, até a reversão da hipotensão, seguida de infusão de 5-15 microgramas/minuto. Para crianças, utiliza-se a dose de 20-30 microgramas/kg. Os efeitos adversos do glucagon incluem: náusea, vômito, hiperglicemia e hipocalemia. A atropina pode ser utilizada como uma segunda alternativa, no entanto, não possui o efeito inotrópico efetivo do glucagon.

Acompanhamento e prevenção

A maioria dos pacientes responde bem ao tratamento. No entanto, aqueles que estão instáveis permanecem refratários ao tratamento e os que necessitaram de intubação orotraqueal devem ser tratados em unidade de terapia intensiva. Pacientes com anafilaxia leve a moderada, que respondem completamente ao tratamento, podem receber alta após um período de observação de até 6 horas. Já em pacientes com histórico de reação anafilática prévia severa, em uso de betabloqueadores, com comorbidades, idosos e em risco socioeconômico, deve-se considerar um período de observação prolongado e internação.

É de extrema importância, antes de dar alta ao paciente, orientar quanto aos sintomas da anafilaxia bifásica e a necessidade de retornar ao atendimento médico caso algum sintoma reapareça nas próximas 72 horas. Junto a isso, a educação dos pacientes para a identificação dos agentes causadores e redução da exposição aos mesmos também deve ser realizada, a fim de prevenir futuros episódios anafiláticos.

Pacientes em maior risco de reações alérgicas graves e anafilaxia bifásica recebem as prescrições dos medicamentos para o uso em casa, como os anti-histamínicos H1 ou H2, via oral por 7 dias, e corticoides (p. ex., prednisona) de 7-10 dias. Além disso, é feita a prescrição de adrenalina autoinjetável, através de seringas. Cabe ao médico realizar toda a instrução do paciente, orientando ao mesmo carregar a seringa consigo em todos os momentos, identificar o começo de uma reação anafilática e quanto à via de administração (deve ser IM). O paciente pode ser referenciado para um médico alergista para obter um tratamento longitudinal, integral e individualizado.

Considerações sobre urticária e angioedema

Definições

Urticária e angioedema são outras apresentações de alergia na emergência, similares à anafilaxia. A primeira é uma reação de hipersensibilidade normalmente ativada por alimentos, drogas e estímulos físicos, caracterizada por erupção cutânea hiperemiada e pruriginosa, enquanto o segundo pode ser causado por alérgenos ou por excesso de bradicinina (não alérgico). Esse último pode se dar tanto pela não degradação da mesma pelo uso de inibidores da ECA ou por produção excessiva de bradicinina por uma falha genética, chamado de angioedema hereditário. Angioedema é o edema (geralmente localizado) do tecido subcutâneo decorrente do aumento da permeabilidade vascular e extravasamento do líquido intravascular. Vale lembrar que até 30% dos angioedemas não tem uma causa conhecida e não se enquadram nas etiologias clássicas histaminérgicas ou da via da bradicinina.

Quadro clínico

A urticária é apresentada clinicamente através do aparecimento de pápulas ou placas que podem ter de milímetros até alguns centímetros e crescem de maneira circular (com bordas eritematosas e centro limpos – "lesões em alvo") acompanhadas de edema e prurido. Normalmente acomete o tronco e as extremidades.

O angioedema tem seu quadro clínico secundário ao edema da derme e da camada subcutânea mais profundas, podendo não haver nenhuma alteração na pele. Geralmente, envolve face, boca, lábios, língua e genitais e pode estar acompanhado de dor. É importante a avaliação rápida e precisa do diagnóstico no contexto da emergência, uma vez que pode levar a uma obstrução de via aérea com ameaça à vida.

Manejo

O tratamento da urticária é de suporte e de remoção do fator desencadeante. Pode ser feito uso de anti-histamínicos H1 com ou sem corticosteroides, com resultados satisfatórios, mas epinefrina pode ser usada em casos mais graves.

No angioedema, o tratamento também se baseia no suporte. Deve-se estar atento à necessidade de intervenção para manutenção de vias aéreas. O uso de epinefrina inalatória pode ajudar a estabilizar o edema.

Quando a urticária ocorre de maneira conjunta com o angioedema (até 50% dos casos), o tratamento medicamentoso se dá pelo uso de anti-histamínicos H1 e H2. O uso de epinefrina se reserva à casos mais graves. Para evitar recorrência, pode-se associar esteroides, mas o principal tratamento a longo prazo é evitar os fatores de risco.

Bibliografia

- Bernd LAG, Sá AB, Watanabe AS, Castro APM, Solé D, Castro FM, Geller M, Campos RA. Guia prático para o manejo da anafilaxia – 2012. Rev. Bras. Alerg. Imunopatol. 0103-2259/12/35-02/53.

- Castro FFM, et al. Manual de Suporte Avançado de Vida em Anafilaxia e Asma. 1ª ed. São Paulo: Atheneu, 2014.
- Manual de Suporte Avançado de Vida – SAMU 192, 2016.
- Menezes TT. Anafilaxia: diagnóstico e tratamento em unidade de pronto atendimento pediátrico. Bol Cient Pediatr. 2014;03(2):75-8.
- Tintinalli JE, et al. Tintinalli's Emergency Medicine: A Comprehensive Study Guide. 8th edition. McGraw-Hill, 2016.
- Walls R, et al. Rosen's Emergency Medicine: Concepts and Clinical Practice. 9th edition. Elsevier, 2017.

Capítulo 6

Parada Cardiorrespiratória

• Natália Bender Führ • Marina Matielo Mezzomo • Júlio César Stobbe

Introdução

A parada cardiorrespiratória (PCR) é a cessação súbita da atividade ventricular útil, passível de reversão, associada à interrupção da atividade respiratória. Nos casos de ritmos chocáveis, como a fibrilação ventricular (FV) ou taquicardia ventricular sem pulso (TVSP), para cada minuto transcorrido do início do evento sem desfibrilação, as chances de sobrevivência diminuem 7 a 10%. Comparativamente, quando instituídas as manobras de reanimação cardiopulmonar (RCP), há uma redução do risco de morte para 3 a 4% a cada minuto de PCR. Diante disso, a identificação precoce e a instituição de ações como a suporte básico de vida de alta qualidade frente a uma PCR se tornam cruciais.

Abordagem inicial do paciente

A avaliação primária da PCR é baseada no suporte básico de vida (*Basic Life Support* – BLS), que envolve a avaliação dos cuidados iniciais com as vias aéreas, respiração e suporte circulatório, associados ao uso do desfibrilador externo automático (DEA). A avaliação secundária baseia-se no suporte avançado (*Advanced Cardiovascular Life Support* – ACLS), que associa as compressões e desfibrilações aos procedimentos e técnicas mais avançadas e/ou complexas, como a utilização de dispositivos invasivos de via aérea, o estabelecimento de acesso venoso, a utilização de drogas ou de novas tecnologias, como dispositivos de compressão torácica mecânica ou reanimação com circulação extracorpórea.

Para a abordagem inicial ao paciente, a *American Heart Association* (AHA) estabeleceu etapas sequenciais (Figuras 6.1 e 6.2), que são cruciais para o sucesso das manobras de reanimação. Essa abordagem é também diferenciada para as PCRs extra e intra-hospitalares, considerando a estrutura física e treinamento dos profissionais, diferenciada daquela de indivíduos não profissionais da saúde.

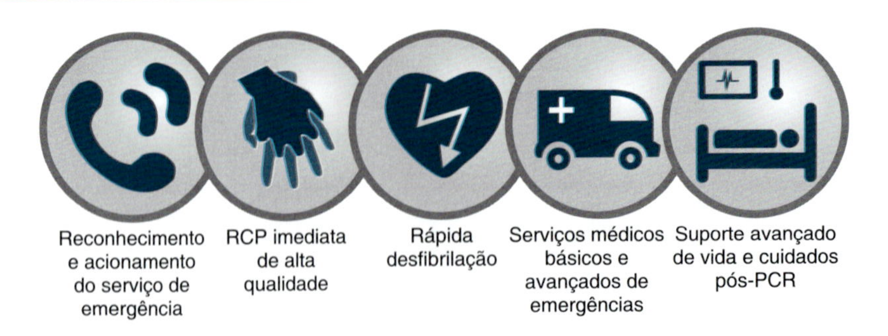

FIGURA 6.1. Cadeia de sobrevivência para paciente em PCR extra-hospitalar. Adaptada de: Diretriz de RCP e ACE da American Heart Association, 2015.

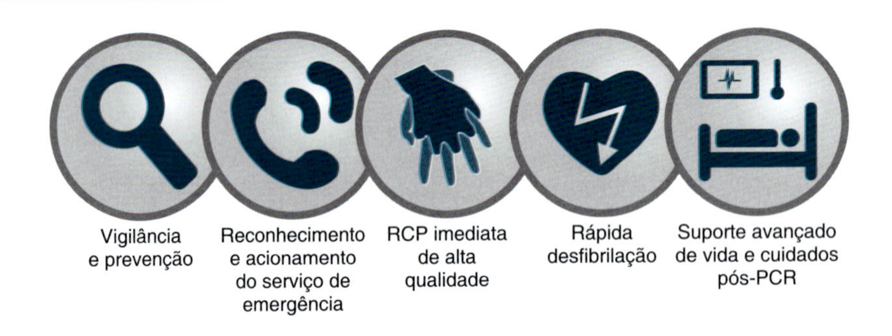

FIGURA 6.2. Cadeia de sobrevivência para paciente em PCR intra-hospitalar. Adaptada de: Diretriz de RCP e ACE da American Heart Association, 2015.

Reconhecimento da parada

A identificação da parada é um fator crucial, visto que ela é o início do processo de RCP. É importante salientar a obrigatoriedade da avaliação da cena e definição de sua segurança antes de qualquer outra ação. O reconhecimento da PCR inicialmente é avaliado por meio da responsividade e da respiração da vítima. Isso significa que, após chamar o paciente ativamente, esse encontrando-se inconsciente e não apresentando nenhum grau de resposta quando chamado, deve-se solicitar ajuda e, de imediato, checar o pulso e a respiração (sem exceder 10 segundos), a fim de determinar a necessidade de início das manobras de reanimação. Caso o reconhecimento seja feito no ambiente extra-hospitalar, devemos chamar ajuda através do Serviço de Atendimento Móvel de Urgência (SAMU – 192) e solicitar que um segundo socorrista procure um desfibrilador externo automático (DEA). A fim de melhorar a compreensão da abordagem ao paciente em parada, observe o fluxograma da Figura 6.3.

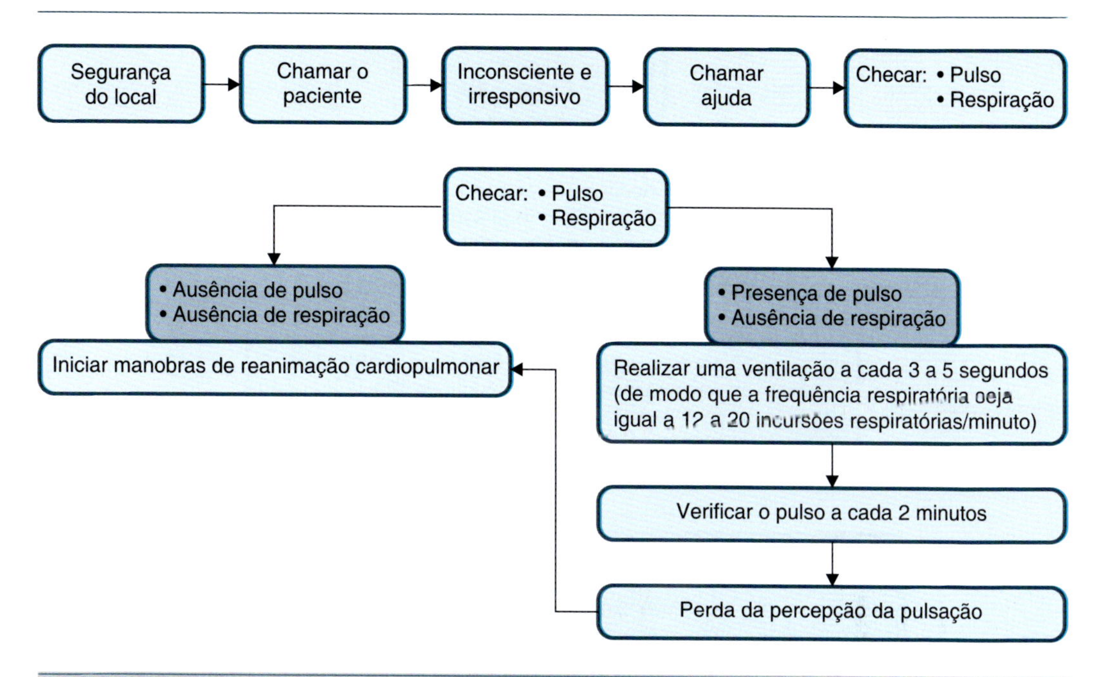

FIGURA 6.3. Fluxograma da abordagem inicial ao paciente em PCR.
Fonte: Os autores, 2018.

Manobras de reanimação cardiopulmonar

Após a identificação da ausência de pulso e respiração, rapidamente instituem-se as manobras de RCP, conforme Figuras 6.4 e 6.5.

Para que haja compressões torácicas de alta qualidade e, consequentemente, melhores desfechos, precisamos garantir que 8 passos sejam seguidos:

- Posicione-se ao lado da vítima, ajoelhado, de forma a manter a melhor estabilidade.
- Coloque a região hipotênar da mão dominante sobre o esterno da vítima e a mão não dominante sobre a primeira, entrelaçando-a.
- Estenda os braços e posicione-os a cerca de um ângulo de 90º acima da vítima.
- Inicie as compressões: no mínimo 100 compressões/minuto e no máximo 120 compressões/minuto.
- Comprima a uma profundidade de no mínimo 5 cm e no máximo 6 cm.
- Permita o retorno completo do tórax após cada compressão, sem retirar o contato das mãos com o mesmo.
- Minimize as interrupções das compressões, não ultrapassando 10 segundos.
- Reveze com outro socorrista a cada 2 minutos, a fim de evitar a fadiga e compressões de má qualidade.

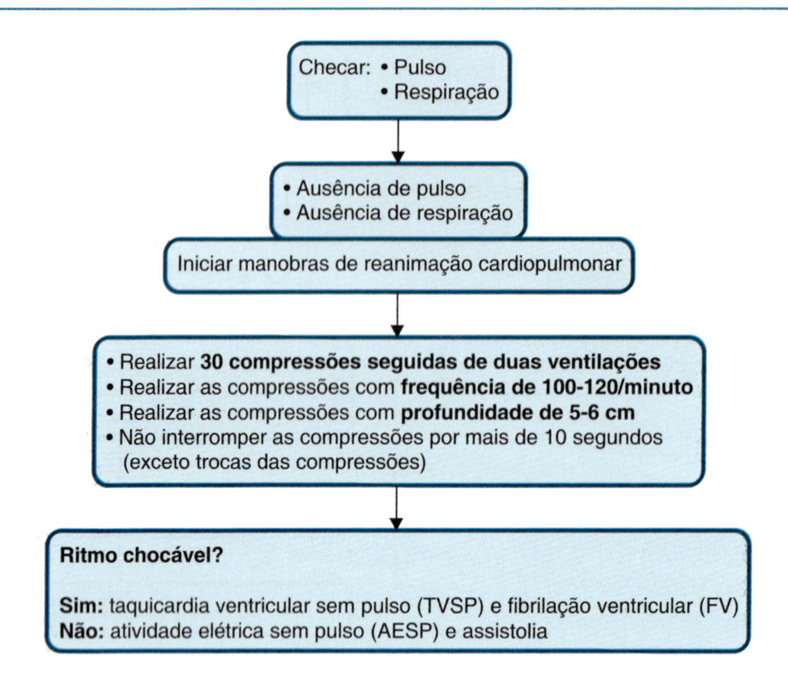

FIGURA 6.4. Fluxograma da abordagem inicial ao paciente em PCR.

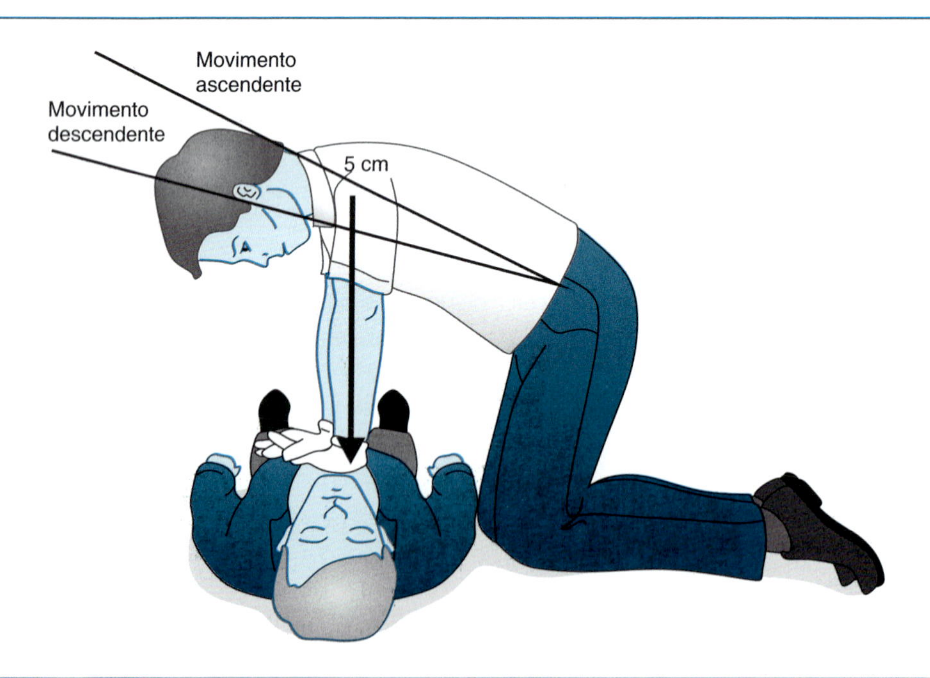

FIGURA 6.5. Posicionamento para realização das compressões torácicas.
Adaptada de: I Diretriz de Ressuscitação Cardiopulmonar e Cuidados Cardiovascular de Emergência da Sociedade Brasileira de Cardiologia, 2013.

A ventilação não deve retardar o início das compressões torácicas, portanto, para garantir a abertura da via aérea realiza-se a manobra de inclinação da cabeça e elevação do mento (Figura 6.6); em caso de suspeita de trauma, a manobra de elevação do ângulo da mandíbula (Figura 6.7) deve ser optada. Posteriormente à realização das compressões, realiza-se a ventilação por pressão positiva, em um ciclo de 30 compressões para cada 2 ventilações, com intervalo de um segundo entre cada uma, a fim de fornecer a quantidade de ar suficiente para promover a elevação do tórax. A hiperventilação é contraindicada, visto que aumenta a pressão intratorácica, diminuindo a pré--carga e, consequentemente, o débito cardíaco. Ainda, há o aumento do risco de insuflação gástrica, levando à regurgitação e aspiração. Em pacientes com a via aérea definitiva instalada, como naqueles internados em ambiente hospitalar, preconiza-se a realização de compressões torácicas contínuas, com cada ventilação programada para ocorrer a cada 6 a 8 segundos – o que equivaleria a 8 a 10 ventilações/minuto).

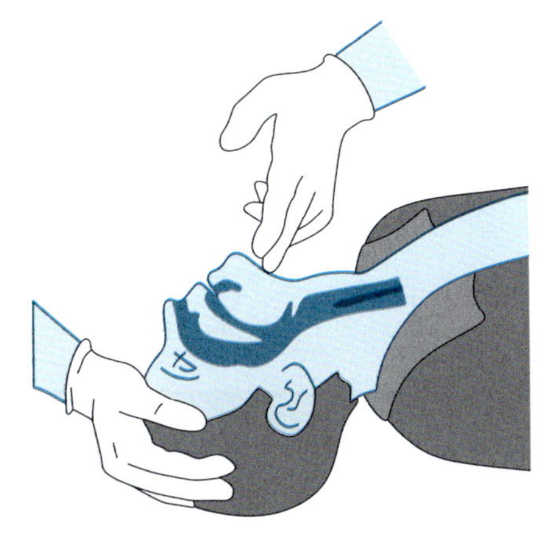

FIGURA 6.6. Abertura da via aérea: inclinação da cabeça e elevação do mento.
Adaptada de: I Diretriz de Ressuscitação Cardiopulmonar e Cuidados Cardiovascular de Emergência da Sociedade Brasileira de Cardiologia, 2013.

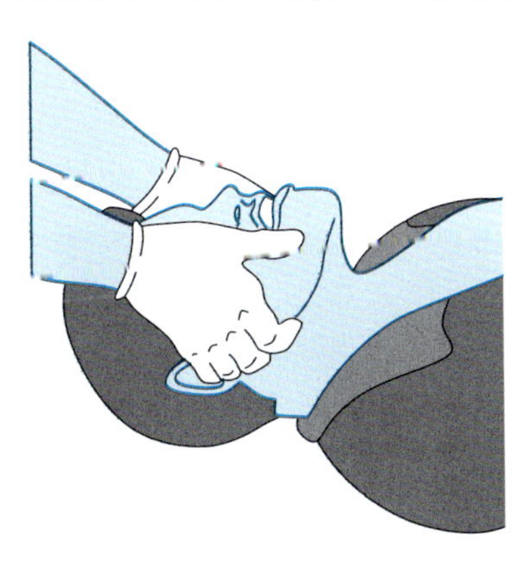

FIGURA 6.7. Abertura da via aérea: manobra de elevação do ângulo da mandíbula.
Adaptada de: I Diretriz de Ressuscitação Cardiopulmonar e Cuidados Cardiovascular de Emergência da Sociedade Brasileira de Cardiologia, 2013.

Ritmos chocáveis: fibrilação ventricular e taquicardia ventricular sem pulso

Cerca de 56 a 74% dos ritmos de PCR, no âmbito pré-hospitalar, ocorrem em fibrilação ventricular (FV), sendo a desfibrilação precoce o tratamento de escolha para as paradas em FV e taquicardia ventricular sem pulso (TVSP).

Esses dois ritmos somados são os responsáveis por 80% das mortes súbitas e são os ritmos elétricos de melhor prognóstico para realização da desfibrilação. Observa-se que, nos primeiros 3 a 5 minutos de uma parada com esses ritmos, principalmente a FV, o coração está altamente propício para a reversão com choque. Após 5 minutos, há uma diminuição da amplitude da onda do eletro, demonstrando a depleção do substrato energético miocárdico, tendendo cada vez mais a assistolia. Portanto, o tempo ideal para a desfibrilação ocorrem entre o 3º e o 5º minuto de uma PCR com ritmo FV.

A taquicardia ventricular (TV) possui 2 principais tipos. O mais comum é a TV monomórfica (Figura 6.8) e é definida como 3 ou mais complexos QRS (despolarização ventricular) com a mesma morfologia. O segundo tipo é a TV polimórfica (Torsades de Pointes), que consiste em despolarizações ventriculares (complexos QRS) com diferentes morfologias (Figura 6.9).

A fibrilação ventricular (Figura 6.10) consiste em impulsos elétricos rápidos e desorganizados, fazendo com que os ventrículos não consigam manter o débito cardíaco.

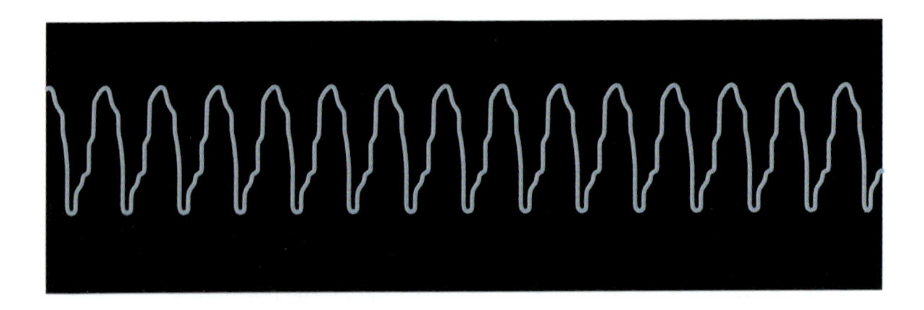

FIGURA 6.8. Taquicardia ventricular monomórfica.
Adaptada de: https://iem-student.org/cardiac-arrest/.

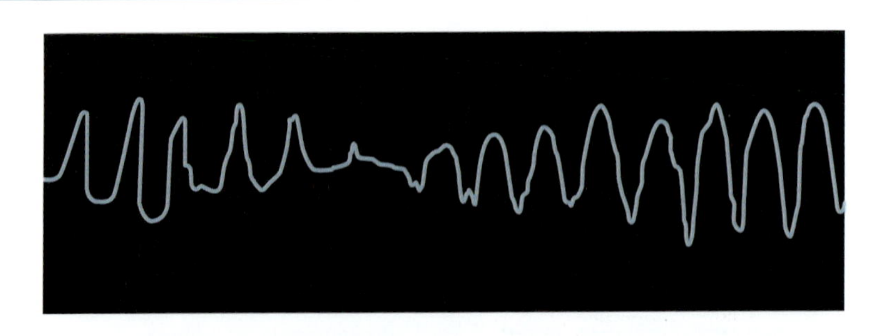

FIGURA 6.9. Taquicardia ventricular polimórfica.
Adaptada de: https://iem-student.org/cardiac-arrest/.

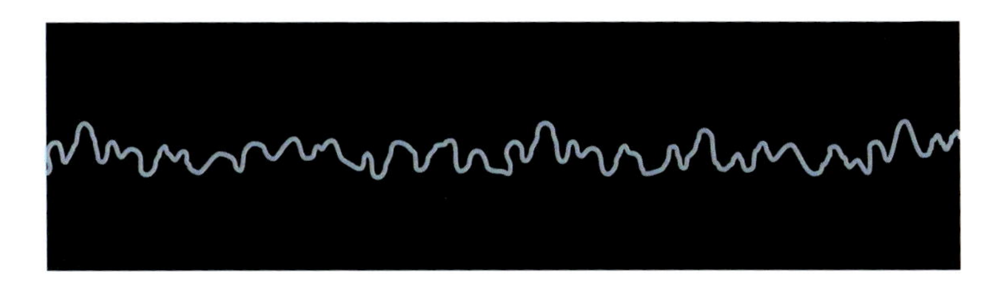

FIGURA 6.10. Fibrilação ventricular.
Adaptada de: https://iem-student.org/cardiac-arrest/.

Acompanhe a Figura 6.11 para o fluxograma de manejo de PCR com ritmos chocáveis. Iniciam-se as compressões até que o DEA ou desfibrilador manual (meio intra-hospitalar) esteja disponível para ser utilizado. O momento de realização do choque ainda é controverso na literatura, podendo ser indicado imediatamente ou após realizar 2 minutos de RCP. Contudo, é de consenso que as compressões não dever ser descontinuadas por longos períodos, devendo-se aplicar o choque o mais rápido possível.,O DEA é um dispositivo automático e, portanto, realiza a desfibrilação automaticamente após reconhecer o ritmo passível de choque. Entretanto, no meio intra-hospitalar,

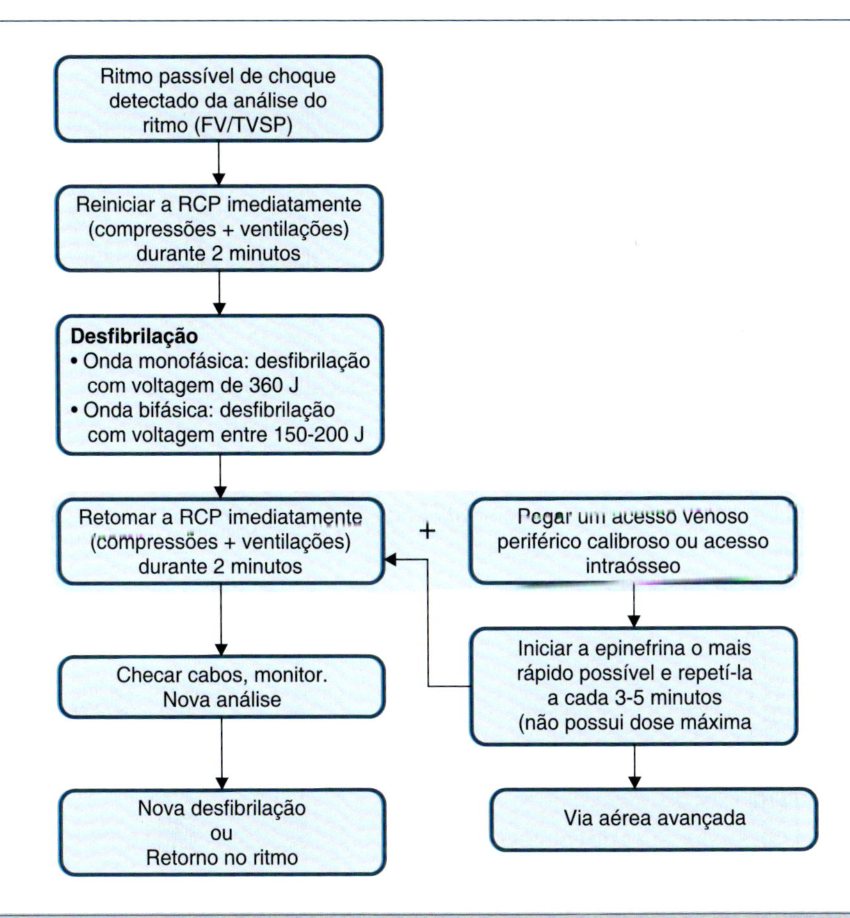

FIGURA 6.11. Fluxograma de manejo dos ritmos chocáveis (FV/TVSP).

usa-se desfibriladores convencionais, sendo necessário ajustar a voltagem. O choque deverá ser de 360 J (joules) quando a onda da FV for monofásica e entre 150 e 200 J quando a onda da FV for bifásica. Deve-se sempre garantir que ninguém toque no paciente no momento do choque. Imediatamente após a desfibrilação, retomam-se as compressões e ventilações por cerca de dois minutos. Após esse período, o ritmo é reavaliado, aplicando-se nova desfibrilação se necessário. Se o paciente persistir em PCR, é necessário utilizar drogas que contribuam para melhora hemodinâmica do paciente e para reversão da arritmia. Essas drogas são administradas de forma endovenosa, fazendo-se necessária a instalação de um acesso venosos periférico calibroso, bem como a colocação de via aérea definitiva para melhorar a oxigenação. É importante manter o paciente monitorado durante todo o período das manobras de reanimação.

Medicações

Existem três drogas principais que podem ser utilizadas durante o atendimento de uma PCR e todo estudante de medicina deve saber. São elas: adrenalina (epinefrina), amiodarona e magnésio.

Adrenalina

- Mecanismo de ação: agonista de receptores alfa e beta, que aumentam pressão de perfusão principalmente nos leitos capilares coronarianos e cerebrais.
- Concentração: normalmente 1:10,000.
- Dose pediátrica: 0,1 mL/kg.
- Dose adulto: 1 mg.
- Quando utilizar: todos os ritmos em PCR. Nos ritmos chocáveis deve ser usada o mais precocemente possível.
- Como utilizar: 1 dose em *bolus* a cada 2 ciclos de manobras (ou a cada 3-5 minutos).

Amiodarona

- Mecanismo de ação: antiarrítmico de classe III (bloqueador dos canais de potássio).
- Dose pediátrica: 5 mg/kg (pode ser repetido até 300 mg).
- Dose adulto: 300 mg (pode ser repetido com metade da dose – 150 mg).
- Como utilizar: a primeira dose pode ser utilizada após o 3° choque e repetida após a quarta desfibrilação.
- Quando utilizar: ritmos chocáveis (TV e FV).

Magnésio

- Mecanismo de ação: diminui o intervalo QT.
- Dose pediátrica: 25 a 50 mg/kg (máximo 2 g).
- Dose adulto: 1 a 2 g.
- Quando utilizar: Torsades de Pointes.

Ritmos não chocáveis: assistolia e atividade elétrica sem pulso

Os ritmos não passíveis de choque são assistolia e atividade elétrica sem pulso (AESP) (Figura 6.12). Verificando esses ritmos, reiniciam-se imediatamente as compressões associadas às ventilações (30:2). Com o auxílio de outro membro da equipe, garante-se um acesso venoso periférico calibroso ou acesso intraósseo, a fim de iniciar a infusão de 1 mg adrenalina, em *bolus*, o mais rapidamente possível, repetindo-a a cada 3-5 minutos (não apresenta dose máxima, sendo utilizada durante toda a reanimação). Enquanto isso, realiza-se RCP por dois minutos. Após esse período, analisa-se o ritmo e, persistindo assistolia ou AESP, confirma-se o ritmo e repete-se esse procedimento até reversão do quadro ou até que haja a decisão de interromper as compressões. É de suma importância que uma via aérea seja mantida, seja por meio do dispositivo bolsa-válvula-máscara (2 ventilações a cada 30 compressões), ou através de uma via aérea avançada, utilizando dispositivos extraglóticos (p. ex., tubo laríngeo, máscara laríngea) ou mesmo intubação orotraqueal. No caso de via aérea avançada, as compressões passam a ser contínuas com 1 ventilação a cada 6 segundos e, preferivelmente, deve-se dispor de um capnógrafo com formato para monitoração da qualidade de compressões torácicas e para avaliação prognostica da PCR. Durante toda a RCP, o ritmo deve ser checado a cada 2 minutos.

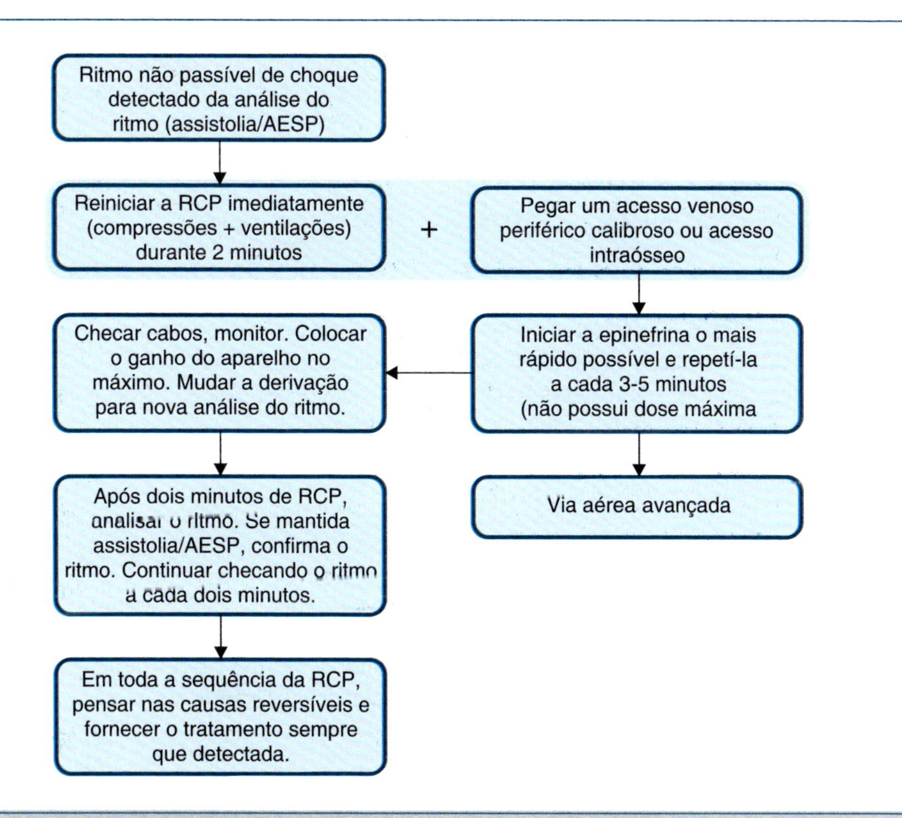

FIGURA 6.12. Fluxograma de manejo na RCP por parada em assistolia ou AESP.

Conceitos imperativos no atendimento de uma parada

- As compressões: devem ser feitas sempre de maneira a afundar o tórax 5 a 6 cm, com velocidade de 100 a 120 por minuto, deixando o tórax retornar completamente depois de cada compressão e alternar com outros membros da equipe a cada 2 minutos. Dispositivos de feedback para avaliação da qualidade e profundidade das compressões são relevantes.
- A via aérea: devemos tomar cuidado para não hiperventilar o paciente, realizando apenas 2 ventilações a cada 30 compressões enquanto utilizar o dispositivo bolsa-válvula-máscara. Caso paciente esteja com via aérea avançada, realizar uma ventilação a cada 6 segundos e, se possível, utilizar capnografia para monitorizar a PCR (CO_2 deve ser maior que 10). Lembrar que é possível utilizar dispositivos supraglóticos, como a máscara laríngea, e que, de preferência, devemos confirmar a intubação com capnografia.
- Desfibrilação: para ondas bifásicas, utilizar 200 J; já para ondas monofásicas, 360 J. Devemos sempre garantir que ninguém toque no paciente enquanto o choque for realizado. Sempre que possível, o paciente deve estar monitorizado durante todo atendimento.
- Drogas: obter um acesso endovenoso calibroso ou intraósseo assim que possível e ter em mente as três drogas principais: adrenalina, amiodarona e magnésio.
- Registro: de preferência ter algum membro da equipe que registre todas as drogas realizadas e o tempo no qual foram administradas. Além disso, avisar o resto do time no final de cada ciclo para que seja trocado o compressor.
- Liderança: é de extrema importância que o atendimento tenha uma liderança centralizada e que haja respeito mútuo entre todos membros da equipe. O líder da equipe deve estar atento ao retorno da circulação espontânea (aumento súbito da $PETCO_2$ na capnografia [> 40], ou pulsos palpáveis). Além disso, deve garantir que a interrupção das compressões seja mínima (< 10 segundos). Em toda a sequência da RCP, pensar nas causas reversíveis e fornecer o tratamento sempre que detectada. Didaticamente, as principais causas reversíveis de assistolia e AESP são divididas nos 5Hs e 5Ts, como observado na Figura 6.13.

Caso o paciente retorne da PCR em qualquer momento da reanimação, devemos parar as manobras, iniciar os cuidados pós-PCR dentre os quais: assegurar a via aérea definitiva se ainda não realizado, realizar oximetria de pulso (SaO_2 > 94%) e capnografia (35-45 mmHg), eletrocardiograma de 12 derivações, controle da pressão arterial (PA) com meta mínima de PA sistólica de 90 mmHg ou PAM 65 mmHg, coletar exames laboratoriais, controle direcionado da temperatura e, por fim, admitir o paciente em uma unidade de cuidado intensivo.

Conclusão

A qualificação contínua, tanto dos profissionais de saúde quanto da população civil no reconhecimento e ação imediata frente a uma PCR, é essencial para a reversão de uma parada. Devemos estar atentos para garantir as duas principais medidas que impactam na mortalidade sejam realizadas: compressão torácica de alta qualidade e desfibrilação precoce (caso indicado).

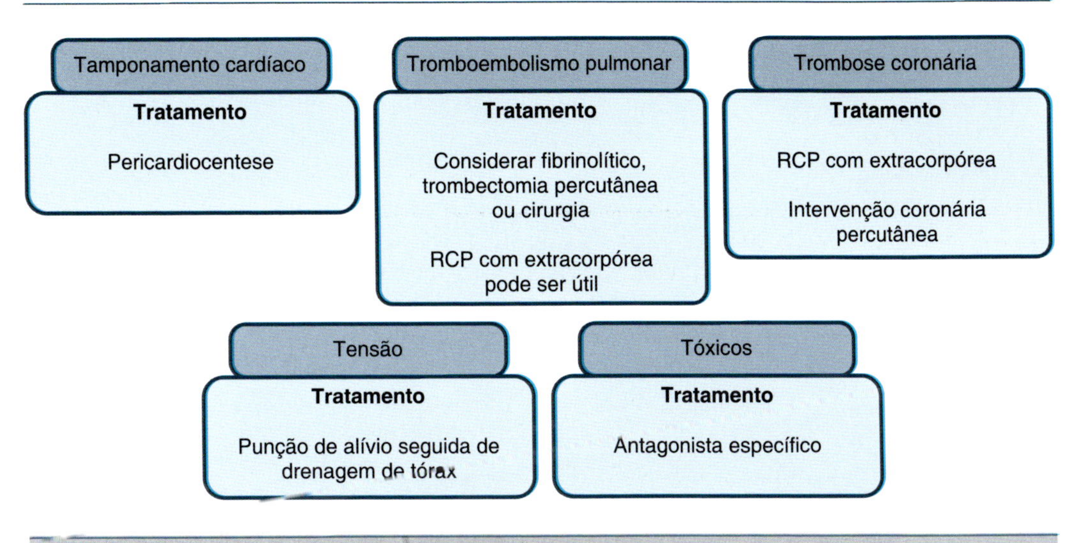

FIGURA 6.13. 5Hs e 5Ts – Causas reversíveis de PCR.

Bibliografia

- Gonzalez MM, Timerman S, Gianotto-Oliveira R, et al. I Diretriz de Ressuscitação Cardiopulmonar e Cuidados Cardiovasculares de Emergência da Sociedade Brasileira de Cardiologia. Arq Bras Cardiol. 2013; 101(2Supl.3): 1-221.
- Kleinman M, Goldberger ZD, Rea T, et al. 2017 American Heart Association Focused Update on Adult Basic Life Support and Cardiopulmonary Resuscitation Quality. Circulation. 2018. 137: e7-13.
- Mann DL, Zipes DP, Libby P, Bonow RO. Braunwald: Tratado de Doenças Cardiovasculares. 10ª ed. Rio de Janeiro: Elsevier, 2018.
- Martins HS, Neto RAB, Velasco IT. Medicina de Emergências: Abordagem Prática. 11ª ed. Barueri: Manole, 2016. p. 69-86.
- Neumar RW, Schuster M, Callaway CW, et al. 2015 American Heart Associaction Guidelines Update for Cardiopulmonary Resuscitation and Emergency Cardiovascular Care. Circulation. 2015;132:S315-67.

Capítulo 7

Desfibrilação e Cardioversão Elétrica

• Gabriel Daris Ribeiro • Felipe Daris Ribeiro • Hélio Penna Guimarães

Introdução

A desfibrilação e a cardioversão elétrica se caracterizam como procedimentos que revertem arritmias cardíacas geradas por mecanismo de reentrada ou atividade ventricular desorganizada, através da aplicação terapêutica de energia elétrica de alta potência.

Apesar dos avanços nos últimos anos, apenas cerca de 10% dos pacientes com parada cardíaca em ambiente extra-hospitalar sobrevivem. Ainda assim, a desfibrilação precoce fora do hospital demonstra uma melhora significativa nesse parâmetro, sendo um procedimento fundamental para melhor sobrevida dos pacientes, particularmente em fibrilação ventricular (FV), justificando seu acesso público.

Desfibrilação

A desfibrilação pode ser efetuada em qualquer momento do ciclo cardíaco, despolarizando o miocárdio e permitindo que o coração possa ter de volta contrações coordenadas, através do retorno da atividade elétrica organizada, é utilizada para corrigir um ritmo sem perfusão.

Cardioversão elétrica

A cardioversão elétrica é utilizada para corrigir um ritmo com perfusão e deve sempre ocorrer de maneira sincronizada com o QRS, para que não se processe sobre a onda T, atingindo um período mais vulnerável (período refratário relativo) e que pode levar à FV; a liberação da carga elétrica deve, portanto, ser efetuada cerca de nove milissegundos antes do pico da onda R. Embora o paciente possa estar instável hemodinamicamente esse é, quando comparado à desfibrilação, um procedimento menos urgente.

Características dos desfibriladores/cardioversores elétricos

Podem ser classificados em:

- Manuais: o operador é responsável pelo reconhecimento do ritmo cardíaco e pela administração do choque.
- Semiautomáticos (desfibriladores externos automáticos [DEA]): o dispositivo reconhece de maneira automática o ritmo e indica se o operador deve ou não aplicar o choque, devendo esse apenas apertar o botão para liberação da carga, evitando dessa maneira acidentes.

Com relação ao formato de onda a ser aplicada, os desfibriladores manuais ou automáticos podem ser classificados em:

- Monofásicos: a energia elétrica é direcionada em apenas um sentido vetorial.
- Bifásicos: a energia é direcionada em sentidos inversos, ocorrendo inversão de polaridade. Apesar de não mostrarem benefício na diminuição da mortalidade, apresentam maior eficácia na reversão da fibrilação ventricular (FV) com cargas menores.

Indicações

- Desfibrilação: indicada para FV e taquicardia ventricular sem pulso (TVSP) (Figura 7.1). Está indicada também na reversão de taquicardia ventricular polimórfica instável sustentada por essa apresentar diferentes formas de complexo QRS, tornando difícil sua sincronização. Em paciente consciente, com pulso ou quando o operador ou outras pessoas estiverem em risco o procedimento está contraindicado. Ritmo de parada cardiorrespiratória como assistolia e atividade elétrica sem pulso (AESP) são considerados não chocáveis.

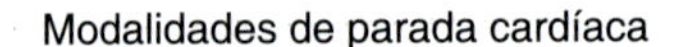

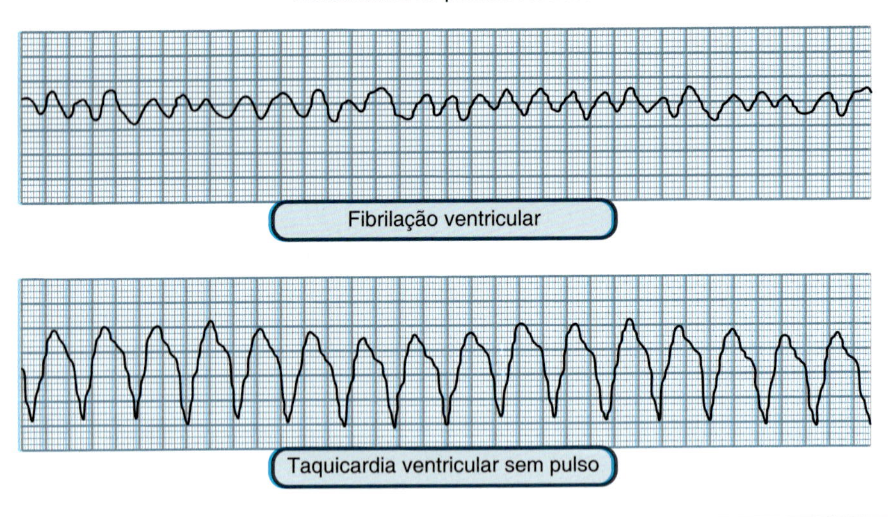

FIGURA 7.1. Ritmos chocáveis (fibrilação ventricular e atividade elétrica sem pulso).

- Cardioversão elétrica: indicada para taquicardia ventricular (TV), *flutter* atrial, fibrilação atrial ou taquicardia supraventricular (Figuras 7.2 a 7.5), além de ser utilizada após tentativa ineficaz de terapêutica medicamentosa para essas arritmias, ou em condições iniciais de instabilidade hemodinâmica. Para determinação de quadro de instabilidade em taquiarritmias, o paciente deve apresentar pelo menos uma das seguintes condições: dor anginosa, rebaixamento do nível de consciência, hipotensão e insuficiência cardíaca aguda ou descompensada.

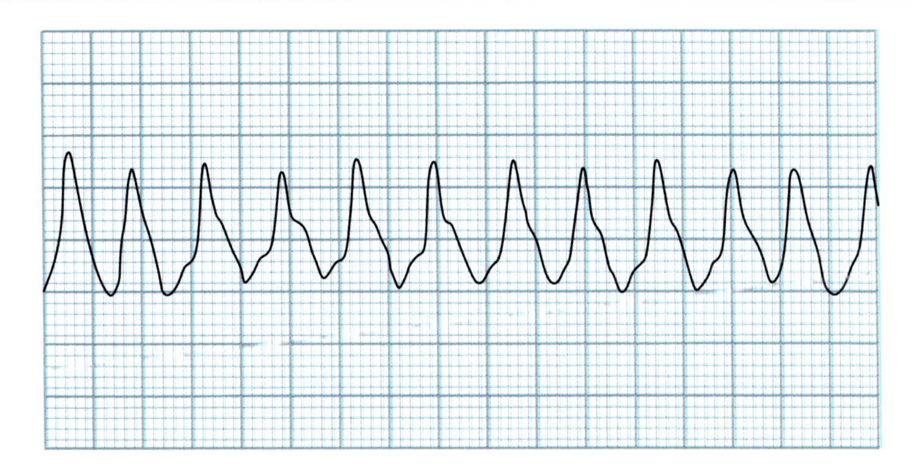

FIGURA 7.2. Taquicardia ventricular.

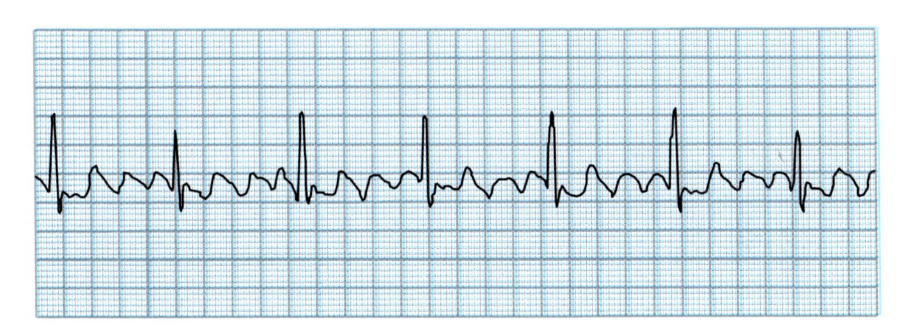

FIGURA 7.3. *Flutter* atrial.

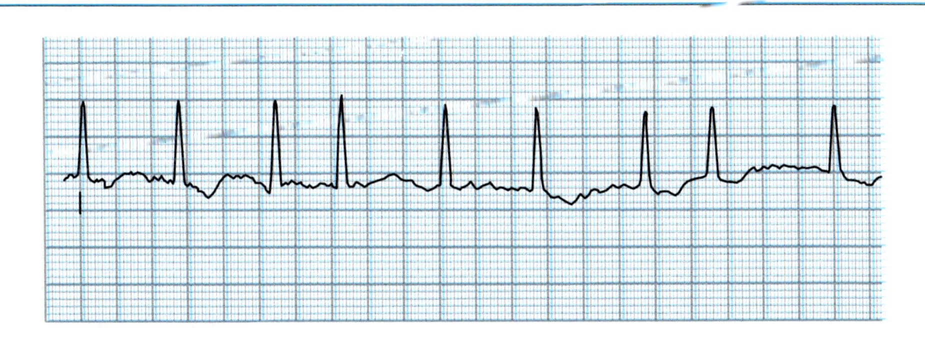

FIGURA 7.4. Fibrilação atrial.

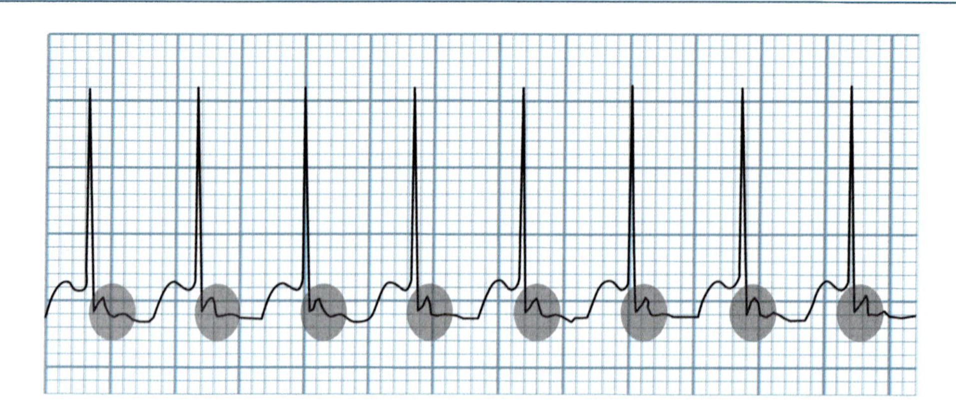

FIGURA 7.5. Taquicardia supraventricular.

Equipamentos

Devem passar por checagens frequentes para evitar o mau funcionamento dos aparelhos e garanti-los sempre prontos para o uso. O procedimento deve ocorrer em área com monitoração apropriada e com equipamentos de reanimação disponíveis. Os equipamentos necessários são:

- Desfibrilador.
- Eletrodos ou pás.
- Gel condutor.
- Equipamento de reanimação diversos (p. ex., equipamentos de vias aéreas, aspiração, medicamentos e para acessos IV).

Preparo

É de extrema importância examinar o paciente e checar o ritmo durante o preparo para a desfibrilação, confirmando derivações distintas, ganho do traçado e presença de cabos soltos ou artefatos em movimento que possam mimetizar FV. Desse modo, é unanimidade entre os fabricantes a recomendação de parar a reanimação cardiopulmonar (RCP) para conectar o aparelho no caso do socorrista estar sozinho, ou interrompê-la quando o equipamento solicitar a análise do ritmo cardíaco (diminui a probabilidade de erro de leitura de ritmo por interferência) e no momento do choque, quando ninguém deve tocar o paciente.

Essa parada deve ocorrer da maneira mais rápida possível (cerca de 10 s), minimizando a pausa nas compressões, com uma única descarga e com checagem de ritmo e retomada imediata da RCP. A desfibrilação deve ocorrer o mais breve possível, preferencialmente nos dez primeiros minutos da PCR (Figura 7.6). Após esse tempo, ocorre significativa perda energética no miocárdio, sendo ele fator prognóstico para se ter um procedimento eficaz.

Deve-se remover todas as fontes de oxigênio para se prevenir incêndios, assim como evitar que o gel condutor se aproxime mais do que 5 cm da outra pá. Deve-se também sempre apontar as pás para baixo e nunca uma contra a outra, com o objetivo de se evitar acidentes. Atualmente prefere-se o uso de pás de desfibrilação adesivas, que oferecem maior segurança para equipe e para o paciente e melhor efetividade de liberação do choque com menor impedância torácica.

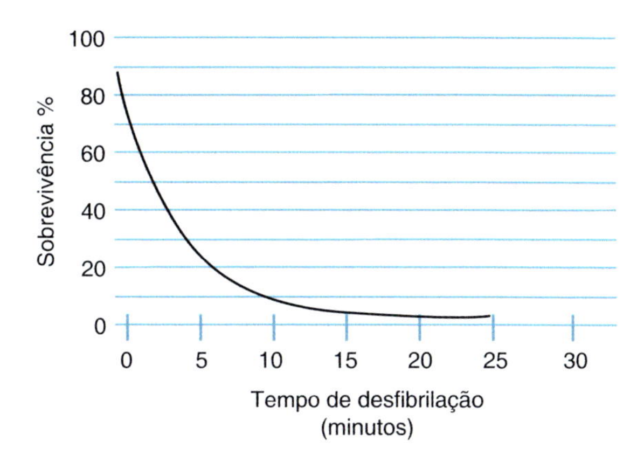

FIGURA 7.6. Para cada minuto em parada cardíaca sem atendimento, a sobrevivência cai 10%.

Cuidados com o paciente

Ninguém deve estar em contato com o paciente e esse deve ter o tórax exposto e ser colocado em posição supina. Outras medidas que devem ser tomadas incluem:

- Tórax com excesso de pelos: realiza-se a tricotomia de maneira rápida para garantir o correto posicionamento das pás.
- Tórax molhado: secar o paciente completamente, já que suor e umidade diminuem a adesão dos eletrodos. O paciente deve ser retirado para área segura se estiver sobre superfície molhada.
- Retirar joias, acessórios e adesivos de medicamentos e hormônios para se evitar queimaduras de pele.
- Pacientes em uso de marca-passo interno ou cardioversor/desfibrilador implantável: afastar as pás cerca de 12,5 cm de distância do mesmo antes de realizar o procedimento. Pode estar indicado outro posicionamento das pás ao invés do convencional.

Anestesia e monitorização

Para a realização da desfibrilação, não é necessário o uso de sedação, sendo esse o procedimento imediato no caso de PCR. Entretanto, a cardioversão elétrica exige sedação, monitorização cardíaca, da pressão arterial, oximetria de pulso, obtenção de acesso intravenoso e a disponibilidade de equipamentos de garantia de via aérea e aspiração. Não há necessidade de intubação orotraqueal antes da realização do procedimento. A sedação pode ser feita preferencialmente com fármacos que promovam menor instabilidade hemodinâmica, tais como etomidato e ketamina, associados ou não a pequenas doses de fentanil.

Posição das pás

Existem três possibilidades de posicionamento das pás, sendo que todas elas apresentam a mesma eficácia. Também não existe tamanho ideal para as pás, sendo que normalmente as de maior superfície apresentam menor lesão miocárdica, mas no geral usa-se a pá que estiver disponível.

- Posição anteroapical: uma pá fica posicionada logo abaixo da clavícula direita, na metade superior do esterno, enquanto a outra se encontra logo abaixo do mamilo esquerdo do paciente, na axila. Nunca colocar a pá sobre o mamilo (Figura 7.7).

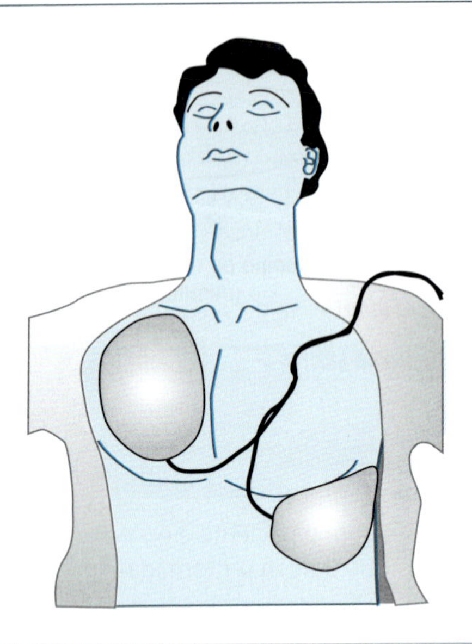

FIGURA 7.7. Posição anteroapical.
Adaptada de: Tintinallis. 8. ed.

- Posição anteroposterior: uma pá colocada posteriormente abaixo da escápula esquerda enquanto a outra fica na borda inferior do esterno. Posição bastante utilizada para lactentes (Figura 7.8).

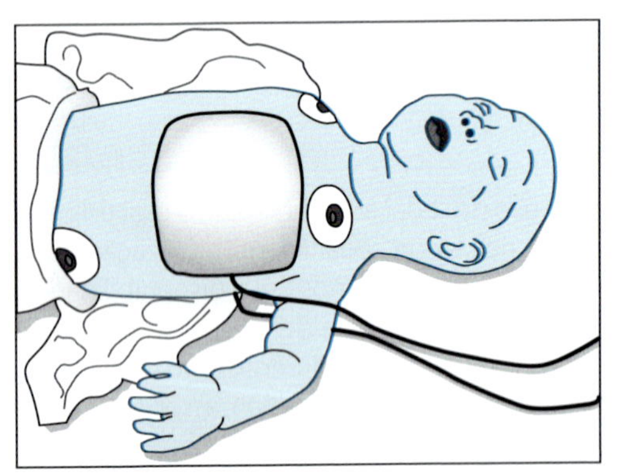

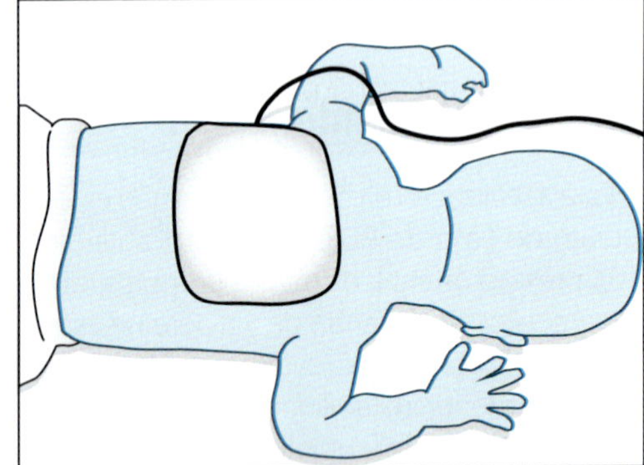

FIGURA 7.8. Posição anteroposterior.
Adaptada de: Tintinallis. 8. ed.

- Posição apicoposterior: uma pá é colocada abaixo do mamilo esquerdo no ápice cardíaco e a outro posteriormente, abaixo da escápula esquerda.

Passo a passo – desfibrilação manual

- Com a RCP sendo realizada, preparar o paciente e equipamentos conforme descrito anteriormente.
- Checar se o ritmo é de FV ou TVSP.
- Checar se o desfibrilador está no modo não sincronizado.
- Selecionar o nível de energia apropriado. Para aparelhos bifásicos, selecionar de acordo com a recomendação do fabricante (150 a 200 J para forma de onda bifásica truncada exponencial e 120 J para forma de onda bifásica retilínea). Para desfibriladores monofásicos, começar com uma descarga inicial de 360 J, assim como os choques subsequentes.
- Aplicar gel nas pás e posicioná-las sobre a superfície do tórax do paciente na posição adequada. Aplicar uma pressão sobre as pás, correspondente a 13 kg, e carregá-lo.
- Verificar se ninguém está em contato com o paciente ou com os equipamentos e avisar "afastem-se".
- Descarregar o choque elétrico.
- Continuar a RCP e manejar de acordo com o protocolo de reanimação do local.

Passo a passo – desfibrilação externo automático (DEA)

- Com a RCP sendo realizada, preparar o paciente e equipamentos conforme descrito anteriormente.
- Abrir o pacote contendo as pás com o cabo e conector. Tirar o adesivo protetor dos eletrodos e, com o tórax preparado, colocar as pás no paciente observando o posicionamento correto das mesmas.
- Ligar o aparelho (seguir as instruções de acordo com o mesmo).
- Iniciar a análise do ritmo e garantir que não há movimentos durante a mesma. Solicite que todos se afastem e, se for indicado a descarga elétrica, o aparelho irá automaticamente carregar a um nível predefinido.
- Verificar se ninguém realmente está em contato com o paciente ou com os equipamentos e avisar "afastem-se".
- Descarregar o choque elétrico.
- As compressões torácicas devem ser iniciadas imediatamente após o choque. A cada 2 minutos, o DEA analisará o ritmo novamente e poderá indicar outro choque, se necessário. Se não indicar choque, reinicie a RCP imediatamente, caso a vítima não retome a consciência.
- Mesmo se a vítima retomar a consciência, o aparelho não deve ser desligado e as pás não devem ser removidas ou desconectadas.

Passo a passo – cardioversão

- Preparar o paciente e o equipamento como descrito anteriormente. Certificar-se de que o equipamento de reanimação está disponível e de que o paciente está monitorado adequadamente.
- Avaliar o paciente e o ritmo.
- Checar se o desfibrilador está em modo sincronizado.

- Selecione o modo apropriado de energia. (Para desfibriladores bifásicos, cheque as recomendações do fabricante e para os monofásicos considera-se a seguinte sequência crescente de energia: 100 J, 200 J, 300 J e 360 J. No caso de taquicardia supraventricular ou ventricular monomórfica regular, considera-se iniciar o procedimento com 50-100 J; se o ritmo for fibrilação atrial ou *flutter* atrial com BAV variável, considerar o uso de energia inicial de 120-200 J).
- Quando tudo estiver preparado, promover a sedação do paciente.
- Posicionar as pás e carregá-las.
- Certificar-se de que ninguém está em contato com o paciente ou com a maca e avisar "afastem-se".
- Dar o choque.
- Continuar a monitorização e assumir conduta de acordo com os protocolos.

Situações especiais – desfibrilação interna

Indicada em pacientes com FV ou TVSP com toracotomia aberta (p. ex., durante uma cirurgia cardíaca). O procedimento requer transdutores internos especiais conectados ao desfibrilador (Figura 7.9).

Umidifique os transdutores com solução salina e posicione um transdutor posteriormente no VE e o outro na região anterior do VD, segurando-os com firmeza para garantir um bom contato com o miocárdio. Inicie com uma potência de 10 J e aumente, se necessário.

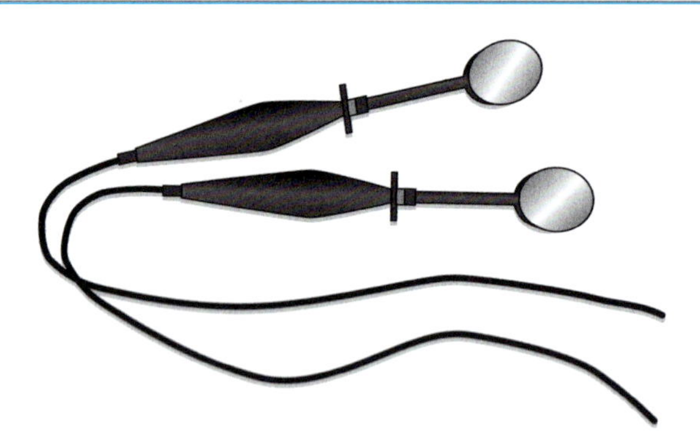

FIGURA 7.9. Pás para desfibrilação interna
Adaptada de: Tintinallis. 8. ed.

Situações especiais – desfibrilação em pediatria

Nessa faixa etária, a parada cardíaca é, na maioria dos casos, causada por insuficiência respiratória ou circulatória, tais como doenças infecciosas e lesões traumáticas. A FV em crianças é rara, observada principalmente em pacientes com cardiopatias congênitas. Por ter um prognóstico reservado e as sequelas neurológicas serem frequentes, a parada cardíaca nas crianças deve ter um rápido diagnóstico e início da RCP, com um adequado suporte e monitorização dos parâmetros clínicos.

O uso de pás pediátricas especiais deve ser feito para crianças com peso menor que 10 kg ou até um ano de idade. Acima desse peso, as pás de adultos podem ser utilizadas. O posicionamento das pás deve ser feito de modo anteroapical.

Não há parâmetros estabelecidos sobre a carga de energia aplicada em crianças, sendo essa ajustada de acordo com o peso das mesmas. Nos casos de FV, são indicadas até três desfibrilações em rápida sequência, sendo uma dose inicial de 2 J/kg, seguida de desfibrilações com 4 J/kg, 6 J/kg, 8 J/kg e 10 J/kg ou até a carga do adulto (200 J), no máximo (regra mnemônica é: "2, 4, 6, 8, 10 são números pares e são as cargas utilizadas para desfibrilar"), caso não haja reversão. Para a cardioversão, inicia-se com 0,5-1,0 J/kg, podendo-se aumentar a dose até 4 J/kg, caso necessário. Se não houver sucesso, verificar e corrigir possíveis distúrbios como hipoxemia, hipoglicemia, acidose e hipotermia.

Situações especiais – desfibrilação em lactentes

Nas crianças menores que 1 ano, é indicado o uso de um desfibrilador manual, podendo também ser utilizado o DEA com atenuador de carga elétrica pediátrico. Em último caso, na ausência dos anteriores, um DEA com carga padrão pode ser utilizado.

As pás utilizadas devem ser as pediátricas e o posicionamento das mesmas é feito na maneira anteroapical, com uma distância mínima de 3 cm entre as mesmas. A carga elétrica estabelecida é igual à descrita anteriormente, iniciando-se com uma dose de 2 J/kg e, caso o ritmo permaneça chocável, sequência progressiva de cargas.

Complicações

Os procedimentos de cardioversão e desfibrilação são relativamente seguros e com baixa ocorrência de complicações. Possíveis complicações incluem: queimaduras leves (mais frequentes, decorrentes do posicionamento dos eletrodos), lesões do miocárdio devido a choque elétrico de alta energia ou decorrente de elevado número de descargas, choque elétrico a pessoas em contato com o paciente, maca ou equipamento no momento da descarga elétrica.

Seguimento

Os pacientes devem ser acompanhados de maneira intensiva após passarem por esses procedimentos, devendo receber cuidados a fim de otimizar a função cardiopulmonar e a perfusão de órgãos vitais após a RCP, identificar e tratar causas reversíveis além de analisar a transferência para hospital apropriado para o correto tratamento.

Bibliografia

- Al-Khatib SM, Stevenson WG, Ackerman MJ, et al. 2017 AHA/ACC/HRS Guideline for Management of Patients with Ventricular Arrhythmias and the Prevention of Sudden Cardiac Death: Executive summary: A Report of the American College of Cardiology/American Heart Association Task Force on Clinical Practice Guidelines and the Heart Rhythm Society. Heart Rhythm. 2018 Oct;15(10):e190-e252. doi: 10.1016/j.hrthm.2017.10.035. Epub 2017 Oct 30. Erratum in: Heart Rhythm. 2018 Sep 26; PubMed PMID: 29097320.
- Benjamin EJ, Blaha MJ, Chiuve SE, et al. American Heart Association Statistics Committee and Stroke Statistics Subcommittee. Heart Disease and Stroke Statistics-2017 Update: A Report From the American Heart Association. Circulation. 2017 Mar 7;135(10):e146-e603. doi: 10.1161/CIR.0000000000000485. Epub 2017 Jan 25. Review.
- Brasil. Ministério da Saúde. Secretaria de Atenção à Saúde. Protocolos de Intervenção para o SAMU 192 – Serviço de Atendimento.
- Gonzalez MM, et al. I Diretriz de Reanimação Cardiopulmonar e Cuidados Cardiovasculares de Emergência da Sociedade Brasileira de Cardiologia: Resumo Executivo. Arq. Bras. Cardiol. [online]. 2013, vol.100, n.2 [cited

2018-12-21], pp.105-113. Available from: <http://www.scielo.br/scielo.php?script=sci_arttext&pid=S0066--782X2013000200001&lng=en&nrm=iso>. ISSN 0066-782X. http://dx.doi.org/10.5935/abc.20130022.

- Kandala J, Oommen C, Kern KB. Sudden cardiac death. Br Med Bull. 2017 Jun 1;122(1):5-15. doi: 10.1093/bmb/ldx011. Review. PubMed PMID: 28444125.
- Marx JA, Rosen P. Rosen's Emergency Medicine: Concepts and clinical practice. 8. Ed. Philadelphia, PA: Elsevier/Saunders, 2014.
- Neumar RW, Shuster M, Callaway CW, et al. Part 1: Executive Summary: 2015 American Heart Association Guidelines Update for Cardiopulmonary Resuscitation and Emergency Cardiovascular Care. Circulation. 2015 Nov 3;132(18 Suppl 2):S315-67. doi: 10.1161/CIR.0000000000000252. PubMed PMID: 26472989.
- Nichol G, Sayre MR, Guerra F, Poole J. Defibrillation for Ventricular Fibrillation: A Shocking Update. J Am Coll Cardiol. 2017 Sep 19;70(12):1496-509. doi: 10.1016/j.jacc.2017.07.778. Review. PubMed PMID: 28911514.
- Tintinalli JE, Stapczynski JS, Ma OJ, Yealy,DM, Meckler GD, Cline D. Tintinalli's Emergency Medicine: A comprehensive study guide. 8. Ed. New York: McGraw-Hill Education, 2016.
- Travers AH, Perkins GD, Berg RA, et al. Basic Life Support Chapter Collaborators. Part 3: Adult Basic Life Support and Automated External Defibrillation: 2015 International Consensus on Cardiopulmonary Resuscitation and Emergency Cardiovascular Care Science With Treatment Recommendations. Circulation. 2015 Oct 20;132(16 Suppl 1):S51-83. doi: 10.1161/CIR.0000000000000272. Review. PubMed PMID: 26472859.

Capítulo 8

Atendimento Inicial ao Politraumatizado

• Rafael de Cristo • Rodrigo Silva de Quadros • Yasmin Merighi Hauache • Fernanda Nicoli Broch

Introdução

O trauma é compreendido como lesão característica de alterações estruturais ou desequilíbrio fisiológico, decorrente de exposição aguda a diversas formas de energia podendo afetar superficialmente partes moles até lesar estruturas nobres do organismo. Constitui-se na principal causa de mortalidade e incapacidade em adultos, principalmente entre a segunda e quarta décadas de vida, e corresponde a cerca de 80% das mortes na adolescência, segundo estatísticas brasileiras.

Dentre as causas de trauma em nosso país, as agressões interpessoais respondem pela maioria dos casos, seguidos pelos acidentes com veículos. Uma vítima é considerada politraumatizada sempre que apresenta lesões em dois ou mais sistemas.

As mortes ocasionadas pelo trauma apresentam uma distribuição trimodal (Figura 8.1).

Avaliação primária

O atendimento ao politraumatizado inicia pela preparação e triagem além de requerer habilidade, perícia e rapidez na identificação de lesões cruciais a vida. Podemos citar a fase pré-hospitalar, onde os profissionais enfatizam a manutenção das vias aéreas, o controle do sangramento externo e do choque, a imobilização do paciente e o transporte imediato para o serviço de referência mais próximo, de preferência um centro de trauma. A equipe pré-hospitalar deve dispender todos os esforços para minimizar o tempo da cena.

Durante a fase hospitalar de preparação, os aspectos críticos da preparação do hospital incluem o seguinte:

- Uma area de reanimação disponível.
- O funcionamento adequado dos equipamentos.
- As soluções cristaloides imediatamente disponíveis.

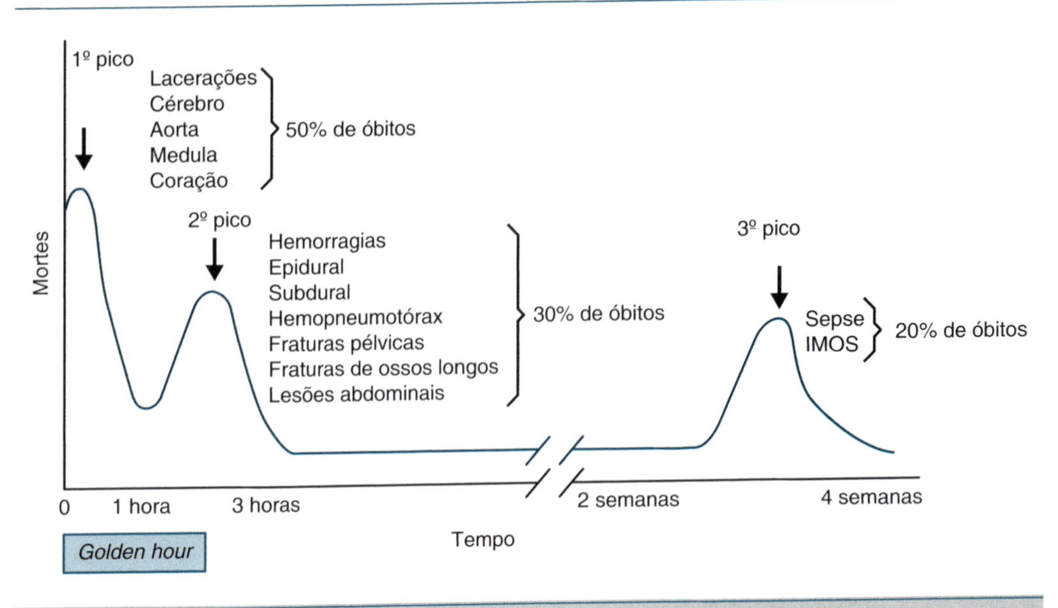

FIGURA 8.1. Distribuição trimodal das mortes por trauma.

- Um protocolo de assistência adicional (laboratório e de radiologia).

Com isso, deve-se realizar o atendimento de maneira sistematizada para identificação e tratamento das lesões prioritárias, ditas letais ou causadoras de danos irreversíveis. Essa etapa é universalmente conhecida pelo mnemônico A-B-C-D-E (Tabela 8.1).

TABELA 8.1
A-B-C-D-E da avaliação primária do trauma

Método mnemônico "A-B-C-D-E"	
A	*Airway* – Vias aéreas e estabilização da coluna cervical
B	*Breathing* – Respiração e ventilação
C	*Circulation* – Circulação e controle de hemorragias
D	*Disability* – Disfunção/estado neurológico
E	*Exposition* – Exposição e controle do ambiente

A – Via aérea com controle da coluna cervical (*airway*)

A abordagem da via aérea (VA) é prioridade no exame primário, pois qualquer outro exame de reanimação se torna inútil se o paciente não consegue manter trocas gasosas adequadas. Vale ressaltar, que a estabilização da coluna cervical, é feita de maneira simultânea até que se descarte lesão.

Um paciente consciente, falante e eupneico torna improvável uma obstrução significativa das vias aéreas, porém o comprometimento pode não ocorrer de forma súbita. Casos progressivos como trauma maxilofacial complexo, trauma penetrante em pescoço com hematoma/enfisema subcutâneo extenso; lesão química/térmica respiratória e sangramento ativo em via aérea exigem maior atenção. Dessa forma, é prudente que a permeabilidade das vias aéreas seja avaliada em curtos intervalos de tempo (p. ex., a reavaliação contínua é essencial).

Nos pacientes com emissão vocal comprometida, realiza-se inspeção em busca de sinais de esforço respiratório, deformidades maxilofaciais, ruídos e presença de secreções. Devendo-se incluir a laringoscopia direta para aspiração de secreções e remoção de possíveis corpos estranhos. Em casos de vômitos intensos, deve-se seguir com a lateralização em bloco da prancha rígida, com proteção da coluna cervical e aspiração da VA com sonda de ponta rígida.

Em vítimas com rebaixamento do nível de consciência, a patência das vias aéreas deve ser estabelecida rapidamente, sendo recomendada manobras rápidas como elevação do mento (*chin lift*) e tração da mandíbula (*jaw thrust*), lembrando que a primeira deve ser evitada na suspeita de lesão cervical. Além disso, tem-se a possibilidade de utilizar as cânulas orofaríngeas (Guedel) e nasofaríngeas. Essas manobras são utilizadas com o intuito de levantar a base da língua, desobstruindo a via aérea.

Contudo, apesar desses esforços, muitos desses pacientes precisarão de uma via aérea definitiva. Dessa forma, quando existem situações (Tabela 8.2) que comprometem a segurança de uma via aérea pérvia, realiza-se preferencialmente a Intubação Orotraqueal (IOT), sendo essa, na maioria das vezes, realizada através da técnica de intubação por sequência rápida.

TABELA 8.2 Indicações de acesso definitivo a via aérea
Apneia
Incapacidade de manutenção da via aérea por diminuição do nível de consciência (mais comum)
Proteção das vias aéreas inferiores contra aspiração de sangue ou conteúdo gástrico
Comprometimento iminente das vias aéreas (p. ex., lesão por inalação, fraturas faciais ou convulsões reentrantes)
TCE necessitando de ventilação assistida com Glasgow ≤ 8
Incapacidade de manter oxigenação adequada com ventilação sob máscara

B – Respiração e ventilação (*breathing*)

A permeabilidade das vias aéreas não significa que a ventilação está ocorrendo de forma adequada. Uma ventilação eficaz requer um bom funcionamento não só dos pulmões, mas também da parede torácica e do diafragma, a fim de promover uma troca eficaz entre os gases nos alvéolos – oxigenação e eliminação do gás carbônico.

Todos os pacientes politraumatizados, normalmente, são colocados em máscara de oxigênio logo na chegada para otimizar as trocas gasosas. A frequência respiratória precisa ser rapidamente avaliada. A exposição do tórax e a rápida inspeção deve procurar por deformidades, feridas, hematomas, movimentos assimétricos ou tórax instável. O tórax precisa ser palpado para verificar a presença de crepitantes ou enfisema subcutâneo. A ausculta pulmonar deve ser realizada para avaliar a presença de murmúrios vesiculares bilateralmente.

Lesões torácicas que prejudicam a ventilação devem ser identificadas e tratadas. Lesões ameaçadoras da vida incluem pneumotórax hipertensivo, hemotórax maciço, tamponamento cardíaco, ferida torácica aberta ou tórax instável. Se qualquer uma dessas condições for encontrada, devemos tratá-las imediatamente. Vale lembrar que a ecografia à beira do leito pode ajudar a encontrar condições como pneumotórax ou tamponamento cardíaco.

C – Avaliação da circulação com controle da hemorragia (*circulation*)

Essa fase da avaliação primária está relacionada com a percepção do estado hemodinâmico do paciente em resposta ao trauma e a imediata correção de descompensações ou perdas. Seguindo as prioridades de avaliação e tratamento, devemos tratar as lesões conforme elas vão sendo evidenciadas. Os sinais e sintomas demonstram de forma clara as alterações fisiológicas compensatórias de possíveis perdas.

O choque hemorrágico é a causa mais comum de morte evitável no paciente politraumatizado. O principal objetivo dessa etapa é identificar uma situação de choque. Caso haja sinais de hemorragia massiva externa, precisamos controlá-la antes de prosseguir com o A e o B. Por isso, é extremamente importante uma avaliação rápida baseada na percepção da pele, perfusão, qualidade de pulso, frequência cardíaca, pressão arterial, diurese e na observação de hemorragia interna e externa. Diante de um paciente politraumatizado, devemos obter 2 acessos venosos calibrosos (14 G ou 16 G). Caso não seja possível, o acesso intraósseo é uma alternativa.

As alterações do estado hemodinâmico do politraumatizado podem ser entendidas com a utilização da Tabela 8.3, considerando que, a princípio, toda alteração hemodinâmica no paciente politraumatizado seja por hipovolemia de causa hemorrágica.

TABELA 8.3
Classes de choque hemorrágico

	Classe I	Classe II Leve	Classe III Moderada	Classe IV Severa
Perda sanguínea em % (volume sanguíneo)	Até 15%	15-30%	31-40%	>40%
Frequência cardíaca	Normal	Normal/↑	↑	↑/↑↑
Pressão arterial	Normal	Normal	Normal/↓	↓
Diurese	Normal	Normal	↓	↓↓
Necessidade de hemoderivados	Observar	Possivelmente	Sim	Protocolo de hemotransfusão maciça

Adaptada de: Manual do Curso do Colégio Americano de Cirurgiões – Advanced Trauma Life Support (ATLS), 10. ed.

Ainda na avaliação da circulação, caso o paciente esteja instável, a reanimação volêmica precisa ser iniciada (veja mais detalhes no *Capítulo 4 – Reanimação Volêmica e Transfusão*). Além disso, vale lembrar que não devemos atrasar o envolvimento dos cirurgiões naqueles casos que um sangramento interno é provavelmente a causa da instabilidade hemodinâmica. A origem do sangramento, muitas vezes, pode ser rapidamente identificada com o uso da ecografia à beira do leito através do protocolo do FAST.

D – Exame neurológico (*disability*)

Essa etapa corresponde a avaliação neurológica objetiva do paciente. Sendo assim, verifica-se o nível de consciência, alterações pupilares, sinais de lateralização e nível de injúria medular. Como padronização para medir e avaliar o nível de consciência, utiliza-se a escala de coma de Glasgow (ECG), baseada na abertura ocular, resposta motora e resposta verbal (Tabela 8.4).

O rebaixamento do nível de consciência de um paciente politraumatizado pode estar relacionado à diminuição da oxigenação e/ou perfusão ou por injúria cerebral direta.

As pupilas são avaliadas pela simetria e pela resposta à luz. Alterações e assimetria podem indicar lesões cerebrais. Além disso, é importante a distinção de lesões por trauma ocular direto, próteses, uso de colírios oftalmológicos, amaurose prévia e uso de drogas que podem confundir o resultado do exame.

Nesse momento, também pode se checar a glicemia do paciente caso haja suspeita de hipoglicemia como causa de uma alteração do estado mental.

TABELA 8.4 Escala de coma de Glasgow		
Indicadores	**Resposta observada**	**Escore**
Abertura ocular	Espontânea Estímulos verbais Estímulos dolorosos Ausente Não testado	4 3 2 1 NT
Resposta verbal	Orientado Confuso Palavras inapropriadas Sons ininteligíveis Ausente Não testado	5 4 3 2 1 NT
Resposta motora	Obedece a comandos verbais Localiza estímulos Retirada inespecífica Padrão flexor Padrão extensor Ausente Não testado	6 5 4 3 2 1 NT
Máximo 15	Mínimo 3	

E – Exposição (*exposition*)

Nessa fase, devemos despir totalmente o paciente, para que se possa expor e observar lesões que até então não haviam sido identificadas. Tendo um cuidado especial com a hipotermia, não devendo o ambiente estar com temperatura abaixo do ideal e usar mantas térmicas, ou demais dispositivos, para preservar a temperatura aquecida do paciente.

Medidas complementares e importantes ações durante a avaliação primária

No exame primário, existem medidas de suporte, que auxiliam na monitorização das funções vitais, foco dessa fase de atendimento, e algumas ações que devem ser realizadas pelo emergencista. São fundamentos importantes na avaliação primária:

- Estabilização da coluna cervical (colar cervical de tamanho adequado e estabilizadores laterais com prancha rígida); nesse primeiro momento, o intuito é evitar lesão, na avaliação secundária será analisada a necessidade de exame para descartar lesão.
- Monitorização, oxigenação e acesso venoso: todo paciente poli traumatizado deve ser colocado em monitorização completa, incluindo pressão arterial, frequência cardíaca e oximetria. Devemos otimizar a oxigenação através do uso de oxigênio suplementar na máscara com reservatório de oxigênio e válvula unidirecional. Suporte ventilatório caso volume minuto abaixo do necessário, devendo-se considerar IOT. No paciente intubado, aferição da pressão arterial e capnografia para monitorização fisiológica da respiração. Dependendo do caso, um acesso venoso calibroso pode ser suficiente, porém é importante frisar a necessidade de ter acesso adequado para uma eventual reposição volêmica.

- Oferecer 1.000 mL de solução isotônica cristaloide, como ringer lactato ou soro fisiológico, aquecido, em dispositivos adequados, mantidos a 39 °C, diferente do conceito inicial que eram dois acessos e 2.000 mL de volume, segundo atualização da nova edição do ATLS 10ª edição, de 2018. Vale frisar, entretanto, que a reposição deve ser sempre direcionada às necessidades do paciente. Além disso, devemos considerar a "hipotensão permissiva" em pacientes sem controle da hemorragia.
- Drenagem de tórax no 5° espaço intercostal do lado acometido, caso sinais de pneumotórax ou hemotórax maciço.
- Controle da hemorragia, seja ela externa ou interna, com tratamento definitivo (não atrasar o envolvimento dos cirurgiões).
- Radiografia de tórax deve ser feita no leito. Coletar amostra de sangue assim que obter o acesso venoso, para realização de exames laboratoriais, como bioquímica básica, hematócrito, hemoglobina, plaquetas, lactato, assim como outras dosagens, o mais rápido possível, e não esquecer do Beta HCG nas mulheres. Gasometria arterial para melhor avaliação dos gases e distúrbios do equilíbrio ácido-base.
- Ultrassonografia à beira do leito, através do protocolo FAST, para verificar a presença de líquido livre na cavidade abdominal. A versão estendida desse protocolo também avalia a presença ou não de pneumotórax (protocolo E-FAST).
- Aferição da temperatura corporal e medidas para controle da hipotermia (controle da temperatura ambiente, cobrir o paciente com mantas térmicas), após avaliado e tomadas as medidas necessárias para sua estabilização.
- Indicar a reposição de hemoderivados, de acordo com a gravidade das lesões e sinais de choque, como a reposição sanguínea de concentrado de hemácias, conforme tabela de avaliação do choque, assim como plaquetas e plasma fresco.
- No paciente em choque grau IV, com necessidade de politransfusão, além de identificar a causa e indicar tratamento definitivo, considerar a realização do tromboelastograma, para esclarecer a evidência de alteração de coagulação em alguma das fases de coagulação, segundo as referências mais atuais. Em alguns casos, pode ser até considerado o uso do ácido tranexâmico e fibrinogênio, além dos hemoderivados.
- Tratamento definitivo de sangramentos cavitários, com procedimentos cirúrgicos.

Avaliação secundária

É importante afirmar que somente após estabilização do paciente pela avaliação primária é que realizamos a avaliação secundária.

A avaliação secundária é importante e deve ser completa, através do exame físico da cabeça aos pés, de forma detalhada, a fim de encontrar lesões que não evidenciamos no exame primário, assim como instituir controle e monitoramentos com exames complementares que até então não poderíamos realizar, assim como a coleta de uma história completa do paciente com seus antecedentes e informações relacionadas ao trauma.

São fundamentais dados como mecanismo do trauma, alergias prévias, medicamentos de uso habitual, o passado médico e gestações, líquidos e alimentos ingeridos recentemente, e o ambiente e eventos relacionados ao trauma (Tabela 8.5). Caso não seja possível coletar informações do próprio paciente, os familiares e os socorristas do atendimento pré-hospitalar devem ser questionados.

TABELA 8.5 Mnemônico para ser utilizado no exame secundário	
S	Situação-cinemática
A	Alergias
M	Medicamentos
P	Passado médico/prenhez
L	Líquidos e alimentos ingeridos recentemente
A	Ambiente/eventos relacionados ao trauma

Exame físico na avaliação secundária

Iniciando-se pela cabeça, calota craniana e face, deve-se examinar todo o couro cabeludo e crânio, em busca de laceração, contusão ou evidência de fraturas; observar os olhos, testando rapidamente a acuidade visual, tamanho pupilar, hemorragias conjuntivais, presença de lentes de contato e lesões penetrantes. Segue-se com a palpação dos ossos da face e inspeção intraoral. Se identificada lesão não associada à obstrução das vias aéreas ou sangramentos volumosos, tratar posteriormente quando o paciente estiver estabilizado e descartadas injúrias maiores.

Posteriormente, avalia-se pescoço e região cervical, ressaltando que todo paciente com trauma maxilofacial ou craniano deve ser considerado como portador de lesão cervical (seja fratura ou lesão de ligamentos), até que se prove o contrário. Lembrando que a avaliação radiográfica poderá ser evitada em pacientes que apresentem os critérios validados por um dos protocolos, como o estudo nacional de utilização de radiografia na emergência (NEXUS) ou regra canadense da coluna cervical (CCR), melhor elucidado na Figura 8.2. Quanto à avaliação do pescoço, deve-se prosseguir com inspeção, palpação e ausculta da região, inclusive das carótidas, procurando-se por sensibilidade cervical, enfisema subcutâneo, lesão perfurante e desvio da traqueia. Um possível sinal de injúria é a marca do cinto de segurança.

Realizar o exame físico de tórax, nessa fase, de forma minuciosa. Examinar a parede torácica em suas faces anterior, lateral e posterior à procura de sinais insuficiência respiratória, uso de músculos respiratórios acessórios e de assimetria nas excursões respiratórias. Palpar todo o tórax à procura de lesões penetrantes ou contusas, enfisema de subcutâneo, dor e crepitação. Percutir para evidenciar se existe timpanismo ou macicez. Auscultar o tórax em parede anterior e posterior, em ápice e bases. Caso necessário, descomprimir o espaço pleural por punção com agulha ou drenagem de tórax no 5° espaço intercostal do lado acometido, como indicado. Deve-se considerar a utilização de radiografia e tomografia computadorizada (TC) de tórax em pacientes estáveis.

Avaliar o abdome nessa fase pode não ser útil, pois mesmo um exame físico normal do abdome, inicialmente, pode estar associado a uma lesão intracavitária importante. Para isso, torna-se importante associar as informações da cinemática, da inspeção de escoriações e sinais de choque inexplicáveis, considerando assim a utilização de exames como a TC de abdome em pacientes estabilizados e ecografia à beira do leito com o protocolo FAST em pacientes instáveis.

O períneo deve ser examinado até mesmo no momento em que se considera a utilização de sondagem vesical, pois sinais como hematomas nesta região, uretrorragia e sinais de crepitação óssea da púbis e instabilidade da bacia, podem contraindicar a passagem da sonda vesical, pela suspeita de lesão de uretra.

As extremidades devem ser examinadas em busca de deformidades e contusões; palpação completa, observando surgimento de dor, crepitações, movimentos anormais, em busca de fraturas ocultas.

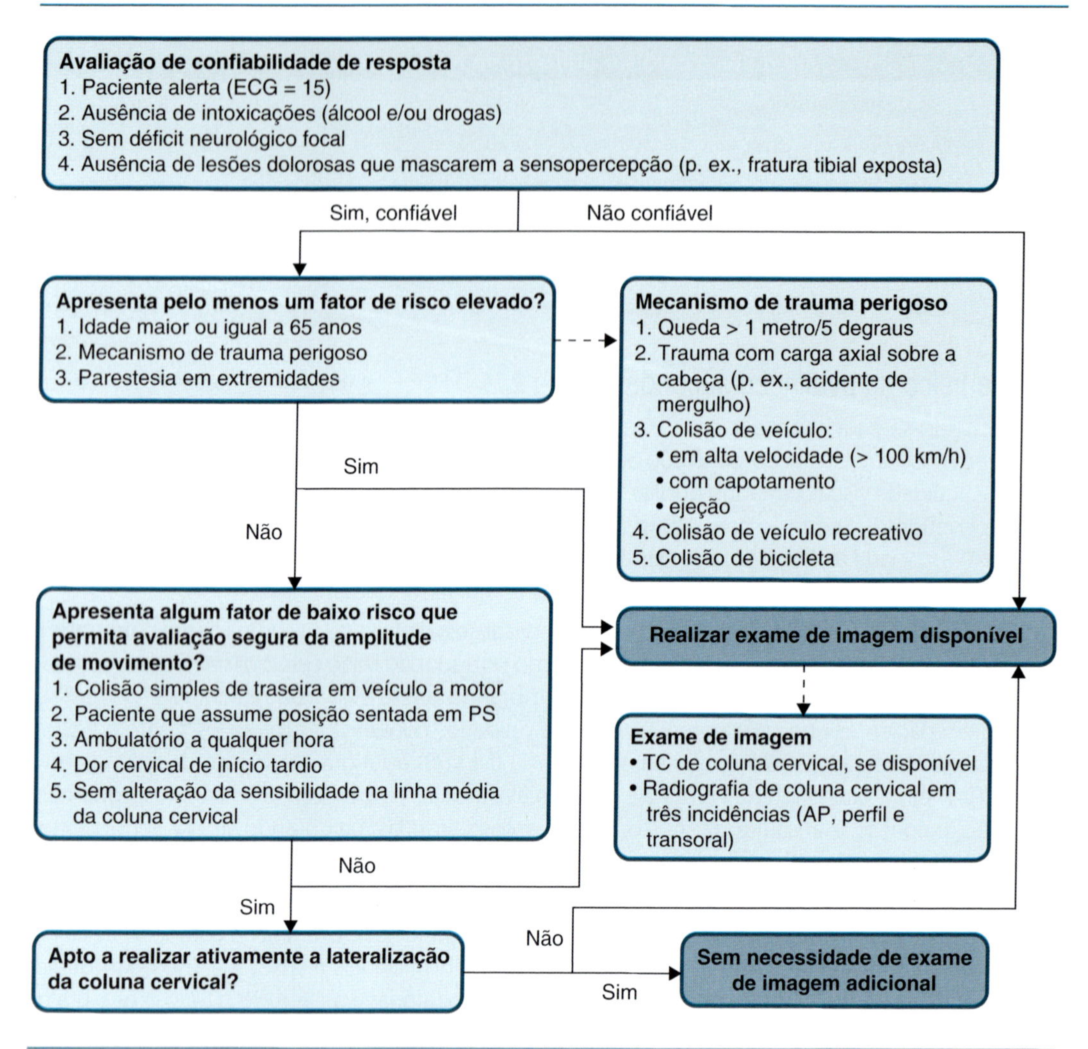

FIGURA 8.2. Fluxograma de decisão quanto a necessidade de exames complementares de imagem para afastar lesão cervical na avaliação secundária.
ECG: Escala de coma de Glasgow; PS: pronto-socorro; TC: tomografia computadorizada; AP: anteroposterior.

Na presença de equimose sobre as asas do ilíaco, púbis, grandes lábios ou escroto suspeitar de fratura pélvica. Deve-se ainda avaliar lesões de coluna torácica e lombar, de acordo com o mecanismo do trauma, associados a achados dos exames físico e radiológicos. Os pulsos periféricos devem ser palpados para identificação de lesões vasculares.

A avaliação do sistema neurológico inclui a avaliação sensorial, motora, reavaliação do nível de consciência e reação pupilar. A escala de coma de Glasgow facilita a detecção precoce de alterações neurológicas. No paciente com traumatismo cranioencefálico com piora neurológica, é necessária a avaliação do neurocirurgião e reavaliação contínua (A-B-C-D-E). Quando houver evidência de paralisia e paresia, sugere lesão importante em coluna espinhal ou lesão de nervo periférico. A proteção da coluna é sempre necessária, até que uma lesão de medula seja excluída e, quando detectada, avalição do neurocirurgião e ortopedista se faz necessária.

Reavaliação

Em qualquer fase do exame secundário, o paciente apresentando piora ou alteração de algum sistema ou seguimento, deve ser imediatamente reavaliado o A-B-C-D-E primário. A monitorização contínua dos sinais vitais é essencial. A analgesia efetiva deve ser oferecida a todo paciente, evitando-se drogas que possam mascarar os sintomas neurológicos.

Tratamento definitivo

Após essa fase, onde identificamos todas as lesões e tratamos as condições de risco imediato a vida do paciente, inicia-se a fase do tratamento definitivo, com as respectivas cirurgias quando necessárias, e cuidados pós-emergenciais mais específicos, até a alta hospitalar.

Bibliografia

- Albino MR, Riggenbach.V. Atendimento hospitalar inicial ao politraumatizado, Arquivos Catarinenses de Medicina V. 33. no. 3 de 2004.
- American College of Surgeons Committee on Trauma. Advanced Trauma Life Suport. ATLS. 10. ed. 2018.
- Andruszkiewicz P, Sobczyk D. Ultrasound in critical care. Anaesthesiology Intensive Therapy, Polônia. v. 45, n. 3, p.177-18, 2013.
- Bernard F, et al. Early coagulopathy in trauma patients: An on-scene and hospital admission study International Journal of the care of the Injury. January 2012. Volume 43, Issue 1, Pages 26-32.
- Brasil. Ministério da Saúde. Política Nacional de Atenção às Urgências/Ministério da Saúde. 3. ed. Brasília: Editora do Ministério da Saúde, 2006. p. 256. (Série E. Legislação de Saúde) ISBN 85-334-1166-9.
- Brasil. Ministério da saúde. Portaria GM/MS n° 2048 de 5 de novembro de 2002. Aprova o Regulamento Técnico dos Sistemas Estaduais de Urgência e Emergência.
- Brasil. Ministério da Saúde. Secretaria de Atenção à Saúde. Departamento de Atenção Especializada. Manual instrutivo da Rede de Atenção às Urgências e Emergências no Sistema Único de Saúde (SUS)/Ministério da Saúde, Secretaria de Atenção à Saúde, Departamento de Atenção Especializada. Brasília: Editora do Ministério da Saúde, 2013.
- Brasil. Ministério da Saúde. Secretaria de Vigilância em Saúde. Departamento de Vigilância de Doenças e Agravos Não Transmissíveis e Promoção da Saúde. Saúde Brasil 2014: uma análise da situação de saúde e das causas externas/Ministério da Saúde, Secretaria de Vigilância em Saúde, Departamento de Vigilância de Doenças e Agravos Não Transmissíveis e Promoção da Saúde. Brasília: Ministério da Saúde, 2015.
- Brasil. Ministério da Saúde. Secretaria de Vigilância em Saúde. Saúde Brasil 2014: uma análise da situação de saúde e das causas externas. Brasília, 2015.
- Espinoza JM. Atención básica y avanzada del politraumatizado. Lima: Acta Méd. Peruana, 2011. v. 28, n. 2, p. 105-11, Abr. 2011.
- Schettino G, et al. Paciente Critico - Diagnóstico e Tratamento: Hospital Sírio-Libanês/editores SchettinoG, et al. 2. ed. Barueri: Manole, 2012. ISBN 978-85-204-3183-2.
- Silva ISC, da Rocha D. Coluna Vertebral - Série Colégio Brasileiro de Radiologia e Diagnóstico por Imagem. Ed. Elsevier, 2011. ISBN 978-85-3523148-9.
- Teasdale G, Jennet B. Assessment of coma and impaired consciousness. A practical scale. Lancet 1974,2:81.
- Tomaz C, et al. Uma nova era de tromboelastometria. Einstein (São Paulo). Vol. 15. no. 3. São Paulo, 2017. July/Sept. 2017. Epub June 12, 2017.
- Velho A, Brandão RA. Atendimento ao trauma: fundamentos, condutas e avanços. 1.ed. Rio de Janeiro: Atheneu, 2019. ISBN 978-85-388-0986-9.

Capítulo 9

Afogamentos

• Ingrid Alonso Cordeiro • Gabriela Neuvald Pezzella • Frederico Arriaga Criscuoli de Farias
• Thyago Anzolin Côser

Introdução

Afogamento é uma situação séria e negligenciada, que dentre as diversas possibilidades de trauma, é a de maior impacto familiar e socioeconômico, tendo um risco de óbito cerca de 200 vezes maior que acidentes de trânsito. A Organização Mundial da Saúde (OMS) estima que essa seja a causa de morte de mais de 500.000 pessoas por ano – 0,7% de todas as causas de morte no mundo, sendo 90% dessas em países subdesenvolvidos ou em desenvolvimento.

Segundo dados apresentados, no Brasil o afogamento é uma das principais causas de morte em crianças e adultos jovens, com destaque principalmente para a faixa etária de 1 a 9 anos, em que o afogamento é a segunda causa de morte. Já em jovens entre 25 e 29 anos, permanece entre as 5 principais causas. Na Tabela 9.1 são demonstradas as principais causas de morte conforme a faixa etária. Isso resultou em 6.043 óbitos no ano de 2015 (2,9/100.000 habitantes).

Os locais de ocorrência estão muito relacionados à faixa etária, mesmo que 75% dos incidentes ocorram em rios e represas. Com crianças menores de 9 anos, 51% ocorrem em piscinas e banheiras por inadequada supervisão, e em torno de 7% dos casos são relacionados a abuso ou negligência infantil. Já os jovens entre 15 e 25 anos, as ocorrências são observadas em rios, lagos e praias, em que os jovens superestimam a sua habilidade em nadar.

Com relação aos fatores de risco, os principais estão listados na Tabela 9.2. Além disso, outras situações especiais, como o uso de drogas ilícitas e abuso de bebida alcoólica, foram responsáveis por mais de 50% dos afogamentos em adultos, assim como pessoas portadoras de epilepsia apresentam um risco de afogamento de 15 a 19 vezes superior em comparação aos indivíduos hígidos.

<table>
<tr><th colspan="6">Tabela 9.1
Causas de morte por faixa etária</th></tr>
<tr><th></th><th>1ª causa</th><th>2ª causa</th><th>3ª causa</th><th>4ª causa</th><th>5ª causa</th></tr>
<tr><td>1 a 4 anos</td><td>Pneumonia</td><td rowspan="2">Afogamento</td><td>Acidentes de transporte</td><td>Infecção Intestinal</td><td>Sepse</td></tr>
<tr><td>5 a 9 anos</td><td>Acidentes de transporte</td><td>Leucemia</td><td>Pneumonia</td><td>Agressão</td></tr>
<tr><td>10 a 14 anos</td><td rowspan="4">Agressão</td><td rowspan="4">Acidentes de transporte</td><td>Afogamento</td><td>Leucemia</td><td rowspan="2">Pneumonia</td></tr>
<tr><td>15 a 19 anos</td><td rowspan="3">Suicídio</td><td rowspan="2">Afogamento</td></tr>
<tr><td>20 a 24 anos</td><td>HIV</td></tr>
<tr><td>25 a 29 anos</td><td>HIV</td><td>Afogamento</td></tr>
</table>

Adaptada de: informativos disponíveis no site da Sociedade Brasileira de Salvamento Aquático (www.sobrasa.org).

Tabela 9.2 Fatores de risco para afogamentos	
Idade inferior a 14 anos	Baixa escolaridade
Sexo masculino	Residências rurais
Uso de álcool ou drogas ilícitas	Baixa renda
Incapacidade ou superestimação das habilidades de nadar	Pessoas sem supervisão

Adaptada de: informativos disponíveis no site da Sociedade Brasileira de Salvamento Aquático (www.sobrasa.org) e artigo Szpilman D, Bierens JJ, Handley AJ, Orlowski JP. Drowning. The New England Journal of Medicine. 2012;366(22):2102-10.

Definição

A OMS, no ano de 2002, apresentou uma nova definição de afogamento: "Afogamento é o processo de experimentar deficiência respiratória decorrente de imersão ou submersão em líquido".

O processo de afogamento se inicia quando, em qualquer situação, as vias aéreas de um indivíduo são colocadas abaixo de uma superfície líquida, o que corresponde a submersão, ou quando se esguicha água no rosto (água na face), caracterizando imersão. No caso de a pessoa ser resgatada, é considerado que o processo de afogamento cessou, sendo denominada afogamento não fatal. No entanto, na incapacidade da realização do resgate e o óbito constatado, é considerado afogamento fatal.

Fisiopatologia

A primeira etapa do afogamento é determinada por um período de pânico e agitação. Após tentativas de segurar a respiração, a falta de coordenação ou a fadiga dos músculos da laringe induzem o movimento inspiratório. Ocorre então a entrada de líquido na via aérea, o qual pode ser aspirado ou desencadear o laringoespasmo reflexo.

A aspiração de líquidos gera uma série de alterações pulmonares definidas como injúria pulmonar aguda. Sabe-se que a água, seja ela doce ou salgada, tem a capacidade de "lavar" ou remover o surfactante – causando colapso alveolar e/ou atelectasias – e de gerar intenso edema pulmonar. Ademais, a aspiração de líquidos pode levar a um quadro de pneumonia no período após o afogamento.

Tais alterações acarretam distúrbios da relação ventilação/perfusão, de complacência e *shunt* pulmonar. Esses, por sua vez, levam a hipoxemia associada a síndrome do desconforto respiratório agudo (SDRA), progredindo rapidamente para perda de consciência e apneia.

O afogamento também desencadeia uma intensa atividade do sistema nervoso autônomo (SNA), descrita na literatura como conflito autonômico. A estimulação do nervo trigêmeo pela imersão da face na água fria desencadeia o reflexo de mergulho, uma ativação do SNA parassimpático que cursa com bradicardia e redução da frequência respiratória. Em contrapartida, a estimulação de receptores térmicos subcutâneos desencadeia uma resposta simpática, com taquicardia e hiperventilação.

A associação dos fenômenos autonômicos descritos acima com a hipotermia e a hipoxemia decorrentes do afogamento gera um substrato altamente arritmogênico. Estão especialmente vulneráveis a isso pacientes com síndrome do QT longo e cardiomiopatia isquêmica. Tal quadro pode ocorrer na forma de arritmias supraventriculares, juncionais ou ventriculares, de modo que muitas vítimas evoluem com parada cardíaca. Entretanto, a apresentação mais comum é na forma de uma taquicardia sinusal, a qual degenera para bradicardia, atividade elétrica sem pulso e assistolia.

A hipoxemia e a hipercapnia levam também a morte neuronal, evoluindo para edema cerebral e hipertensão intracraniana. Este quadro geralmente cursa com depressão do nível de consciência e coma. Cabe ressaltar que a hipotermia, apesar de seus malefícios, pode ter efeito neuroprotetor devido a redução da atividade metabólica cerebral. É importante frisar que as alterações neurológicas são a principal causa de morbimortalidade tardia no afogamento.

Distúrbios hidreletrolíticos significativos são pouco comuns nas vítimas de afogamento, excetuando-se casos nos quais este tenha ocorrido em meio incomum. Ainda que seja comum a presença de acidose respiratória e/ou metabólica, essas geralmente são corrigidas com restauração da ventilação.

Prevenção

Raramente um afogamento decorre de um único fator, sendo geralmente o resultado final de uma série de falhas e/ou inadequações. Assim, quaisquer intervenções no sentido de prevenir seu acontecimento devem abordar conjuntamente os múltiplos fatores desencadeantes. Estima-se que medidas no sentido de supervisão adequada, instrução de nado e medidas socioeducativas possam prevenir até 85% dos casos de afogamento. A Tabela 9.3 sumariza algumas das principais recomendações relativas à prevenção do afogamento.

Tabela 9.3
Medidas de prevenção do afogamento

1.	Manter total atenção nas crianças e estabelecer regras rígidas de segurança
2.	Medidas educativas sobre prevenção e primeiros socorros
3.	Utilização de sinalização clara e explícita em áreas de banho
4.	Restrição de acesso a área aquática
5.	Prática de natação em local com guarda-vidas
6.	Prática de natação sempre acompanhado
7.	Uso de colete salva-vidas em pescarias, embarcações ou áreas de risco
8.	Evitar a ingesta de bebidas alcoólicas antes do banho
9.	Não superestimar habilidades – 50% dos afogados achavam que sabiam nadar
10.	Sempre entrar em água rasa ou desconhecida primeiro com os pés
11.	Conhecer as condições do ambiente e obedecer às sinalizações
12.	Não tentar entrar na água para salvar alguém que está se afogando. Chamar o socorro profissional (193), jogar um material flutuante e aguardar os profissionais

Adaptada de: informativos disponíveis no site da Sociedade Brasileira de Salvamento Aquático (www.sobrasa.org).

Manejo do afogamento

Suporte básico de vida e resgate na água

O primeiro aspecto relevante durante o resgate de uma vítima de afogamento é a segurança, pois a prioridade nesse momento é evitar que haja uma segunda vítima. Para isso, é recomendado que se jogue objetos longos flutuantes e orientando a vítima sobre como sair dessa situação indicando a melhor direção para nadar ou encorajando-a com afirmações sobre a chegada do resgate.

A decisão a respeito do suporte básico de vida é feita através da avaliação do estado de consciência do afogado, sendo que 99,5% dos pacientes encontram-se conscientes e nessa situação o socorrista deve apenas levar a pessoa até a terra sem que sejam necessárias intervenções médicas, sendo prudente usar objetos flutuantes pelo perigo que um banhista desesperado pode ser. Já em 0,5% dos casos, a vítima encontra-se inconsciente, e nessa situação existem duas possibilidades: parada respiratória isolada e a parada cardiorrespiratória (PCR). Na parada respiratória isolada, a instituição imediata de ventilação ainda dentro da água é mandatória, pois essa vítima está na iminência de entrar em PCR, e essa intervenção é capaz de aumentar em até 4 vezes a chance de sobrevida sem sequelas. Isso ocorre devido ao mecanismo que se segue no afogamento, iniciando com a apneia que evolui para parada cardíaca, em tempo variável, mas curto. O socorrista deve proceder verificando a ventilação, se ausente, deve iniciar com 10 ventilações boca a boca ainda dentro da água. Se essa intervenção não reverter o quadro, o socorrista deve então entender que a vítima está em PCR e leva-la imediatamente para a parte seca para iniciar a reanimação cardiopulmonar (RCP) completa.

A imobilização da coluna cervical não é feita de rotina nos resgates aquáticos, devido à baixa incidência de trauma raquimedular e ao atraso que pode gerar no início da ventilação e oxigenação, à exceção de casos em que a cinemática seja preocupante (mergulho em águas rasas) ou que haja sintomas óbvios de lesão da coluna cervical.

Suporte básico de vida ao afogado na terra

O transporte da vítima fora da água deve ser na posição vertical afim de evitar vômito e demais complicações da via aérea.

Caso não seja possível por motivo de inconsciência, confusão ou exaustão, deve-se transportá-la da maneira mais próxima à horizontal, com a cabeça acima do nível do corpo com cuidado para não obstruir a via aérea.

O atendimento na área seca deve ser paralelo ao espelho d'água, em decúbito dorsal, distante da água afim de evitar a interferência das ondas. Tentativas de drenagem da água aspirada devem ser evitadas, pois são extremamente nocivas. A manobra de Heimlich nunca deve ser realizada para eliminar a água, pois além de ser ineficaz é potencialmente causadora de lesões. Outras tentativas de drenagem, como o posicionamento da vítima com a cabeça abaixo do nível do corpo podem aumentar em cinco vezes a chance de vômito, o que ocasiona aumento de 19% na mortalidade desses pacientes.

Cerca de 50% dos pacientes apresentam episódios de vômito após um incidente de afogamento, mesmo naqueles em que intervenções médicas não são necessárias. Esse quadro aumenta o risco de broncoaspiração e obstrução, diminuindo a oxigenação e desencoraja o socorrista a realizar a respiração boca a boca. Um sistema de classificação de vítimas foi desenvolvido no Rio de Janeiro para auxiliar na tomada de decisão acerca do tratamento e na definição de um prognóstico. Esse estudo analisou 41.279 casos de resgate de afogamentos, os quais 5,5% dos pacientes necessitaram de assistência médica. Englobou todo o suporte do local do incidente até a internação hospitalar e baseou-se na gravidade das lesões verificadas na cena do acidente para determinar a gravidade. A classificação, segundo a gravidade e o tratamento para cada caso, é:

- Grau 1 – Tosse com ausculta pulmonar normal: esses pacientes não necessitam de suporte ventilatório ou de oxigenação, sendo recomendado apenas o repouso e o aquecimento.
- Grau 2 – Ausculta pulmonar com estertores: a grande maioria dessas vítimas, cerca de 93%, necessita apenas de oxigenação de 5 L/min via cânula nasal, obtendo uma recuperação completa dentro de 6 a 24 h.
- Grau 3 – Edema agudo de pulmão sem hipotensão: apenas 28% desses pacientes se apresentam com SpO_2 > 90% em uso de oxigênio suplementar com máscara facial a 15 L/min, sem necessitar de ventilação invasiva. 72% precisam de suporte ventilatório. Todos os pacientes com edema agudo de pulmão devem ser tratados prontamente com oxigênio suplementar com 15 L/min até que se possa proceder a intubação.
- Grau 4 – Edema agudo de pulmão com hipotensão: o protocolo de atendimento é bastante semelhante ao do grau 3. A maioria dos pacientes se beneficiam do uso de ventilação mecânica com pressão positiva. Ela é recomendada sempre que houver saturação de oxigênio menor que 92%, frequência respiratória alta ou grande esforço respiratório. Em alguns casos, pode ser necessário bloqueio muscular para tolerar a ventilação mecânica que deve fornecer um volume em torno de 5 mL/kg. A fração de oxigênio inspirada deve ser reduzida para 45% assim que possível ou menos, e a pressão expiratória final positiva (PEEP) deve ser iniciada com 5 cmH_2O e aumentada cerca de 2 a 3 cmH_2O até que haja um *shunt* pulmonar de 20% ou menos, geralmente conseguido em algumas horas. Infusão rápida de cristaloides também pode ser uma alternativa quando a hipotensão não for corrigida com o uso de oxigênio. Drogas vasoconstritoras, como norepinefrina, ou redução da PEEP são medidas para elevar a pressão arterial, que devem ser tomadas somente após a reposição volêmica.
- Grau 5 – Parada respiratória: geralmente, esse grau é observado por quem faz o resgate na água, é o quadro que antecede a parada cardíaca. Deve ser imediatamente manejado pelo socorrista através de respirações boca a boca até o retorno da respiração espontânea ou até que o paciente entre em PCR, tornando-se nesse momento um grau 6.
- Grau 6 – Parada cardiorrespiratória: ocasião em que é necessária a RCP. Ao ser iniciada por leigos ou pelo salva-vidas, deve ser mantida pela equipe de resgate até que seja bem-sucedida. Vítimas que necessitam ser aquecidas através de meios sofisticados devem ser encaminhadas ao hospital e, nesses casos, a RCP deve ser continuada durante o transporte, sendo a prioridade a manutenção da ventilação e oxigenação. A ventilação artificial deve ser feita com bolsa autoinflável e oxigênio em 15 L/min, até que seja possível realizar a intubação orotraqueal. Deve-se aspirar as secreções com tubo de grosso calibre antes de intubar o paciente, pela frequente presença de secreção nas vias aéreas, provenientes do vômito de conteúdo alimentar. A aspiração do tubo, posterior à intubação, só deve ser realizado se o conteúdo líquido estiver impedindo ventilação adequada. A RCP dos afogados tem como particularidade a recomendação de se fazer 5 ventilações antes de iniciar a relação de 30 compressões para cada 2 ventilações. Se houver na cena 2 socorristas, exclusivamente no caso de afogamentos, podem ser realizadas 2 ventilações para cada 15 compressões torácicas. Vítimas em hipotermia < 34 °C, sem pulso, devem ter a RCP mantida. Desfibriladores externos são usados na cena para avaliar o ritmo cardíaco, sendo raros os casos em que a desfibrilação é necessária. A parada em afogados em basicamente 100% dos casos é em assistolia, quando não existem outras comorbidades ou outros fatores precipitantes anteriores ao incidente. Fibrilação ventricular pode estar presente em pacientes com doença coronariana prévia ou em consequência do uso de drogas pró-arritmogênicas como epinefrina na terapia de suporte de vida avançado. Deve ser obtido um acesso venoso periférico para administração das drogas.

- Cadáver: toda vítima com mais de 1 hora de submersão ou com sinais evidentes de morte, como o *rigor mortis*, livores ou decomposição corporal. Não iniciar as manobras de reanimação, encaminhar o corpo para o IML.

No resgate com tosse ou dificuldade respiratória ausentes, o socorrista pode avaliar e liberar a vítima ainda no local do incidente, desde que o mesmo não tenha qualquer outra doença associada.

Abordagem hospitalar

Menos de 6% dos pacientes que sofrem algum tipo de afogamento necessita de internação hospitalar, sendo esses indicados para todas as vítimas do grau 2 ao 6 de gravidade na classificação citada acima. Todo atendimento hospitalar para afogados do grau 4 ao 6 é diretamente dependente da atenção pré-hospitalar de suporte básico e avançado, que deve ser rápida e eficiente. A decisão entre internar na unidade de cuidados intensivos, enfermaria, manter o paciente na sala de emergências ou dar alta deve considerar a anamnese completa, história patológica pregressa, exame físico cuidadoso e alguns exames complementares, como a radiografia de tórax, hemograma, eletrólitos, creatinina, ureia e gasometria arterial.

Pacientes grau 1 com saturação de oxigênio > 92%, sem oxigenação suplementar e sem outras patologias associadas podem ter alta, enquanto que o grau 2 geralmente é resolvido com oxigenação suplementar não invasiva dentro de 6 a 24 horas. Aqueles que apresentarem deterioração do estado clínico devem ser internados na unidade de cuidados intermediário para uma observação mais prolongada. A partir do grau 3, os pacientes costumam necessitar de ventilação mecânica e intubação e, por isso, são destinados à unidade de tratamento intensivo. Esses pacientes, ao alcançarem a oxigenação adequada através da PEEP, devem mantê-la pelas próximas 48 a 72 horas para restaurar a camada de surfactante lavada no processo de afogamento.

Afogamentos grau 6 devem evitar a hipercapnia permissiva, afim de evitar hipóxia isquêmica cerebral. A PCO_2 deve ser mantida em torno de 35 mmHg para diminuir o risco de lesão cerebral secundária. Mesmo com uma RCP bem-sucedida, o grau 6 comumente apresenta sequelas neurológicas graves, como estado vegetativo persistente e morte encefálica. O paciente deve ser reaquecido, com exceção daqueles pós-RCP, nos quais a manutenção da hipotermia tem caráter neuroprotetor e está associada a melhores prognósticos.

Cerca de 70% dos pacientes apresenta acidose metabólica que deve ser corrigida quando o pH for menor que 7,2 ou o bicarbonato inferior a 12 mEq/L, com vítima recebendo suporte ventilatório adequado. Deve-se relatar na história do evento informações sobre as atividades de resgate e reanimação e qualquer história de doença atual ou anterior, já que estas podem determinar as decisões de tratamento. Se a vítima permanecer inconsciente sem uma causa óbvia, deve ser solicitado exames toxicológicos e TC de crânio e da coluna cervical.

A maioria das sequelas e das causas de óbito tardio nesses pacientes é de origem neurológica, por isso, todos os esforços após o reestabelecimento da circulação espontânea são voltados para prevenir maiores danos neurológicos. Para isso, são necessárias medidas para tentar manter uma oxigenação com saturação de oxigênio maior que 92% e uma perfusão cerebral com pressão arterial média em torno de 100mmHg. Suspeitar de edema cerebral em pacientes comatosos ou com deterioração neurológica.

A monitorização da temperatura é mandatória, tanto no departamento de emergência quanto no CTI. Vítimas grau 6 que obtiveram resposta satisfatória na restauração da circulação espontânea que permanecem comatosos, não devem ser aquecidos ativamente a temperaturas superiores a 32-34 °C nas 24 horas iniciais. Se o paciente atingir a temperatura de 34 °C, a hipotermia moderada deve ser praticada e mantida por 12 a 24 horas.

O uso de ventilação mecânica aumenta o risco de pneumonia em 34 a 52% no terceiro ou quarto dia de internação, por isso, os médicos devem estar atentos a eventos sépticos. A análise da radiografia de tórax deve ser cuidadosa, pois o edema pulmonar e a broncoaspiração de água nos alvéolos e bronquíolos não devem ser confundidos com pneumonia. A complicação mais comum no curso do tratamento de um afogado é o pneumotórax secundário à ventilação mecânica por pressão positiva. Quadros de síndrome de reação inflamatória sistêmica e choque séptico também podem ocorrer nas primeiras 24 horas após a reanimação.

Prognóstico e escalas de gravidade

Cerca de 95% dos afogamentos do grau 1 ao 5 recebem alta hospitalar sem sequelas, já o grau 6 pode evoluir para falência de múltiplos órgãos. O prognóstico é baseado na lesão neurológica. Nenhum fator clínico é capaz de predizer o prognóstico final, por isso, tanto na cena quanto no ambiente hospitalar deve-se proceder com a RCP em todo paciente sem pulso carotídeo que estiveram em submersão por menos de 1 hora e que não apresente sinais clínicos evidentes de morte.

Tanto em afogamentos em águas geladas, quanto em águas quentes (> 20 °C) com grande tempo de submersão, existem relatos de reanimação bem-sucedida. O tempo de submersão, apesar de não contraindicar a RCP, tem grande influência no prognóstico de lesão neurológica. A RCP só deve ser interrompida em casos de pacientes reaquecidos a 34°C que continuem em assistolia no monitor cardíaco. O escore mais usado na avaliação do prognóstico atualmente é a Escala de Coma de Glasgow (Orlowski et al., adaptada por Szpilman – escore ainda em estudo) no período imediato à reanimação (1ª hora) e de 5 a 8 horas após, conforme Tabela 9.4.

Tabela 9.4
Escala de prognóstico pós-PCR no afogamento

	Primeira hora	5 a 8 horas após
Alerta	10	9,5
Desorientado	9	8
Torpor	7	6
Coma com tronco normal	5	3
Coma com tronco anormal	2	1
Recuperação sem sequelas		
Excelente	13	95%
Muito bom	10-12	75 a 85%
Bom	8	40 a 60%
Regular	5	10 a 30%
Ruim	3	< 5%

Adaptada de: Szpilman D. Afogamento. In: Guimarães HP, Borges LAA, Assunção MSCd, Reis HJL, editors. Manual de Medicina de Emergência. 1 ed. Brasil: Atheneu; 2016. p. 925.

Bibliografia

- Bierens JJ, Lunetta P, Tipton M, Warner DS. Physiology Of Drowning: A Review. Physiology. 2016;31(2):147-66.
- Carter E, Sinclair R. Drowning. Continuing Education in Anaesthesia Critical Care & Pain. 2011;11(6):210-3.
- Leavy JE, Crawford G, Portsmouth L, Jancey J, Leaversuch F, Nimmo L, et al. Recreational Drowning Prevention Interventions for Adults, 1990-2012: A Review. Journal of community health. 2015;40(4):725-35.

- Mott TF, Latimer KM. Prevention and Treatment of Drowning. American family physician. 2016;93(7):576-82.
- Shattock MJ, Tipton MJ. Autonomic conflict: a different way to die during cold water immersion? The Journal of physiology. 2012;590(14):3219-30.
- SOBRASA. Dados sobre afogamento: no Brasil e no mundo. 2017. Disponível em: <http://www.sobrasa.org/afogamento-boletim-epidemiologico-no-brasil-ano-2017-ano-base-de-dados-2015-e-outros/>. Acesso em 25 de março de 2018.
- Szpilman D, Bierens JJ, Handley AJ, Orlowski JP. Drowning. The New England journal of medicine. 2012;366(22):2102-10.
- Szpilman D. Afogamento. In: Guimarães HP, Borges LAA, Assunção MSC, Reis HJL. Manual de Medicina de Emergência. 1 ed. Brasil: Atheneu, 2016. p. 1160.

Capítulo 10

Hipotermia

• Kiane Werneck Assumpção Bruno • Leonam Vieira da Silva • Daiane de Oliveira Soares
• Rodrigo Bernardo Serafim

Introdução

A hipotermia é uma condição na qual a temperatura corporal central é menor que 35 °C, podendo ser classificada como hipotermia acidental, ou primária, e hipotermia secundária. A primeira ocorre por uma redução espontânea da temperatura corpórea, tipicamente associada à exposição ao frio. A segunda caracteriza-se por lesão ou disfunção no centro termorregulador devido a doenças orgânicas ou uso de medicações com ação no sistema nervoso central. Tal redução da temperatura corporal possui uma elevada morbidade e mortalidade, portanto requer o rápido diagnóstico e a instituição de procedimentos para o restabelecimento da termostase. As populações mais suscetíveis a essa condição são: idosos, crianças, principalmente os lactentes, alcoólatras, moradores de rua e portadores de doenças crônicas, em razão das particularidades de adequação do controle corporal desses grupos quando expostos ao frio.

A hipotermia também pode ser classificada de acordo com a sua gravidade em:

- Leve: 32 a 35 °C.
- Moderada: 28 a 32 °C.
- Grave: abaixo de 28 °C.

Contudo, a aferição da temperatura central pode ser de difícil acesso, portanto foi proposto a classificação denominada *Swiss Staging System of Hypotermia* (Tabela 10.1), que gradua a hipotermia clinicamente.

A epidemiologia da hipotermia concentra-se nas regiões com inverno rigoroso. No Brasil, um país de clima tropical, não há dados nacionais substanciais sobre a incidência dos casos. Acredita-se que estes sejam mais frequentes no inverno, nas regiões sul e sudeste e nos grupos de risco. Nos Estados Unidos, ocorrem aproximadamente 1.000 a 1.500 mortes por ano em decorrência de hipotermia acidental, e apesar dos cuidados de suporte modernos, a mortalidade intra-hospitalar de pacientes com hipotermia acidental moderada ou grave se aproxima de 40%.

Tabela 10.1 Sistema de classificação suíço		
Estágio da hipotermia (HT)	Características clínicas	Temperatura estimada
HT I	Paciente consciente com tremores (calafrios)	32 a 35 °C
HT II	Rebaixamento do nível de consciência sem tremores (calafrios)	28 a 32 °C
HT III	Inconsciente, sem calafrios, mas com sinais vitais presentes	28 a 24 °C
HT IV	A reanimação pode ser possível	< 24 a 13,7 °C
HT V	Morte por hipotermia irreversível	< 13,7 a 9 °C

Adaptada de: Durrer B et al. The medical on-site treatment of hypothermia: ICAR-MEDCOM recommendation. High Alt Med Biol. 2003;4(1):99-103.

Fisiopatologia e etiologia

A temperatura corporal ideal está entre 36,5 e 37,5 °C. Esse equilíbrio é mantido através da produção de calor, principalmente pelo metabolismo celular do coração e do fígado, e sua perda, por meio da pele e dos pulmões através de quatro mecanismos: irradiação, evaporação, convecção e condução.

A irradiação promove a perda de calor do organismo para o ambiente mediante a diferença de temperatura entre eles. Já a evaporação, libera calor pela transformação da água em vapor, com a sudorese e a respiração. Na convecção, a movimentação de ar em contato com o organismo permite a liberação de calor, como os ventos. A perda por condução ocorre ao entrar em contato com objetos, transferindo energia calórica para os mesmos. Desses, a perda de calor através da convecção para o ar frio e a perda condutiva para a água são os mecanismos mais comuns de hipotermia acidental.

A termorregulação se dá graças aos mecanismos de *feedback* positivos e negativos, nos quais a informação chega pelos estímulos aferentes de células termossensíveis distribuídas pelo corpo e são enviados para o controle central, principalmente no hipotálamo, que formula respostas eferentes para a situação. Na hipotermia, por exemplo, a resposta eferente provoca os tremores que são capazes de elevar a temperatura corporal em até 5 vezes, modula a resposta hipotalâmica ao frio que possibilita a liberação hormonal pela tireoide e suprarrenais, com consequente produção de calor pelo metabolismo e redução da perda, pela vasoconstrição periférica. Em temperaturas abaixo de 32 °C, os mecanismos de proteção contra o frio começam a falhar e aos 24 °C não há mais resposta endócrina ao frio que seja eficaz. Além disso, fatores associados à cristalização de moléculas de água intra e extracelular propiciam alterações na função da membrana celular que provocam a saída do conteúdo intracelular, alterando, portanto, as funções enzimáticas e o equilíbrio hidreletrolítico.

As causas secundárias de hipotermia, como causas endócrinas, infecções, imersão em água fria, entre outras, são mais comuns que a primária (apenas exposição ao frio). Entretanto, mesmo as causas secundárias precisam da exposição ao frio, na maioria dos casos, para desenvolverem o quadro de hipotermia.

Manifestações clínicas

As manifestações clínicas em quadros de hipotermia perpassam boa parte dos sistemas do organismo humano. Os achados incluem as alterações fisiológicas decorrentes da tentativa do organismo de controlar e compensar a queda da temperatura corporal central e possuem relação direta com a gravidade da hipotermia. Sendo assim, é importante para o médico assistente a compreensão dessa relação entre temperatura corporal e alterações fisiológicas, para que haja um manejo adequado destes pacientes.

Os sinais e sintomas surgem conforme o grau de hipotermia, da seguinte forma:

- Pacientes com hipotermia leve ou HT I (temperatura central de 32 a 35 °C): tremor, taquipneia, taquicardia, hiperventilação, ataxia, disartria e prejuízo do julgamento.
- Pacientes com hipotermia moderada ou HT II (temperatura central de 28 a 32 °C): reduções proporcionais na frequência e no débito cardíaco, hipoventilação, depressão do sistema nervoso central, hiporreflexia, diminuição do fluxo sanguíneo renal e perda do tremor. Pode ser observada a ação paradoxal de despir-se. Fibrilação atrial, bradicardia juncional e outras arritmias podem ocorrer.
- Pacientes com hipotermia grave ou HT III (temperatura central de 24 a 28 °C): podem apresentar edema pulmonar, oligúria, arreflexia, coma, hipotensão, bradicardia, arritmias ventriculares (incluindo fibrilação ventricular) e assistolia.
- Pacientes com hipotermia severa ou HT IV (temperatura central < 24 °C): pacientes em parada cardiorrespiratória (PCR).

Os riscos também variam segundo as faixas etárias. Crianças, especialmente crianças pequenas e bebês, correm maior risco de hipotermia que os adultos. Algumas razões para isso são:

- Quanto mais jovem a criança, maior a proporção entre a área da superfície e a massa corporal.
- As crianças podem ter uma capacidade diminuída de reconhecer, evitar ou escapar da exposição hipotérmica.
- As crianças pequenas têm estoques limitados de glicogênio para suportar a produção de calor.
- Bebês jovens não têm a capacidade de aumentar a produção de calor através de tremores.

Idosos também possuem maior risco de desenvolver hipotermia, bem como suas complicações. Isso se deve à diminuição da reserva fisiológica nessa faixa etária, à presença de doenças crônicas e medicamentos que prejudicam a resposta à queda da temperatura, e ao isolamento social. Além disso, a hipotermia pode não ser reconhecida em pacientes idosos, e eles podem não conseguir obter assistência quando a condição for reconhecida. Portanto, maior atenção deve ser despendida ao idoso com suspeita de hipotermia.

Diagnóstico

O diagnóstico de hipotermia é essencialmente clínico e é baseado na história de exposição contínua a ambiente frio e/ou condição clínica que favoreça o estado hipotérmico, achados ao exame clínico que suportem a hipótese diagnóstica e mensuração da temperatura corporal central.

Exames complementares e monitorização

O principal teste diagnóstico, comumente disponível no setor de emergência e que pode auxiliar o médico assistente na condução de casos suspeitos de hipotermia é o Eletrocardiograma (ECG). A alteração característica no traçado eletrocardiográfico é a presença de elevações do ponto J do ECG, as chamadas ondas de Osborne (Figura 10.1), que representam uma distorção na fase inicial da repolarização dos cardiomiócitos provocada pela redução da temperatura corporal central. São acompanhadas também de um prolongamento dos intervalos PR, QRS e QT. Alguns trabalhos tem mostrado que a altura das ondas de Osborne é proporcional ao grau de hipotermia. Esses achados são mais proeminentes nas derivações precordiais V2 a V5.

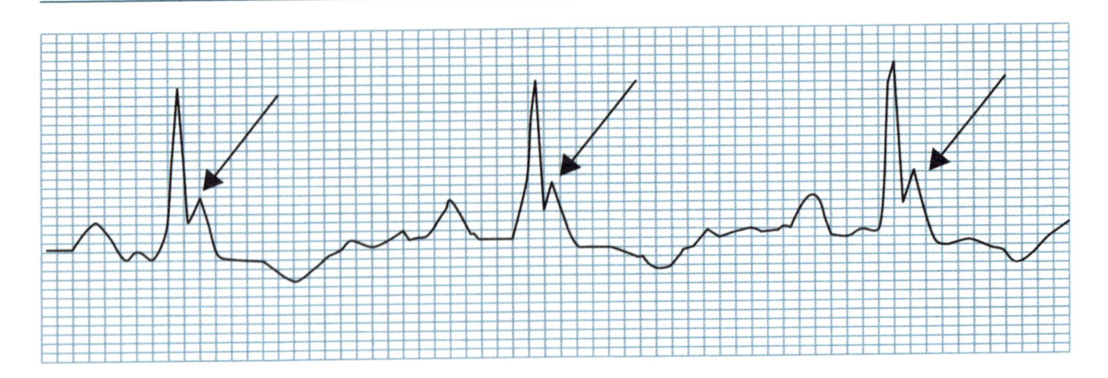

FIGURA 10.1. ECG na hipotermia. Setas mostrando elevação do ponto J, as ondas de Osborne, características em quadros de hipotermia.

Após o estabelecimento do diagnóstico de hipotermia deve ser realizada uma avaliação laboratorial para identificar possíveis complicações e comorbidades, incluindo acidose láctica, rabdomiólise, diátese hemorrágica e infecção. Pacientes previamente saudáveis com hipotermia acidental leve podem não necessitar de investigação laboratorial. Obtemos os seguintes testes em casos de hipotermia moderada e grave:

- Glicemia capilar: pode estar aumentada ou reduzida, mas no geral é normal.
- Leucograma: diminuição da contagem de leucócitos devido a sequestro esplênico.
- Hemoglobina e hematócrito: aumento de ambos por hemoconcentração.
- Lipase: aumentada, em casos de pancreatite devido à hipotermia.
- Coagulograma (TP e TTPA): alargados, devido a inibição da cascata de coagulação.
- Gasometria arterial: presença de acidose metabólica, alcalose respiratória ou ambas.
- Radiografia de tórax: pode haver congestão vascular, edema pulmonar e achados de pneumonia aspirativa.

Diagnóstico diferencial

O abuso de substâncias como álcool, barbitúricos, narcóticos, sedativos, agentes hipoglicemiantes e anestésicos podem ser causa de hipotermia secundária, já que essas substâncias aumentam a perda de calor por vasodilatação periférica e inibição da termogênese.

Outras causas de hipotermia secundária são: coma mixedematoso, hipotireoidismo, hipocortisolismo, hipopituitarismo, cetoacidose diabética, hipoglicemia, choque, Síndrome de Wernicke (por lesão hipotalâmica), trauma, queimaduras extensas e iatrogenia.

Tratamento

Como todo paciente que chega à emergência, deve-se proceder inicialmente com a estabilização hemodinâmica e de vias aéreas do indivíduo (A-B-C), monitorização cardíaca, oxigenioterapia, acesso venoso com solução cristaloide aquecida (38 a 42 °C), checagem da glicemia e da temperatura central. Roupas úmidas devem ser retiradas imediatamente na chegada à emergência. Em um país de clima tropical como o Brasil, a hipotermia primária não é tão comum, portanto, causas de hipotermia secundária devem ser investigadas e prontamente tratadas.

O tratamento específico da hipotermia acidental será dado de acordo com o grau de hipotermia. O reaquecimento externo passivo deve ser usado em casos de hipotermia leve (HT I), visto que é uma forma lenta e pouco invasiva de fornecer calor ao paciente, chegando ao aumento máximo de 3,4°C por hora. Esse tratamento é realizado com roupas e cobertas aquecidas. Em pacientes com rebaixamento do nível de consciência com temperatura entre 32 e 28 °C (HT II), deverão ser feitos monitorização, oxigenioterapia, acesso venoso com solução cristaloide aquecida e reaquecimento externo passivo. Já nos pacientes inconscientes com temperatura entre 28 e 24 °C (HT III), a intubação orotraqueal (IOT) pode ser necessária. Nesses pacientes, a conduta é a mesma dos pacientes classificados como HT II e, caso haja instabilidade hemodinâmica ou PCR, há indicação de circulação extracorpórea (ECMO) como método de reaquecimento, sendo possível uma taxa de reaquecimento de até 9 °C por hora. Nos pacientes classificados em HT IV (< 24 °C), a reanimação cardiopulmonar deve ser prontamente iniciada. Nesses casos, a técnica de reaquecimento por ECMO é a primeira escolha para reverter o quadro de hipotermia. Caso não esteja disponível, as técnicas de reaquecimento interno ativo podem ser realizadas. Tais técnicas consistem em irrigação de cavidades, podendo ser feitas das seguintes formas: irrigação pleural com tubos torácicos (até dois tubos) e infusão de soluções aquecidas (até 3 litros de solução a 42 °C), devendo ser trocadas a cada 30 minutos. Essa técnica confere um aumento de aproximadamente 3 °C/hora.

Irrigação peritoneal com até 2 litros de solução salina aquecido a 42 °C, trocadas a cada 20 minutos, fornecendo cerca de 1 a 3 °C/hora.

Os pacientes com hipotermia moderada ou grave estão, na maioria das vezes, desproporcionalmente hipotensos durante o reaquecimento, sendo recomendado reanimação volêmica agressiva, além do uso de vasopressores caso seja necessário.

Vale ressaltar que, em casos de necessidade de reanimação cardiorrespiratória ou de manejo de arritmias, essa deve ser realizada de acordo com as diretrizes do ACLS (*Advanced Cardiac Life Support*), semelhante aos pacientes não hipotérmicos. As arritmias atriais, em particular, são comuns nesses pacientes e, geralmente, não necessitam de abordagem específica já que costumam ser revertidas espontaneamente com o reaquecimento.

Na Figura 10.2, podemos ver um algoritmo de tratamento para o paciente com hipotermia.

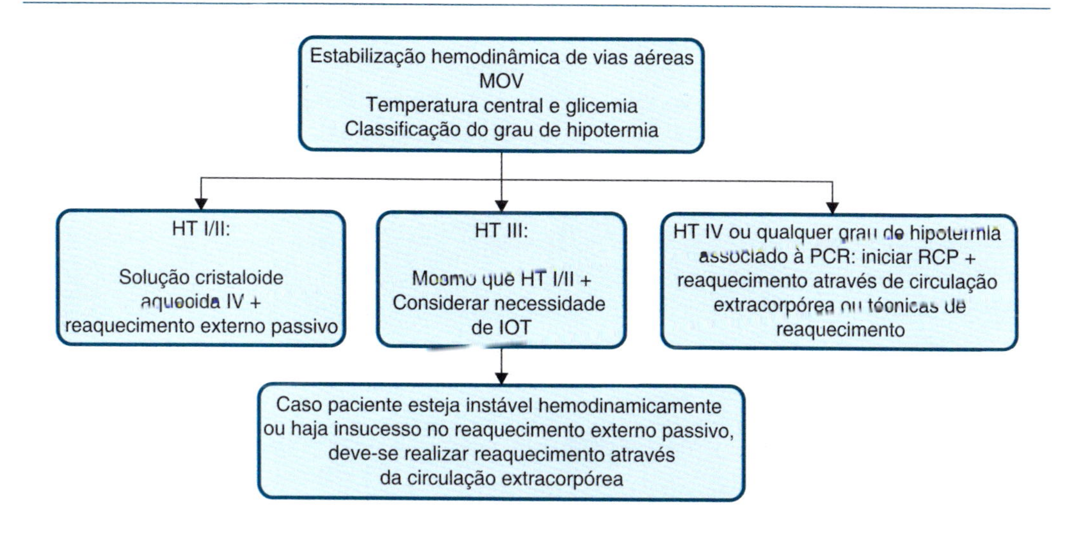

FIGURA 10.2. Algoritmo para tratamento do paciente com hipotermia.
MOV: monitoração cardíaca, oxigenioterapia, acesso venoso periférico; IOT: intubação orotraqueal; PCR: parada cardiorrespiratória; RCP: reanimação cardiorrespiratória.

Nos casos em que o paciente responde à reanimação e ao reaquecimento, deve-se atentar para possíveis complicações como hipotensão, arritmias, hipercalemia, hipoglicemia, rabdomiólise e diátese hemorrágica.

Bibliografia

- Brown DJA. Review article: Accidental Hypothermia. The new england journal of medicine 2012, 367:1930-8.
- Corneli MH. Hypothermia in children: Clinical manifestations and diagnosis. Disponível em: UpToDate, 2018, www.uptodate.com.
- Durrer B, Brugger H, Syme D, International Commission for Mountain Emergency Medicine. The medical on-site treatment of hypothermia: ICAR-MEDCOM recommendation. High Alt Med Biol. 2003;4(1):99-103.
- Golin V, et al. Hipotermia em um país tropical. Rev. Assoc Med Bras 2003; 49(3): 261-5.
- Kempainen R R, Brunette DD. The evaluation and management of accidental hypothermia. Respir Care 2004; 49(2): 192-205.
- Martins HS, Neto RAB, Velasco IT. Medicina de emergência abordagem prática. 12. ed. São Paulo: Editora Manole, 2017. p. 304-305.
- Paal P, et al. Accidental hypothermia – an update. Scandinavian Journal of Trauma, Resuscitation and Emergency Medicine 2016, 24:111.
- Pinto TFV, et al. ECG em Situações Especiais, em: Reis H J L, et al - ECG: Manual Prático de Eletrocardiograma. São Paulo: Editora Atheneu, 2013. p. 105.
- Prutkin JM. ECG tutorial: Miscellaneous diagnoses. Disponível em: UpToDate, 2018, www.uptodate.com.
- Seman PA, et al. Estudo da hipotermia acidental em idosos institucionalizados. Rev. Assoc Med Bras 2009; 55(6): 663-71.
- Zafren K, et al. Accidental hypothermia in adults. Disponível em: UpToDate, 2018, www.uptodate.com.

Capítulo 11

Sepse

• Geovaldo Barreto Correia Junior • Paulo Roberto Sampaio Peixoto de Sousa
• Pedro Lins Palmeira Cardoso • André Luiz Nunes Gobatto

Introdução

A sepse consiste numa síndrome clínica caracterizada por anormalidades fisiológicas, biológicas e bioquímicas desencadeadas por uma resposta inflamatória desregulada a uma infecção. A verdadeira incidência de sepse ao redor do mundo é desconhecida; entretanto, não há dúvidas que mesmo com as estimativas mais conservadoras, é uma das principais causas de morte.

No Brasil, a taxa de incidência projetada é de 290 casos de sepse para cada 100 mil habitantes anualmente, o que totaliza cerca de 420 mil casos na população brasileira, com uma taxa de mortalidade estimada de 55%. Embora a mortalidade por sepse esteja diminuindo em países desenvolvidos, a incidência parece crescer por fatores como o envelhecimento das populações e a maior atenção ao reconhecimento precoce.

Fisiopatologia

A resposta normal do hospedeiro à infecção é iniciada quando as celulas imunes inatas, sobretudo os macrófagos, reconhecem e se ligam aos componentes microbianos. Na sepse, há uma liberação de mediadores pró-inflamatórios em resposta a uma determinada infecção que excede os limites do ambiente local, levando a uma resposta generalizada. Quando esse processo é secundário a uma condição não infecciosa, como uma pancreatite ou trauma, tal situação é denominada síndrome da resposta inflamatória sistêmica (SIRS).

Essa lesão celular é a grande precursora da disfunção orgânica na sepse. Não há ainda uma compreensão na literatura de como se dá esse agravo. A explicação que tem se proposto se baseia em 3 fatores: isquemia tecidual, lesão citopática e uma alteração na taxa de apoptose. Há ainda evidências de que o *status* inflamatório do paciente séptico pode ser sucedido por uma imunossupressão já que esses enfermos sabidamente secretam menos fatores pró-inflamatórios como fator de necrose tumoral, interferon-gama, IL-6 e IL-10 do que aqueles que não possuem essa síndrome.

Manifestações clínicas

Os pacientes sépticos se apresentam no departamento de emergência com manifestações e histórias clínicas variáveis. Durante a investigação, deve-se sempre ter em mente que idade e estado prévio são variáveis que interferem no modo como a doença se manifesta. Idosos, crianças menores de 1 ano, doentes crônicos ou portadores de neoplasia possuem achados clínicos menos exuberantes, porém são os que possuem pior prognóstico. Atenção também deve ser dada para alguns fatores de risco que podem ajudar na definição da etiologia da sepse, os principais são: cirurgia recente, internação em UTI e idade avançada.

Alguns achados clínicos e sinais de disfunção orgânica podem ser identificados no exame físico, como sinais de disfunção cardiovascular e de hipoperfusão tecidual. A febre, um sinal comum em casos de infecção, não necessariamente está presente em todos os casos de sepse. Alguns pacientes não se apresentam febris, mesmo que o processo infeccioso esteja presente e progredindo. Outros achados podem apontar para um foco de infecção mais específico, o que pode, por sua vez, facilitar o diagnóstico e também o tratamento (Tabela 11.1).

Tabela 11.1
Dados da história e manifestações clínicas da sepse que sugerem etiologia específica

Tosse e dispneia	Infecção de trato respiratório, principalmente pneumonia
Disúria	Infecções do trato urinário, principalmente em pacientes mulheres e idosas
Lesões elementares em pele	Etiologias como celulite e erisipela, associada com germes *gram*-positivos
Icterícia	Etiologias como colangite aguda, abscessos hepáticos
Antecedente de DRC	Presença de cateter de diálise (possível foco infeccioso)
Cirurgia recente	Infecção proveniente de ferida cirúrgica

DRC: doença renal crônica.

Diagnóstico

Ainda não há medida clínica única ou exame laboratorial que permita definir sepse. Portanto, é imprescindível que se tenha um alto índice de suspeição para a presença dos sinais de infecção, associada à presença de disfunção orgânica.

Em 2016, uma nova definição de sepse foi estabelecida por um conjunto de especialistas no assunto, baseada na análise de bancos de dados hospitalares de pacientes com sepse. A sepse é definida, então, como uma disfunção orgânica ameaçadora da vida causada por uma resposta desregulada do hospedeiro à infecção. Para definir disfunção orgânica foi utilizado o escore SOFA (*Sequential Organ Failure Assessment*). Esse escore avalia seis sistemas orgânicos, atribuindo uma pontuação de 0 a 4 a cada um deles, num total de 0 a 24 pontos (Tabela 11.2). A presença de infecção suspeita ou documentada, associada a dois ou mais pontos no escore SOFA, foi o critério utilizado para definir sepse.

Diagnóstico de sepse: Infecção + SOFA ≥ 2
SEPSIS-3. JAMA 2016

Tabela 11.2 SOFA (*Sequential Organ Failure Assessment*)					
	0	1 ponto	2 pontos	3 pontos	4 pontos
Respiração PaO_2/FiO_2 mmHg	≥ 400	< 400	< 300	< 200 com suporte respiratório	< 100 com suporte respiratório
Coagulação Plaquetas × 10^3/mL	≥ 150	< 150	< 100	< 50	< 20
Fígado Bilirrubina mg/dL (mmol/L)	< 1,2 (20)	1,2-1,9 (20-32)	2,0-5,9 (33-101)	6,0-11,9 (102-204)	> 12 (204)
Cardiovascular (drogas: mcg/kg/min)	PAM ≥ 70 mmHg	PAM < 70 mmHg	Dopamina < 5 ou dobutamina (qualquer dose)	Dopamina 5,1-15 ou epinefrina ≤ 0,1 ou norepinefrina ≤ 0,1	Dopamina > 15 ou epinefrina > 0,1 ou norepinefrina > 0,1
Sistema Nervoso Central (Escala de Coma de Glasgow)	15	13-14	10-12	6-9	< 6
Renal Creatinina (mg/dL) ou débito urinário	< 1,2	1,2-1,9	2,0-3,4	3,5-4,9 ou < 500 mL/dia	≥ 5,0 ou < 200 mL/dia

Adaptada de: The Third International Consensus Definitions for Sepsis and Septic Shock (Sepsis-3). JAMA. 2016.

Entretanto, o SOFA leva em consideração variáveis laboratoriais que demandam tempo e só podem ser obtidas após a admissão do paciente no hospital. Isso dificulta o rápido reconhecimento da sepse, etapa fundamental para o seu tratamento. Assim, foi desenvolvido um escore clínico que pode ser realizado à beira do leito, sem necessidade de exames laboratoriais, com o objetivo de reconhecer rapidamente as principais disfunções orgânicas associadas a sepse, o quick SOFA (qSOFA). Três critérios são avaliados no qSOFA: alteração do estado mental (escala de coma de Glasgow < 15), frequência respiratória ≥ 22 rpm e pressão arterial sistólica ≤ 100 mmHg). Na suspeita de infecção, a presença de dois ou mais critérios (qSOFA ≥ 2) é um indicativo de sepse.

Triagem para sepse:
Suspeita de infecção + qSOFA ≥ 2
SEPSIS-3. JAMA 2016

Manejo inicial

Por ser uma emergência médica, seu manejo deve ser priorizado logo na primeira hora, assim como acontecem nos casos de infarto agudo do miocárdio, acidente vascular encefálico ou politrauma. Deve-se seguir a sequência A-B-C (proteção de vias aéreas, garantia de boa oxigenação e boa ventilação e obtenção de acesso vascular com administração de fluidos para manutenção da perfusão tecidual). As medidas iniciais devem focar em 2 principais fatores, que estão associados à diminuição de mortalidade:

- Restauração da perfusão tecidual.
- Localização, tratamento e resolução do processo infeccioso.

Tempo "zero" é definido como o tempo em que o paciente foi triado no departamento de emergência ou o momento em que foram anotados no prontuário os elementos consistentes com todos os elementos de sepse. A partir de então, as seguintes medidas devem ser feitas na primeira hora:

- Medir lactato sérico.
- Obter hemoculturas antes da administração de antibióticos.
- Administrar antibiótico de amplo espectro.
- Iniciar reposição volêmica com cristaloide na proporção aproximada de 30 mL/kg (adultos) se hipotensão ou lactato ≥ 4 mmol/L. Normalmente, se administra volumes definidos (p. ex., 500 mL) e o paciente é reavaliado;
- Administrar vasopressores objetivando uma PAM > 65 mmHg, se o paciente se mantiver hipotenso durante ou após reposição volêmica otimizada.

É importante saber que a reposição não estará completa em uma hora, porém a brevidade no início da terapêutica como indicada acima está relacionada com melhores desfechos.

O lactato funciona como um marcador indireto da perfusão tecidual, refletindo principalmente uma situação de hipóxia. Caso seu valor inicial exceda 2 mmol/L, deve-se medir novamente após 2 a 4 horas para guiar a reposição. A coleta de dois pares de hemocultura é feita em dois sítios periféricos distintos (um par em cada sítio) e de um cateter venoso, quando presente. Além disso, coletam-se culturas de sítios acessíveis e que tenham correlação com suspeita clínica de infecção oriunda desses locais (escarro, urina, pele). A coleta das culturas não deve atrasar a antibioticoterapia precoce. Caso se identifique um foco infeccioso (cateter, ferida cirúrgica, obstrução urinária, abscesso) condutas precisam ser tomadas para controle do foco como retirada ou drenagem.

Nem sempre é possível se identificar o agente patogênico. A hemocultura só é positiva em 30% dos casos e, em outros 30%, a identificação será possível por meio de cultura de outros sítios. Um estudo brasileiro englobando 75 UTIs demonstrou que os agentes *gram*-negativos representam a maior parte daqueles que foram identificados, seguidos de cocos *gram*-positivos, dentre os quais se destaca o *Staphylococcus aureus*.

O esquema terapêutico antimicrobiano deve respeitar a flora que provavelmente originou a infecção (hospitalar ou comunidade). De um modo geral, o esquema é feito com cobertura para *gram*-positivos e *gram*-negativos, direcionado para a etiologia mais provável e respeitando as condições do paciente (idade, comorbidades, uso prévio de antibióticos, fatores de risco para germes multirresistentes). Após o resultado das culturas, o antibiótico deve ser reajustado buscando a droga com menor espectro de ação possível, com baixa toxicidade e baixo custo. O tratamento pode ser mantido por um período de 7-10 dias e varia de acordo com a evolução e presença ou não de complicações (Figura 11.1).

Exames complementares

Como apontado anteriormente, o diagnóstico é suspeitado a partir de parâmetros clínicos (qSOFA) e confirmado a partir da busca das disfunções orgânicas (SOFA). Já a avaliação complementar engloba exames gerais e específicos de acordo com a suspeita clínica, esses exames incluem: radiografia de tórax, eletrocardiograma e ecocardiograma, ureia, creatinina e eletrólitos, bilirrubinas totais e frações, AST, ALT, gasometria arterial, PCR e USG.

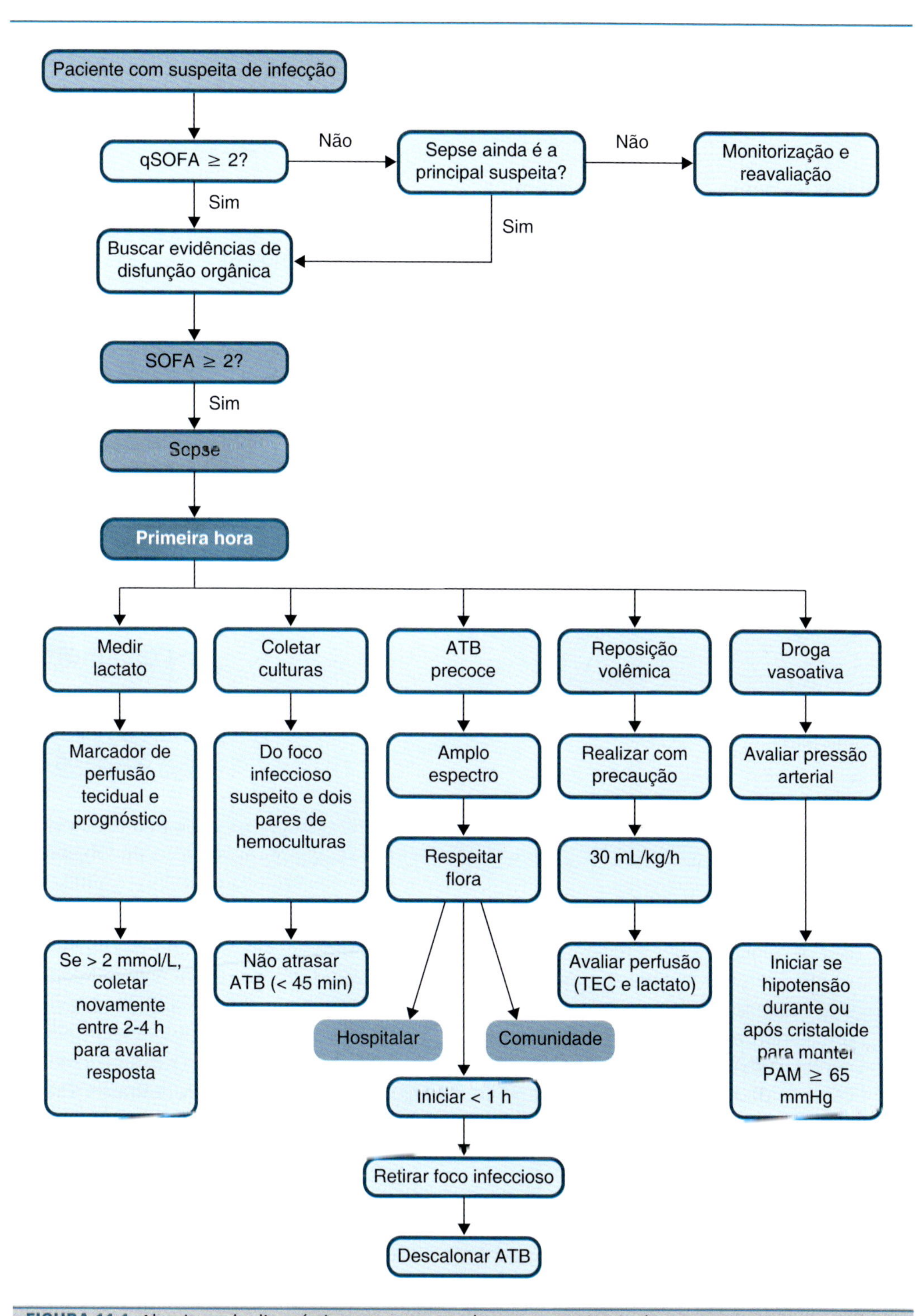

FIGURA 11.1. Algoritmo de diagnóstico e tratamento da sepse na primeira hora.

Alvos terapêuticos

Após as medidas iniciais realizadas na primeira hora, os parâmetros clínicos e hemodinâmicos devem ser observados para avaliar a resposta imediata às terapêuticas adotadas.

Avaliar a resposta à reposição volêmica

• Manobra de *passive leg raising* (elevação passiva dos membros)

Métodos estáticos de mensuração de pressão, como a pressão venosa central e a pressão de artéria pulmonar são inadequados para se avaliar a fluidorresponsividade e, portanto, não devem ser utilizados. Em vez disso, deve-se utilizar métodos dinâmicos, como a manobra *passive leg raising (PLR)* ou elevação passiva das pernas (Figura 11.2).

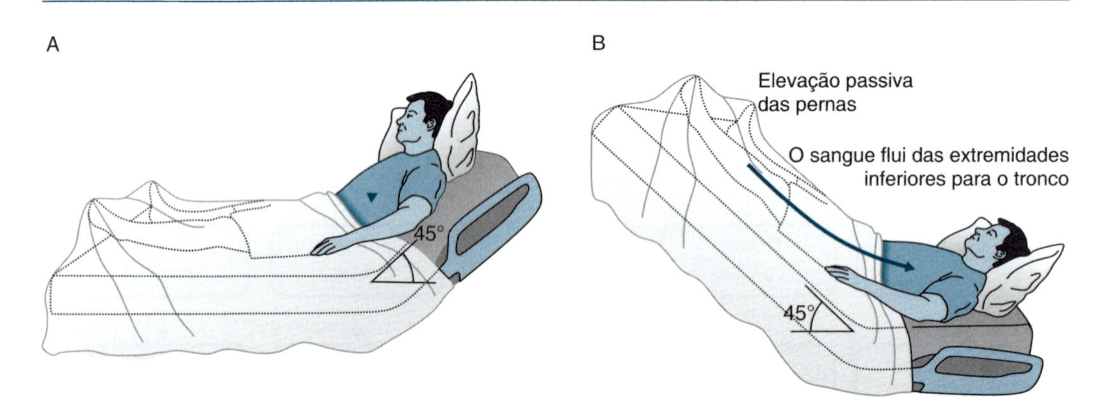

FIGURA 11.2. (A) O sangue se acumula nos membros inferiores. (B) O sangue flui dos membros inferiores para os vasos centrais.

- Inicialmente, deve-se colocar a cabeceira da maca a 45° (Figura 11.2A). Em seguida, a cabeceira é colocada a 0° e é realizada a elevação dos membros em 45° durante 1 minuto (Figura 11.2B). Com isso, estima-se que cerca de 300 a 500 mL de fluído dos membros inferiores sejam direcionados para os vasos centrais, aumentando a pré-carga cardíaca. Caso haja um aumento de 10-15% no debito cardíaco, considera-se o paciente fluidorresponsivo. No contexto de hipoperfusão tecidual, está indicada a reposição volêmica. A medida do débito cardíaco pode ser obtida mais facilmente no departamento de emergência através do ecocardiograma. Medida de pressão arterial sistólica ou média não são adequadas para avaliar a fluidorresponsividade a partir da manobra PLR.

Parâmetros de monitorização

Como resposta às medidas iniciais, os parâmetros de monitorização hemodinâmica e de perfusão devem ser reavaliados periodicamente. A meta para controle pressórico após fluidoterapia é a manutenção de uma PAM ≥ 65 mmHg. Para avaliação da perfusão tecidual, pode-se utilizar o tempo de enchimento capilar como parâmetro clínico, o débito urinário (> 0,5 mL/kg/h) e a normalização do lactato sérico (2 mmol/kg ou queda de 20% em 2h).

Em locais com poucos recursos, a utilização de parâmetros clínicos como o tempo de enchimento capilar é essencial e existe evidência que a terapêutica guiada por esse parâmetro possa ser tão eficaz quanto aquela guiada pelo lactato, por exemplo

Resposta não adequada

Diante da ausência de resposta à reposição volêmica, faz-se necessário o uso de drogas vasoativas para manter uma perfusão tecidual. Com isso, tem-se o diagnóstico de choque séptico. Vale ressaltar que não há a necessidade de esperar a reposição volêmica inicial com 30 mL/kg para iniciar o vasopressor, caso o paciente esteja hipotenso e/ou mal perfundido. O vasopressor deve ser iniciado de maneira concomitante nesses casos.

> Choque séptico:
> Infecção + vasopressor para manter PAM > 65 mmHg
> + Lactato > 2 mmol/L

Drogas vasoativas (DVAs)

A noradrenalina é o vasopressor de escolha nos pacientes com choque distributivo, como o séptico. Ela age principalmente no receptor alfa-1-adrenérgico, causando uma potente vasoconstrição, mas também atua de maneira menos intensa no beta-1-adrenérgico, aumentando o cronotropismo e inotropismo cardíaco (Tabela 11.3).

> A DVA de escolha na sepse é a noradrenalina.
> Surviving Sepsis Campaign 2016

Em casos em que o paciente permaneça hipotenso e com sinais persistentes de hipoperfusão tecidual, pode-se lançar mão de um segundo vasopressor, como a vasopressina ou dobutamina e adrenalina, a depender da presença ou não de disfunção miocárdica associada a sepse.

Tabela 11.3
Dose e diluição da noradrenalina

Droga vasoativa	Dose	Diluição
Noradrenalina	0,01-3 mcg/kg/min	Infusão EV: • 1 ampola = 4 mg/4 mL • 20 mL (= 20 mg) + 80 mL de SG 5%: concentração 200 mcg/mL

A via preferencial para o uso das DVAs é o acesso venoso central. Entretanto, não se deve atrasar o início da infusão dessas drogas pela ausência de um acesso central nem tampouco realizar o procedimento às pressas porque o paciente está precisando imediatamente de uma ação vasopressora. Diante de uma eventual necessidade, pode-se iniciar a infusão de DVAs através de um acesso venoso periférico, de preferência calibroso, e estabelecer um acesso central assim que a situação estiver controlada.

Cuidados intensivos

De acordo com o que foi discutido anteriormente, fica evidente a necessidade do encaminhamento do paciente séptico para uma unidade de terapia intensiva (UTI), local que oferecerá os recursos e os cuidado a beira leito imprescindíveis para melhorar o seu prognóstico.

Infelizmente, esse encaminhamento muitas vezes é prejudicado pelo número reduzido de vagas de UTI e pela alta prevalência dessa doença, já que cerca de 30% dos leitos de UTI são ocupados por pacientes com sepse e choque séptico. Existem determinados fatores que ajudam a nortear qual doente merece prioridade para receber os cuidados intensivos: priorize os pacientes que necessitam de ventilação mecânica, DVAs ou diálise de urgência.

Temas controversos em sepse

Reposição volêmica

O uso de cristaloides como fluído de escolha na reposição volêmica já está bem sedimentado na literatura, já que o uso de coloides não reduz mortalidade, além de serem mais caros e estarem relacionados a mais efeitos adversos.

Entretanto, a escolha do tipo de cristaloide ainda não está tão bem estabelecida. Os cristaloides balanceados, com baixo teor de cloro (como o ringer lactato ou *Plasmalyte A*) parecem estar relacionados a melhores desfechos em pacientes no departamento de emergência e na UTI. Em dois ensaios clínicos randomizados recentes (SALT trial e SMART trial), o uso de soluções balanceadas estiveram associados a menores taxas de mortalidade, de terapia de substituição renal e de disfunção renal nesses pacientes. Em casos de lesão cerebral, deve se dar preferência solução salina 0,9%, já que a hipotonicidade do ringer lactato pode aumentar a pressão intracraniana.

Corticoides

Apesar de utilizada há mais de 40 anos no tratamento da sepse, a terapia com corticoides ainda é motivo de debate.

- Publicado em 2018, na Revista *New England Journal of Medicine*, o APROCCHSS *trial*, que comparou o uso de hidrocortisona associada a fludrocortisona com o placebo no manejo de pacientes com choque séptico não responsivo à terapia com reposição volêmica e DVAs, demonstrou redução de mortalidade por todas as causas em 90 dias.
- Outros estudos (como o CORTICUS *trial* e o ADRENAL trial), que compararam o uso isolado da hidrocortisona com o placebo em pacientes com choque séptico não responsivo a terapia com reposição volêmica e DVAs, não encontraram redução de mortalidade, apesar dessa intervenção ter tido impacto em alguns desfechos secundários como resolução mais rápida do choque e menos tempo em ventilação mecânica.
- O *Surviving Sepsis Campaign 2016* recomenda realizar a infusão IV de 200 mg de hidrocortisona por dia em pacientes com choque séptico não responsivo a terapia com reposição volêmica e DVAs.
- Diante da falta de dados mais consensuais na literatura, especialistas tendem a recomendar o uso da hidrocortisona, principalmente nos pacientes com choque séptico mais grave, subgrupo no qual o benefício dessa terapêutica parece estar mais bem estabelecido.

Bibliografia

- Annane D, et al. Hydrocortisone plus Fludrocortisone for Adults with Septic Shock. N Engl J Med, 2018; 378:809-18.
- Annane D. Effects of Fluid Resuscitation With Colloids vs Crystalloids on Mortality in Critically Ill Patients Presenting With Hypovolemic Shock. JAMA. 2013;310(17):1809-17.
- Brasília: CFM, 2015. Tanriover MD, Guven GS, Sen D, Unal S, Uzun O. Epidemiology and outcome of sepsis in a tertiary-care hospital in a developing country. Epidemiology and infection. 2006 Apr;134(2):315-22. PubMed PMID: 16490136. Pubmed Central PMCID: 2870389.
- Fleischmann C, Scherag A, Adhikari NK, et al. Assessment of Global Incidence and Mortality of Hospital-treated Sepsis. Current Estimates and Limitations. Am J Respir Crit Care Med 2016; 193:259.
- Instituto Latino-Americano para Estudos da Sepse (ILAS). Sepse: um problema de saúde pública, Brasília, CFM, 2015; 14.
- Levy MM, Evans LE, Rhodes A. The Surviving Sepsis Campaign Bundle: 2018 update. Intensive Care Med (2018).
- Machado FR, Cavalcanti AB, Bozza FA, et al. The epidemiology of sepsis in Brazilian intensive care units (the Sepsis PREvalence Assessment Database, SPREAD): an observational study. The Lancet Infectious Disease. Volume 17, No. 11, p1180-9, November 2017.
- Neviere R, et al. Pathophysiology of sepsis. UpToDate. Acesso em 01/5/2020.
- Neviere R, et al. Sepsis syndromes in adults: Epidemiology, definitions, clinical presentation, diagnosis, and prognosis. UpToDate. Acesso em 01/5/2020.
- Peter Bentzer, et al. Will This Hemodynamically Unstable Patient Respond to a Bolus of Intravenous Fluids? JAMA 2016.
- Rhodes A, et al. Surviving Sepsis Campaign: International Guidelines for Management of Sepsis and Septic Shock: 2016. Intensive Care Med. 2017 Mar;43(3):304-377.
- Semler MW, et al. Balanced Crystalloids versus Saline in Critically Ill Adults. N Engl J Med 2018; 378:829-39.
- Singer M, et al. The Third International Consensus Definitions for Sepsis and Septic Shock (Sepsis-3). JAMA. 2016;315(8):801-810.
- Sprung CL, et al. Hydrocortisone Therapy for Patients with Septic Shock. N Engl J Med. 2008, 358:111-24.
- Venkatesh B, et al. Adjunctive Glucocorticoid Therapy in Patients with Septic Shock. N Engl J Med. 2018; 378:797-808.
- Wesley H, et al. Balanced Crystalloids versus Saline in Noncritically Ill Adults. N Engl J Med 2018; 378:819-28.
- Yealy DM, et al. A Randomized Trial of Protocol-Based Care for Early Septic Shock. N Engl J Med. 2014; 370:1683-1693

Capítulo 12

Síndrome Coronariana Aguda

• Luciana Thurler Tedeschi • Marianna Martini Fischmann • Othon Moura Pereira da Silva
• Ronaldo Altenburg Odebrecht Curi Gismondi

Introdução

A síndrome coronariana aguda (SCA) é caracterizada por um conjunto de sinais e sintomas associados à isquemia miocárdica aguda, podendo se apresentar como angina instável e como infarto agudo do miocárdio (IAM) com ou sem supra de ST. A fisiopatologia é a redução da perfusão miocárdica por trombose em placa aterosclerótica ou, menos comumente, por embolização das artérias do coração. Na prática clínica, é a causa mais comum de dor precordial (15 e 25% no Brasil), correspondendo a motivo frequente de internação para esclarecimento de diagnóstico (entre 30-60%).

Apresentação clínica

Existem 3 pilares essenciais para o diagnóstico na síndrome coronariana aguda: história, eletrocardiograma (ECG) e enzimas cardíacas. Os seguintes cenários são de importante reconhecimento e diferenciação:

- Angina Instável: difere da angina estável por apresentar dor torácica mais intensa, facilmente provocada, mais prolongada, mais frequente e severa. Toda primeira apresentação de angina deve ser considerada como instável. Tipicamente, não apresenta alterações no ECG ou apresenta alterações inespecíficas, o paciente geralmente está sem dor torácica no momento do atendimento na Emergência e as enzimas cardíacas estão dentro da normalidade.
- IAM sem supra de ST (IAMSSST): o paciente apresenta o mesmo quadro da angina instável, porém as enzimas cardíacas estão aumentadas e não há elevação do segmento ST no eletrocardiograma (ECG). Nesse caso, não se apresenta necessariamente com alterações no ECG no momento do atendimento. O ECG pode apresentar as seguintes mudanças: depressão do segmento ST, elevação transitória de ST que resolve espontaneamente ou após tratamento com nitrato, onda T invertida, evidência de infarto do miocárdio prévio, bloqueio de ramo esquerdo ou alterações menores não específicas.

- IAM com supra de ST (IAMCSST): consiste em uma verdadeira emergência cardiológica e indica a completa obstrução de artéria coronária. Deve ser realizado o protocolo pertinente para garantir a reperfusão da artéria coronária obstruída o mais rápido possível, com fibrinólise ou angioplastia primária (padrão-ouro).

Os critérios diagnósticos de elevação do segmento ST no ECG são:

Supradesnível do segmento ST no ponto J em pelo menos duas derivações contíguas, sendo ≥ 2 mm em homens ou ≥ 1,5 mm em mulheres em V2-V3 e/ou ≥ 1 mm em outras derivações precordiais contíguas, ou derivações periféricas.

Complicações agudas

As seguintes complicações podem ser vistas no contexto de síndrome coronariana aguda no departamento de emergência:

- Edema agudo de pulmão secundário a isquemia miocárdica, levando a uma diminuição da fração de ejeção e consequentemente insuficiência cardíaca.
- Complicações mecânicas, incluindo ruptura da musculatura papilar, rompimento da parede ventricular ou do septo interventricular.
- Arritmias, incluindo bradi e taquidisritmias.
- Choque cardiogênico.
- Parada cardíaca na forma de fibrilação ventricular.

Ainda com relação à apresentação clínica, é importante lembrarmos que um terço dos pacientes, especialmente idosos, diabéticos, portadores de doença renal crônica ou neurológica e mulheres, podem apresentar SCA sem dor ou desconforto precordial típico. Nesses casos, podem estar presentes dispneia, hipotensão, síncope, confusão, diaforese, dor epigástrica, cansaço súbito e intenso e/ou vômitos.

O ponto-chave da abordagem inicial é a rápida triagem dos pacientes para identificação do grupo de indivíduos de moderado a alto risco de complicações, cuja mortalidade pode chegar a 40%, que correspondem aos maiores beneficiários de uma rápida abordagem sistematizada. Os elementos essenciais na avaliação do paciente com dor torácica com suspeita de SCA estão detalhados na Tabela 12.1. Deve-se realizar o ECG em até 10 minutos, monitorizar o paciente e obter história e exame físico sucinto.

ECG no IAM com supra de ST

Fase aguda

- Ondas T hiperagudas: ondas T pontiagudas, amplas, positivas e assimétricas. Primeira alteração do eletrocardiograma durante um IAMCSST, raramente se registra.
- Elevação do segmento ST: a mais importante alteração do infarto agudo do miocárdio, aparece alguns minutos depois e observa-se nas derivações mais próximas à lesão miocárdica.

Fase evolutiva

- Onda Q patológica: aparece entre a sexta e a nona hora da oclusão, nas mesmas derivações que a elevação do ST. É um sinal eletrocardiográfico de necrose miocárdica transmural.

TABELA 12.1
Elementos essenciais na avaliação do paciente com dor torácica com suspeita de SCA

<table>
<tr><td>História</td><td>Tipo de dor (A, B, C ou D)
• Definitivamente anginosa: em aperto ou pressão (1), piora com esforço físico e/ou estresse emocional (2), alivia com nitrato ou repouso (3)
• Provavelmente anginosa: 2 características típicas
• Provavelmente não anginosa: 1 característica típica
• Definitivamente não anginosa: nenhuma característica típica
Fatores de risco
Alto risco
• IAM prévio
• Dor anginosa típica em paciente com DAC conhecida
• Congestão pulmonar
• Sinais de má perfusão e/ou insuficiência do VE
• Troponina positiva
• Insuficiência mitral*
• Infra-ST > 0,05 mV*
• Inversão de T > 0,2 mV*
* Alteração nova ou desconhecida na presença de sintomas
Moderado
• Diabetes mellitus
• Sexo masculino
• Idade > 70 anos
• Doença vascular não cardíaca (p. ex., AVE)
• ECG com onda Q patológica
• Outras anormalidades antigas no ECG
• Dor angina típica em pacientes sem doença arterial coronariana (DAC) documentada</td></tr>
<tr><td>Exame físico</td><td>Procure sinais de gravidade
• Má perfusão sistêmica
• Congestão pulmonar
• Arritmias ventriculares malignas como fibrilação ventricular ou taquicardia ventricular (FV/TV)</td></tr>
<tr><td>ECG</td><td>É o definidor da próxima etapa. A questão norteadora é: há supradesnível do segmento ST?
• Com supradesnível do segmento ST
• Sem supradesnível do segmento ST. Inclui alterações da onda T e infradesnível do segmento ST
• Normal</td></tr>
<tr><td>Monitorização</td><td>Monitore o ritmo cardíaco
Deixe a fonte de O_2 disponível
Obtenha acesso venoso periférico</td></tr>
<tr><td>Medicações</td><td>AAS (principal droga redutora de mortalidade)
Nitrato*
Morfina*
Oxigênio
*Contraindicados no IAM de ventrículo direito (VD) e/ou se pressão arterial sistólica (PAS) < 100 mmHg</td></tr>
<tr><td>Laboratório</td><td>Troponina
Não há indicação para CK-MB ou mioglobina
Discute-se a CK-massa, mas ela tem maior utilidade se for suspeita de reinfarto ou pós-operatório</td></tr>
</table>

IAM: infarto agudo do miocárdio; DAC: doença arterial coronariana; VE: ventrículo esquerdo; AVE: Acidente vascular encefálico; ECG: ecocardiograma; AAS: ácido acetilsalicílico.

Adaptada de: Breall JA, et al. Overview of the acute management of unstable angina and nonST elevation myocardial infarction In: UpToDate, Post TW (Ed), UpToDate, Waltham, MA.

- As ondas T se tornam negativas e o segmento ST se normaliza: após aparecer a onda Q, a onda T se aplana e posteriormente se torna negativa. O segmento ST começa a descer e retorna à normalidade após vários dias, embora alguns pacientes possam ter um supradesnível residual.
- Perda de onda R: se produz após 12 horas do infarto agudo. Ocorre nas mesmas derivações que as alterações anteriores.

Atualmente, as alterações do eletrocardiograma do infarto agudo do miocárdio com supradesnível do ST muitas vezes não cumprem os tempos da fase evolutiva, devido aos tratamentos urgentes de reperfusão coronária (fibrinólise ou angioplastia primária). Desse modo, os sinais podem aparecer antes, mais tarde ou não aparecer. Além disso, é importante lembrarmos de outras causas de elevação do segmento ST, como pericardite aguda, síndrome de Brugada, hipercalemia, entre outras.

O número de derivações afetadas indica a extensão do infarto. Um maior número de derivações com elevação do segmento ST significa um maior dano, maior gravidade e mais risco de complicações.

Vale lembrar que, se o eletrocardiograma apresentar elevação e depressão do segmento ST em derivações opostas, o ECG é diagnóstico de IAM com elevação de ST, o que chamamos de imagem em espelho.

Veja a Tabela 12.2 para relacionar a localização da lesão com as derivações do ECG.

TABELA 12.2
Alterações do segmento ST e sua relação anatômica no infarto agudo do miocárdio

Localização	Derivações	Mudanças do segmento ST
Parede anterior	V1, V2, V3, V4	Supra
Parede inferior	DII, DIII e aVF	Supra
Parede posterior	V1, V2, V3, V8 e V9	Supra (V8 e V9) Infra (V1, V2, V3)
Parede do ventrículo direito	V3R, V4R, V5R, V6R	Supra
Parede lateral	DI, aVL, V5 e V6	Supra

Adaptada de: Breall JA, et al. Overview of the acute management of unstable angina and nonST elevation myocardial infarction In: UpToDate, Post TW (Ed), UpToDate, Waltham, MA.

Plano investigativo

A segunda etapa da abordagem consiste no plano investigativo (Figura 12.1), baseado no ECG realizado durante a abordagem anterior. Na rota 1 e 2, assume-se que a maior probabilidade é a SCA e os exames buscam estimar a gravidade e fazer o diagnóstico diferencial entre angina instável e IAM. Já na rota 3, é preciso utilizar exames para investigar outras causas de dor precordial, como angina de Prinzmetal, contusão miocárdica, exercício físico extenuante, Síndrome de Takotsubo, grande queimado, sepse, insuficiência cardíaca, miocardite, embolia pulmonar, grandes cirurgias, acidente cascular encefálico (AVE) ou uso de drogas cardiotóxicas.

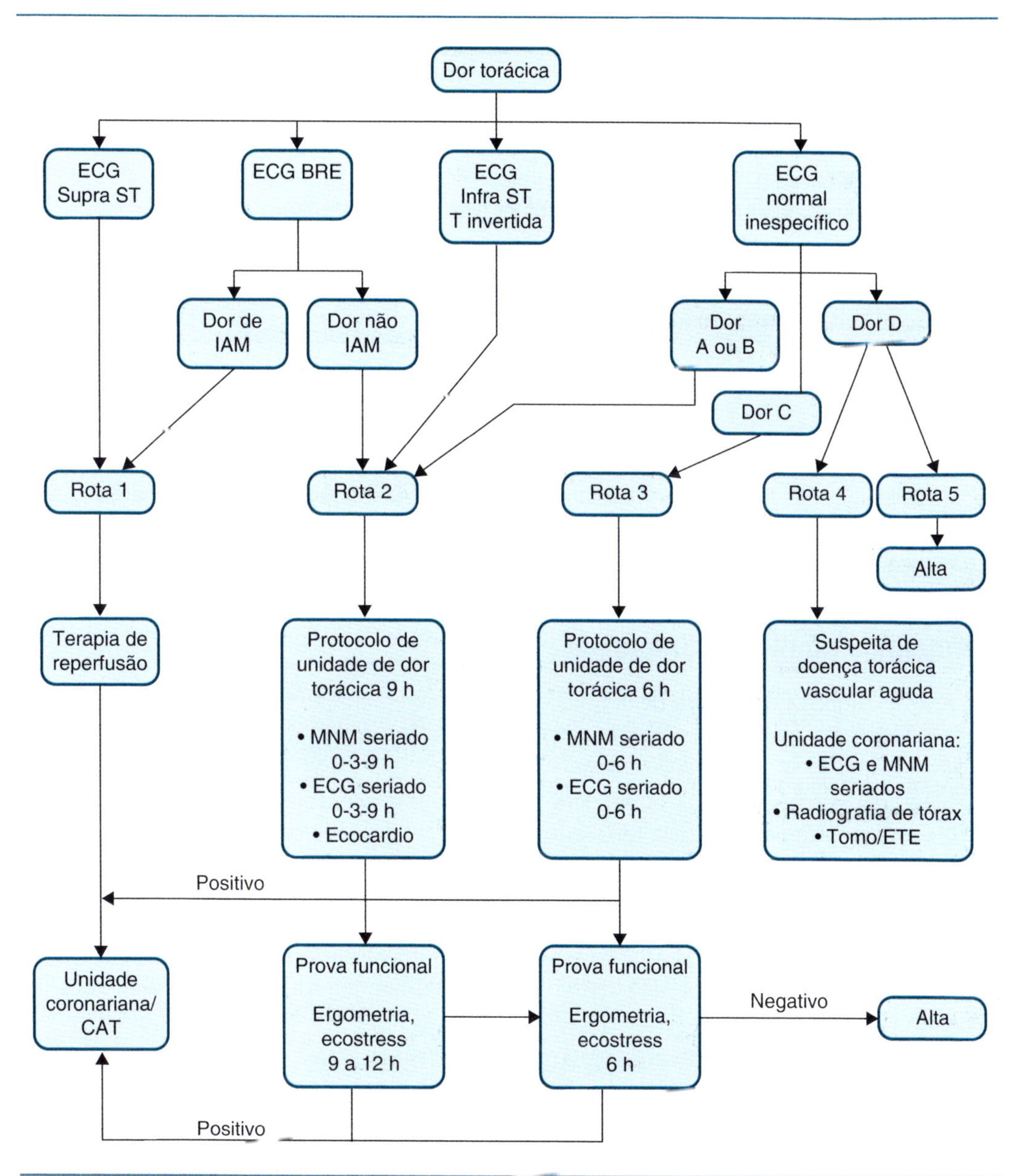

FIGURA 12.1. Fluxograma de plano investigativo de dor torácica na emergência.
DOR A: dor torácica definitivamente anginosa; DOR B: dor torácica provavelmente anginosa; DOR C: dor torácica provavelmente não anginosa; DOR D: dor torácica definitivamente não anginosa.
Adaptada de: I Diretriz de Dor Torácica na Sala de Emergência – Sociedade Brasileira de Cardiologia.

Dentre os exames requisitados nas rotas 1 e 2, destacam-se:

- Hemograma, para avaliar presença de anemia, leucocitose como marcador de mau prognóstico e trombocitopenia.
- Coagulograma, para avaliação dos valores basais antes do tratamento da SCA com antiagregação e a anticoagulação.

- Glicemia, como indicador de prognóstico.
- Ureia e creatinina, para avaliar necessidade de ajuste posológico das medicações.
- Eletrólitos, que marcam risco para arritmias e podem se alterar com o tratamento.
- Hepatograma, como avaliação de base devido ao risco de hepatopatia pelas medicações, em especial as estatinas.
- Perfil lipídico, sendo a instituição das estatinas independente dos resultados encontrados.
- Ácido úrico, que apresenta correlação com hipertensão, síndrome metabólica e doença renal crônica.
- Troponina, sendo esse o marcador mais sensível e específico e deve apresentar uma curva de subida, pico 24-36 h e descida.
- BNP, que funciona como marcador prognóstico e, quando > 400 pg/mL no paciente dispneico, indica insuficiência cardíaca associada.
- PCR, que apresenta correlação com presença de aterosclerose e prognóstico.
- Radiografia de tórax, para avaliação precoce da área cardíaca e de sinais de congestão pulmonar.
- Ecocardiograma, para avaliação da função miocárdica e valvar à beira do leito.

Princípios do manejo inicial

Após o diagnóstico da causa de dor precordial e da determinação da SCA, a próxima etapa é a instituição do tratamento. Há duas ações paralelas e simultâneas: indicar a reperfusão coronariana e iniciar o tratamento farmacológico/clínico.

Alguns fármacos adjuvantes fazem parte do protocolo de dor torácica com ou sem elevação do ST e estão mostrados na Tabela 12.3. Todos os pacientes com dor precordial com critérios para síndrome coronariana aguda (SCA) devem fazer uso de ácido acetilsalicílico (AAS), sendo essa a droga com maior benefício na mortalidade. Morfina e nitrato podem ser usados para o alívio da dor, porém devemos lembrar o cuidado naqueles pacientes com possível infarto de ventrículo direito. Os betabloqueadores, as estatinas e os inibidores da enzima conversora de angiotensina/bloqueadores de receptores de angiotensina (iECA/BRA) também devem ser considerados nas primeiras 24 horas.

A polêmica gira em torno dos inibidores da P2Y12 e das heparinas:

- Inibidores P2Y12: na maioria das instituições é realizada na admissão, sendo as opções o clopidogrel, o ticagrelor e o prasugrel. Contudo, há locais que preferem administrá-las apenas após a coronariografia, pois se o paciente for cirúrgico, não há necessidade de esperar a meia-vida dos fármacos.
- Heparinas: a preferência são as de baixo peso molecular. No IAM com supra raramente são usadas, salvo aqueles que evoluem com aneurisma e trombo do VE. Isso porque o paciente é rapidamente reperfundido por trombólise ou angioplastia. No paciente sem supra, deve-se iniciar heparina em dose plena e mantê-la até a coronariografia e reperfusão. Para aqueles cuja opção seja o tratamento clínico, é mantido no mínimo 48 h e no máximo 8 dias (Tabela 12.4).

Em casos de infarto de ventrículo direito não se deve utilizar morfina ou nitrato. Os betabloqueadores devem ser utilizados com cautela ou até contraindicados se houver insuficiência de VE, choque cardiogênico e/ou infarto do VD.

TABELA 12.3
Fármacos utilizados na SCA com ou sem supra de ST

Fármaco	Dose	Via	Comentários	Efeitos adversos
Ácido acetilsalicílico (AAS)	300 mg	Mastigado (VO)	Contraindicado se alergia	Lesão aguda de mucosa gástrica, alergia, insuficiência renal, sangramento
Nitrato	5-10 mg 5 mcg/min em infusão contínua	Oral ou sublingual (isossorbida) Venosa (nitroglicerina)	Contraindicado se uso de sildenafil ou similares nas últimas 24 h, PAS < 100 mmHg ou infarto do VD	Cefaleia, hipotensão
Morfina	1-4 mg	Subcutâneo ou venoso	Contraindicado se PAS < 100 mmHg, infarto do VD	Vômitos, prurido, constipação, depressão respiratória
Oxigênio	1-6 L/min	Cateter nasal ou macro	Só deve ser utilizado se oximetria < 90%	Agitação
Betabloqueadores	Atenolol: 25-100 mg Metoprolol: 25-100 mg Bisoprolol: 1,25-10 mg Carvedilol: 3,215 a 25 mg 12/12 h Nebivolol: 2,5 a 10 mg	Via oral Na admissão, o metoprolol e o esmolol podem ser feitos por via venosa no paciente hipertenso e taquicárdico	Reduzem o consumo de O_2. O uso indiscutível é no paciente com insuficiência cardíaca e fração de ejeção reduzida. Se hipertensão e sem congestão pulmonar início imediato, caso contrário aguardar 24 h e iniciar aos poucos	Bradicardia, asma, bloqueio A-V avançado, doença arterial periférica grave
Antagonistas dos canais de cálcio	Verapamil Diltiazem	Via oral	Não são de primeira escolha, apenas em contraindicação de betabloqueadores ou suspeita de vasoespasmo coronariano. Melhora de sintomas, não sobrevida	Bradicardia, bloqueio atrioventricular, vasodilatação arterial periférica
Estatinas	Atorvastatina 80 mg Rosuvastatina 20-40 mg	Via oral	Iniciar assim que estiver estável independente do lipidograma	Mialgias, miopatia e rabdomiólise, hepatite
iECA e BRA	Captopril Enalapril 10-20 mg 12/12 h Losartana 25-50 mg 12/12 h Valsartana 80-320 mg	Via oral	Iniciar na presença de insuficiência cardíaca e fração de ejeção reduzida, hipertensão ou diabetes e IAM de parede anterior. Deve ser monitorada a função renal e potássio: se creatinina subir > 20%, suspender e pesquisar estenose renovascular	iECA: tosse Insuficiência renal Hiperpotassemia Angioedema

Adaptada de: Breall JA, et al. Overview of the acute management of unstable angina and nonST elevation myocardial infarction In: UpToDate, Post TW (Ed), UpToDate, Waltham, MA.

TABELA 12.4 Fármacos utilizados na antiagregação plaquetária e anticoagulação			
Terapia de antiagregação plaquetária			
Fármaco	**Dose**	**Comentários**	**Efeitos adversos**
AAS	300 mg (ataque) 81 mg/dia (manutenção)	Iniciar sempre, exceto se alergia medicamentosa Interação com omeprazol	Sangramento
Clopidogrel, prasugrel, ticagrelor	Clopidogrel 300 mg (ataque) 75 mg/dia (manutenção) Ticagrelor 100 mg (ataque) 50 mg 12/12 h (manutenção) Prasugrel 60 mg (ataque) 10 mg (manutenção)	Clopidogrel é a escolha quando usamos trombólise Prasugrel deve ser evitado em AVE prévio e/ou idade > 75 anos	Prasugrel – causa mais sangramento Ticagrelor – bradicardia e dispneia
Inibidores da glicoproteína IIb/IIIa	Tirofiban 0,4 µg/kg/min (ataque) 0,1 µg/kg/min (manutenção)	Abciximab é feito na sala de hemodinâmica, pode ser utilizado em paciente de alto risco quando opta-se por não utilizar clopidogrel Tirofiban é feito na sala de emergência ou na unidade coronariana	
Anticoagulação			
Heparina não fracionada (HNF)/ Fondaparinux	5.000 UI em *bolus* (ataque) 1.000 UI/h (manutenção)	Deve ser usada na indisponibilidade de HBPM ou possibilidade de angioplastia precoce (por ter menor meia vida e antídoto como a protamina)	
Heparina de baixo peso molecular (HBPM)/ Enoxaparina (SC)	40 mg/dia (profilaxia) 1 mg/kg 12/12 h (terapêutica plena)	Evitar idosos > 75 anos e AVE prévio Só deve ser utilizado na estratégia de angioplastia primária Sincronizar a dose com o horário da coronariografia, conforme prática da instituição Ajuste pela função renal	Sangramento Plaquetopenia

Adaptada de: Breall JA, et al. Overview of the acute management of unstable angina and non ST elevation myocardial infarction In: UpToDate, Post TW (Ed), UpToDate, Waltham, MA.

SCA com supradesnivelamento do segmento ST (SCACSST)

O paciente com supradesnível do segmento ST necessita de reperfusão emergencial, mecânica (angioplastia/intervenção coronariana percutânea) ou química (fibrinólise) ou estratégias fármaco invasivas.

A angioplastia deve ser realizada em até 90 minutos (tempo porta-balão) e é o tratamento de escolha. Apesar dos embates, a melhor evidência até o momento aponta para abordagem de todas as lesões obstrutivas com mais de 50% nas coronárias e não apenas o vaso que ocasionou o IAM. Não é utilizada aspiração mecânica de trombos de rotina, pois não melhora prognóstico e tem riscos associados.

A trombólise tem melhores resultados se instituída nas primeiras 3 horas e o tempo porta-agulha recomendado é de 30 minutos. Dentre os fibrinolíticos disponíveis em nosso meio, em termos de eficácia o t-PA (alteplase) e o TNK-PA (tenecteplase) são similares, e ambos são superiores à estreptoquinase. As contraindicações absolutas à terapia fibrinolítica são: doença terminal, lesão ou neoplasia do sistema nervoso central, AVE isquêmico nos últimos seis meses ou AVE hemorrágico em qualquer momento, sangramento do trato gastrointestinal no último mês, ou qualquer sangramento ativo e dissecção aguda de aorta. Os critérios de reperfusão são:

- Redução em mais de 50% do supra de ST (na derivação com o maior supra).
- Pico precoce de enzimas (CK MB) < 12 h.
- Desaparecimento da dor precordial.
- Presença de arritmia de reperfusão (ritmo idioventricular acelerado).
- Desaparecimento do BAV.

Na prática, contudo, quando recebemos um paciente com SCACSST, a angioplastia primária é sempre a melhor opção e ela é obrigatória quando há choque cardiogênico e/ou contraindicações à trombólise. O grande problema é quando a hemodinâmica não está disponível e há dúvida se fazemos a trombólise no local ou se transferimos o paciente. Nesse cenário, calcule o tempo de transporte e/ou espera, somado ao tempo do procedimento: caso esse tempo (porta-transporte-balão) ultrapasse 120 minutos, faça o trombolítico e leve o paciente para angioplastia depois.

A angioplastia após trombólise tem dois cenários:

- Em todos os pacientes trombolisados, como rotina.
- Nos pacientes sem critérios de reperfusão, a chamada angioplastia de resgate.

SCA sem supradesnivelamento do segmento ST (SCASSST)

Os pacientes sem supradesnível do segmento ST deverão ter seu risco cardiovascular estratificado, de acordo com os escores TIMI-RISK ou GRACE: se o risco for moderado a alto, vão para estratégia invasiva precoce (coronariografia em até 12 horas se risco moderado e 2 horas, se alto). Para os pacientes de baixo risco, deve-se avaliar o grau de isquemia por um teste funcional. Quando o teste é negativo ou de baixo risco, institui-se tratamento clínico. Quando há isquemia extensa ou outros critérios de alto risco, indica-se coronariografia.

Apesar de existirem dois escores para estimar o risco nos pacientes sem supra de ST, é importante destacar os principais marcadores de risco, pois na sua presença está indicada coronariografia precoce:

- Disfunção sistólica do ventrículo esquerdo, com má perfusão sistêmica e/ou congestão pulmonar.
- Arritmias ventriculares malignas (FV/TV).
- Dor típica refratária ou recorrente (a despeito de tratamento clínico otimizado).

No manejo inicial de pacientes com SCASSST, os pacientes devem receber terapêutica com antiagregante plaquetário (incluindo sempre a aspirina) e a anticogulação. Tanto para pacientes que irão para cateterismo e receberão uma estratégia invasiva precoce quanto para aqueles que não receberão uma estratégia invasiva, a anticoagulação é recomendada. O início da anticoagulação com heparina já no departamento de emergência é recomendado na maioria dos protocolos de tratamento da SCASSST.

Vale lembrar que a avaliação contínua aumenta consideravelmente a sensibilidade do ECG. Portanto, é ideal a repetição em 3, 6 e 9 horas após a chegada do paciente ou imediatamente, caso haja recorrência da dor. Alterações dinâmicas do ECG, ou seja, sua mudança durante episódios de dor, com normalização em repouso é um importante marcador de risco cardiovascular.

A realização de um ECG não alterado, entretanto, não exclui a possibilidade de SCA. Episódios isquêmicos transitórios, assim como isquemia em território da artéria circunflexa ou em ventrículo direito frequentemente não são detectados em um ECG de doze derivações. Recomenda-se, nesses casos, realizar as derivações V7-V8 e V3R-V4R, respectivamente.

Informações importantes sobre terapia medicamentosa

Inibidores P2Y12

- Clopidogrel é a escolha quando usamos trombólise.
- Prasugrel é mais potente, mas sangra mais, portanto, deve-se evitar com AVE prévio e/ou idade > 75 anos.
- Ticagrelor: esteja atento à bradicardia e dispneia.
- O momento de iniciar dependerá da sua instituição: locais com tradição hemodinâmica preferem começar na sala de emergência. Hospitais com alto percentual de casos cirúrgicos preferem esperar a coronariografia e administrar uma droga de ação rápida, como Prasugrel, caso a anatomia não seja cirúrgica.

Heparina

- Os melhores resultados são com enoxaparina (HBPM).
- Quando a opção é por trombólise, parte dos autores prefere a heparina tradicional, pois possui meia vida menor (6 h) e há antídoto disponível (protamina).
- Deve ser mantida até a coronariografia. Caso o paciente realize apenas tratamento clínico e avaliação funcional, o tempo mínimo de uso são 48 h, mas muitos autores recomendam a manutenção durante a internação, em média por 8 dias.

Betabloqueadores

- O uso indiscutível é no paciente com insuficiência cardíaca e fração de ejeção reduzida (ICFER).
- Debate-se o melhor momento do seu início. A dica prática é a avaliação hemodinâmica: paciente mais hipertenso e sem congestão pulmonar, iniciar de imediato para aliviar consumo de oxigênio pelo miocárdio. Na presença de congestão ou IVE, aguardar 24 h e iniciar aos poucos.

iECA/BRA

- São preferenciais na presença de ICFER, hipertensão ou diabetes. Atenção à função renal.

Estratificação de risco em hospitais sem hemodinâmica

A recomendação atual, como primeira opção em casos de SCA, é sempre a estratificação invasiva, seja com ou sem supra de ST. As estratégias não invasivas nos centros médicos onde não há o serviço de hemodinâmica disponível são:

- Avaliar clinicamente o paciente e calcular o TIMI-RISK ou o escore de GRACE para identificar a gravidade do caso.
- Fazer o ecocardiograma visando a descartar complicações do quadro de SCA. Os parâmetros a serem vistos no ecocardiograma são fração de ejeção de ventrículo esquerdo, fração de ejeção do ventrículo direito, anatomia das válvulas, a presença de trombo e de complicações mecânicas.
- Teste ergométrico, que deve ser a escolha principal quando não há estratificação invasiva.

Intervir com tratamento clínico otimizado para o paciente e separar quem dever ser encaminhado para um grande centro com serviço de hemodinâmica de quem pode receber o tratamento clínico otimizado. No segundo caso, dá-se preferência para a dupla antiagregação, com uso de AAS com ticagrelor ou AAS associado à clopidogrel e anticoagulação com heparina de baixo peso molecular, preferencialmente a enoxaparina. Essa anticoagulação deve ser feita por 8 dias ou até a alta hospitalar.

Bibliografia

- Anderson JL, Adams CD, Antman EM, et al. 2012 ACCF/AHA focused update incorporated into the ACCF/AHA 2007 guidelines for the management of patients with unstable angina/non-ST-elevation myocardial infarction: a report of the American College of Cardiology Foundation/American Heart Association Task Force on Practice Guidelines. J Am Coll Cardiol 2013; 61:e179.
- Anderson JL, Morrow DA. (2017). Acute Myocardial Infarction. New England Journal of Medicine, 376(21), 2053-2064. doi:10.1056/nejmra1606915.
- Breall JA, Aroesty JM, Simons M. Overview of the acute management of unstable angina and nonST elevation myocardial infarction In: UpToDate, Post TW (Ed), UpToDate, Waltham, MA. (Accessed on March 28, 2019.)
- Hollander JE, Diercks DB. Acute Coronary Syndromes. Tintinalli's Emergency Medicine. 8th edition. New York. McGraw-Hill. 2016. p. 332-49.
- Martins MA, Carrilho FJ, Alves VAF, Castilho EA, Cerri GG. Clínica Médica – Volume 2: Doenças Cardiovasculares, Doenças Respiratórias, Emergências e Terapia Intensiva. 2. ed. Barueri: Malone, 2016. p. 227.
- Piegas LS, Feitosa G, Mattos LA, Nicolau JC, Rossi Neto JM, et al. Sociedade Brasileira de Cardiologia. Diretriz da Sociedade Brasileira de Cardiologia sobre Tratamento do Infarto agudo do Miocárdio com Supradesnível do Segmento ST. ArqBras Cardiol.2009;93(6 supl.2):e179-e264.
- Smith SW, Whitwam W. Acute coronary syndromes. Emerg Med Clin North Am. 2006 Feb;24(1):53-89, vi. Review. PubMed PMID: 16308113.
- Steg PG, James SK, Atar D, Badano LP, Blömstrom-Lundqvist C, Borger MA, et al. Task Force on the management of ST-segment elevation acute myocardial infarction of the European Society of Cardiology. ESC Guidelines for the management of acute myocardial infarction in patients presenting with ST-segment elevation. European Heart Journal (2012) 33, 2569-619.
- The Joint European Society of Cardiology/American College of Cardiology Committee. Myocardial infarction redefined – A consensus document of the Joint European Society of Cardiology/American College of Cardiology Committee for the redefinition of myocardial infarction. Eur Heart J. 2000; 21:1502–1513; J Am Coll Cardiol. 2000; 36:959-69.
- Volschan A, et al. I Diretriz de dor torácica na sala de emergência. Arquivos Brasileiros de Cardiologia, v. 79, p. 1-22, 2002.

Capítulo 13

Acidente Vascular Cerebral

• Rubens Matos Maia • Fernanda Vieira Queiroz de Almeida • Rafaella Gomes Freitas
• William Gebrim Júnior

Introdução

O acidente vascular cerebral (AVC) é definido classicamente como um déficit neurológico, geralmente focal, de instalação súbita ou com rápida evolução, sem outra causa aparente que não vascular. Devido à etiologia vascular (fluxo sanguíneo, estrutura vascular e coagulação), a doença causa uma restrição do fluxo sanguíneo ao encéfalo.

O encéfalo, para manter sua função normal, depende de suprimento sanguíneo constante, pois através dele obtém oxigênio e nutrientes, substâncias não armazenadas por essa estrutura. Para recuperar os tecidos cerebrais ainda viáveis e minimizar os danos e as possíveis complicações do AVC, é essencial fornecer um tratamento rápido e adequado. Tempo é cérebro! Sendo assim, o AVC é considerado uma emergência médica.

Epidemiologia

Mundialmente, o AVC é considerado como a segunda causa de óbito em adultos e a primeira de incapacidade funcional para as atividades de vida diária.

No Brasil, as doenças cardiovasculares, principalmente AVC e coronariopatias, têm sido a causa principal de morte há 50 anos, sendo as doenças cerebrovasculares (CID-10 I60-69) responsáveis por 30% das mortes. Segundo dados do Sistema de Informações sobre Mortalidade (SIM) do Ministério da Saúde, em 2015 as doenças cerebrovasculares foram responsáveis por mais de 100 mil óbitos e, em 2016, mais de 102 mil. Os índices de mortalidade são maiores em negros do que raças mistas e brancos, assim como maiores em homens do que em mulheres.

Classificação e fisiopatologia

O AVC pode ser classificado em relação à patogênese em dois grandes grupos: isquêmico e hemorrágico. O AVC isquêmico (AVC-I) é o mais comum, sendo responsável por aproximadamente 80% a 85%, enquanto o AVC hemorrágico (AVC-H) é responsável por aproximadamente 15% a 20% dos casos. Esses dois grupos ainda podem ser divididos levando em conta os mecanismos que determinaram a lesão por isquemia ou a topografia do acometimento hemorrágico.

Acidente vascular cerebral isquêmico

Doença cerebrovascular decorrente de uma agressão isquêmica, gerando uma área de infarto cerebral e uma zona de penumbra. A primeira apresenta danos irreversíveis, enquanto a segunda apresenta-se apenas com disfunção pois o fluxo sanguíneo é reduzido, mas capaz de manter as células viáveis por um certo tempo.

Dentro dessa categoria é possível incluir o ataque isquêmico transitório (AIT) que normalmente dura menos que uma hora, regredindo espontaneamente. Episódios de AIT devem ser tratados como preditores de um AVC-I.

Os três principais mecanismos são:

- Trombose de grandes vasos, sendo a aterosclerose a causa mais comum.
- Trombose de pequenas artérias.
- Cardioembolismo, sendo a fibrilação atrial o motivo mais frequente.

Acidente vascular cerebral hemorrágico

É a doença cerebrovascular decorrente de sangramento em uma região do encéfalo, causada por ruptura de algum vaso. É dividida topograficamente como intraparenquimatosa e subaracnóidea:

- Hemorragia intraparenquimatosa (HIP): tipo mais comum de hemorragia intracraniana e tem como principal causa a hipertensão arterial sistêmica (HAS), sendo essa responsável por promover lesões que fragilizam a parede de arteríolas, rompendo-as. A HAS é a principal causa, porém outras serão exploradas mais adiante.
- Hemorragia subaracnóidea: o quadro espontâneo tem como principal causa a ruptura de aneurismas saculares, formados principalmente em bifurcações de artérias cerebrais contidas no polígono de Willis.

Fatores de risco

Podem ser não modificáveis (gênero, raça, antecedentes familiares e genética) ou modificáveis (hipertensão – presente em cerca de 70 % dos casos –, tabagismo, consumo de álcool, *diabetes mellitus*, obesidade, sedentarismo, dislipidemia e estresse).

Avaliação pré-hospitalar do paciente com provável AVC

Muitas vezes, tanto um leigo quanto um profissional da área da saúde podem criar condições para estabilização e conservação do estado da vítima, contribuindo para um melhor prognóstico.

Para tanto, condutas pré-hospitalares são fundamentais, tais como:

- Aplicar a Escala Pré-Hospitalar de Cincinnati (Figura 13.1) e Escala de Coma de Glasgow (Tabela 13.1) para avaliar a extensão e a área de acometimento nervoso.

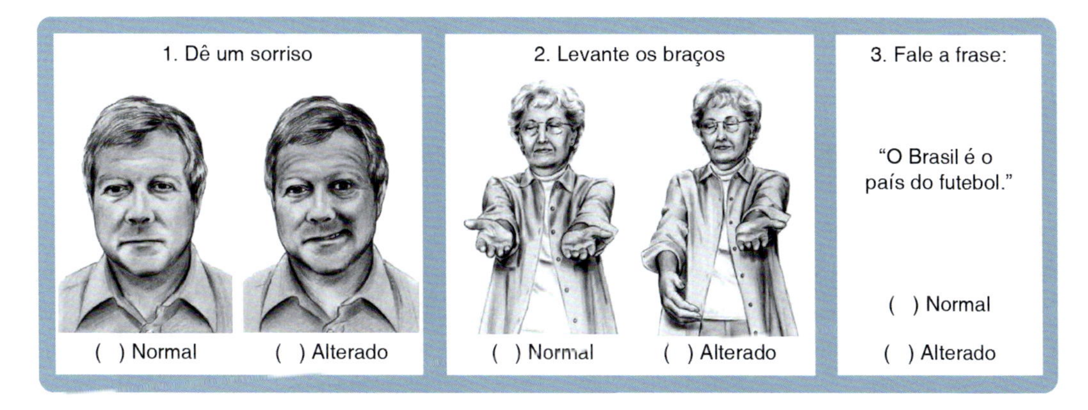

FIGURA 13.1. Escala Pré-Hospitalar de Cincinnati. Interpretação: caso qualquer 1 dos 3 testes seja anormal, a probabilidade de um AVC gira em torno de 70%.

TABELA 13.1 **Escala de coma de Glasgow**	
Abertura ocular	
Espontânea	4 pontos
À voz	3 pontos
À dor	2 pontos
Ausente	1 ponto
Resposta verbal	
Orientado	5 pontos
Confuso	4 pontos
Palavras não coesas	3 pontos
Sons incompreensíveis	2 pontos
Não há resposta	1 ponto
Resposta motora	
Obedece a comandos	6 pontos
Localiza estímulos dolorosos	5 pontos
Retira o estímulo doloroso	4 pontos
Flexão anormal (decorticação)	3 pontos
Extensão anormal (descerebração)	2 pontos
Ausência de resposta	1 ponto

- Acionar o SAMU (192) ou Corpo de Bombeiros (193).
- Monitorar o A-B-C (Airway, Breathing, Circulation).
- Caso vá transportar o paciente e o mesmo esteja consciente, transportá-lo em posição de conforto sob observação contínua. Caso inconsciente: colocá-lo em decúbito lateral e monitorar constantemente seus sinais vitais.

- Afrouxar as roupas do paciente.
- Colher informações do acompanhante (antecedentes patológicos, reincidência, hábitos de vida, medicação em uso, alimentação anterior).

Avaliação inicial do paciente com provável AVC na emergência

Assim como todos pacientes na emergência, precisamos sempre avaliar os sinais vitais e o A-B-C (*Airway*, *Breathing*, *Circulation*). Especificamente nos pacientes com suspeita de AVC, precisamos sempre checar a glicemia capilar (se hipoglicemia [glicose capilar < 60 mg/dL], corrigir com soro glicosado 50%). Após a estabilização inicial do paciente, devemos fazer uma história completa e, nos casos de suspeita de AVC, realizar exame neurológico focado.

Diagnóstico diferencial

Devemos sempre lembrar das condições que podem mimetizar o AVC. Dentre elas, destacam-se a enxaqueca (migrânea), crises convulsivas, síndromes psiquiátricas, síncope, sepse, tumor cerebral, causas metabólicas, amnésia global transitória e labirintite.

Anamnese e exame físico

Os sintomas irão variar conforme a área cerebral afetada e o tipo de AVC (isquêmico *versus* hemorrágico) (Tabela 13.2). Sintomas comuns incluem paresias, parestesias, alteração do estado mental, confusão, síncope, tontura, vertigem, ataxia, afasia e diplopia.

TABELA 13.2
Déficit neurológico conforme território vascular acometido

Território carotídeo		
Artéria oftálmica	Alteração visual monocular	
Artéria cerebral média	Déficit motor Déficit sensitivo Afasia Negligência	Predomínio braquiofacial Hemisfério dominante Hemisfério não dominante
Artéria cerebral anterior	Déficit motor Déficit sensitivo Sinais de frontalização	Predomínio crural
Território vertebrobasilar		
Artéria vertebral	Náuseas, vômitos e tonturas Acometimento de nervos cranianos baixos Alterações cerebelares	
Artéria cerebral posterior	Alterações de campo visual Rebaixamento de nível de consciência Déficit sensitivo Alteração de funções nervosas superiores	
Artéria basilar	Déficit motor Déficit sensitivo Rebaixamento de nível de consciência Alteração de nervos cranianos	Frequentemente bilateral

A anamnese deve ser focada na queixa principal do paciente, principalmente tentando descobrir o tempo exato de início dos sintomas e a progressão dos mesmos (p. ex., início súbito sugere evento embólico ou hemorrágico, enquanto início gradual sugere evento trombótico ou hipoperfusão). Ainda na anamnese, devemos rapidamente identificar fatores de risco para eventos trombóticos (hipertensão, diabetes e doença arterial coronariana) ou embólicos (fibrilação atrial, troca valvar ou infarto agudo do miocárdio recente).

O exame neurológico focado pode ser feito rapidamente e deve incluir: estado mental, pares cranianos, função motora e sensorial, coordenação e reflexos.

O uso de escalas objetivas para avaliar um episódio de AVC possibilita quantificar o nível de comprometimento neurológico do paciente; facilita a comunicação; ajuda na escolha entre a intervenção com trombolíticos EV ou trombectomia mecânica; permite mensurar a evolução do estado clínico, e o risco de complicações, como as hemorrágicas. Atualmente, a escala preferível é a *National Institute of Health Stroke Scale* (NIHSS).

Foi desenvolvida para ser aplicada rapidamente (5-8 minutos) e sua pontuação varia de 0 (sem evidência de déficit neurológico pela esfera testada na escala) a 42 (paciente em coma e irresponsivo) (Tabela 13.3).

Dicas para aplicação da escala NIHSS

Algumas regras básicas devem ser seguidas para o preenchimento:

- Não salte os itens: aplique na ordem natural da escala.
- Seja objetivo: pontue o que é visível, não o que é provável.
- Ofereça apenas uma tentativa ao paciente, não tente ensiná-lo.

Deve ser aplicada na admissão do paciente e acompanhada diariamente. Caso o paciente seja eleito para o tratamento trombolítico, deve-se avaliar antes da infusão, a cada 15 minutos durante a infusão, a cada 30 minutos nas próximas 6 horas, a cada 1 hora até completar 24 horas.

TABELA 13.3
Escala NIHSS

Instrução	Definição da escala
1a. Nível de consciência	0 = Alerta; responde com entusiasmo 1 = Não alerta, mas, ao ser acordado por mínima estimulação, obedece, responde ou reage 2 = Não alerta, requer repetida estimulação ou estimulação dolorosa para realizar movimentos (não estereotipados) 3 = Responde somente com reflexo motor ou reações autonômicas, ou totalmente irresponsivo, flácido e arreflexo
1b. Perguntas de nível de consciência	0 = Responde ambas as questões corretamente 1 = Responde uma questão corretamente 2 = Não responde nenhuma questão corretamente
1c. Comandos de nível de consciência	0 = Realiza ambas as tarefas corretamente 1 = Realiza uma tarefa corretamente 2 = Não realiza nenhuma tarefa corretamente

Continua

Continuação

TABELA 13.3
Escala NIHSS

Instrução	Definição da escala
2. Melhor olhar conjugado	0 = Normal 1 = Paralisia parcial do olhar. Esse escore é dado quando o olhar é anormal em um ou em ambos os olhos, mas não há desvio forçado ou paresia total do olhar 2 = Desvio forçado ou paralisia total do olhar que não podem ser vencidos pela manobra oculoencefálica
3. Visual	0 = Sem perda visual 1 = Hemianopsia parcial 2 = Hemianopsia completa 3= Hemianopsia bilateral (cego, incluindo cegueira cortical)
4. Paralisia facial	0 = Movimentos normais simétricos 1 = Paralisia facial leve (apagamento de prega nasolabial, assimetria no sorriso) 2 = Paralisia facial central evidente (paralisia facial total ou quase total da região inferior da face) 3 = Paralisia facial completa (ausência de movimentos faciais das regiões superior e inferior da face)
Motor para braços 5a. Braço esquerdo 5b. Braço direito	0 = Sem queda; mantém o braço a 90° (ou a 45°) por 10 segundos completos 1 = Queda; mantém o braço a 90° (ou a 45°), porém, esse apresenta queda antes de 10 segundos completos; não toca a cama ou outro suporte 2 = Algum esforço contra a gravidade; o braço não atinge ou não mantém 90° (ou 45°), cai na cama, mas tem alguma força contra a gravidade 3 = Nenhum esforço contra a gravidade; braço despenca 4 = Nenhum movimento NT = Amputação ou fusão articular, explique
Motor para pernas 6a. Perna esquerda 6b. Perna direita	0 = Sem queda; mantém a perna a 30° por 5 segundos completos 1 = Queda; mantém a perna a 30°, porém, essa apresenta queda antes de 5 segundos completos; não toca a cama ou outro suporte 2 = Algum esforço contra a gravidade; a perna não alcança ou não mantém 30°, cai na cama, mas tem alguma forca contra a gravidade 3 = Nenhum esforço contra a gravidade; perna despenca 4 = Nenhum movimento NT = Amputação ou fusão articular, explique
7. Ataxia de membros	0 = Ausente 1 = Presente em 1 membro 2 = Presente em 2 membros NT = Amputação ou fusão o articular, explique

Continua

Continuação

TABELA 13.3 Escala NIHSS	
Instrução	**Definição da escala**
8. Sensibilidade	0 = Normal; nenhuma perda 1 = Perda sensitiva leve a moderada; a sensibilidade ao beliscar e menos aguda ou diminuída do lado afetado, ou há uma perda da dor superficial ao beliscar, mas o paciente deve estar ciente de que está sendo tocado. 2 = Perda da sensibilidade grave ou total; o paciente não sente que está sendo tocado
9. Melhor linguagem	0 = Sem afasia; normal 1 = Afasia leve a moderada; alguma perda obvia da fluência ou dificuldade de compreensão, sem limitação significativa das ideias ou forma de expressão. A redução do discurso e/ ou compreensão, entretanto, dificulta ou impossibilita a conversação 2 = Afasia grave; toda a comunicação e feita por meio de expressões fragmentadas; grande necessidade de interferência, questionamento e adivinhação por parte do ouvinte. A quantidade de informação que pode ser trocada e limitada; o ouvinte carrega o fardo da comunicação 3 = Mudo, afasia global; nenhuma fala útil ou compreensão auditiva
10. Disartria	0 = Normal 1 = Disartria leve a moderada; paciente arrasta pelo menos algumas palavras e, na pior das hipóteses, pode ser entendido com alguma dificuldade 2 = Disartria grave; a fala do paciente é tão empastada que chega a ser ininteligível (na ausência de afasia), ou mudo/anártrico NT = intubado ou outra barreira física; explique
11. Extinção ou desatenção (antiga negligência)	0 = Nenhuma anormalidade 1 = Desatenção visual, tátil, auditiva, espacial ou pessoal, ou extinção a estimulação simultânea em uma das modalidades sensoriais 2 = Profunda hemidesatenção ou hemidesatenção para mais de uma modalidade; não reconhece a própria mão e se orienta somente para um lado do espaço

Fonte: Medicina de Emergência: Revisão Rápida. 1ª Ed. Barueri: Manole, 2017;432-4.

Diagnóstico diferencial entre AVC isquêmico e hemorrágico

Apesar de existirem algumas diferenciações, a clínica não consegue fazer uma diferenciação confiável sozinha. Pacientes com etiologia hemorrágica normalmente se queixam de cefaleia, início súbito dos sintomas que progressivamente piora, náuseas e vômitos. O exame físico normalmente revela diminuição de consciência, hipertensão, bradicardia, convulsões, sinais de meningismo e até febre. Outras pistas que podem sugerir etiologia hemorrágica incluem hipertensão não controlada, uso de anticoagulantes, coagulopatias (p. ex., doença hepática), malformações vasculares conhecidas ou tumores cerebrais.

Avaliação diagnóstica

Caso haja uma suspeita concreta de que o paciente possa ter um AVC, o mesmo precisa ser transferido para um hospital onde possa ser feita tomografia computadorizada (TC) de crânio sem contraste de urgência. Esse é o exame inicial de escolha nesses pacientes.

A American Stroke Association (ASA) recomenda que todos os pacientes com sinais de um possível AVC e que sejam elegíveis para tratamento trombolítico devem obter um diagnóstico por imagem para excluir a chance de hemorragias em até 20 minutos. Isso porque a Alteplase (rt-PA) EV e a trombólise mecânica têm eficácia tempo-dependente.

Dicas na avaliação de uma TC de crânio

Deve-se atentar em uma TC sem contraste para:

- Sinais de hemorragia recente (hiperdensidade metálica)
- Sinais de infarto (hipodensidade)
- Desaparecimento de sulcos
- Substâncias branca e cinzenta perdem a diferenciação
- Deslocação de estruturas e perda de simetria

Exames complementares

Os exames laboratoriais são realizados principalmente para excluir as causas que mimetizam o AVC e incluir o paciente em um possível tratamento trombolítico. Exames normalmente solicitados incluem: radiografia de tórax, eletrocardiograma (checar arritmias, causas cardioembólicas), hemograma completo, tempo de protrombina, tempo parcial de tromboplastina ativada, níveis séricos de cálcio, potássio, sódio, ureia e creatinina. A avaliação da coagulação é importante para a inclusão do paciente no tratamento trombolítico.

Diagnóstico

O diagnóstico do AVC é frequentemente feito baseado na história e exame físico já que a TC sem contraste não irá mostrar isquemia aguda até que tenha se passado 6 horas após oclusão; entretanto, esse exame ajuda a excluir uma hemorragia intracraniana.

Manejo do AVC isquêmico na emergência

Caso a suspeita de AVC isquêmico seja confirmada, o primeiro passo é determinar se o paciente é ou não candidato à terapia trombolítica.

Vale lembrar que o envolvimento da equipe da Neurologia Vascular precocemente na emergência será muito importante para as tomadas de decisões.

A trombólise endovenosa com infusão de Alteplase (rt-PA) é a primeira opção de tratamento para pacientes elegíveis na fase aguda do AVC-I. O tempo porta-agulha (tempo entre a admissão do paciente e a infusão do trombolítico) máximo é de 4 horas e 30 minutos, todavia a ASA recomenda que seja feito idealmente em até 60 minutos da chegada no hospital.

Critérios de inclusão para a trombólise endovenosa

- Diagnóstico clínico de AVC isquêmico.
- A infusão do medicamento não pode ser iniciada após 4,5 horas do início do quadro clinico. Caso tenha início durante o sono, verificar o tempo desse repouso. Caso não se saiba o início, o tempo é definido desde a última vez que o paciente foi visto sem sintomas. Se > 4,5 horas, não deve ser administrado o medicamento.
- TC sem sinais de hemorragias e com sinais de causa vascular.

> **Dica clínica**
>
> Paciente menor de 18 anos raramente apresenta as comorbidades associadas ao AVC-I. Deve-se, portanto, suspeitar de AVC-H!

Critérios de exclusão para a trombólise endovenosa

- Sinais e sintomas leves (com comprometimento funcional discreto) ou de resolução completa espontânea.
- Área de hipodensidade precoce à tomografia computadorizada (sugestiva de área isquêmica aguda), com acometimento maior do que um terço do território da artéria cerebral média.
- Qualquer cirurgia intracraniana, trauma craniano ou histórico de AVC nos 3 meses anteriores ao tratamento trombolítico.
- Conhecido aneurisma, malformações arteriovenosas ou tumores intracranianos.
- Cirurgia de grande porte nos últimos 14 dias.
- Punção lombar nos últimos 7 dias.
- Infarto agudo do miocárdio nos últimos 3 meses.
- Histórico de hemorragia intracraniana.
- Pressão arterial sistólica após tratamento anti-hipertensivo > 185 mmHg e diastólica também após tratamento > 110 mmHg.
- Hemorragia gastrointestinal ou genitourinária nos últimos 21 dias.
- Punção arterial, em sitio não compressível, nos últimos 7 dias.
- Glicemia < 50 mg/dL ou > 400 mg/dL.
- Contagem de plaquetas < 100.000/mm^3.
- Defeito na coagulação (RNI maior que 1,7).
- Uso de heparina nas últimas 48 horas com TTPA acima do valor de referência local.
- Sintomas que apresentaram melhora completa e espontânea antes do tratamento.
- Sintomas neurológicos pouco importantes e isolados (NIHSS < 4).
- Evidência de sangramento ativo em sítio não passível de compressão mecânica ou de fratura ao exame físico.
- Convulsões no início do AVC (contraindicação relativa para diagnóstico diferencial com paralisia pós-convulsão). Determinados fatores interferem no risco/benefício da terapia trombolítica, não sendo, contudo, contraindicação absoluta de seu uso: NIHSS > 22, idade > 80 anos e a combinação de AVC prévio e *diabetes mellitus*.

• Esquema de administração

Rt-PA (alteplase) endovenosa 0,9 mg/kg (dose máxima de 90 mg). 10% da dose deve ser aplicada em *bolus* e o restante, continuamente, ao longo de 1 hora.

> Atenção para os sinais de "virada hemorrágica": contraindicação absoluta
>
> Interromper imediatamente em caso de: cefaleia súbita e intensa; náuseas e vômitos; rebaixamento do nível de consciência; crise convulsiva.

Devemos estar atentos também para o controle da glicemia capilar (tratar hipo ou hiperglicemia pois ambas pioram o prognóstico) e da pressão arterial (reduzir apenas se PAS > 220 mmHg ou PAD > 120 mmHg e atentar para não reduzir rápido demais). Caso seja indicada terapia trombolítica, o alvo de PA muda para PAS < 185 mmHg e PAD < 110 mmHg. Drogas frequentemente utilizadas para baixar a pressão incluem beta-bloqueadores (labetolol), bloqueadores do canal de cálcio e o nitroprussiato de sódio.

A aspirina deve ser utilizada nos pacientes com AVC isquêmico já que diminui recorrência de AVC isquêmico e mortalidade. A dose a ser dada pode variar de 160 a 325 mg. Naqueles pacientes que não aceitam via oral, pode ser realizada por via retal.

Manejo do AVC hemorrágico na emergência

Caso a TC sem contraste mostre evidências de AVC hemorrágico, o médico emergencista deve solicitar consultoria urgente com a Neurocirurgia para decidir opções terapêuticas (p. ex., craniotomia, reparo de aneurisma endovascular, dreno ventricular etc.). Sangramento agudo costuma aparecer na TC como uma área hiperdensa. Ao longo do tempo, o sangue vai se tornando isodenso e, por fim, hipodenso em algumas semanas. Alguns sinais radiológicos de elevação da pressão intracraniana incluem perda dos espaços "compressíveis" (cisternas da base, ventrículos, sulcos corticais), desvio de linha média, herniação e perda da junção de matéria cinza/branca.

Assim como no manejo do AVC isquêmico, a prioridade do emergencista deve ser sempre manter a estabilidade do paciente através da avaliação do A-B-C (*Airway*, *Breathing*, *Circulation*). Se for necessário intubar, o uso de agentes de curta duração é preferível para reavaliar o paciente do ponto de vista neurológico após.

Devemos estar atentos aos sinais de aumento da pressão intracraniana, seja através do exame de imagem ou através de indicativos clínicos, como a clássica tríade de Cushing (hipertensão, bradicardia e respiração irregular). Quando há suspeita de pressão intracraniana elevada, devemos tratar rapidamente para diminuir o risco de herniação e isquemia secundária. Os seguintes passos devem ser considerados:

- Elevação da cabeceira para 30 graus.
- Agentes osmóticos como o manitol (1 g/kg) e o soro hipertônico para reduzir o edema cerebral.
- Hiperventilação (produz vasoconstrição): o objetivo é manter uma PCO_2 entre 30 e 35 mmHg. Devemos cuidar pois vasoconstrição excessiva através de uma PCO_2 muito baixa (< 20) pode causar isquemia cerebral.
- Controle de pressão arterial: o alvo de PA nesses pacientes é controverso, porém normalmente se considera baixar PAS > 200 mmHg com agentes intravenosos. Devemos cuidar para não reduzir demais a PA pois a hipotensão pode causar isquemia cerebral.

- Controle de convulsões: as diretrizes atuais não recomendam a administração de agentes antiepilépticos na emergência. Entretanto, caso haja convulsão, a droga de escolha varia.
- Reversão da anticoagulação caso paciente conhecidamente anticoagulado (Tabela 13.4).

Apesar da importância do manejo inicial desses pacientes, devemos lembrar que a discussão com a Neurocirurgia será o passo mais importante para um melhor desfecho.

TABELA 13.4
Anticoagulantes ou antiplaquetários comumente utilizados e maneiras de reversão

Medicação	Mecanismo de ação	Reversão
Varfarina	Inibe fatores de coagulação relacionados à vitamina K (2, 7, 9, 10)	Vitamina K Plasma (*FFP*) Protrombina
Heparina não fracionada	Liga-se a antitrombina 3	Protamina
Heparina de baixo peso molecular	Inibe o fator Xa	Protamina reverte a inibição do fator Xa de maneira incompleta
Aspirina	Bloqueia a ciclo-oxigenase (COX)	Transfusão de plaquetas para pacientes com contagem < 50.000
Clopidogrel	Inibe o receptor ADP na superfície plaquetária	Transfusão de plaquetas
Dabigatrana	Inibidor direto da trombina	Não disponível
Rivaroxabana, apixabana	Inibidores do fator Xa	Não disponível

Adaptada de: iEM Educational Project Book, 1. ed.

Particularidades da hemorragia subaracnóidea

A hemorragia subaracnóidea (HSA) é um tipo de AVC hemorrágico. Causada por ruptura de vaso, tendo como consequência extravasamento de sangue para o espaço subaracnóideo. A principal causa da HSA é o trauma cranioencefálico, seguida por causas espontâneas, das quais 85% dos casos se devem ao rompimento de aneurismas intracranianos.

Em casos de suspeita principal de HSA, mesmo com TC sem contraste negativa, podem ser solicitadas punção lombar e análise do líquido cefalorraquidiano (LCR) (Figura 13.2).

A punção lombar (PL) pode ser feita nos pacientes com suspeita de HSA com TC de crânio negativa, pois possui 100% de sensibilidade na detecção de sangue no espaço subaracnóideo. O resultado positivo consiste em aumento da pressão de abertura, xantocromia (aspecto amarelado) e presença de eritrócitos. Entretanto, a TC negativa nas primeiras 6 horas do início dos sintomas parece ser sensível o suficiente, não sendo necessária a PL. Esse tema ainda é bastante debatido na literatura, porém a maioria dos centros tendem a fazer PL nos pacientes com suspeita clínica alta, apesar do exame de imagem negativo.

Outras modalidades de exame de imagem incluem a angiotomografia e a arteriografia com subtração digital (DAS). O primeiro é um método de alta sensibilidade e especificidade para detecção de aneurismas. O segundo é considerado padrão-ouro para detecção aneurismas, pois permite visualizar diretamente a vascularização encefálica e realizar intervenções terapêuticas. Entretanto, necessita de uma equipe neurointervencionista especializada.

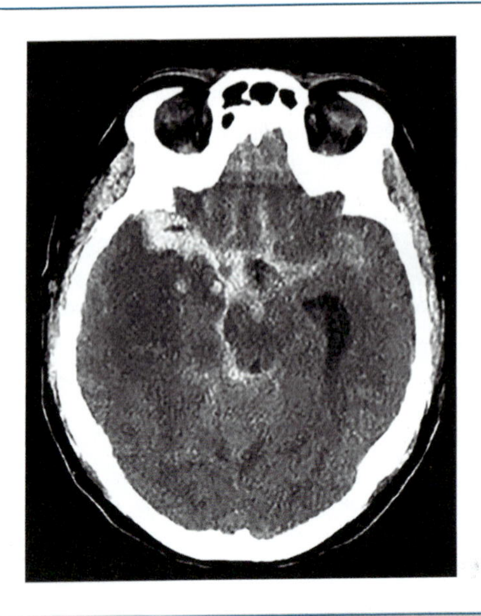

FIGURA 13.2: TC de crânio de uma hemorragia subaracnóidea.
Fonte: UW Medicine. Disponível em: https://www.uwmedicine.org/health-library/Pages/subarachnoid-hemorrhage-sah.aspx.

Particularidades da hemorragia intraparenquimatosa

A hemorragia intraparenquimatosa (HIP) é outro tipo de AVC hemorrágico. Ela é definida como hemorragia decorrente da ruptura espontânea de um vaso, gerando uma disseminação de sangue para o parênquima cerebral (interior do cérebro). O prognóstico é temeroso, sendo que elevadas taxas de mortalidade e incapacidade seguem esses casos.

Como na HSA, a tomografia computadorizada de crânio é o método mais acessível, que torna possível fazer diagnóstico rápido e observar o local do hematoma, além de características do mesmo, como o volume da hemorragia. Ademais, com a TC podemos encontrar achados que sugerem a etiologia da HIP. A HIP aparece como uma imagem hiperatenuante no parênquima encefálico, geralmente com limites, localização e complicações estruturais bem definidos.

A angiotomografia é um método não invasivo que mostra lesões vasculares que podem ser causas secundárias de HIP e quando há extravasamento do contraste nas imagens (*spot sign*) pode indicar que o sangramento ainda está em curso, o que pode agravar o quadro.

Bibliografia

- Benjamin EJ, et al. Heart Disease and Stroke Statistics – 2017 Updates: a report from the American Heart Association. Circulation, 2017; 135: e229-e277.
- Brasil. Ministério da Saúde. Informações de saúde (TABNET). Estatísticas vitais. Mortalidade Geral - Brasil. Datasus: Sistema de Informações sobre Mortalidade - SIM [internet]. Disponível em: <http://tabnet.datasus.gov.br>. Acesso em: abr 2018.
- Brasil. Ministério da Saúde. Manual de Rotinas para Atenção ao AVC, Brasília, Editora do Ministério da Saúde, 2013. p. 5-7;16-22.
- Costa VSP, et al. Prevalence of risk factors for the occurrence of strokes in the elderly. Fisioter Mov, 2014. 27:555-63.

- Goldman L, Schafer AI. Goldman Cecil Medicina. 24. ed. Rio de Janeiro: Elsevier, 2014.
- Lotufo PA, et al. Doença cerebrovascular no Brasil de 1990 a 2015: Global Burden of Disease 2015. Rev Bras Epidemiol, 2017. 20: 129-41.
- Martins HS, Neto RAB, Neto AS, Velasco IT. Emergências Clínicas: Abordagem Prática. 10. ed. Barueri: Manole, 2015. p. 960-76.
- Martins HS, Santos RA, Neto RAB, Arnaud F. Medicina de Emergência: Revisão Rápida. 1. ed. Baueri: Manole, 2017. p. 426-73.
- Mendis S, et al. Global Atlas on Cardiovascular Disease Prevention and Control. Geneva, World Health Organization (WHO), 2011. Disponível em: <https://www.world-heart-federation.org/resources/global--atlas-cvd-prevention-control>. Acesso em: abr 2018.
- Oliveira-Filho J, et al. Guidelines for acute ischemic stroke treatment: part I. Arq Neuropsiquiatr, 2012. 70:621-9.
- Powers WJ, et al. 2018 Guidelines for the Early Management of Patients with Acute Ischemic Stroke: A Guideline for Healthcare Professionals From the American Heart Association/American Stroke Association. Stroke, 2018. 49: e46-e110.
- Ribeiro ALP, et al. Cardiovascular health in Brazil: trends and perspectives. Circulation, 2016; 133:422-33.

Capítulo 14

Grande Queimado

• Daniel Godoy Defavari • José Moreira Kffuri Filho • Thiago Soares Coser • João Batista de Sousa

Introdução

As lesões por queimaduras decorrem de agentes térmicos, químicos ou elétricos, capazes de gerar calor excessivo e que acarretam dano tecidual e morte celular. A gravidade do paciente dependerá do tipo do agente, extensão da queimadura, profundidade, da ocorrência de lesão inalatória e da associação a trauma, entre outros.

No Brasil, a maior parte das queimaduras ocorre nas residências das vítimas, sendo que cerca de metade dos eventos envolve crianças. De maneira geral, o uso de álcool líquido e outros inflamáveis estão entre as principais causas.

As queimaduras podem provocar respostas locais e sistêmicas, dependendo de sua extensão. Localmente, ocorre necrose coagulativa da epiderme e tecido subjacente, determinando três diferentes zonas de lesão. A área necrótica associada à lesão tecidual irreversível é denominada zona de coagulação. Imediatamente ao redor, encontra-se a zona de estase, caracterizada por dano vascular e redução da perfusão tecidual. A última área corresponde à região de inflamação e vasodilatação chamada zona de hiperemia.

Já a resposta sistêmica é deflagrada, tipicamente, quando a lesão cobre mais de 20 a 25% da área total de superfície corpórea (ATSC) em adultos e 40% em crianças. Instala-se um estado de estresse, inflamação e hipermetabolismo, caracterizado por uma resposta circulatória hiperdinâmica que gera aumento da temperatura corporal, proteólise e lipólise.

Avaliação inicial e reanimação do paciente queimado

Ao avaliar vítimas de queimaduras, uma abordagem sistemática deve ser aplicada, identificando as principais ameaças à vida do paciente.

Atendimento pré-hospitalar

Antes de iniciar qualquer atendimento ao paciente, deve-se garantir a segurança do local. A presença de fogo deve ser controlada antes da entrada de socorristas no local, sempre com roupas e equipamentos apropriados. Além disso, a integridade das estruturas e a presença de elementos tóxicos devem ser avaliados pelos órgãos competentes, a fim de evitar que os socorristas também se tornem vítimas.

Estando garantida a segurança, o paciente queimado deve ser retirado de perto da fonte da lesão e o processo de queimadura prontamente cessado. Toda a roupa do paciente deve ser removida (tecidos, especialmente sintéticos, podem queimar rapidamente em altas temperaturas, potencializando o dano), atentando-se para não retirar tecidos aderidos à pele do paciente. Atenção especial para a retirada de objetos de metal, como anéis, relógios, joias e cintos, pois esses retêm calor e podem funcionar como torniquetes. Uma vez que as medidas para cessar o processo de queimadura tenham sido tomadas, o paciente deve ser coberto com lençóis limpos, quentes e secos, para evitar hipotermia.

Via aérea

Como todo atendimento ao politraumatizado, proteger a via aérea é prioridade absoluta. A imobilização da coluna cervical deve ser realizada conjuntamente nesse atendimento, protegendo, na medida do possível, as áreas queimadas.

Em um contexto em que houve queimadura sem um mecanismo traumático, a imobilização da coluna cervical no algoritmo sistemático de atendimento se torna bem menos importante.

Circunstâncias envolvendo o mecanismo do dano em questão podem ser indicativos de lesão por inalação e comprometimento da via aérea, obstruindo-a tanto por dano direto quanto por grandes edemas. Assim sendo, uma avaliação precoce para necessidade de intubação orotraqueal (IOT) é essencial. Caso seja observado o edema consolidado, dificilmente se conseguirá uma via aérea definitiva não cirúrgica.

Sabe-se que queimaduras localizadas em face e boca são causadoras de edema localizado e, portanto, representam um risco maior para comprometimento de vias aéreas. Isso se observa também em crianças, por possuírem vias aéreas menores. Podem ser observadas, na Tabela 14.1, de acordo com a *American Burn Life Support*, as principais indicações de IOT precoce em pacientes queimados.

TABELA 14.1
Principais indicações de IOT precoce em pacientes queimados

Sinais de obstrução (rouquidão, estridor, retração esternal)	Extensão da queimadura (> 40-50%)	Queimaduras faciais extensas e profundas
Queimaduras dentro da cavidade oral	Edema significativa ou risco para edema	Dificuldade na deglutição
Sinais de comprometimento respiratório (fadiga, oxigenação pobre)	Queda no nível de consciência (Glasgow < 8)	Antecipação de remoção de paciente sem equipe qualificada para intubação no trajeto

Ao realizar a intubação nesses pacientes, é preciso ter cuidado com o uso de bloqueadores neuromusculares despolarizantes (p. ex., succinilcolina) pelo risco de hipercalemia, sobretudo após 24 horas do trauma. Prefere-se, portanto, os agentes não despolarizantes, como o rocurônio.

Garantindo ventilação adequada

O dano direto de vias aéreas inferiores é raro, ocorrendo apenas em casos especiais, como exposição a vapor superaquecido. Sendo assim, a preocupação com a respiração deve-se a três eventos especiais: hipóxia, intoxicação por monóxido de carbono (CO) e injúria por inalação de fumaça.

A hipóxia pode ser causada pela injúria por inalação e pela diminuição da complacência torácica devido às queimaduras ou outros traumas torácicos. Nessas situações, deve-se prontamente administrar oxigênio suplementar. Já a intoxicação por CO deve ser suspeitada em todos os pacientes expostos a queimaduras em ambientes fechados. O diagnóstico é feito aliando o histórico de exposição com a medida direta dos níveis de carboxi-hemoglobina. Esses pacientes devem ser rapidamente submetidos a oxigenoterapia a 100%. É importante lembrar que a oximetria de pulso não é um parâmetro confiável nesse caso, pois o aparelho não consegue diferenciar a oxi-hemoglobina da carboxi-hemoglobina.

A injúria por inalação de fumaça é uma entidade que está presente em cerca de 5% dos pacientes queimados. Para o diagnóstico, deve-se incluir a história de exposição a agentes combustíveis, complementada com sinais broncoscópicos de fumaça nas vias aéreas inferiores (abaixo das cordas vocais). O tratamento se restringe ao suporte respiratório.

Circulação e reanimação volêmica

A avaliação da circulação em pacientes queimados é frequentemente um desafio para a equipe assistente. O choque causado pela queimadura é, em contraste com o choque hipovolêmico (o mais comum em pacientes traumatizados), secundário a perdas capilares devido à inflamação, que geralmente ainda estão acontecendo enquanto ocorre o atendimento.

A reanimação volêmica adequada depende do estabelecimento e da manutenção de acessos intravenosos confiáveis. Atrasos para iniciar a reanimação em pacientes queimados geralmente resultam em piores desfechos. O acesso intravenoso deve ser obtido assim que possível, com dois cateteres periféricos calibrosos (caso o acesso periférico não seja possível, considerar acesso central ou infusão intraóssea). Deve-se iniciar a infusão com soluções cristaloides, preferencialmente ringer lactato. Avaliações da pressão arterial podem ser difíceis de obter nesses pacientes, por isso, para avaliação da perfusão, deve ser inserido um cateter vesical de demora.

Determina-se que a reanimação deve ser iniciada de acordo com o demonstrado no Quadro 14.1. A fórmula original de Parkland usa 4 mL × peso (kg) × área de superfície corporal queimada, porém, alguns autores usam a fórmula modificada com 2 mL × peso (kg) × área de superfície corporal queimada. Veja mais adiante, neste capítulo, como calcular a área de superfície corporal queimada utilizando a regra dos noves. Independentemente da fórmula usada, metade desse valor deve, então, ser administrado nas primeiras 8 horas e a metade restante distribuída nas 16 horas seguintes.

QUADRO 14.1 Fórmula para reanimação volêmica
2 a 4 mL de ringer lactato x Massa corporal em kg x Área de superfície corporal acometida por queimaduras de segundo e terceiro graus

• Exemplo

Homem de 70 kg com 50% da superfície corporal acometida por queimaduras de segundo e terceiro graus: 4 × 70 × 50 = 14.000 mL em 24 horas. 7.000 mL nas primeiras 8 horas e 7.000 mL distribuídos nas 16 horas seguintes.

É importante entender que essa fórmula apenas determina uma base para a conduta e que a reanimação apropriada deve ser feita individualizada de acordo com o paciente e monitorada pela diurese, para que sejam evitadas a hiper e hiporreanimação. A diurese alvo, para a qual devem ser ajustados os parâmetros de reanimação, deve ser de 0,5 mL/kg/h para adultos e de 1,0 mL/kg/h para crianças pesando menos de 30 kg.

Avaliação diagnóstica

Para determinar o diagnóstico preciso, o paciente queimado deve ser avaliado por meio de história clínica e exame físico completos, seguida da estimativa da superfície corporal queimada e da profundidade da lesão cutânea.

Anamnese e exame físico

A história, seja obtida do paciente ou de outros indivíduos, deve incluir a pesquisa de alergias, bem como o uso de medicamentos, doenças preexistentes, o estado de imunização contra o tétano e a alimentação nas últimas horas. Além disso, o histórico do acidente é extremamente valioso no tratamento de pacientes com queimaduras. É essencial estabelecer detalhes do mecanismo da lesão, o tempo da lesão e de salvamento, e o estado neurológico inicial. Em casos de queimaduras em locais fechados deve-se sempre suspeitar de lesões por inalação (acometimento do nariz e da boca, fuligem nas vias aéreas, expectoração carbônea, rouquidão, sibilos) e de lesão cerebral anóxica, caso haja história de perda de consciência. Ademais, explosões podem provocar fraturas e lesões internas, principalmente pulmonares, abdominais, miocárdicas e no sistema nervoso central (SNC).

Em casos de queimaduras pequenas ou de relatos conflitantes dos responsáveis envolvidos, a possibilidade de abuso ou negligência deve ser considerada e avaliada. Pontos importantes no exame incluem uniformidade da profundidade da queimadura, margens da lesão bem definidas, preservação de superfícies flexora, marcas em padrão de meia ou luva, localização dorsal de queimaduras nas mãos e queimaduras de contato muito bem localizadas e profundas.

Em pacientes com queimaduras significativas, os globos oculares devem ser avaliados. Córnea turva sugere lesão grave e, em casos de queimaduras sutis, é necessário o uso de corante de fluorescência, devendo ser qualquer suspeita de lesão ocular avaliada por um oftalmologista. Além disso, lesões profundas e extensas em tronco ou dorso podem interferir na mecânica de ventilação e exigir escarotomia.

A solicitação de exames complementares depende do mecanismo da lesão. Na suspeita de lesão por inalação, pode-se indicar gasometria arterial e a dosagem de carboxi-hemoglobina. A tomografia computadorizada de crânio e coluna vertebral pode ser solicitada em casos de trauma grave ou lesões por explosão. Já a cultura/histologia de biópsia da lesão é indicada se houver suspeita de sepse.

Crianças e idosos queimados possuem maior risco devido à dependência e mecanismos de autoproteção insuficientes, assim como o sexo masculino, por comportamentos de risco e acidentes ocupacionais. Com relação às variáveis prognósticas, a idade, a porcentagem da superfície corporal acometida e o trauma por inalação são considerados determinantes primários de mortalidade.

Área total de superfície corporal acometida

Na avaliação da queimadura, deve-se estimar a ATSC acometida utilizando o método padronizado chamado regra dos noves. Nessa regra, a configuração do corpo adulto é dividida em regiões anatômicas que representam múltiplos de 9%. Se apenas uma porção de uma região anatômica é queimada é necessária uma avaliação adicional para determinar a porcentagem exata de tecido acometido. Em bebês e crianças, a distribuição da ATSC difere do adulto, uma vez que a cabeça de uma criança representa uma porcentagem maior da área de superfície e, por sua vez, os membros inferiores representam uma porcentagem menor que a de um adulto. Assim, podemos calcular a ATSC da seguinte maneira (Figura 14.1):

- A cabeça e o pescoço representam 9% (18% em crianças).
- Cada membro inferior é 18% (14% em crianças).
- Cada membro superior é 9% (9% em crianças).
- O tronco anterior e posterior são 18% cada (18% em crianças).
- Para queimaduras dispersas ou irregulares, a superfície palmar do paciente representa aproximadamente 1%.

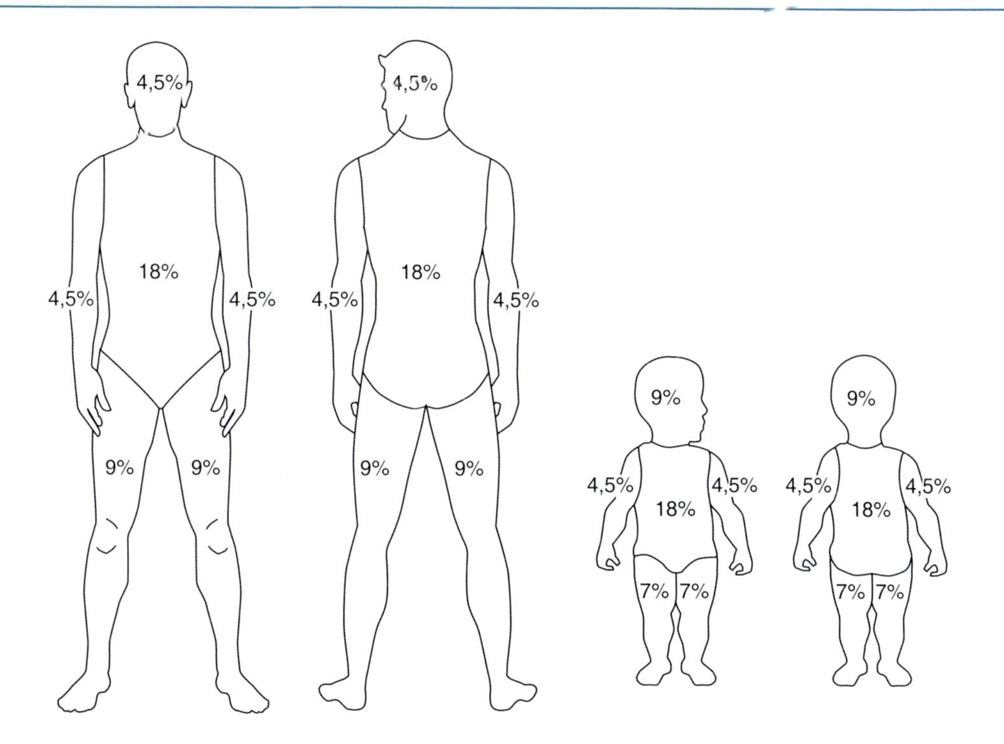

FIGURA 14.1. Distribuição da ATSC em adultos e crianças.

Classificação das queimaduras (profundidade)

A profundidade da queimadura é importante para avaliar a gravidade da lesão, planejar o tratamento de feridas e prever resultados funcionais e estéticos.

Queimaduras de primeiro grau (ou de espessura superficial), como queimadura solar, afetam apenas a epiderme, sem formar bolhas. Geralmente, são secas e apresentam eritema, edema, dor local e descamação em 4 a 6 dias. Essas queimaduras não são fatais e, geralmente, não requerem reposição intravenosa de fluidos, pois a epiderme permanece intacta.

Queimaduras de segundo grau são subdivididas em espessura parcial superficial (acomete epiderme e derme superior) e espessura parcial profunda (acomete epiderme e toda a derme). As queimaduras de espessura parcial superficial são úmidas, dolorosas, hipersensíveis, de aparência vermelhada ou mosqueada e com bolhas de base rósea. Já as queimaduras de espessura parcial profunda são mais secas, menos dolorosas e a base das bolhas é normalmente branca.

Queimaduras de terceiro grau (ou de espessura total) afetam epiderme, derme e estruturas profundas (tecido subcutâneo). São secas, indolores e costumam ser escuras e terem a aparência de couro, mas podem aparecer translúcidas ou com aspecto de cera. Uma vez que a epiderme é removida, a derme subjacente pode ser inicialmente vermelha, mas não branqueia à pressão. Quanto mais profunda a queimadura menos maleável e elástica ela se torna, apresentando menos edema. No entanto a aérea ao redor pode ter edema significativo.

Avaliação secundária e adjuntos relacionados

Prioriza-se, antes da abordagem da lesão térmica, um atendimento secundário com base em um exame minucioso para as lesões que trazem risco de vida ao paciente.

Síndrome compartimental

Essa condição resulta de um aumento de pressão dentro de um compartimento, provocando alterações de perfusão. Nas queimaduras, a síndrome compartimental ocorre devido à perda de elasticidade da pele associada a um edema do tecido mole. A principal preocupação, então, deve-se à possibilidade de necrose do músculo desse compartimento, sabendo que uma pressão > 30 mmHg já é suficiente para causar esse desfecho. Dessa maneira, faz-se importante o conhecimento dos sinais e sintomas dessa síndrome: dor desproporcional ao estímulo ou lesão e ao alongamento passivo do músculo afetado, edema tenso, parestesias e alterações na sensibilidade distais ao local da lesão, com a presença da palpação do pulso periférico fraco. Os achados clássicos envolvem os cinco Ps: *pain* (dor), *pallor* (pele descorada), *paresthesia* (alteração de sensibilidade), *pulselessness* (pulso distal fraco) e *paralysis* (fraqueza motora). A síndrome compartimental abdominal é rara e, quando ocorre, geralmente é em pacientes com lesões extensas e que tiveram reanimação tardia.

Analgesia, sedação e uso de antibióticos

Deve-se estabilizar o paciente antes de fazer a infusão de sedativos e analgésicos. Grandes queimados podem se apresentar inquietos por hipoxemia e hipovolemia e, não necessariamente, pela dor. Por conseguinte, o manejo adequado da hipoxemia e da reanimação volêmica antes de administrar tais drogas deve ser realizado, considerando-se que essas podem mascarar os sinais de hipóxia e hipovolemia. Devemos cuidar, entretanto, para evitar uma analgesia insuficiente nesses pacientes.

Os analgésicos e sedativos devem ser administrados em doses pequenas e frequentes por via intravenosa. Geralmente, opta-se pela administração de opioides e benzodiazepínicos (p. ex., morfina e midazolam). Como opção, pode ser utilizada morfina IV de 0,5 a 1,0 mg para cada 10 kg de peso, tanto para adultos como para crianças, sabendo que a dose deve ser ajustada a depender da resposta do paciente. Outra opção é a cetamina, a qual pode ser usada em doses analgésicas não dissociativas.

O uso de antibióticos em queimaduras se restringe aos casos de infecção associada. Dessa forma, a profilaxia com ATB não está indicada. Vale ressaltar que a queimadura possui natureza avascular, aumentando a predisposição do local à infecção bacteriana, uma vez que diminui o aporte de anticorpos e células de defesa ao sítio lesado, além de impedir a penetração adequada do antibiótico sistêmico no local da lesão.

Cuidados com a ferida

É importante a atenção aos passos necessários para o manejo correto das lesões por queimaduras. Com exceção de pequenas queimaduras, será importante o desbridamento de tecido necrótico ao longo dos primeiros dias.

A limpeza deve ser feita de modo cuidadoso com solução salina estéril, estando contraindicada a aplicação de compressas frias que podem causar hipotermia. O uso de água fria também está contraindicado em pacientes com queimaduras com extensão maior do que 10% da ATSC. A ferida pode, ainda, ser tratado com antimicrobianos tópicos, desde que esteja livre de cremes, exsudatos, hematomas e tecido desvitalizado. Não há recomendação formal sobre estourar ou não bolhas e isso dependerá do protocolo de seu hospital.

O curativo deve ser adequado para manter o nível ideal de umidade e auxiliar na cicatrização. O curativo com sulfadiazina de prata, por exemplo, é bastante utilizado na rede pública. Prefere-se o uso de materiais que mantenham a umidade e o calor, contudo, se esses não estiverem disponíveis, pode-se lançar mão de curativos úmidos. Quando da troca dos curativos aderentes, esses devem ser umedecidos para diminuição da dor associada à remoção.

Tétano

Sabe-se que ferimentos por queimaduras são mais susceptíveis ao crescimento do organismo causador de tétano, por isso, faz-se necessário o conhecimento do estado de imunização do paciente. A vacina e a imunoglobulina do tétano devem ser consideradas caso o paciente não tenha completado a série primária de vacinação contra difteria e tétano ou não saiba de seu estado vacinal. Se a dose mais recente fora realizada há mais de 5 anos, torna-se necessária a administração da vacina, seguida por reforço de acordo com o cronograma de imunização do Ministério da Saúde.

Critérios para transferência

Segundo a American Burn Association (ABA), pacientes com as seguintes condições devem ser encaminhados para centros especializados, sempre levando em consideração os recursos locais e padrões clínicos:

- Queimaduras de terceiro grau.
- Queimaduras de segundo grau com > 10% de ATSC.
- Queimaduras em face, mãos, pés, genitália, períneo e principais articulações.
- Queimaduras elétricas (inclusive raio) e químicas.
- Queimaduras por inalação.
- Lesão por queimadura em pacientes com outras afecções que possam afetar a morbimortalidade ou que necessitem de intervenção especial.
- Crianças queimadas atendidas em hospital sem pessoal/equipamento qualificado
- Paciente com trauma concomitante na qual a queimadura apresenta grande risco de morbimortalidade (transferência apenas após quadro clínico do paciente ser estabilizado).

Bibliografia

- Ahuja RB, Puri V, Gibran N, Greenhalgh D, Jeng J, Mackie D, et al. ISBI Practice Guidelines for Burn Care. Burns. 2016;42(5):953-1021.
- American College Of Surgions Committee On Trauma. Advanced Trauma Life Support. 10. ed. 2018. p. 168-85.
- Connolly S. Clinical practice guidelines: burn patient management. New South Wales Agency Clin Innov. 2014.
- Costa G, Silva J. Perfil clínico e epidemiológico das queimaduras: evidências para o cuidado de enfermagem. Ciência & Saúde [Internet]. 2015;8(3):146-55.
- Higa EMS, Atallah ÁN. Medicina de Urgência. 2. ed. Barueri: Manole, 2008. p. 78-83-213.

- Ministério da Saúde. Cartilha para tratamento de emergência das queimaduras. 1. ed. Secretaria de Atenção à Saúde. Brasília: Editora MS; 2012. p. 20.
- Sheridan R. Cutaneous burns. BMJ Best Practice. 2017 [cited 2018 Apr 29].
- Sheridan RL. Fire-Related Inhalation Injury. N Engl J Med. 2016;(375):464-9.
- Townsend CM, Evers BM, Beauchamp RD, Mattox KL. Sabiston textbook of surgery: The biological basis of modern surgical practice. Philadelphia: Elsevier Saunders, 2017. p. 505-31.
- World Health Organization. Management of Burns. WHO Surgical Care at the District Hospital. 2007 [cited 2018 Apr 30]. p. 7.

Capítulo 15

Transporte do Paciente Crítico

• Hani Dourado Al-Khatib • Gabriel Salsa Jacobina • Gisela Melo de Matos
• Oto Mario de Santana Neto

Introdução

O transporte do paciente crítico deve obedecer a uma série de princípios bem estabelecidos. Tradicionalmente, divide-se o transporte entre primário e secundário. Primário refere-se ao transporte pré-hospitalar/resgate e o secundário no transporte inter/intra-hospitalar. Ambulâncias e helicópteros fazem parte de meios pelos quais os pacientes são transportados, porém, na maioria das vezes, o elevador, no ambiente intra-hospitalar, extremamente comum, é negligenciado. Neste capítulo, vamos discutir os princípios universais a qualquer tipo de transporte de pacientes críticos, não fazendo distinções entre primário ou secundário. Discutiremos as indicações gerais de transporte, princípios da reanimação do paciente transportado, equipe e equipamentos e a transferência de cuidados.

Resumo das recomendações

- Quando necessária, a transferência deve ser feita para o local/hospital mais apropriado para as necessidades do doente. Durante esse processo, se deve levar em conta a viabilidade do leito, distância e a equipe mais adequada para realizar o transporte.
- Todos os profissionais potencialmente envolvidos em uma transferência devem receber treinamento e educação contínuas para tal. Uma transferência bem feita muda o prognóstico do paciente.
- Todos os equipamentos devem ser checados e passar por uma manutenção regular. Desse modo, se reduzem os riscos durante uma transferência.
- Idealmente, os equipamentos utilizados entre as unidades devem ser similares ou obedecer a um padrão, reduzindo assim atrasos, interrupções ou falhas.

- *Check-lists* e mochilas pré-arrumadas e padronizadas não apenas ajudam a organizar o ambiente, mas também aumentam a segurança da transferência. Profissionais envolvidos devem estar familiarizados com o padrão utilizado.
- A decisão de transferir um doente deve ser tomada em concordância com os profissionais envolvidos.
- Em casos de transferência para intervenções imediatas salvadoras de vida, a transferência não deve ser postergada por falta de leito em CTI/UTI.
- Políticas para realocação/repatriação de doentes que não necessitam mais de alto nível de cuidado devem ser bem estabelecidas, criando assim um fluxo constante e seguro de pacientes.
- Antes de qualquer transferência, deve-se analisar o risco para tal. Alguns pacientes não são eleitos para transferência.
- Se possível, todos os pacientes devem ser reanimados e estabilizados antes do transporte, visando reduzir o impacto fisiológico associado ao movimento e reduzir o risco de deterioração durante a transferência.

Organização e planejamento

Após a reanimação primária, muitos pacientes precisam de transferência para uma outra unidade, podendo variar desde a realização de um exame até intervenções salvadoras de vida.

No Brasil, a regulação dos leitos em hospitais públicos ou conveniados com a rede SUS é realizada pela central de regulação, obedecendo a Portaria do Ministério da Saúde nº 1.559, de 1º de agosto de 2008. Dependendo do estado e/ou município, recursos ou tipo de regulação, essa pode ser feita por diferentes centrais.

Dependendo da pactuação entre secretarias, a regulação pode ser realizadas em alguns grandes municípios por uma central municipal, desse modo deixando para a regulação estadual municípios menores.

Ao se tratar de uma regulação de urgência/emergência com atendimento primário realizado pelo Serviços de Atendimento Móvel de Urgência (SAMU), alguns municípios possuem uma central única para esses casos, e desse modo o fluxo desses pacientes segue diferente protocolos (que variam de acordo com o serviço), porém, obedecendo aos princípios da Portaria do SUS.

Rede/Hospitais

Médicos que estejam à frente das unidades de saúde devem conhecer como funciona sua rede e quais recursos estão disponíveis em sua área de abrangência . Sendo assim, ao identificar uma necessidade do paciente internado, não deve postergar seu pedido de regulação/transferência.

Papeis das equipes responsáveis

Os profissionais envolvidos no cuidado do paciente devem obedecer a critérios objetivos de regulação e transferência. O pedido deve ser realizado nos melhores interesses do paciente e utilizando recursos capazes de prover o melhor cuidado. Deve-se considerar a boa medicina e o médico responsável que, no papel de líder, tem o poder máximo de decisões sobre o paciente. Por exemplo, se um paciente não se beneficiar de um cuidado, devido à alta taxa de mortalidade a despeito de cuidados intensivos, ou paciente em cuidados paliativos, não há por que referenciar para uma UTI. Esse tipo de cuidado denomina-se uso racional dos recursos.

Padrões das ambulâncias e equipamentos

A ambulância utilizada para transferência e os equipamentos utilizados devem obedecer aos critérios mínimos estabelecidos. Além disso, todo equipamento deve passar por manutenções frequentes e *check-lists* diários, a fim de evitar problemas ou surpresas durante uma transferência. Brunsveld-Reinders et al. identificaram cinco *check-lists* para transferência que podem ser utilizados como guia. Vale ressaltar que os profissionais envolvidos devem estar familiarizados e treinados para utilizar tais equipamentos.

Priorização das transferências

A priorização de transferências deve obedecer aos fluxos bem estabelecidos na rede. De maneira geral, esses fluxos seguem padrões bem estabelecidos em literatura, como os algoritmos para transferência de pacientes vítimas de trauma, encontrados no Suporte Avançados de Vida ao Trauma (ATLS – Advanced Life Trauma Support, do Colégio Americano de Cirurgiões [American College of Surgeons]), adaptando-se à realidade local.

Treinamento e competências

Não se deve subestimar o valor do treinamento dos profissionais envolvidos. Todos os profissionais devem receber treinamento e educação continuada, de acordo com suas competências. A equipe deve funcionar como um todo e falar uma mesma linguagem. Não menos importante, as unidades primárias e de referência devem obedecer ao mesmo fluxo, evitando perda de informação e garantindo a segurança do paciente. Linguagens universais como A-B-C-D-E e SBAR (*Situation, Background, Assessment and Recommendation*) são amplamente ensinadas e aceitas.

Princípios éticos e decisões

A decisão de transferência deve ser feita em conjunto, entre o médico responsável pela transferência e o médico receptor. Opiniões sobre o manejo do paciente podem ser oferecidas por especialistas da unidade receptora, porém a decisão final da transferência do paciente deve ser tomada pelo médico responsável.

Um problema comum na rede é acerca da decisão de remover um paciente que se apresenta instável de uma unidade de cuidador maior, dando lugar à outro paciente que possui uma menor chance de deteriorar. A decisão de transferência deve obedecer aos melhores interesses do paciente. Não se deve transferir um paciente apenas visando dar lugar a outro.

A transferência para uma intervenção salvadora de vida, como uma cirurgia de emergência, não deve ser pautada na disponibilidade ou não de um leito de terapia intensiva. Cabe à unidade receptora manejar seus leitos e organizar seus fluxos de pacientes.

Modo de transporte

A escolha do modo de transporte mais adequado deve ser embasada na natureza da doença, urgência de transferência, distância, viabilidade do transporte, tempo de mobilização, geografia do local, trânsito e condições climáticas.

O mais utilizado no Brasil é a modalidade terrestre e possui como vantagens um custo mais baixo, rápido tempo de mobilização, menor interferência devido às condições climáticas, menor interferência fisiológica e fácil monitoramento do doente. Além disso, a maioria dos profissionais é familiarizada com esse tipo de transporte.

Transportes aéreos variam em tamanho, potência e alcance. São geralmente mais desconfortáveis para a equipe. Vibração, forças de aceleração e desaceleração possuem efeito significante na hemodinâmica e fisiologia do paciente. Além disso, são bem mais caros, requerem treinamento específico e poucos profissionais são familiarizados com essa modalidade.

Preparo do paciente

Reanimação e estabilização adequadas antes do transporte devem ser feitas de modo a minimizar complicações durante sua jornada. O tempo necessário para intervenções, assim como o desfecho diagnóstico, devem ser balanceados. Esse fato é de extrema importância no pré-hospitalar, onde muitas intervenções são demoradas e não mudam de maneira positiva o prognóstico do paciente, muito pelo contrário.

O cenário muda quando a transferência é intra-hospitalar, onde medidas mais avançadas podem ser realizadas de modo a reduzir a chance de instabilidade durante o transporte.

A avaliação primária (A-B-C-D-E) deve ser utilizada e documentada. Vias aéreas devem ser meticulosamente acessadas e dificuldades/intercorrências antecipadas. Pneumotóraces devem ser checados e, se necessário, drenados. Potenciais locais de sangramento devem ser avaliados e tratados, se possível. Todos os pacientes devem ser reanimados, de acordo com os protocolos atuais/locais. Analgesia deve ser ofertada e o *status* neurológico avaliado. Prevenção da hipotermia, assim como inserção de sondas para monitorização da reanimação/hemodinâmica, devem ser feitos.

Algumas considerações importantes quanto ao transporte aeromédico são:

- Uma queda na pressão barométrica resulta em redução da pressão parcial alveolar de oxigênio e pode levar à hipoxemia. Aumentar a fração inspirada de oxigênio é mandatório quando se realiza esse tipo de transporte.
- Do mesmo modo, seguindo os princípios das leis dos gases, uma queda de pressão significa aumento do volume de gás nas cavidades do paciente. A pressão do *cuff* do tubo endotraqueal deve ser monitorizada e todos pneumotóraces devem ser drenados. Uma sonda nasogástrica deve ser inserida para descompressão. Pneumoperitôneo e pneumoencéfalo são contraindicações relativas para transporte. Tecidos podem edemaciar, logo alguns tipos de imobilização devem ser retirados ou afrouxados.
- O aumento da altitude significa redução de temperatura e medidas devem ser tomadas para aquecer o paciente. O som e vibração podem provocar dor, náusea e vômitos. Medicação antiemética deve estar disponível, assim como proteção auricular.

O uso de *check-lists*

A utilização de ***check-list*** para checagem de material, transferência segura e passagem de caso se mostrou benéfica em vários estudos. Ash et al. demonstraram uma redução de mais de 30% em incidentes relacionados ao paciente após introdução do *check-list*. Berube et al., do mesmo modo, demonstraram uma redução de cerca de 15% em eventos adversos e redução de aproximadamente metade de efeitos adversos graves após introdução do *check-list*. Veja, no Quadro 15.1 e na Tabela 15.1, um exemplo de *check-list*.

QUADRO 15.1
Exemplo de *check-list* pré-transferência

A. Via área patente e segura? Tubo orotraqueal devidamente avaliado e fixado?
B. Tórax devidamente avaliado? Adequada troca gasosa? Hemogasometria arterial disponível? Drenos necessários ou já estabelecidos? Patentes e adequadamente fixados?
C. Circulação. Frequência cardíaca, pressão arterial, fontes óbvias de sangramento controladas? Paciente devidamente reanimado? Acessos venosos adequados e patentes? Recomenda-se um mínimo de dois acessos venosos.
D. *Status* neurológico? Glicose checada? Convulsões controladas? Sinais de hipertensão intracraniana avaliados e devidamente manejados? Coluna cervical protegida?
E. Exposição adequada? Controle de temperatura? Sondas?

TABELA 15.1
Checando se o doente está pronto para transferência

Paciente	• Adequadamente fixado na maca • Monitorizado apropriadamente • Todas as infusões identificadas e linhas venosas não obstruídas • Adequadamente sedado • Controle de temperatura adequado
Equipe	• Prontuário, investigações (radiografias, ECGs, outros exames de imagem) • Documentação pronta e preenchida • Endereço da unidade e leito • Tempo estimado de chegada • Telefones para contato disponíveis • Uso de EPIs adequados
Equipamento	• Equipamento apropriado para a ambulância • Equipamentos e medicações disponíveis • Medicações pré-preparadas e adequadamente identificadas • Suprimento de oxigênio adequado
Transporte	• Equipe e paciente adequadamente assegurados e utilizando cintos de segurança • Todos os materiais adequadamente fixados • Unidades de comunicação (rádio, telefone celular) disponíveis e carregados

ECG: eletrocardiograma; EPI: equipamento de proteção individual.

Monitorização durante o transporte

O padrão mínimo para transferência de um paciente engloba:

- Observação clínica continua.
- Monitorização cardíaca.
- Pressão arterial não invasiva.
- Saturação de oxigênio.
- Capnografia em pacientes intubados/ventilados.
- Temperatura.

A monitorização não invasiva de pressão arterial é extremamente sensível ao movimento, não sendo confiável durante a movimentação do veículo. A monitoração invasiva é um método mais confiável.

Quando possível, um acesso central deve ser realizado para aqueles pacientes que estão sob uso de drogas vasopressoras e inotrópicos (transferência entre unidades de saúde).

A capnografia é um recurso atualmente disponível. Seu uso em pacientes intubados é de grande valor e mudanças em valores podem identificar perda da patência do tubo, deslocamento ou deterioração clínica.

Segurança durante o transporte

Pacientes devem ser devidamente assegurados durante o transporte. Recomenda-se cinto de 5 pontas ou tirantes. Tal imobilização é mais difícil em pacientes conscientes ou combativos.

Adequada analgesia, ansiólise e antieméticos devem ser ofertados.

Áreas susceptíveis a úlcera de pressão ou compressão neurovascular devem ser avaliadas e adequadamente protegidas.

Todos os equipamentos da ambulância devem ser adequadamente estocados e afixados, a fim de evitar incidentes.

A equipe responsável pelo atendimento deve permanecer sentada e com cintos afivelados. Em caso de necessidade de intervenção, o veículo deve ser parado e o atendimento realizado.

A legislação atual de trânsito permite que os veículos de emergência, quando operantes, transpassem sinaleiras e excedam os limites de velocidade. Tais recursos devem ser utilizados quando necessários e, se usados de modo inapropriado, resultam no aumento do número de acidentes com a equipe e possuem significante impacto na fisiologia no paciente.

Documentação e passagem de caso

Uma documentação clara, com letra legível, provendo todos os detalhes, não é importante apenas do ponto de vista médico-legal, tendo também substancial impacto em melhores desfechos para os pacientes.

Toda documentação deve ser clara e concisa. Ela pode ser consultada pela equipe que prestará o atendimento após o transporte, de modo a evitar intervenções desnecessárias, esclarecer dúvidas e monitorar o paciente.

A passagem de caso é extremante importante. Não se deve subestimar equipes e todos devem falar a mesma linguagem.

O ATLS enfatiza o *hands off/hands on* como um dos momentos mais importantes no cuidado ao paciente. O método SBAR, A-B-C-D-E e comunicação em alças fechadas são facilitadores desse processo e fornecem por meios de protocolos um meio de reduzir ruídos na comunicação e melhorar a segurança do paciente.

Bibliografia

- Abraham J, Kannampallil T, Patel B, Almoosa K, Patel V. Ensuring patient safety in care transitions: an empirical evaluation of a handoff intervention tool. AMIA Annual Symposium Proceedings. 2012-3:17.
- Adverse events during intrahospital transport of critically ill patients: incidence and risk factors. Annals of Intensive Care. 2013;3(1):10.
- Ash A, Whitehead C, Hughes B, Williams D, Nayyar V. Impact of a transport checklist on adverse events during intra-hospital transport of critically ill patients. Australian Critical Care, 2015;28(1):49-50.

- Association of Ambulance Chief Executives. National Framework for Inter-facility transfers, 2018.
- Barratt H, Harrison D, Rowan K, Raine R. Effect of non-clinical inter-hospital critical care unit to unit transfer of critically ill patients: a propensity-matched cohort analysis. Critical Care. 2012;16(5):R179.
- Bérubé M, Bernard F, Marion H, Parent J, Thibault M, Williamson D, et al. Impact of a preventive programme on the occurrence of incidents during the transport of critically ill patients. Intensive and Critical Care Nursing, 2013;29(1):9-19.
- Blackwell T. Prehospital care of the adult trauma patient. UpToDate, 2018.
- British and European Standards: Medical Vehicles and their Equipment. Road Ambulances BS EN 1789-2007.
- Brunsveld-Reinders A, Arbous M, Kuiper S, de Jonge E. A comprehensive method to develop a checklist to increase safety of intra-hospital transport of critically ill patients. Critical Care, 2015;19(1):214
- Brunsveld-Reinders A, Arbous M, Kuiper S, de Jonge E. A comprehensive method to develop a checklist to increase safety of intra-hospital transport of critically ill patients. Critical Care, 2015;19(1):214.
- Choi H, Shin S, Ro Y, Kim D, Shin S, Kwak Y. A before and after-intervention trial for reducing unexpected events during the intrahospital transport of emergency patients. The American Journal of Emergency Medicine, 2012;30(8):1433-40.
- Colégio Americano de Cirurgiões (American College of Surgeons). Advanced Trauma Life Support. Manual do curso de alunos. 10. ed. Chicago: Colégio Americano de Cirurgiões Comitê de Trauma, 2018.
- Davies G, Chesters A. Transport of the trauma patient. Br J Anaesth, 2015;115(1):33-7.
- De Almeida ACG, Neves ALD, De Souza CLB, et al. Transporte intra-hospitalar de pacientes adultos em estado crítico: complicações relacionadas à equipe, equipamentos e fatores fisiológicos. ACTA Paul Enferm, 2012;25(3):471-6.
- Fanara B, Manzon C, Barbot O, Desmettre T, Capellier G. Recommendations for the intra-hospital transport of critically ill patients. Critical Care. 2010;14(3):R87.
- Freedom of Information Request. London, United Kingdom: Department of Transport Statistics, 2018.
- GRAU – Grupo de Resgate e Atenção às Urgências e Emergências & Secretaria de Estado da Saúde do Estado de São Paulo. Pré-Hospitalar. 2. ed. São Paulo: Manole, 2015. P. 80-93.
- Greater Sydney Area Helicopter Emergency Medical Services Protocols. Disponível em: <https://sydneyhems.com/>. Acesso em: 30/01/2019.
- Jauch EC, Saver JL, Adams HP, et al. Guidelines for the Early Management of Patients With Acute Ischemic Stroke: A Guideline for Healthcare Professionals From the American Heart Association/American Stroke Association. Stroke, 2013;44:870-947
- Mackenzie P, Smith E, Wallace P. Transfer of adults between intensive care units in the United Kingdom: postal survey. BMJ. 1997;314(7092):1455-6.
- Matsuno AK. Insuficiência respiratória aguda na criança. Revista da Faculdade de Medicina de Ribeirão Preto e do Hospital das Clínicas da FMRP, 2012;45(2): 168-84.
- Nagpal K, Abboudi M, Fischler L, Schmidt T, Vats A, Manchanda C, et al. Evaluation of Postoperative Handover Using a Tool to Assess Information Transfer and Teamwork. Annals of Surgery, 2011;253(4):831-7.
- Neulander MJ, Mountfort S. EMS, Lights And Sirens. Treasure Island: StatPearls Publishing, 2018. p. 5-7.
- Norman E, McSwain J, Pons PT, et al. PHTLS Atendimento Pré-hospitalar no Trauma. 8. ed. Burlington: Jones & Bartlett Learning, 2017. p. 153-5 e 709.
- Ong M, Coiera E. A Systematic Review of Failures in Handoff Communication During Intrahospital Transfers. The Joint Commission Journal on Quality and Patient Safety, 2011;37(6):274-84.
- Singh J, MacDonald R, Ahghari M. Critical Events During Land-Based Interfacility Transport. Annals of Emergency Medicine, 2014;64(1):9-15.
- Van Lieshout E, Juffermans N, Dongelmans D, de Haan R. Interhospital critical care transports: a safe trip indeed! Intensive Care Medicine, 2016;42(11): 1837.
- Van Zwanenberg G, Dransfield M, Juneja R. A consensus to determine the ideal critical care transfer bag. Journal of the Intensive Care Society, 2016;17(4):332-40.
- Venkategowda P, Rao S, Mutkule D, Taggu A. Unexpected events occurring during the intra-hospital transport of critically ill ICU patients. Indian Journal of Critical Care Medicine, 2014;18(6):354-7.
- Whiteley S, Macartney I, Mark J, et al. Guidelines for the Transport of the Critically Ill Adult. 3. ed. Londres: Intensive Care Society, 2011. p. 1-45.
- Wiegersma J, Droogh J, Zijlstra J, Fokkema J, Ligtenberg J. Quality of interhospital transport of the critically ill: impact of a Mobile Intensive Care Unit with a specialized retrieval team. Critical Care. 2011;15(1):R75.

Capítulo 16

Principais Distúrbios Hidreletrolíticos

• Diogo Oliveira de Paula • Matheus Gabriel Martins • Patrícia Eickhoff • Rafael Lampert Cauduro

Hipocalemia

Definida como uma concentração sérica de potássio menor que 3,5 mEq/L. A diferença de potássio nos meios intra e extracelular faz-se necessária para contração muscular e excitabilidade nervosa e, com pequenas alterações séricas, podemos comprometer, por exemplo, a contratilidade cardíaca, podendo ter um desfecho grave como parada cardiorrespiratória.

Os sintomas clínicos geralmente ocorrem diante de hipocalemia grave, isso é, quando o potássio se encontra menor que 2,5 mEq/L (Tabela 16.1). Sinais desse distúrbio podem ser vistos ao eletrocardiograma (ECG), como achatamento da onda T, onda U proeminente, diminuição do complexo QRS e depressão do segmento ST.

As causas de hipocalemia estão listadas na Tabela 16.2 e compreendem desde uma baixa ingestão diária de potássio, ação de medicamentos e até diálise.

TABELA 16.1
Sintomas de hipocalemia

Cãibras	Distúrbios do ritmo cardíaco
Vômitos	Fraqueza muscular generalizada
Constipação	Rabdomiólise
Poliúria	Hipotensão

TABELA 16.2 Causas de hipocalemia		
Aporte diminuído	Dieta e/ou líquidos com quantidade reduzida de potássio Ingestão de terra	
Perdas renais	Diuréticos Diurese osmótica Deficiência de magnésio Derivados da penicilina	Cetoacidose diabética Hiperaldostenonismo primário ou secundário Síndrome de Cushing
Perdas extrarrenais	Diarreia Sudorese	Diálise
Redistribuição para o intracelular	Insulina Alcalose metabólica Hipotermia Aumento da atividade adrenérgica	Broncodilatadores Vitamina B12 ou ácido fólico Bloqueadores de canais de cálcio

Quanto ao tratamento da hipocalemia, descrito na Tabela 16.3, a correção do potássio não deve ser feita de maneira excessiva, pois podemos causar uma hipercalemia iatrogênica com consequências arritmogênicas assim como flebite. Devemos priorizar a via oral, já que essa é comprovadamente a via mais segura de administração. Entretanto, diante de uma concentração de potássio sérico menor que 2,5 mEq/L, a via endovenosa deve ser instituída. Após o tratamento, nova avaliação laboratorial do potássio deve ser solicitada. Ressaltamos que, caso necessário, seja feita estabilização hemodinâmica e respiratória, correção da desidratação e controle dos vômitos além do tratamento específico da hipocalemia.

TABELA 16.3 Tratamento da hipocalemia	
KCl comprimido	Cada comprimido tem 6-8 mEq de potássio Dose usual: 1 a 2 comprimidos após as refeições, três a quatro vezes ao dia
KCl 10% IV[1]	Cada 1 mL tem 1,3 mEq de potássio Ampolas disponíveis de 10 mL Velocidade de 5 a 10 mEq/hora (máximo 20 mEq/h)
KCl 19,1% IV[1]	Cada 1 mL tem 2,5 mEq de potássio Ampolas disponíveis de 10 mL Velocidade de 5 a 10 mEq/hora (máximo 20 mEq/L)

[1] Evitar quando concentração sérica estiver acima de 3 mEq/L. Evitar solução com glicose na administração, pois pode piorar quadro.
Adaptada de: Martins HS, et al. Emergências Clínicas: Abordagem prática. 12. ed. rev. e atual. Barueri: Manole, 2017.

Hipercalemia

Definida como uma concentração sérica de potássio maior que 5,5 mEq/L. Por ser um distúrbio grave e com potencialidade de óbito, seu tratamento deve ser instituído mesmo antes da confirmação laboratorial, quando em uma hipótese diagnóstica. Citamos algumas causas de hipercalemia na Tabela 16.4.

TABELA 16.4 Causas de hipercalemia		
Excreção inadequada	• Inibidores da enzima conversora de angiotensina (IECA) • Bloqueadores dos receptores de angiotensina (BRA) • Espironolactona • Insuficiência cardíaca congestiva • Depleção de volume • Doença renal crônica • Insuficiência suprarrenal primária • Hipoaldosteronismo hiporreninêmico	
Redistribuição para o extracelular	• Acidose • Glicose hipertônica • Digoxina	• Antagonistas α-adrenérgicos • Lise tumoral rápida

Os achados clínicos são inespecíficos. Podemos incluir fraqueza, adinamia, arritmias cardíacas, assistolia, dentre outros, que podem estar ligados à doença de base.

O ECG é muito útil para o diagnóstico. A onda T apiculada, achatamento da onda P, prolongamento do intervalo PR, alargamento do intervalo QRS, formação de onda sinusoidal, fibrilação ventricular e assistolia são alterações que podem estar relacionadas ao quadro.

O tratamento dependerá da severidade e do quadro clínico apresentado, como mostrado na Tabela 16.5. O objetivo inicial do médico emergencista deve incluir a estabilização do miocárdio através do uso do gluconato de cálcio, seguido de medicações que irão levar o potássio extracelular para o meio intracelular (p. ex., insulina, B_2 agonistas) e irão estimular a excreção corpórea de potássio (p. ex., furosemida). Se possível, devemos eliminar a causa.

TABELA 16.5 Tratamento da hipercalemia			
	Grave (> 7 mEq/L)	**Moderada (> 6,1 e < 7 mEq/L)**	**Leve (5,5 a 6 mEq/L)**
Gluconato de cálcio 10%	Realizado profilaticamente quando encontrarmos alguma alteração eletrocardiográfica, em qualquer nível de potássio. Ministrar de 10 a 20 mL em cloreto de sódio 0,9% ou soro glicosado. Infusão em 2 a 5 minutos		
Bicarbonato de sódio 8,4%[1] (1 mL = 1 mEq) 1 mEq/kg de peso IV lento até 4/4 horas	Geralmente não indicada	Geralmente não indicada	Geralmente não indicada
Fenoterol ou Salbutamol 10 gotas por via inalatória até de 4/4 horas	Realizar	Realizar	Geralmente não é necessária
Insulina regular 10 unidades + 50 g de glicose (SG 10%: 500 mL) até 4/4 h; cuidado com hipoglicemia	Realizar	Realizar	Geralmente não é necessária

Continua

Continuação

TABELA 16.5 Tratamento da hipercalemia			
	Grave (> 7 mEq/L)	**Moderada (> 6,1 e < 7 mEq/L)**	**Leve (5,5 a 6 mEq/L)**
Furosemida 1 mg/kg IV até de 4/4 horas	Indicação possível	Indicação possível	Indicação possível
Resina de troca – Poliestereno sulfonato de cálcio (Sorcal)[2] 30 g diluído em 100 mL de manitol a 10 ou 20%, por VO, de 8/8 a 4/4 horas; pode-se dobrar a dose, se necessário	Realizar	Realizar	Realizar
Diálise	Indicação possível	Indicação possível	Geralmente não indicada

[1] O bicarbonato de sódio está indicado em paciente com condições que podem levar a acidose.
[2] O uso do poliestereno sulfonato de cálcio (Sorcal) tem sido debatido devido ao risco de colite isquêmica.
Adaptada de: Martins HS, et al. Emergências Clínicas: Abordagem Prática. 12. ed. rev. e atual. Barueri: Manole, 2017.

Hiponatremia

Definida por uma concentração de sódio plasmático menor que 135 mEq/L e pode ser classificada de várias maneiras, algumas delas detalhadas na Tabela 16.6.

TABELA 16.6 Classificação da hiponatremia	
Tempo de evolução	Aguda: se surgiu em menos de 48 horas Crônica: se surgiu em mais de 48 horas ou se o tempo de início for desconhecido
Intensidade do distúrbio	Leve: se a concentração de sódio estiver entre 130 e 134 mEq/L Moderada: se a concentração de sódio estiver entre 120 e 129 mEq/L Grave: se a concentração de sódio for menor que 120 mEq/L

Adaptada de: Martins HS, et al. Emergências Clínicas: Abordagem Prática. 12. ed. rev. e atual. Barueri: Manole, 2017.

Os distúrbios do sódio mantêm íntima relação com a água, sendo suas causas classificadas em hipovolêmicas, normovolêmicas e hipervolêmicas (Tabela 16.7).

TABELA 16.7 Causas de hiponatremia		
Hipovolêmicas	Perdas renais (Na^+ urinário > 20 mEq/L)	Insuficiência suprarrenal primária Síndrome renal perdedora de sal Síndrome perdedora de sal cerebral Diuréticos
	Perdas extrarrenais (Na^+ urinário < 20 mEq/L)	Hemorragia Vômitos Diarreia

Continua

Continuação

TABELA 16.7 Causas de hiponatremia	
Normovolêmicas	Insuficiência suprarrenal secundária Hipotireoidismo Potomania Baixa ingestão de solutos Síndrome da secreção inapropriada do hormônio antidiurético (SIADH), a qual pode ser provocada por transtornos pulmonares, neoplasias, drogas que agem no SNC, transtornos do SNC, dor, pós-operatório, exercício extenuante
Hipervolêmicas	Insuficiência cardíaca congestiva Síndrome nefrótica Doença renal crônica Insuficiência renal aguda Cirrose hepática

As manifestações clínicas dos distúrbios do sódio são primariamente neurológicas. Os pacientes podem apresentar-se com sintomas leves, moderados ou graves, ou até mesmo assintomáticos (Tabela 16.8).

TABELA 16.8 Sintomas de hiponatremia	
Leves a moderados	Náusea, vômitos, cefaleia, tontura, confusão, fadiga, letargia, distúrbios da marcha, cãibras musculares
Graves	Convulsões, obnubilação, coma e parada respiratória

O manejo da hiponatremia em pacientes sintomáticos no departamento de emergência está especificado na Tabela 16.9. O tratamento preconizado é com solução hipertônica 3%. Pacientes hipovolêmicos devem receber expansão volêmica com soro fisiológico 0,9% a fim de primariamente atingir estabilidade hemodinâmica. Após minimizar os sintomas do paciente, deve-se identificar e tratar a causa, além de limitar ingestão hídrica para 800 a 1.000 mL por dia.

Dispomos de uma fórmula para calcular a correção segura do sódio (Tabela 16.10), a qual nos fornece uma estimativa da variação da concentração do sódio sérico ao infundirmos 1 litro de determinada solução; com o resultado podemos calcular, por regra de 3, a quantidade de solução necessária para a correção desejada. Para evitar complicações como desmielinização osmótica, é contraindicado ultrapassarmos as variações máximas de sódio em 24 horas, já citadas na Tabela 16.9.

TABELA 16.9 Manejo de pacientes com hiponatremia aguda sintomática ou com hiponatremia crônica e sintomas graves
Pacientes com sintomas graves devem receber 100 mL de solução salina hipertônica em 10 minutos e, se os sintomas persistirem, pode-se administrar mais uma dose de 100 mL. Ao longo de 30 minutos, é aceitável uma dose total de 300 mL, a fim de controlar os sintomas neurológicos
Pacientes com sintomas leves a moderados podem receber infusão de solução salina hipertônica a uma taxa de 0,5 a 2 mL/kg/hora. Nos casos menos intensos, a reposição pode ser feita com soro fisiológico 0,9%
Associar furosemida 1 mg/kg IV, conforme volemia
Monitorar sódio sérico a cada hora
A solução salina deve ser descontinuada quando a meta de correção diária de 4 a 6 mEq/L for atingida, podendo variar, no máximo, até 10 mEq/L nas hiponatremias agudas e até 8 mEq/L nas crônicas, e a frequência de monitoramento pode ser diminuída

Adaptada de: Martins HS, et al. Emergências Clínicas: Abordagem prática. 12. ed. rev. e atual. Barueri: Manole, 2017.

TABELA 16.10 Correção segura de sódio			
Fórmula para correção do sódio plasmático			
Δ NA$^+$ estimada (1 L de solução) = $\frac{\text{Na}^+ \text{ infusão} - \text{Na}^+ \text{ paciente}}{\text{ACT} + 1}$			
Sódio presente nas soluções		**Água corporal total (ACT)**	
Salina 3%	513	Homem jovem	Peso × 0,6
Soro fisiológico 0,9%	154	Homem idoso	Peso × 0,5
Ringer lactato	130	Mulher jovem	Peso × 0,5
Salina 0,45%	77	Mulher idosa	Peso × 0,45
Glicose 5%	0		

Adaptada de: Martins HS, et al. Emergências Clínicas: Abordagem prática. 12. ed. rev. e atual. Barueri: Manole, 2017.

Hipernatremia

Definida como uma concentração de sódio sérico maior que 145 mEq/L. Suas causas também são divididas em hipovolêmicas, normovolêmicas e hipervolêmicas (Tabela 16.11).

TABELA 16.11
Causas de hipernatremia

Hipovolêmicas	*Déficit de sal total (líquido extravascular)* *Déficit de água (líquido intravascular)*	
	Perdas renais (Na^+ urinário > 20 mEq/L)	Diuréticos Poliúria pós-obstrutiva Poliúria pós-necrose tubular aguda
	Perdas extrarrenais (Na^+ urinário < 20 mEq/L)	Sudorese, queimadura Vômitos, diarreia, fístulas
Normovolêmicas	*Sem distúrbio de sal* *Déficit de água (líquido intravascular)*	
	Perdas renais (Na^+ urinário > 20 mEq/L)	Diabetes insípido central Diabetes insípido nefrogênico
	Perdas extrarrenais (Na^+ urinário < 20 mEq/L)	Sudorese, febre, hiperventilação Hipodipsia, convulsões
Hipervolêmicass	*Excesso de sal total (líquido extracelular)* *Déficit de água*	
	Sobrecarga de sal Excesso de sal intravenoso ou via oral Diálise hipertônica Excesso de mineralocorticoides	

Citamos as manifestações clínicas agudas na Tabela 16.12. Nos casos crônicos, como as células tendem a adaptar-se a esse meio hipertônico, há menor probabilidade de desenvolver-se sintomas neurológicos graves.

TABELA 16.12 Sintomas de hipernatremia
Sede, irritabilidade, inquietação, confusão, fraqueza, reflexos hiperativos, coma; raramente observa-se sangramento no sistema nervoso central, desmielinização osmótica

O manejo da hipernatremia sintomática está detalhado na Tabela 16.13. Nos assintomáticos, a velocidade de correção do sódio deve ser menor do que 0,5 mEq/L/hora. O tratamento principal é fornecer água livre por via oral ou infusão de soluções hipotônicas, como a solução de glicose 5% ou solução salina 0,45%. Assim como na hiponatremia, devemos usar a fórmula para correção segura do sódio (Tabela 16.10) para sabermos a quantidade adequada de líquido a ser infundida, pois um aumento abrupto de volume água extracelular poderá resultar em edema cerebral. Pacientes em choque hipovolêmico devem ser submetidos à expansão com soro fisiológico 0,9% até estabilização hemodinâmica.

TABELA 16.13 Manejo de pacientes com hipernatremia sintomática no setor de emergência
Infundir soro glicosado 5% a uma taxa de 3 a 6 mL/kg/hora. Modicar a taxa de infusão se o ritmo de correção for muito rápido ou muito lento; diminuir taxa de infusão diante do aparecimento de hiperglicemia
Monitorar sódio e glicemia séricos a cada 1 a 2 horas
Objetivar reduzir sódio sérico em 1 a 2 mEq/L por hora até atingir a variação do sódio obtida pela fórmula da correção segura do sódio, não ultrapassando o limite máximo de 10 mEq em 24 horas, e então a frequência de monitoramento pode ser diminuída

Adaptada de: Martins HS, et al. Emergências Clínicas: Abordagem Prática. 12. ed. rev. e atual. Barueri: Manole, 2017.

Bibliografia

- Adrogué HJ, Madias NE. Hypernatremia. The New England Journal of Medicine, 342, 2000. p. 1493-9.
- Adrogué HJ, Madias NE. Hyponatremia. The New England Journal of Medicine 342, 2000. p. 1581-9.
- Asmar A, et al. A Physiologic-Based Approach to the Treatment of a Patient with Hypokalemia. American journal of kidney diseases: the official journal of the National Kidney Foundation 60.3, 2012. p. 492-7.
- Cecil RL, et al. Medicina Interna. 24 ed. Rio de Janeiro: Elsevier, 2014. p. 843-50.
- Dal Molin CZ. Persistent severe hypokalemia: Gitelman syndrome and differential diagnosis. J. Bras. Nefrol. vol.39 n.3. São Paulo, July/Sept. 2017.
- Martins HS, et al. Emergências Clínicas: Abordagem Prática. 12. ed. rev. e atual. Barueri: Manole, 2017.
- Mount DB. Distúrbios hidreletrolíticos, em: Longo, DL, et al. Medicina interna de Harrison. 18. ed. Porto Alegre: AMGH, 2013. p. 341-62.
- Shingarev R. A Physiologic-Based Approach to the Treatment of Acute Hyperkalemia. American Journal of Kidney Diseases, Vol 56, 2010. p 578-84.
- Sterns RH. Disorders of Plasma Sodium – Causes, Consequences, and Correction. The New England Journal of Medicine 372, 2015. p. 55-65.
- Sterns RH. Overview of the treatment of hyponetremia in adults. Disponível em: <http://www.uptodate.com/online>. Acesso em 02/04/2018. Uptodate, 2018.
- Sterns RH. Treatment of hypernatremia. Disponível em: http://www.uptodate.com/online; acesso em 02/04/2018. Uptodate, 2018.
- Zevallos JAC. Frecuencia y características de las alteraciones electrolíticas en pacientes hospitalizados en servicios de Medicina en un hospital general. Rev Med Hered vol.27. n.4. Lima, 2016.

Capítulo 17

Distúrbios do Equilíbrio Acidobase

• Iasmin Medeiros • Gabrielle Mocker da Silva Campos • Bruno Felipe Dias do Nascimento
• Rafael Gonçalves Ribeiro de Souza

Introdução

O pH do sangue varia entre 7,35 e 7,45. A variação desse valor se dá, principalmente, pela variação da concentração de íons de hidrogênio (H^+). Quando há um aumento desse íon, o pH tende a baixar, configurando uma acidose. Entretanto, quando as concentrações de H^+ diminuem, o pH aumenta, caracterizando uma alcalose. Considera-se praticamente incompatível com a vida um pH menor que 6,8 ou maior que 8,0.

Fisiopatologia

A regulação das concentrações de H^+ é de suma importância para o bom funcionamento celular e corporal. Essa regulação depende do balanço entre a ingestão ou a produção de H^+ e a sua remoção. Desse modo, existem três sistemas primários que regulam as concentrações de H^+: (1) o sistema tampão; (2) o centro respiratório e (3) os rins.

Sistema tampão

Tampão é qualquer substância capaz de se ligar, reversivelmente, ao H^+, impedindo que ele acidifique o meio. O tampão pode ser o bicarbonato, o fosfato, as proteínas ou várias outras substâncias presentes nos líquidos corporais. Contudo, esse sistema não elimina nem acrescenta íons H^+ ao organismo, apenas controla a concentração do íon livre, até que o equilíbrio seja reestabelecido.

Centro respiratório

O CO_2, juntamente com o H_2O, é formado no metabolismo das gorduras e carboidratos. Essas moléculas naturalmente reagem entre si e formam H_2CO_3, ácido carbônico. Esse ácido, por sua vez, se dissocia formando H^+ e HCO_3^-. Diante disso, é possível compreender o papel dos pulmões na homeostase do H^+, visto que são eles que regulam a concentração de CO_2, através da eliminação ou retenção dessa molécula.

Essa regulação é possível graças ao bulbo, que é sensibilizado com o aumento das concentrações de H^+ e estimula o aumento da ventilação e, consequentemente, eliminação de CO_2.

Rins

Os rins são o último mecanismo, a terceira linha de defesa. A resposta desses é mais demorada que as anteriores, contudo mais efetiva. Eles atuam excretando uma urina ácida ou básica. Esse órgão pode regular o pH de três diferentes maneiras: eliminando H^+, reabsorvendo HCO_3^- filtrado e produzindo novo HCO_3^-.

O distúrbio

Após compreender as alças fisiológicas da homeostase do pH, entende-se que os distúrbios desse equilíbrio podem ser de origem respiratória ou metabólica. O organismo, na tentativa de sanar o distúrbio, realiza respostas compensatórias, na alça fisiológica que não está afetada. Dessa maneira, distúrbios metabólicos utilizam de compensações respiratórias, enquanto distúrbios respiratórios compensam metabolicamente . A Tabela 17.1 ilustra os tipos de distúrbios acidobásicos.

Entretanto, como já foi dito, as alças metabólicas demoram mais para serem efetivas (3 a 5 dias). Dessa maneira, a compensação metabólica de distúrbios respiratórios é dividida em fase aguda e crônica. As compensações respiratórias não recebem essa divisão, visto que ocorrem em minutos a horas. Quando a compensação do distúrbio não é feita adequadamente, sendo menor ou maior que a esperada, diz-se que o distúrbio é misto (metabólico e respiratório). Quando a resposta é adequada, denomina-se distúrbio simples.

TABELA 17.1
Tipos de distúrbios do equilíbrio acidobase

Distúrbio	pH	HCO_3^-	CO_2
Acidose metabólica	Baixo	Baixo	Baixo*
Alcalose metabólica	Elevado	Elevado	Elevado*
Acidose respiratória	Baixo	Elevado*	Elevado
Alcalose respiratória	Elevado	Baixo*	Baixo

*Resposta compensatória esperada.

Abordagem inicial

No departamento de emergência, você encontrará pacientes graves que apresentam distúrbios do equilíbrio acidobase. Assim como todos os pacientes na emergência, o clássico A-B-C (*airway, breathing* e *circulation)* deve ser realizado na avaliação inicial e as medidas necessárias para reanimação devem ser feitas. Muitos dos pacientes com esses distúrbios irão necessitar monitorização cardíaca, acessos venosos, reanimação volêmica e oxigênio nos primeiros passos do manejo inicial.

A abordagem dos pacientes com distúrbio do equilíbrio acidobase na emergência englobará, essencialmente, 4 etapas (Figura 17.1): coleta de informações, caracterização do distúrbio, determinação do grau de compensação e tratamento conforme a etiologia.

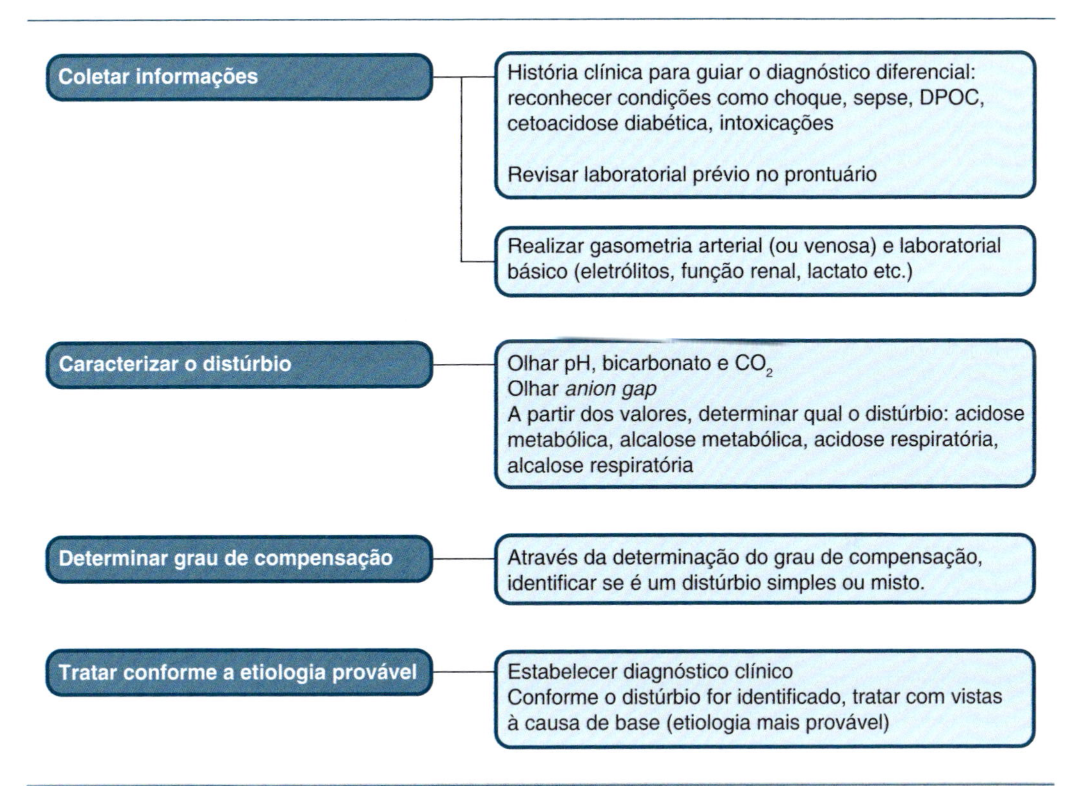

FIGURA 17.1. Fluxograma das quatro etapas essenciais da abordagem do paciente com distúrbio do equilíbrio acidobásico na emergência.

Coleta de informações

A primeira etapa de coleta de informações será essencial para a caracterização do distúrbio e deve incluir anamnese e exame físico minuciosos e a realização de uma gasometria (de preferência arterial) e dos laboratoriais básicos (eletrólitos e função renal, por exemplo).

Dentre os principais exames complementares, tem-se a gasometria arterial, sendo esse o exame primordial nos casos de suspeita dos distúrbios do equilíbrio acidobase. A gasometria visa a análise dos gases presentes no sangue, podendo-se avaliar o equilíbrio acidobase do paciente, a oxigenação e a resposta do paciente frente ao tratamento do distúrbio. Sendo assim, o diagnóstico dos distúrbios deve ser realizado perante o quadro clínico do paciente e a análise da gasometria arterial. Existem alguns fatores que podem influenciar os resultados desse exame, sendo importante para o médico emergencista conhecê-los. Nos casos de leucocitose ou trombocitose, por exemplo, os níveis de PaO_2 serão reduzidos, podendo causar uma falsa impressão de hipoxemia no paciente.

O uso da gasometria venosa como alternativa à arterial é bastante discutido. Apesar de haver boa correlação do valor de pH entre esses dois métodos, alguns aspectos são de importante destaque. Por motivos óbvios, os níveis de CO_2 serão maiores no sangue venoso enquanto os níveis de O_2 serão maiores no sangue arterial. Essa diferença, entretanto, se exacerba ainda mais em pacientes com choque grave (cenário comum na emergência). Alguns estudos de correlação apontam que a acurácia de uma gasometria venosa pode ser estimada de acordo com a saturação de oxigênio no sangue venoso. Se a saturação venosa de oxigênio é alta, pouca atividade metabólica está ocorrendo no nível celular e, portanto, a gasometria venosa será mais parecida com a arterial. Por outro lado, se a saturação venosa de oxigênio é baixa, isso indica alta atividade metabólica e, portanto, a gasometria venosa não será parecida com a arterial. Nos casos em que a gasometria venosa mostra valores de saturação de oxigênio tão baixo quanto 50%, por exemplo, o uso da gasometria venosa pode não ser confiável. De maneira geral, a gasometria arterial ainda é o exame a ser realizado para identificação correta do distúrbio acidobase (Tabela 17.2).

TABELA 17.2
Valores normais de gasometria (esses valores vão depender do laboratório)

	Arterial	Venoso
pH	7,35-7,45	7,33-7,43
pCO_2	35-45 mmHg	41-51 mmHg
pO_2	80-100 mmHg	35-40 mmHg
HCO_3	22-26 mEq/L	24-28 mEq/L
Saturação O_2	95-100%	70-75%
Excesso de base	-2 até +2	0 até +4

Adaptada de: Sacks GS. The ABC's of Acid-Base Balance. J Pediatr Pharmacol Ther. 2004;9(4):235–242.

É de extrema importância a quantificação dos eletrólitos urinários, pois o aumento das concentrações plasmáticas de HCO_3^- está diretamente relacionado com a queda nas concentrações de cloreto de sódio (NaCl), cloreto de potássio (KCl) e ácido clorídrico (HCl). Sendo assim, deve-se sempre pensar nas diminuições nos níveis desses compostos em casos de alcalose metabólica, por exemplo. O cálculo do ânion-gap, que irá ajudar no diagnóstico diferencial e manejo, dependerá das medidas de sódio, cloro e bicarbonato. Por fim, outros exames devem ser realizados, visando o monitoramento da homeostase corporal do paciente, dentre eles a glicemia, função renal (ureia e creatinina), lactato arterial e exames de imagem conforme o quadro clínico do paciente e a suspeita diagnóstica.

Caracterização do distúrbio e grau de compensação

Precisamos de três medidas da gasometria para iniciar o raciocínio: pH, HCO_3 e PCO_2. Com o distúrbio primário em mente, precisamos pensar nas possíveis compensações que estão sendo feitas. O grau de compensação normalmente é definido por uma diminuição ou aumento da PCO_2 arterial ou uma diminuição ou aumento do HCO_3^- sérico.

Acidose metabólica

A acidose metabólica pode ocorrer por aumento da produção de ácidos (hipoperfusão tecidual no contexto de choque ou sepse, etilismo, neoplasia, cetoacidose diabética, toxinas ingeridas etc.), pela perda de bicarbonato pela urina e fezes (diarreia, fistulas pancreáticas e biliares etc.) ou pela redução da excreção renal de ácidos (insuficiência renal).

O aumento de H^+ no líquido extracelular pode acarretar diversas consequências negativas para o organismo, incluindo: alterações respiratórias (p. ex., dispneia e fadiga da musculatura respiratória), e alterações metabólicas (p. ex., resistência à insulina, hipercalemia e aumento do catabolismo proteico).

O sistema cardiovascular também sofre grandes alterações devido a mudança de pH através de uma diminuição na contratilidade da musculatura cardíaca, na ejeção cardíaca e uma predisposição para arritmias ventriculares. A acidose metabólica também pode causar confusão mental e letargia. Um exemplo de situação clínica no cenário de acidose é a respiração de Kussmaul, em que o paciente apresenta respiração profunda e rápida.

Quando há um quadro de acidose metabólica (p. ex., pH < 7,3 e bicarbonato baixo), devemos o calcular o *anion gap*. Normalmente, os líquidos corporais são eletricamente neutros, devido ao fato de a soma dos cátions ser igual à soma dos ânions. Na análise laboratorial, o sódio (Na^+) e potássio (K^+) são os principais cátions dosados e o cloreto (Cl^-) e bicarbonato (HCO_3^-) os principais ânions dosados; porém, a soma entre eles acaba não atingindo o zero (neutro). Isso se deve ao fato de que há ânions que não são normalmente dosados (p. ex., albumina). Essa diferença é chamada de *anion gap*. A determinação desse *anion gap* é importante, pois as etiologias e o tratamento mudam de acordo com o seu resultado (Tabela 17.3).

TABELA 17.3
Causas de acidose metabólica com *anion gap* aumentado ou normal

***Anion gap* aumentado**	***Anion gap* normal**
• Intoxicação por metanol ou etanol • Uremia • Cetoacidose diabética • Paraldeído • Isoniazida • Acidose lática • Intoxicação por salicilatos (AAS) • Intoxicação por etileno glicol	• Hipoaldosteronismo • Acetazolamida • Acidose tubular renal • Diarreia • Espironolactona

A fórmula do *anion gap* é AG = Na – (Cl + HCO_3). Cada laboratório tem um limiar de corte para determinar se o *anion gap* está aumentado ou não. AG: *anion gap*. AAS: ácido acetilsalicílico.

Na acidose metabólica, a compensação respiratória leva a uma diminuição da PCO_2 arterial de aproximadamente 1,2 mmHg a cada 1 mEq/L de redução do HCO_3^-. Essa compensação costuma ser rápida e, caso nao ocorra, pode ser indicativo de um problema respiratório grave de base ou doença neurológica. Algumas fórmulas são utilizadas pra prever o grau de compensação adequada, dentre elas a fórmula de Winters [PCO_2 arterial = (1,5 × HCO_3) + (8 ± 2)]. Outra fórmula rápida que pode ser usada é [PCO_2 arterial = HCO_3 + 15]. Compara-se, então, o valor obtido pela fórmula com o valor real de PCO_2 para verificar se existe uma compensação adequada. Vale lembrar, entretanto, que existe um limite de compensação. Em casos de acidose metabólica grave com valores muito baixos de bicarbonato, a PCO_2 não ficará abaixo de 8 a 12 mmHg.

Nos pacientes com acidose metabólica e ânion gap aumentado costuma se calcular o "delta" de ânion gap e comparar com o "delta" de HCO_3^-, com vistas a verificar o grau de compensação. Em teoria, qualquer elevação do ânion gap deve ser semelhante à diminuição de HCO_3^-. O cálculo do delta de *anion gap* dividido pelo delta de HCO_3^- é chamado de "delta-delta". Caso a diminuição de HCO_3^- for maior que o aumento de *anion gap*, o paciente possui provavelmente mais de uma etiologia para a acidose metabólica. Caso a diminuição do HCO_3^- for menor que o aumento de *anion gap*, o paciente possui tanto uma acidose metabólica de *anion gap* aumentado quanto uma alcalose metabólica. Para os pacientes com deltas semelhantes, costuma-se assumir que temos uma acidose metabólica "pura" com *anion gap* aumentado.

Alcalose metabólica

Em pacientes com alcalose metabólica, é importante colher uma história detalhada, devendo-se ficar atento sobre quadros de vômito, uso de diuréticos e uma possível insuficiência renal. Além disso devemos, sempre que possível, verificar as concentrações urinarias de Cl^- desses pacientes pois, quando um paciente apresenta deficiência de HCl, os índices de Cl^- na urina são próximos de zero.

Quando há uma alcalose metabólica, os índices de HCO_3^- no compartimento extracelular se encontram elevados. Nesses pacientes, nota-se uma diminuição do drive respiratório e também uma hipercapnia. Na tentativa de homeostase, ocorre um aumento na concentração de PCO_2 devido a rápida compensação respiratória, assim como uma compensação renal, em que os níveis de sódio e cloro excretados pela urina acabam sendo diminuídos. A compensação respiratória deve aumentar a PCO_2 em aproximadamente 0,7 mmHg a cada 1 mEq/L de elevação no HCO_3. Em casos de alcalose metabólica grave, a PCO_2 arterial não costuma aumentar acima de 55 mmHg.

Quando esse distúrbio é secundário às perdas de H^+, as causas incluem: perdas gastrointestinais (vômitos e drenagem gástrica por sondas) ou perdas renais (uso de diuréticos de alça e tiazídicos, excesso de mineralocorticoides). Já no caso de "ganho" de HCO_3^-, esse pode ocorrer por iatrogenia (infusão aguda) ou ingestão de antiácidos de ação sistêmica.

Acidose respiratória

Os casos de acidose respiratória estão geralmente ligados à depressão do centro respiratório, doença neuromuscular, distúrbios metabólicos, patologias obstrutivas de vias aéreas e possíveis patologias abdominais que acabam interferindo na motilidade do diafragma. Todas as patologias que cursam com hipoventilação alveolar podem desencadear uma acidose respiratória. Essa pode ser aguda (obstrução das vias aéreas, embolia pulmonar maciça, pneumotórax, ventilação mecânica inadequada etc.) ou crônica (p. ex., DPOC).

A acidose respiratória é caracterizada pelo aumento de CO_2 no plasma. Esse aumento ocorre devido ao desequilíbrio entre a produção e excreção de CO_2 decorrentes da respiração. A resposta metabólica compensatória à acidose respiratória aumenta os níveis de HCO_3^- em aproximadamente 1 mEq/L para cada 10 mmHg de aumento nos níveis de PCO_2. Se os aumentos de PCO_2 continuarem, os níveis de HCO_3^- subirão gradativamente já que a resposta renal é mais demorada (costuma demorar de 3 a 5 dias). Essa resposta compensatória em pacientes com acidose respiratória crônica leve ou moderada costuma ser suficiente para compensar o pH. Portanto, quando temos um paciente com acidemia grave (pH alterado) e acidose respiratória crônica não grave (leve ou moderada), isso normalmente é um indicativo de acidose metabólica concomitante.

Alcalose respiratória

Na alcalose respiratória, devemos verificar possíveis traumas, doenças pulmonares obstrutivas crônicas, sepse, insuficiência cardíaca congestiva e cardiopatias congênitas.

Diferentemente da acidose respiratória, a alcalose respiratória é decorrente da diminuição de PCO_2 e de H^+ no plasma, oriundos de uma eliminação excessiva de CO_2 pela respiração. Esse quadro pode ser ocasionado por estímulos do centro respiratório, como traumas e neoplasias, sepse, ansiedade ou por ventilação pulmonar mecânica. Todas condições que causem hiperventilação pulmonar (que resulta em saída de CO_2) podem causar alcalose respiratória. Com o objetivo de manter o equilíbrio, há uma diminuição das concentrações de HCO_3^- no plasma. No período agudo, essa resposta compensatória costuma reduzir a concentração de HCO_3^- em 2 mEq/L a cada 10 mmHg de declínio na PCO_2. Se esse distúrbio for crônico (PCO_2 permanecer caindo por mais do que 3 a 5 dias), a queda de HCO_3 pode ser de 4 a 5 mEq/L para cada 10 mmHg de declínio na PCO_2.

Princípios básicos da compensação

Além de caracterizar o distúrbio, precisamos determinar o grau de compensação. Alguns princípios básicos nos ajudam nessa determinação. Se a compensação for apropriada, por exemplo, paciente possui distúrbio simples. Pacientes com acidose metabólica e *anion gap* aumentado, entretanto, são uma exceção e apesar de compensação apropriada, podem ter distúrbio misto (discutido anteriormente). Se a compensação não for apropriada, paciente possui distúrbio misto. A caracterização do distúrbio misto é complexa, mas pode considerar alguns princípios como:

- Acidose respiratória e alcalose respiratória não coexistem.
- Para processos metabólicos primários, se a PCO_2 é maior que o esperado, existe acidose respiratória concomitante. Se for menor que o esperado, existe alcalose respiratória concomitante. Pacientes com doenças pulmonares crônicas podem ser de difícil interpretação.
- Para processos respiratórios primários, se o HCO_3 for maior que o esperado, existe alcalose metabólica concomitante. Se for menor que o esperado, existe acidose metabólica concomitante.

Tratamento

O tratamento dos distúrbios do equilíbrio acidobase é dependente de um correto diagnóstico, ao passo que esse viabilizará que medidas adequadas sejam adotadas com o intuito de remover a causa. Assim, caracterizam-se os diferentes manejos conforme o distúrbio identificado:

Acidose metabólica

Para causas bem estabelecidas, como a cetoacidose diabética, devemos tratar de acordo com sua fisiopatologia. Nesse caso, a reposição de volume e o uso de insulina são os princípios fundamentais do tratamento dessa causa específica (não esquecer de sempre checar o potássio para evitar hipocalemia induzida pela insulina). A utilização de bicarbonato de sódio costuma ser indicada em pacientes com acidose metabólica grave causada no contexto de cetoacidose diabética (exemplo de tratamento inclui 100 mEq, diluídos em 400 mL de água destilada IV em 2 horas). Nos casos de choque séptico associado à acidose metabólica láctica, por exemplo, os princípios fundamentais serão o uso de antibióticos para combater a infecção, reposição volêmica e o uso de vasopressores com vistas a reverter a causa da acidose.

Para os casos de acidose metabólica aguda e grave, muitas vezes precisamos tomar decisões antes mesmo de saber a etiologia. Ressalta-se que o uso de bicarbonato de sódio e outros alcalinizantes no tratamento da acidose metabólica é controverso, exceto em doença renal ou perda renal ou fecal de álcalis, pois não há evidência clara a cerca do seu uso. É importante frisarmos que o uso do bicarbonato pode piorar a congestão pulmonar, causar hipernatremia e piorar a hipocalcemia.

Em pacientes com acidose metabólica aguda grave ($pH < 7,1$), em geral, sugere-se o uso de bicarbonato de sódio com o objetivo de manter o pH acima de 7,1 até que se resolva a causa de base. Nos pacientes com acidose metabólica aguda menos grave (pH entre 7,1 e 7,2), sugere-se o uso de bicarbonato de sódio somente nos pacientes com insuficiência renal aguda concomitante. O alvo de pH costuma ser 7,3 ou maior nesses pacientes. Portanto, em pacientes com pH maior que 7,1 e boa função renal, o uso de bicarbonato de sódio não costuma ser recomendado. O racional por trás de tratar somente os casos mais graves de acidemia é pelo fato dessa causar depressão da contratilidade miocárdica e redução da resistência periférica, enquanto acidemias leves são bem toleradas, podendo até conferir vantagem fisiológica ao facilitarem a liberação de oxigênio da hemoglobina na periferia.

A dose que se utiliza para o tratamento de acidose metabólica grave normalmente é de 1 mEq/kg (utiliza-se doses adicionais de 0,5 mEq/kg a cada 10 minutos, se necessário). Utiliza-se uma solução de bicarbonato de sódio a 8,4% (1 mL dessa solução contém 1 mEq de HCO_3^-). Portanto, pode-se utilizar dose de ataque de 1 mEq/kg e repetir metade da dose após 10-15 minutos, dependendo do pH (doses subsequentes devem ser guiadas pela gasometria). Algumas situações com indicação clara de utilizar bicarbonato de sódio no contexto de acidose metabólica grave é nas intoxicações por antidepressivos tricíclicos.

Nos pacientes com insuficiência renal aguda, o tratamento da acidose também é controverso, porém inclui alguns princípios como indicação de diálise para o paciente com insuficiência renal aguda, oligúria, hipervolemia e pH < 7,1. Se não houver contraindicação, pode-se repor bicarbonato com vistas a manter acima de 15 mmol/L e pH acima de 7,15-7,20. Devemos considerar o uso de bicarbonato em bomba de infusão contínua ou em *bolus* para os pacientes com acidose metabólica grave enquanto aguardam a diálise.

A previsão acerca da alteração do bicarbonato sérico sob dada infusão é difícil pois depende do grau de acidose. Normalmente, utilizamos a fórmula (0,6 × peso [kg] × [24 - HCO_3^-]) para estipular o déficit total de bicarbonato. Entretanto, nunca se repõe todo esse déficit e devemos calcular a diferença do que o paciente precisa e o valor atual.

Alcalose metabólica

Os princípios do tratamento da alcalose metabólica incluem a reversão da etiologia que está aumentando a concentração de HCO_3^- ou reverter aqueles fatores que previnem a excreção do excesso do HCO_3^-. Por exemplo, se a causa da alcalose metabólica for o uso de diuréticos, devemos suspendê-los; se for uma drenagem aumentada de uma fístula, devemos diminuir tal drenagem. Vale lembrar que a hipocalemia é um distúrbio que quando associado à alcalose metabólica representa um grande déficit desse eletrólito no intracelular e, portanto, devemos corrigir a potassemia com vistas a corrigir o déficit e reverter a alcalose.

Nos pacientes hipovolêmicos e com depleção de cloro, devemos utilizar soro fisiológico isotônico (NaCl 0,9%) para corrigir tanto a volemia quanto o déficit de cloro. Essa estratégia costuma aumentar a excreção de bicarbonato pelos rins e, consequentemente, melhorar a alcalose. Devemos ficar atentos porque, quando a depleção de volume intravascular é causada por condições como insuficiência cardíaca ou cirrose, o uso de solução isotônica não é recomendado. Nesses pacientes, o tratamento inclui a administração de cloreto de potássio e o uso de diuréticos poupadores de potássio ou da acetazolamida (aumenta a excreção urinária de HCO_3^-).

Devemos considerar o uso de diálise com concentração baixa de bicarbonato para aqueles pacientes com doença renal avançada que não podem receber as terapias convencionais.

Distúrbios respiratórios

Nos distúrbios respiratórios, muitas vezes, é necessária a intubação endotraqueal do paciente para que, através da ventilação mecânica, seja corrigido o distúrbio acidobase. Por exemplo, um paciente com acidose respiratória no contexto de uma infecção grave pulmonar causando hipoventilação necessitará ser intubado para que, através da ventilação mecânica, tenha seus níveis de pH corrigidos e, ao mesmo tempo, seja tratada a infecção.

Em pacientes com acidose respiratória crônica (DPOC, por exemplo), pode ocorrer um fenômeno chamado alcalose pós-hipercapnia. Ocorre que esses pacientes, por terem uma acidose respiratória crônica, basalmente terão um bicarbonato mais elevado como compensação. Caso esses pacientes sejam intubados e a acidose respiratória melhore "agudamente", um estado de alcalose metabólica pós-hipercapnia pode ser estabelecido. O tratamento costuma ser com soro fisiológico isotônico, que corrige a depleção de volume e o déficit de cloro, tendendo a corrigir a alcalose.

Bibliografia

- Carlotti APCP. Abordagem clínica dos distúrbios do equilíbrio ácido-base. Medicina (Ribeirão Preto) 2012; 45(2): 244-62.
- Emmett M, Palmer BF. Simple and mixed acid-base disorders. In: UpToDate, Post TW (Ed), UpToDate, Waltham, MA. 2018.
- Évora PRB, Garcia LV. Equilíbrio Ácido-Base. Medicina (Ribeirão Preto), 2008. 41: 301-10.
- Furoni RM, Neto SMP, Giorgi RB, et al. Distúrbios do Equilíbrio Ácido-Básico. Rev. Fac. Ciênc. Méd. Sorocaba, 2010. 12: 5-12.
- Hall JE, Guyton AC. Tratado de Fisiologia Médica. 12. ed. Rio de Janeiro: Elsevier, 2011. p. 401-18.
- Kraut JA, Madias NE. Metabolic acidosis: pathophysiology, diagnosis and management. Nat. Rev. Nephrol. 6, 274-85. (2010).
- Martins HS, Neto RAB, Velasco IT. Medicina de Emergência: Abordagem Prática. 12. ed. Barueri, Manole, 2017.
- Riella MC, Pachaly MA. Metabolismo Ácido-Básico, em: Riella MC. Princípios de Nefrologia e Distúrbios Hidroeletrolíticos. 4. ed. Rio de Janeiro: Guanabara Koogan, 2003. p. 162-87.
- Rocha PN. Uso de bicarbonato de sódio na acidose metabólica do paciente gravemente enfermo. J Bras Nefrol 2009;31(4): 297-306.
- Roque FL. Distúrbios do Equilíbrio Acidobásico, em: Martins HS, Neto RAB, Velasco IT. Medicina de Emergência: Abordagem Prática. 11. ed. Barueri: Manole, 2016. p. 660-73.
- Sacks GS. The ABC's of Acid-Base Balance. J Pediatr Pharmacol Ther. 2004; 9(4): 235-42.
- Zampieri FG, Park M, Ranzani OT, Maciel AT, Souza HP, Neto LMC. Ânion gap corrigido para albumina, fosfato e lactato é um bom preditor de íon gap forte em pacientes enfermos graves: estudo de coorte em nicho. Rev Bras Ter Intensiva. 2013; 25(3): 205-11.

Seção 3

Sinais e Sintomas Comuns no Departamento de Emergência

Capítulo 18

Dor Torácica

• Sayllon Roniery Marques Costa • Lorrayne Lacerda Lobato • Fernanda Sachia Chaves Maia • Alessandro de Sousa Nunes

Introdução

A dor torácica é um dos sintomas mais comuns de apresentação inicial no departamento de emergência. Nos Estados Unidos, é responsável por, aproximadamente, seis milhões de visitas ao pronto-socorro, sendo a segunda queixa mais comum.

Etiologias

As causas que podem levar ao desconforto torácico (veja a Tabela 18.1) variam, desde as relativamente benignas a condições ameaçadoras da vida, como as síndromes coronarianas agudas (SCAs), embolia pulmonar (EP), dissecção de aorta, tamponamento cardíaco e/ou pericardite, pneumotórax e ruptura esofágica.

TABELA 18.1
Principais causas de dor torácica

Grupos	Etiologias
Cardiovasculares	• Síndromes coronarianas agudas • Síndromes aórticas agudas (dissecção) • Pericardite, miocardite • Doenças valvares (p. ex., estenose aórtica) • Cardiomiopatia do estresse • Intoxicações agudas catecolaminérgicas • Tamponamento pericárdico

Continua

Continuação

TABELA 18.1 Principais causas de dor torácica	
Grupos	**Etiologias**
Pulmonares	• Embolia pulmonar • Infecções pulmonares • Pleurite • Pneumotórax • Hipertensão pulmonar • Mediastinite, pneumomediastino, tumores mediastinais • Neoplasias pulmonares (primárias ou metastáticas)
Gastroesofágicas	• Úlcera péptica/dispepsia não ulcerosa • Refluxo gastroesofágico, esofagite, espasmo esofágico • Ruptura de esôfago (síndrome de Boerhaave) • Pancreatite aguda • Colecistite aguda
Musculoesqueléticas	• Síndrome da dor torácica musculoesquelética isolada • Fibromialgia, miosite, estiramento muscular • Costocondrite (síndrome de Tietze) • Lesões em costelas (fraturas, metástase, trauma) • Doença do disco cervical e síndromes radiculares
Psiquiátricas	• Ataques de pânico
Outras	• Herpes-zóster • Idiopática (sem causa aparente)

Síndrome coronariana aguda

A angina instável, o infarto agudo do miocárdio sem supra de ST e o infarto agudo com supra de ST são espectros clínicos diferentes da mesma síndrome clínica, a síndrome coronariana aguda (SCA). Veja mais detalhes no *Capítulo 12 – Síndrome Coronariana Aguda*.

A dor anginosa clássica é geralmente descrita como peso ou aperto no tórax, sensação de queimação ou dificuldade ao respirar. Frequentemente, ocorre irradiação para o ombro esquerdo, pescoço ou braço, aumenta em intensidade em poucos minutos. A dor costuma começar durante esforço físico, durante estresse psicológico ou até mesmo sem fatores precipitantes óbvios.

Idosos, diabéticos, mulheres, pacientes com doença renal crônica avançada, doenças neurológicas ou psiquiátricas podem cursar com apresentações "atípicas" de SCA, como diaforese, síncope ou dispneia e, se recente e inexplicável, é considerada o equivalente isquêmico mais comum. O paciente também pode se apresentar com fadiga, mal-estar, náusea, vômitos, dor, desconforto epigástrico ou indigestão.

Pericardite

A pericardite consiste na inflamação do tecido pericárdico, que pode ser de etiologia infecciosa ou não infecciosa (secundária a uma patologia sistêmica). Causas não infecciosas de pericardite geralmente não ocasionam dor, diferentemente da pericardite infecciosa que, quase sempre, promove dor pleurítica, retroesternal ou em hemitórax esquerdo, que piora quando o paciente respira, deita ou deglute e melhora com a posição sentada ou inclinada para a frente. Podem surgir febre e atrito pericárdico. A dor é, em geral, mais aguda que a da angina e tem caráter contínuo. O diagnóstico de pericardite aguda é estabelecido quando o paciente tem pelo menos dois dos seguintes critérios apresentados no Quadro 18.1.

QUADRO 18.1
Critérios diagnósticos de pericardite aguda

- Dor torácica com achados consistentes com pericardite
- Atrito pericárdico
- Alterações típicas do ECG: também podem ser transitórias (elevação difusa do segmento ST)
- Efusão pericárdica (presente em dois terços dos pacientes)

ECG: eletrocardiograma.

Miocardite associada

Cerca de um terço dos pacientes com pericardite aguda apresenta envolvimento miocárdico, embora achados clínicos de disfunção ventricular esquerda sejam incomuns. Podem ser demonstrados no ECG: arritmias (especialmente ventriculares), atraso na condução intraventricular ou novo bloqueio de ramo ocasionalmente. Na maioria das vezes, a miocardite aguda é diagnosticada pela elevação de troponina sérica.

Tamponamento cardíaco

Efusão pericárdica evoluindo com tamponamento cardíaco é a mais importante e grave complicação da pericardite aguda. O tamponamento deve ser suspeitado no paciente que evolui com dispneia, ortopneia, taquicardia, perfusão periférica ruim e turgência venosa jugular. A ausculta pode demonstrar bulhas cardíacas muito abafadas. A tríade de Beck (hipotensão, turgência jugular e bulhas abafadas) é pouco sensível e pode só ocorrer nos casos mais graves e avançados. A ultrassonografia à beira do leito facilmente confirma o diagnóstico e o tratamento é a pericardiocentese imediata guiada pelo ultrassom.

Síndromes aórticas agudas

Entre as patologias que cursam com dor torácica como sintoma principal, as síndromes aórticas agudas (SAA) são as de maior mortalidade e devem sempre ser lembrada na abordagem de qualquer paciente com dor torácica na sala de emergência. Por vezes, podem ser de difícil diagnóstico, pois simulam várias outras doenças. A dissecção de aorta representa de 80 a 90% dos casos de SAA, seguida do hematoma intramural (10 a 20%) e úlcera aterosclerótica penetrante de aorta (2 a 7% dos casos). Os pacientes podem se apresentar com dor torácica isolada ou associada a outros sinais e sintomas. Veja o Quadro 18.2.

QUADRO 18.2
Sinais e sintomas associados a dissecção aórtica

- Insuficiência cardíaca (por insuficiência aórtica aguda)
- Choque (tamponamento pericárdico, sangramento para pleura ou retroperitônio, ruptura da aorta)
- Dor abdominal (isquemia mesentérica)
- Oclusão arterial aguda (membros, AVE, paraplegia, isquemia renal e infarto agudo do miocárdio)

AVE: acidente vascular encefálico.

Embolia pulmonar

As características da embolia pulmonar (EP) são amplamente variadas, desde um quadro assintomático até um quadro de choque ou morte súbita. O sintoma mais comum é a dispneia de início súbito, seguida de dor torácica pleurítica. Outros sintomas podem estar presentes como a tosse e os sintomas de trombose venosa profunda. Taquicardia costuma ser o sinal mais precoce de EP. Sintomas incomuns incluem: hemoptise, choque, arritmias e síncope. Uma grande parte dos pacientes, mesmo com grandes EP, podem ser assintomáticos ou apresentar sintomas leves ou inespecíficos.

Pneumotórax espontâneo

O pneumotórax espontâneo pode ser primário (PEP) quando acomete indivíduos sem patologia pulmonar prévia ou secundário (PES), quando ocorre nos indivíduos que já apresentam uma doença pulmonar de base (p. ex., doença pulmonar obstrutiva crônica – DPOC). O quadro clínico é representado por dispneia de início súbito com dor torácica pleurítica, que tende a ser intensa e localizada no hemitórax afetado, com piora à inspiração e à tosse. A gravidade dos sintomas está diretamente relacionada ao volume de ar no espaço pleural.

Pneumonia

Os pacientes com pneumonia, assim como outras doenças do parênquima pulmonar (p. ex., câncer e sarcoidose) podem apresentar dor torácica, sendo na maioria das vezes de natureza pleurítica, ventilatório-dependente, associado a outros sintomas como tosse produtiva, febre e fadiga.

Hipertensão pulmonar

A característica clínica da dor torácica observada na hipertensão pulmonar pode ser muito parecida com a angina típica e pode dever-se à isquemia de ventrículo direito ou à dilatação das artérias pulmonares, que se faz presente nessa condição.

Pleurites

A pleurite é uma inflamação da pleura pulmonar e é uma grande causa de dor torácica pleurítica. As causas que levam a essa condição incluem: doenças autoimunes (p. ex., lúpus eritematoso sistêmico) e drogas (p. ex., procainamida, hidralazina, isoniazida). A clínica que está associada a doença autoimune é representada por sinais e sintomas sistêmicos, como febre, erupção cutânea, artralgias e sintomas constitucionais.

Mediastinite

As principais causas relacionadas com o desenvolvimento de mediastinite são: infecções odontogênicas, perfuração esofágica e complicações iatrogênicas de cirurgia cardíaca ou procedimentos gastrointestinais e das vias aéreas superiores. A mortalidade é elevada, em torno de 14 a 42%, mesmo em pacientes tratados com desbridamento cirúrgico e antibioticoterapia. O não reconhecimento imediato do diagnóstico aumenta ainda mais a mortalidade.

Doença do refluxo gastroesofágico

Os sintomas clássicos da doença do refluxo gastroesofágico (DRGE) se apresentam mimetizando angina pectoris. A azia, por exemplo, é descrita como sensação de queimação (pirose) ou aperto na região retroesternal ou subesternal, podendo irradiar para pescoço, mandíbula, braços ou costas. Muitas vezes, o paciente refere fluxo de conteúdo gástrico refluído na boca ou hipofaringe. Um desconforto torácico com duração maior que uma hora, que não possui irradiação e é aliviado por antiácidos, além de associar-se com a alimentação, é um forte sinal de que a causa gastroesofágica é a possível origem.

Ruptura de esôfago (síndrome de Boerhaave)

Etiologia grave, potencialmente fatal. Apresenta-se com dor excruciante, retroesternal ou no andar superior do abdome, sendo causada por trauma ou vômitos intensos. A presença de pneumomediastino denota diagnóstico provável de ruptura esofágica.

Lesões em costelas

Lesões em costelas englobam fratura, metástase e trauma. Apresentam-se, majoritariamente, com dor torácica pleurítica, localizada, que se exacerba com palpação ou até mesmo com movimentos respiratórios (respiração profunda). Pode haver lesão associada ou não, como nos casos de fratura de costela osteoporótica e de metástases.

Trauma

A dor pode ser decorrente de lesão intratorácica ou intra-abdominal, sendo facilmente identificável na abordagem inicial do paciente, principalmente durante o exame físico.

Ataques de pânico

Os ataques de pânico geralmente apresentam episódios espontâneos e discretos de medo intenso que começam subitamente, mas duram em um período curto de alguns minutos a uma hora. A dor torácica é um sintoma bastante frequente e pode ser resultado da hiperventilação que está presente durante os ataques.

Dor relacionada ao uso de substâncias

O uso de cocaína pode levar a uma variedade de complicações, sendo a condição mais comum a isquemia miocárdica. Outras, de causa cardíaca, incluem: dissecção aórtica, aneurisma da artéria coronária, miocardite, cardiomiopatia e arritmias.

Herpes-zóster

A dor torácica pode ser o sintoma que precede a erupção cutânea que é característica dessa condição. Costuma estar presente em 70% dos casos de herpes-zóster, com característica tipicamente neuropática (parestesia). A neuralgia pós-herpética também pode causar dor torácica.

Diagnóstico diferencial e manejo inicial

No primeiro momento do atendimento de um paciente com dor torácica, devemos sempre avaliar o famoso A-B-C (*airway, breathing, circulation*), levando em consideração alguns princípios:

- Como regra geral, devemos desconfiar que toda dor torácica que chega no departamento de emergência possa ser de origem isquêmica ou ter alguma outra etiologia ameaçadora da vida, até que se prove o contrário.

- Avaliação rápida das vias aéreas: verifique se o paciente consegue falar normalmente (via aérea pérvia), sem sinais óbvios de obstrução alta de vias aéreas como edema de língua, edema labial, rouquidão ou estridor.
- Avaliação da respiração: faça a ausculta pulmonar e verifique se o paciente possui sinais de congestão pulmonar (crepitantes em bases bilaterais).
- Avaliação da circulação: procure por terceira ou quarta bulha, ritmo em galope, ou novos sopros (p. ex., sopro de regurgitação mitral pode indicar disfunção de musculatura papilar).
  - Não esqueça de verificar os pulsos periféricos e o tempo de enchimento capilar para entender se há ou não um contexto de choque.
- Os sinais vitais de um paciente que chega com dor torácica na emergência devem ser checados na chegada e ser repetidos em intervalos regulares. Algumas informações podem complementar a história de dor torácica, como a presença de pressões arteriais diferentes nos dois braços, podendo sugerir dissecção de aorta.
- Todo paciente com dor torácica que chega no departamento de emergência precisa fazer um eletrocardiograma (ECG).
- Sempre tenha em mente que essa avaliação inicial pode levar à necessidade de ações imediatas.
- Estudos recentes não têm confirmado o valor diagnóstico do nitrato sublingual; desse modo, é recomendado: (1) evitar nitrato sublingual antes de um ECG; (2) após o ECG inicial, pode-se usar o nitrato sublingual e repetir o ECG após, com o objetivo de detectar alterações dinâmicas no ECG; (3) o alivio da dor pode ocorrer tanto em doença coronariana quanto em doença não coronariana; (4) não prescrever nitrato se houver uso de medicamentos para disfunção erétil recentemente.

Anamnese e exame físico

A anamnese e o exame físico são fundamentais para chegar ao diagnóstico. Eles avaliam a probabilidade de várias causas de dor torácica e indicam a necessidade ou não de mais exames complementares. A história de um paciente referindo dor torácica deve incluir a descrição detalhada da dor e os sintomas associados. A descrição da dor tem capacidade de ajudar a diferenciar a dor torácica cardíaca da não cardíaca. Veja as Tabelas 18.2 e 18.3. Outros pontos importantes na hora de colher a história clínica incluem os fatores de risco para doenças potencialmente fatais, como:

- Comorbidades: doença arterial coronariana prévia, hipertensão arterial sistêmica, *diabetes mellitus*, doença vascular periférica, malignidade.
- Eventos recentes: trauma, grandes cirurgias ou procedimentos médicos (p. ex., endoscopia), períodos de imobilização (p. ex., longa viagem de avião).
- Outros fatores: uso de cocaína, uso de cigarro, histórico familiar.

TABELA 18.2
Descrição da dor torácica

Pergunta a ser feita	Comentários
Qualidade da dor	Pontada, aperto, pleurítica, queimação, que "rasga"
Localização	Subesternal, parede torácica, difusa ou localizada
Início da dor	Abrupta, gradual

Continua

Continuação

TABELA 18.2 Descrição da dor torácica	
Pergunta a ser feita	**Comentários**
Gravidade	Normalmente medida com escala numérica de 0 a 10
Irradiação	Ombro, mandíbula, costas, braço
Provocação/paliação	O que torna a dor pior ou melhor? (atividade física, estresse, repouso)
Tempo	Constante ou episódico, duração dos episódios, quando a dor começou
Sintomas associados	Nauseas e/ou vômitos, diaforese, dispneia, palpitações, síncope
Sintomas precedentes ou concomitantes	Febre, edema periférico

TABELA 18.3 Características importantes do exame físico	
Exame	**Comentários**
Sinais vitais	• Paciente instável é indicação imediata para sala de ressuscitação do departamento de emergência • Paciente estável determina avaliação subsequente (p. ex., hipoxemia aumenta suspeita de etiologias pulmonares e cardíacas de dor torácica, enquanto febre aumenta suspeita de doença infecciosa ou autoimune) • Avaliação da pressão arterial: importante na suspeita de dissecção aórtica, onde deve ser verificada em ambos os braços • Avaliação do pulso: quando paradoxal, levanta suspeita de pericardite e deve ser verificado para avaliar a presença de tamponamento
Exame cardíaco	• O exame cardíaco deve ser completo. A ausculta deve ser realizada para avaliar o ritmo, sopros e sons extra cardíacos • Na suspeita de pericardite, o exame deve ser feito tanto em decúbito dorsal quanto sentado e inclinado para frente. Isso avalia se o paciente tem alivio dos sintomas ao sentar e se há atrito pericárdico que pode estar presente apenas na posição sentada • Caso haja hipofonese de bulhas, pensar em tamponamento cardíaco
Exame pulmonar	• O exame pulmonar deve ser feito para avaliar sons de respiração simétricos, crepitações, sibilos e evidências de consolidação
Exame musculoesquelético e de pele	• Deve ser feito em todos os pacientes com suspeita de etiologia musculoesquelética • Dor torácica reproduzível com palpação é sugestiva de dor musculoesquelética • Enfisema subcutâneo sugere síndrome de Boerhaave ou pneumotórax • A presença de hiperestesia, se associada a uma erupção cutânea, pode sugerir herpes-zóster
Exame abdominal	• Tem sua importância, principalmente para avaliar a dor referida, dando uma atenção maior para o quadrante superior direito, epigástrio e aorta abdominal. Importante também verificar a presença de massa pulsátil

Eletrocardiograma

O eletrocardiograma (ECG) deve ser realizado nos primeiros dez minutos da chegada de pacientes com dor ou desconforto torácico. Apresenta baixa sensibilidade para o diagnóstico de insuficiência coronária aguda e nunca deve ser o único exame complementar utilizado para confirmar ou afastar o diagnóstico dessa doença. Pode ser feito de forma seriada, com intervalos de três a quatro horas nas primeiras doze horas de internação, ou a qualquer momento em caso de recorrência da dor ou surgimento de instabilidade clínica. Devido à complexidade de sua interpretação, o médico emergencista precisa estar em contínuo treinamento para avaliação desse exame.

Alguns princípios relacionados ao ECG são de relevância para estudantes interessados em se tornar emergencistas e residentes de Medicina de Emergência:

- Realizar sempre ECG com 12 derivações e lembrar de realizar as três derivações extras quando há suspeita de um infarto agudo do miocárdio de parede posterior.
  - Qualquer elevação de segmento ST em duas derivações contínuas deve ser avaliado como SCA com supra de ST e prosseguir atendimento como tal. Entretanto, não esqueça que existem diagnósticos diferenciais para elevação do segmento ST.
  - Qualquer outra alteração como depressão do segmento ST, inversão de onda T ou presença de onda Q deve ser avaliada com cautela.
- O ECG é um exame que ajuda mais para confirmar uma doença do que excluir.
  - Para infarto agudo do miocárdio, por exemplo, possui aproximadamente 50% de sensibilidade e 90% de especificidade.
- ECG com 12 derivações em um paciente com dor torácica por EP pode mostrar o famoso sinal S1 Q3 T3 (onda S proeminente na derivação I, presença de onda Q na derivação III e de onda T invertida na derivação III). É basicamente um sinal de estiramento agudo do ventrículo direito (aumento de pressões e volume nas câmaras direita como consequência da hipertensão pulmonar no contexto de tromboembolismo). Outros achados que podem aparecer em casos de EP incluem um novo bloqueio de ramo direito (completo ou incompleto), desvio do eixo para direita, elevação do segmento ST em V1 e aVR, baixa amplitude dos complexos QRS, contrações prematuras atriais, taquicardia sinusal (sinal mais comum em pacientes com EP), fibrilação ou *flutter* atrial e inversão de onda T nas derivações V1-V4.
- Apesar do ECG estar frequentemente alterado nos casos de EP, esses achados não costumam auxiliar no diagnostico dessa patologia. Nesse contexto, o ECG acaba sendo utilizado para excluir outros diagnósticos ameaçadores da vida, como a isquemia miocárdica.
- Alguns casos de dissecção de aorta podem mostrar elevação do segmento ST, mimetizando uma isquêmica miocárdica.
- ECG pode ser bastante útil no diagnóstico de pericardite, especialmente nos pacientes com dor torácica acompanhada de febre.

Exames laboratoriais

• Marcadores de dano miocárdico

- Troponina de alta sensibilidade normalmente é utilizada. O seu aumento pode ocorrer nas primeiras quatro horas, com pico entre 12 e 48 h, permanecendo elevada por 10 a 14 dias.
- Realizar a coleta de forma seriada aumenta a sensibilidade do exame.

- Em pacientes com suspeita de infarto agudo do miocárdio, possui grande valor preditivo negativo (99,8% para esse diagnóstico), além de possuir valia no prognóstico, já que um aumento no valor da troponina reflete em um risco três vezes maior de óbito.
- A troponina isolada não possui valor diagnóstico para infarto, posto que este valor está elevado em diversas etiologias.

• D-dímeros

- Em pacientes com suspeita de EP, um teste negativo praticamente exclui esse diagnóstico (a literatura normalmente recomenda usar somente nos pacientes com suspeita baixa já que aqueles com suspeita moderada/alta acabam necessitando de angiotomografia de tórax), independente dos valores de d-dímero.

Outros testes laboratoriais como hemograma, PCR, VSG, hemoculturas e lactato podem ser úteis na suspeita de dor torácica por pericardite ou mediastinite por ruptura esofágica.

Exames de imagem

• Radiografia de tórax

A radiografia de tórax deve ser solicitada para todos os pacientes com dor torácica e com instabilidade hemodinâmica ou com suspeita de doença potencialmente fatal. Tem maior utilidade no diagnóstico diferencial de dor torácica não isquêmica. Já nas dores torácicas relacionadas à SCA, os resultados da radiografia tendem ser normais ou inespecíficos. A radiografia de tórax será especialmente útil em pacientes com dor torácica com suspeita de etiologia infecciosa (p. ex., pneumonia).

- Mediastino alargado pode sugerir dissecção de aorta, entretanto esse achado tem sensibilidade baixa (em torno de 25%).
- Sinais de ruptura de esôfago podem incluir: hidropneumotórax, pneumotórax, pneumomediastino, enfisema subcutâneo, alargamento mediastinal sem enfisema ou derrame pleural.

• Ultrassom torácico à beira do leito (*point-of-care ultrasound*)

O ultrassom à beira do leito (*point-of-care*) deve estar rotineiramente disponível no departamento de emergência, por ser um exame com possibilidade de avaliar rapidamente importantes diagnósticos diferenciais, como pericardite, embolia pulmonar (dilatação de ventrículo direito), derrame pericárdico, estenose de valva aórtica, cardiomiopatia hipertrófica, pneumotórax, pneumonia ou derrame pleural. Veja mais detalhes no capítulo de ultrassonografia na perirressuscitação

Tomografia computadorizada

A tomografia computadorizada (TC) com contraste é bastante útil na suspeita de algumas etiologias (p. ex., EP e dissecção de aorta). É um exame de alta sensibilidade para detecção de dissecção. Também pode ser utilizada no contexto de suspeita de ruptura esofágica quando exames como endoscopia digestiva alta estejam indisponíveis. Perfuração esofágica pode ser sugerida através de achados como ar no mediastino, extravasamento de contraste, coleções periesofágicas, ou comunicação entre o esôfago e o mediastino.

- A angiotomografia de tórax é o padrão-ouro para o diagnóstico de EP e dissecção de aorta, entretanto devemos estar atentos à toxicidade induzida pelo contraste, principalmente naqueles pacientes com comprometimento renal.

Outros exames

- Teste de esforço (TE) – ergometria: útil para descartar doença coronariana significativa, revelando-se um importante indicador de prognóstico. Pacientes com baixa capacidade de exercício apresentam risco cardiovascular aumentado, sendo que um bom desempenho (teste negativo) se traduz em menos de 2% de chance de evento cardíaco grave em seis meses. O teste é útil em pacientes com dor torácica de baixo risco, principalmente por ser um método seguro e de baixo custo se bem indicado.
- Ecocardiograma transesofágico: pode ser utilizado na suspeita de dissecção de aorta.
- Cintilografia do miocárdio: pode ser utilizado em pacientes que não foram capazes de realizar o teste de esforço.
- Endoscopia digestiva alta: pode ser utilizada na suspeita de lesões esofágicas e doença ulcerosa péptica.
- Ultrassonografia abdominal: pode ser utilizada na suspeita de abscesso subfrênico, hepático ou colecistite.

Conclusão

A partir da avaliação inicial dos pacientes com dor torácica, incluindo uma boa anamnese, exame físico e auxilio dos exames complementares, o objetivo do médico emergencista deve ser essencialmente descartar as etiologias ameaçadoras da vida (SCA, EP, pneumotórax, pericardite com tamponamento, dissecção de aorta e ruptura esofágica). Caso seja identificada alguma dessas etiologias, devemos prosseguir com o manejo específico de cada uma delas.

Bibliografia

- Appleton C, Gillam L, Koulogiannis K. Cardiac Tamponade. Cardiol Clin, 2017. 35: 525-37.
- Bartlett JG. Diagnostic tests for agents of comunity - acquire pneumonia. Clin Infect Dis, 2011. 52: 296-304.
- Borawski JB, Graff LG, Limkankeng AT. Care of the Patient with Chest Pain in the Observation Unit. Emerg Med Clin N Am, 2017. p. 535-47.
- Chang AM, Fischman DL, Hollander JE. Evaluation of Chest Pain and Acute Coronary Syndromes. Cardiol Clin, 2018. 35, 1-12.
- Dudzinski DM, Mak GS, Hung JW. Pericardial diseases. Curr Probl Cardiol, 2012. 37: 75-118.
- Kim LD, Bueno TB, Yonamine ES. Metástase óssea como primeira manifestação de tumores: contribuição do estudo imuno-histoquímico para o estabelecimento do tumor primário. Rev Bras Ortop, 2018.
- Marc SS, Cannon CP. Abordagem do Paciente com Dor Torácica. Em: Mann DL, et al. Braunwald – Tratado de doenças cardiovasculares. 10. ed. Rio de Janeiro: Elsevier, 2015. p. 2755-80.
- Pape LA, et al. Presentation, diagnosis, and outcomes of acute aortic dissection 17-year trends from the International Registry of Acute Aortic Dissection. J Am Coll Cardiol, 2015. 66: 350-8.
- Sahn SA, Heffner JE. Spontaneous pneumothorax. N engl J Med, 2000. 342: 868-74.
- Saraiva M. Dor ou desconforto torácico. Em: Martins HS, Brandão Neto RA, Velasco IT. Emergências Clínicas: abordagem prática. 12. ed. Barueri: Manole, 2017. p. 356-76.

Capítulo 19

Síncope

• Laura do Carmo Geraldino • Maria Camila Lunardi

Introdução

A síncope é a perda transitória e súbita da consciência com a inabilidade de manter o tônus postural, seguida por recuperação completa e espontânea. Em alguns casos, os pacientes não perdem completamente a consciência, porém têm uma sensação de iminente desmaio; esse evento é chamado de "pré-síncope" e possui a mesma base fisiopatológica e, consequentemente, avaliação de risco semelhante. Episódios de síncope correspondem a uma porcentagem importante (em torno de 3%) das visitas ao departamento de emergência.

O papel do médico emergencista é tentar diferenciar as causas potencialmente letais, tais como aquelas de origem cardíaca (p. ex., miocardiopatia hipertrófica, bloqueio atrioventricular total ou avançado, doença coronariana etc.).

A presença de doença cardíaca nos pacientes com síncope é identificada como a mais importante variável na estratificação de risco. Jovens, sem doença cardíaca estrutural ou arritmias, com síncope reflexa, costumam apresentar excelente prognóstico.

Fisiopatologia

A síncope envolve a disfunção de ambos os hemisférios cerebrais ou do tronco encefálico (sistema de ativação reticular), geralmente por hipoperfusão aguda. O fluxo sanguíneo reduzido pode ser regional (vasoconstrição cerebral) ou sistêmica (hipotensão). Por definição, a síncope é transitória; portanto, a causa da disfunção do sistema nervoso central (SNC) também deve ser transitória. Causas persistentes de disfunção significativa do SNC podem resultar em coma ou depressão da consciência.

A causa da síncope pode ser dividida em três classificações principais (Tabela 19.1):

1. Reflexa (neuralmente mediada).
2. Ortostática.
3. Cardíaca.

Causas de perda transitória de consciência que não se enquadram nas principais classificações de síncope, presumivelmente, operam sob mecanismos diferentes; esses incluem convulsões, hipoglicemia, certas toxinas e desequilíbrios metabólicos, hiperventilação, condições neurológicas primárias e distúrbios psiquiátricos. Vale lembrar que, em uma porcentagem grande de pacientes, não se obtém um diagnóstico para o episódio de síncope.

TABELA 19.1
Causas de síncope e classificações

Síncope reflexa (neuralmente mediada)	Síncope por hipotensão ortostática	Síncope cardíaca (cardiovascular)
Vasovagal • Mediada por estresse emocional ou estresse ortostático Situacional • Tosse, estímulo gastrointestinal (deglutição, defecação, dor visceral), estímulo de distensão vesical, pós-exercício, pós-prandial Síncope do seio carotídeo • Formas atípicas (sem aparente desencadeante)	• Insuficiência autonômica primária (Parkinson) • Insuficiência autonômica secundária (diabetes, amiloidose, uremia, lesão de medula espinhal) • Induzida por medicamento ou droga (vasodilatadores, diuréticos, fenotiazinas, antidepressivos, álcool, etc.) • Induzida por hipovolemia (hemorragia, diarreia, vômitos etc.)	Doença estrutural cardiopulmonar • Doença valvar, estenose aórtica, estenose tricúspide, estenose mitral, cardiomiopatia hipertrófica, hipertensão pulmonar, doença congênita, mixoma, doença do pericárdio, dissecção de aorta, embolia pulmonar, infarto do miocárdio. Disritmias • Bradicardias: síndrome do QT curto ou longo, doença do nó sinusal, bloqueio de 2º ou 3º grau, disfunção de dispositivo implantado. • Taquicardias: taquicardia ventricular, *Torsades de Pointes*, taquicardia supraventricular, fibrilação atrial ou *flutter* atrial.

Adaptada de: Martins SH, et al. Emergências Clínicas: abordagem prática. 11. ed. Barueri: Editora Manole, 2016.

Anamnese e exame físico

Como todas as queixas principais no departamento de emergência, a anamnese e o exame físico minuciosos são essenciais, principalmente porque a maioria das etiologias é descoberta sem exames complementares. A ideia é obter informações para identificar os pacientes de alto risco. A estratificação de risco se dá, majoritariamente, baseada nos achados da história e exame físico. Por isso, devemos obter sempre a história do paciente e de qualquer acompanhante/testemunha que possa auxiliar na descrição do episódio.

A história deve incluir detalhes relacionados ao episódio que incluem sinais e sintomas pré, trans e pós-evento. O fato de o paciente ter tido uma situação de estresse significativo antes do evento, por exemplo, sugere uma síncope vasovagal por estresse emocional.

Os sintomas associados à síncope que devem chamar a atenção do emergencista para causas potencialmente ameaçadoras da vida incluem dor torácica (infarto agudo do miocárdio, dissecção de aorta, embolia pulmonar e estenose aórtica), palpitações (disritmias), dispneia (embolia pulmonar, insuficiência cardíaca), cefaleia (hemorragia subaracnóidea), e dor abdominal ou dor nas costas (aneurisma de aorta abdominal, gravidez ectópica).

O exame físico deve ser focado na parte cardiovascular e neurológica. Devemos medir a pressão arterial em ambos os braços, assim como medir em posição ortostática e supina. A diminuição da pressão sistólica em mais de 20 mmHg é considerada anormal. No exame cardiovascular, precisamos ficar atentos, principalmente, à presença de sopros como aqueles característicos de cardiomiopatia hipertrófica ou estenose aórtica.

Exames complementares

O eletrocardiograma (ECG) é o principal exame complementar nos pacientes que se apresentam com síncope ao departamento de emergência. Seu papel é extremamente importante no que se refere à estratificação de risco nesses pacientes.

Eletrocardiograma

A presença de alterações do ritmo pode elucidar o diagnóstico ou mesmo definir condutas imediatas (como um implante de marca-passo provisório em um caso de bloqueio atrioventricular total) ou auxiliar na investigação futura (nos casos de bloqueio completo de ramo).

Exames laboratoriais

A necessidade de exames laboratoriais será direcionada pela história e exame físico conforme a suspeita etiológica. Um paciente, por exemplo, que se apresenta com uma história de síncope e refere sangramento retal precisará de um hemograma.

Outros exames

Outros exames poderão ser necessários, principalmente em casos de recorrência, episódios graves (que envolvam lesões ou acidentes) ou em pacientes que exerçam ocupações de alto risco. Dependendo dos achados, pode-se solicitar ecocardiograma, monitorização contínua do ECG, teste de isquemia miocárdica, entre outros.

Diagnóstico diferencial

A primeira consideração diagnóstica diferencial é distinguir a síncope de outras causas de uma perda súbita de consciência aparente, especialmente distúrbios metabólicos (hipoglicemia, hipóxia), convulsões, intoxicações ou acidente isquêmico transitório. Outras desordens incomuns também podem mimetizar a síncope como a cataplexia ou a somatização. Quando a síncope é estabelecida como a base do diagnóstico, as causas perigosas, principalmente de origem cardiovascular, são consideradas em primeiro lugar.

Algumas apresentações típicas devem nos fazer pensar em determinadas etiologias:

- Um evento súbito sem sintomas prodrômicos ou eventos associados deve aumentar a suspeita para uma síncope de origem cardíaca, seja por disritmias ou doenças cardiopulmonares estruturais.

- A presença de sintomas prodrômicos como náusea, sudorese e mal-estar com progressiva piora até que ocorra a perda de consciência, sugere uma síncope vasovagal.
- A presença de 5 ou mais episódios de síncope em 1 ano indica maior probabilidade de ser síncope vasovagal ou de um diagnóstico psiquiátrico como causa do evento.
- Paciente idoso com uso de múltiplas medicações deve aumentar a suspeita de síncope ortostática.

A crise convulsiva é o evento mais comumente confundido com a síncope. Sintomas prodrômicos e pós-evento irão auxiliar no diagnóstico diferencial. Por exemplo, se o paciente tiver confusão pós-ictal ou aura clássica, isso indica uma provável crise convulsiva. Já quando o paciente apresenta sintomas prodrômicos clássicos de náusea e sudorese, sugere-se uma síncope vasovagal. A presença de movimentos tônico-clônicos testemunhados pode corroborar o diagnóstico de crise convulsiva.

Além disso, transtornos psiquiátricos também podem simular síncope, mas não há perda da consciência e nesse caso os diagnósticos mais comuns são: transtorno de ansiedade generalizada, transtorno de pânico, transtornos conversivos e depressão.

Manejo inicial e estratificação de risco

O manejo inicial do paciente com síncope irá depender se a causa for imediatamente estabelecida ou não, sendo essa decisão essencialmente baseada na história, exame físico e eletrocardiograma. (Figura 19.1) Pacientes com síncope de etiologia cardíaca ou neurológica necessitarão ser internados, enquanto pacientes com síncope vasovagal clássica, na maioria dos casos, poderão ter alta hospitalar desde que o problema de base tenha sido identificado e tratado. A síncope vasovagal não tem uma morbimortalidade significativa associada, entretanto aquelas de causa cardíaca ou neurológica envolvem risco imediato aos pacientes.

Quando a etiologia da síncope não for encontrada, o que acontece em torno de 40% dos pacientes, devemos lançar mão de estratégias de estratificação de risco e, subsequentemente, tomar uma decisão sobre observar, internar com investigação adicional ou dar alta com seguimento ambulatorial.

Quando precisamos estratificar o risco de um paciente que se apresenta com síncope à emergência, precisamos estar atentos aos achados que estão associados a um potencial alto risco de disritmias ou morte em curto-médio prazo. Dentre esses achados, podemos destacar 4 grandes grupos:

1. Fatores relacionados ao episódio: síncope durante esforço físico, síncope em posição supina, síncope sem sintomas prodrômicos, palpitações que precedem o evento, dor torácica de origem recente, idade > 65 anos.
2. Fatores da história clínica: história familiar de morte súbita, doença coronariana conhecida prévia, insuficiência cardíaca, estenose aórtica conhecida, cardiomiopatias, arritmias prévias, uso de cardioversor-desfibrilador implantável (CDI), hipertensão pulmonar.
3. Apresentação inicial na emergência: hipotensão, bradicardia ou hemoglobina baixa (< 9 g/dL).
4. Alterações do eletrocardiograma: sinais de isquemia, bloqueios de ramo (novo), ritmo não sinusal (novo), intervalo QT longo ou curto, síndrome de Brugada (bloqueio de ramo direito e elevação de ST em V1-V3), cardiomiopatia arritmogênica de ventrículo direito, Wolff-Parkinson-White (onda delta e intervalo PR curto).

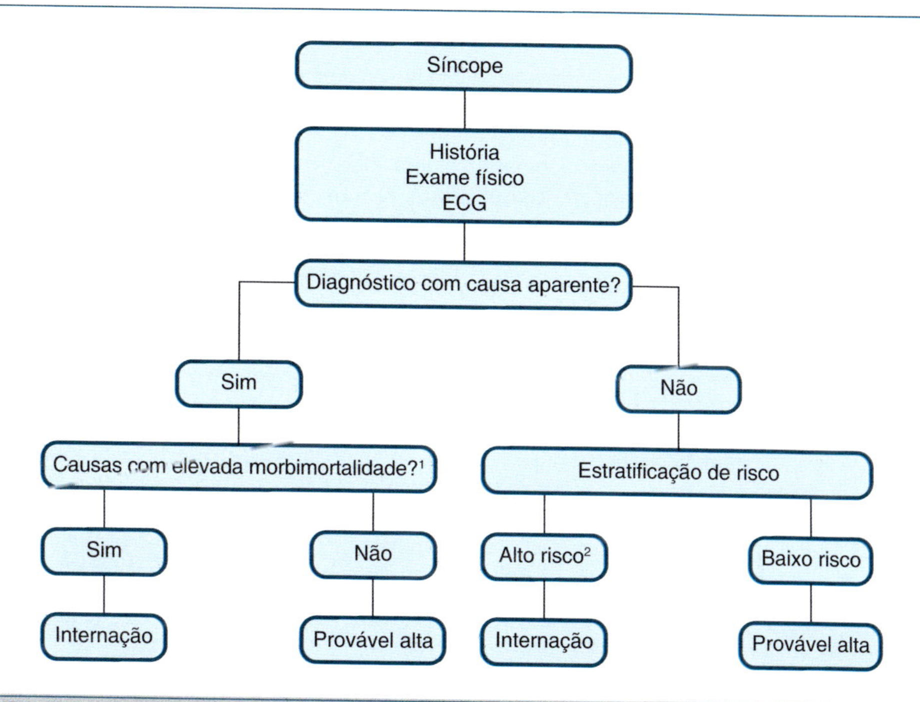

FIGURA 19.1. Sistematização para atendimento de síncope na emergência.
[1] Causas com elevada morbimortalidade incluem aquelas de causa cardíaca, neurológica ou associadas a um sangramento intenso. [2] A determinação do alto risco é feita baseada nos achados mencionados no texto, incluindo a Regra de São Francisco.

Diversos estudos foram realizados para identificar fatores associados a uma elevada morbimortalidade (p. ex., risco de morte ou disritmia a curto-médio prazo) nos pacientes que se apresentam com síncope ao departamento de emergência. Apesar de várias variáveis terem sido associadas a um risco elevado em diferentes estudos, o escore de risco mais utilizado é a Regra de São Francisco. Essa ferramenta, apesar de não ser perfeita em termos de sensibilidade e especificidade, é utilizada para identificar indivíduos de alto risco e que possam se beneficiar de internação e investigação adicional. As variáveis associadas a alto risco que fazem parte dessa regra são:

- História de insuficiência cardíaca.
- Eletrocardiograma anormal (ritmo que não for sinusal, intervalos prolongados, bloqueios ou qualquer alteração morfológica em relação ao eletrocardiograma anterior).
- Hematócrito < 30%.
- Queixa de dispneia.
- Pressão sistólica menor que 90 mmHg na visita ao departamento de emergência.

Pacientes que não possuem nenhum dos itens incluídos no escore de São Francisco são considerados de baixo risco, o que pode ajudar na tomada de decisão. Vale lembrar que devemos seguir nossa intuição clínica, mesmo que a regra de São Francisco indique baixo risco, visto que essa ferramenta não é considerada perfeita em termos de estratificação de risco.

Bibliografia

- Constantino G, et al. Syncope clinical management in the emergency department: a consensus from the first international workshop on syncope risk stratification in the emergency department. European Heart Journal, V. 37, Issue 19, 14 May 2016. p. 1493-8.
- Martins SH, et al. Emergências Clínicas: abordagem prática. 11. ed. Barueri: Editora Manole, 2016.
- Mckeon A, et al. Seizure versus syncope. Lancet Neurol. 2006 Feb;5(2):171-80. Review. Erratum in: Lancet Neurol. 2006 Apr;5(4):293.
- Probst MA, et al. National trends in resource utilization associated with ED visits for syncope. Am J Emerg Med. 2015 Aug;33(8):998-1001. doi: 10.1016/j.ajem.2015.04.030. Epub 2015 Apr 24.
- Rocha AE. Síndromes Neuralmente Mediadas/Neurally Mediated Syndromes. Arquivos Brasileiros de Cardiologia. V. 87, nº 3. Setembro de 2006.
- Solbiati M, et al. Syncope recurrence and mortality: a systematic review. Europace. 2015 Feb;17(2):300-8. doi: 10.1093/europace/euu327. Epub 2014 Dec 4.
- Task Force for the Diagnosis and Management of Syncope; European Society of Cardiology (ESC); European Heart Rhythm Association (EHRA); Heart Failure Association (HFA); Heart Rhythm Society (HRS), Moya A, et al. Guidelines for the diagnosis and management of syncope (version 2009). Eur Heart J. 2009 Nov;30(21):2631-71.
- Tintinalli JE, et al. Tintinalli's Emergency Medicine: A comprehensive study guide. 8. ed. McGraw-Hill, 2016.
- Walls R, et al. Rosen's Emergency Medicine: Concepts and clinical practice. 9. ed. Elsevier, 2017.

Capítulo 20

Desconforto Respiratório

• Pedro Arthur Ferreira de Carvalho • Daniela Mafra Fernandes • Letícia Andrade Oliveira
• José Antônio Cordero da Silva

Introdução

O desconforto respiratório é uma queixa comum no departamento de emergência, principalmente na população idosa. O manejo inicial dessa condição é uma das tarefas mais importantes do médico emergencista visto que a ausência de uma avaliação rápida com intervenções efetivas pode levar a um desfecho desfavorável rapidamente. O médico emergencista precisa ser capaz de avaliar e tratar condições agudas que acometem o sistema respiratório.

O termo "desconforto respiratório" é amplo para resumir uma gama de características clínicas (Tabela 20.1). Por exemplo, esse termo pode envolver alterações como a taquipneia (frequência respiratória elevada), dispneia (sensação de ausência de ar e reações do paciente a essa sensação), hipoxemia (saturação de oxigênio < 90% em ar ambiente), aumento do esforço respiratório (tiragem intercostal, subcostal ou supraesternal, batimento de asa de nariz, uso de musculatura acessória), apneia, cianose, entre outros termos que serão abordados ao longo do capítulo.

TABELA 20.1
Definições de termos relacionados ao desconforto respiratório

Dispneia	Sensação subjetiva de ausência de ar para respirar. Cada paciente pode descrever de uma maneira diferente
Taquipneia	Aumento da frequência respiratória (classicamente, FR > 20 em adultos)
Hiperpneia	Aumento da profundidade/intensidade da respiração, nem sempre acompanhada de taquipneia
Hiperventilação	Sensação de dispneia associada a um aumento da quantidade de ar inalado
Ortopneia	Dificuldade para respirar na posição deitada
Dispneia paroxística noturna	Dispneia súbita que acorda o paciente durante a noite com "fome" de ar e que alivia quando senta/fica de pé

Fisiopatologia

Os mecanismos de causa do desconforto respiratório em pacientes na emergência podem ser multifatoriais ou aliados a fatores intrínsecos a um sistema, como descrito na Tabela 20.2.

TABELA 20.2
Principais mecanismos e causas de desconforto respiratório

Mecanismo ou local anatômico	Etiologias
Hipoventilação	Lesões no SNC com efeito de massa; hipertensão intracraniana; infecções; acidente vascular encefálico; distúrbios metabólicos e medicações depressoras do SNC: opioides, barbitúricos, benzodiazepínicos
Neuromusculares	Trauma raquimedular; poliomiosite, distrofia muscular, miastenia gravis, síndrome de Guillan-Barré, esclerose lateral amiotrófica; infecções: poliomielite, tétano
Vias aéreas superiores	Anafilaxia, epiglotite, paralisia das cordas vocais, tumores de cabeça e pescoço, corpo estranho, queimaduras e trauma
Coração e vasos	IC aguda ou exacerbada, edema pulmonar agudo com hipertensão, choque cardiogênico, sobrecarga de volume, uremia, embolia pulmonar
Espaço aéreo ou interstício	Infecções respiratórias: síndrome do desconforto respiratório, pneumonia aspirativa, hemorragia alveolar, alveolite alérgica, agudização de doenças respiratórias crônicas
Doenças obstrutivas das vias aéreas	Asma, DPOC ou síndrome de superposição asma e DPOC
Tumores	Câncer de pulmão, metástase pulmonar, neoplasias mediastinais ou que comprimem a via aérea
Pleura	Pneumotórax e derrame pleural
Trauma torácico	Trauma de costelas (tórax instável), confusão ou laceração de pulmão e/ou vias aéreas, hemotórax
Miscelânea	Cifoescoliose, obesidade, ascite volumosa e esclerodermia e queimadura extensa

SNC: sistema nervoso central; IC: insuficiência cardíaca; DPOC: doença pulmonar obstrutiva crônica.

Anamnese e exame físico

Muitas vezes, precisamos iniciar o manejo inicial dos pacientes com desconforto respiratório mesmo antes de realizar uma anamnese ou exame físico minucioso, visto que esses pacientes podem descompensar rapidamente. O clássico A-B-C precisa ser prioridade nesses pacientes.

Com relação à anamnese, precisamos estar atentos à temporalidade dos sintomas, à história pregressa e às medicações do paciente. O fato de um paciente utilizar albuterol inalatório indica, provavelmente, que ele possui DOPC ou asma, enquanto o fato de o paciente utilizar furosemida pode indicar uma provável história de insuficiência cardíaca. Muitas vezes, precisamos coletar informações da equipe do pré-hospitalar ou de familiares, pois os mesmos poderão dar pistas importantes para a tomada de decisão. Alguns elementos da história podem ser chave para o diagnóstico:

- Começo súbito do desconforto respiratório pode indicar uma provável embolia pulmonar ou pneumotórax espontâneo, enquanto um começo gradual é mais sugestivo de DPOC, pneumonia ou insuficiência cardíaca congestiva.
- Desconforto respiratório posicional *versus* aos esforços: a ortopneia é classicamente um sintoma de insuficiência cardíaca, mas também pode estar presente em pacientes com DPOC, doenças neuromusculares ou doenças pleurais. A dispneia aos esforços pode estar relacionada com doença pulmonar primária, mas também com doença arterial coronariana ou anemia.
- Eventos precipitantes: o desconforto respiratório que ocorre após a exposição a algum ambiente ou a alguma comida pode indicar um processo alérgico. Da mesma maneira, o fato de o paciente ter sido recentemente hospitalizado ou ter sido submetido a uma viagem longa, deve ligar um alerta para uma possível embolia pulmonar.

O exame físico precisa ser realizado de maneira focada e objetiva. A aparência geral do paciente pode dar pistas diagnósticas (p. ex., confusão mental, cianose, taquipneia, palidez). A sudorese, por exemplo, pode ser um sinal de desconforto significativo nesses pacientes. A medida da frequência respiratória e a oximetria de pulso são essenciais no primeiro momento, pois darão informações sobre esforço respiratório e oxigenação, respectivamente. A saturação de oxigênio guiará a necessidade para dar mais ou menos oxigênio e será essencial que o paciente continue monitorizado durante todo manejo inicial. A presença de sinais de esforço respiratório no exame físico oferece mais evidência da gravidade do quadro do que os sons respiratórios. A ausculta será mais importante no que se refere ao diagnóstico diferencial (p. ex., sibilância pode apontar para um quadro de asma ou DPOC). Sinais como distensão da veia jugular, B3 e edema periférico podem indicar hipervolemia (Tabela 20.3). Alguns achados são típicos da insuficiência respiratória e devem chamar a atenção do médico emergencista (Quadro 20.1).

Alguns elementos do exame físico podem ser chaves para uma intervenção rápida e efetiva nesses pacientes:

- Edema visível das vias aéreas superiores pode apontar para possível reação alérgica ou angioedema. Mudança da voz, estridor ou presença de secreções são sinais de obstrução das vias aéreas e podem estar relacionados a infecção, processo alérgico ou corpo estranho.
- Ausência ou diminuição focada de murmúrios vesiculares à ausculta pode sugerir consolidação infecciosa, derrame ou pneumotórax.
- Sibilância é normalmente atribuída a um processo de broncoespasmo, que ocorre nos quadros de asma, DPOC ou anafilaxia.
- Estertores podem estar presentes nos casos de pneumonia, embolia pulmonar ou derrame pleural. Entretanto, quando se encontram juntos de distensão da veia jugular e edema periférico, devem levantar a suspeita de insuficiência cardíaca descompensada.
- Edema unilateral de membro inferior deve levantar a hipótese de embolia pulmonar associada a uma TVP.
- Sinais de trauma torácico incluindo enfisema subcutâneo, hematomas ou dor podem ser sugestivos de pneumotórax, hemotórax ou contusão pulmonar.
- O uso de musculatura acessória pode indicar uma iminente insuficiência respiratória.

TABELA 20.3
Características clínicas associadas ao desconforto respiratório

Características clínicas	Achados
Acometimento de vias aéreas superiores	Estridor, sibilos em região de vias aéreas superiores
Asma	Sibilância e opressão torácica
DPOC	Tosse crônica e produtiva, dispneia ao esforço, sibilância, tórax em barril e hiper-ressonância
Insuficiência cardíaca	Dispneia (ao esforço ou paroxística noturna), ortopneia Galope com B3 e turgescência jugular
Doença intersticial pulmonar	Dispneia aos esforços, estertores inspiratórios e baqueamento digital
Embolia pulmonar	Taquicardia e dor torácica
Doenças neuromusculares	Esclerose múltipla e miastenia *gravis*

DPOC: doença pulmonar obstrutiva crônica.

QUADRO 20.1
Indicativos de insuficiência respiratória

- Alteração do estado mental, agitação
- Instabilidade hemodinâmica
- Cianose
- Uso de musculatura acessória ao respirar
- Fala entrecortada

Diagnóstico diferencial

O diagnóstico diferencial do desconforto respiratório na emergência vai ser baseado essencialmente nas características clínicas mencionadas em *Anamnese e Exame Físico*, neste capítulo, e na Tabela 20.3. O médico emergencista deve sempre pensar nos diagnósticos ameaçadores da vida assim como nas possíveis opções de tratamento imediato:

- Anafilaxia (epinefrina, beta-agonistas, anti-histamínicos, esteroides).
- Asma/DPOC descompensados (oxigênio, beta-agonistas, esteroides).
- Síndrome coronariana aguda (aspirina, anticoagulação, estratégias de reperfusão).
- Edema pulmonar no contexto de insuficiência cardíaca (oxigênio, ventilação não invasiva, nitroglicerina, diuréticos).
- Tromboembolismo pulmonar (anticoagulação, trombólise).
- Pneumonia (antibióticos, oxigênio, ventilação de suporte).
- Tamponamento cardíaco (pericardiocentese).
- Pneumotórax hipertensivo (descompressão por agulha, dreno de tórax).
- Obstrução de vias aéreas (intubação precoce, retirar causa da obstrução).
- Síndrome do desconforto respiratório agudo (SDRA).

Insuficiência respiratória e suas definições

A insuficiência respiratória pode ser definida como a incapacidade de o sistema respiratório desempenhar adequadamente as trocas gasosas. Pode estar relacionada com a dificuldade de oferta de oxigênio aos tecidos ou com a eliminação inadequada de gás carbônico.

A insuficiência respiratória pode ser classificada quanto à sua instalação e quanto ao mecanismo fisiopatológico.

Quanto à instalação, pode-se classificar a insuficiência respiratória em:

- Aguda: de instalação abrupta, em horas ou poucos dias. São desenvolvidos mecanismos compensatórios discretos, gerando maior repercussão e gravidade da insuficiência respiratória.
- Crônica: tem instalação lenta e o sistema consegue desenvolver mecanismos compensatórios, minimizando as alterações que acometem o indivíduo.

Quanto ao mecanismo fisiopatológico, há dois tipos de insuficiências respiratórias (Tabela 20.4):

- Hipoxêmica: a alteração primordial é a hipoxemia, ou seja, uma redução da pressão parcial do oxigênio no sangue (PaO_2), impedindo a hematose adequada. Em outras palavras, a insuficiência respiratória do tipo 1 está atrelada à baixa quantidade de oxigênio no sangue, podendo ser causada por alterações na capacidade difusional de oxigênio pela membrana alveolocapilar, variações da altitude, efeito *shunt*, isto é, a passagem do sangue pela circulação pulmonar e sua não oxigenação, ou até mesmo uma hipoventilação.
- Hipercápnica: a alteração primordial está na eliminação de CO_2, causando hipercapnia, podendo estar acompanhada ou não de hipoxemia. Pode estar associada, principalmente, a lesões no centro respiratório do bulbo cerebral ou uso de opioides.

O diagnóstico de insuficiência respiratória é, geralmente, suspeitado por sinais de desconforto respiratório e confirmado por oximetria de pulso ou gasometria, podendo haver sintomas gerais de acordo com o tipo da insuficiência, conforme mostrado na Tabela 20.4. Afirma-se que há insuficiência respiratória aguda se, na gasometria arterial, houver: $PaO_2 < 60$ mmHg em ar ambiente, com FiO_2 de 21%, ou PCO_2 acima de 45 mmHg.

TABELA 20.4
Achados clínicos da hipercapnia e hipoxemia

Hipercapnia	Hipoxemia
Sonolência	Diaforese
Flapping	Ansiedade
Inquietação	Taquicardia e arritmias
Tremor	Taquipneia
Cefaleia	Confusão
Papiledema	Rebaixamento do nível de consciência
Letargia	Convulsões
Coma	Hipotensão ou hipertensão

Síndrome do desconforto respiratório agudo

A síndrome do desconforto respiratório agudo (SDRA) representa um espectro de doenças pulmonares inflamatórias caracterizadas por edemas pulmonares de origem não cardiogênicas, hipóxia e consolidação pulmonar difusa. A SDRA pode ser causada por lesões pulmonares ou extrapulmonares, incluindo uma lesão pulmonar induzida pela ventilação. A gravidade da SDRA pode ser classificada como leve, moderada ou severa e é definida pela razão entre a pressão arterial de O_2 e a fração inspirada de O_2 (PaO_2/FiO_2), demonstradas na Tabela 20.5.

TABELA 20.5
Graus de gravidade da SDRA

Relação de PaO_2/FiO_2	Quantidade (mmHg)
Leve	201-300
Moderada	101-200
Grave	< 100

Exames complementares

Diversos exames complementares podem ser realizados para ajudar no diagnóstico diferencial do paciente com desconforto respiratório na emergência. Normalmente, os exames laboratoriais e de imagem demoram a ser realizados e o médico emergencista precisará agir antes de obter os resultados.

Os primeiros exames a serem realizados nesses pacientes costumam ser à beira do leito, como o eletrocardiograma e a gasometria arterial.

Eletrocardiograma

Deve ser realizado em todos pacientes com desconforto respiratório, especialmente em pacientes idosos que se costumam ter apresentações atípicas de síndrome coronariana aguda. Pode ser usado para avaliar a presença de isquemia cardíaca, disritmias, tromboembolismo pulmonar, pericardite e derrame pericárdico.

Gasometria arterial

Normalmente, se obtém a gasometria arterial nesses pacientes para determinar a causa do desconforto respiratório (p. ex., causa respiratória *versus* metabólica).

Exames laboratoriais

Irá depender do caso, porém exames que ajudam no diagnóstico diferencial incluem hemograma completo, troponina, função renal, BNP e D-dímero.

Exames de imagem

A radiografia de tórax e a tomografia são bastante utilizados nesse contexto. Eles serão utilizados para diagnosticar patologias como o pneumotórax, pneumonia, tromboembolismo pulmonar, derrame pleural, tamponamento cardíaco, entre outras causas cardiopulmonares.

A ultrassonografia à beira do leito está sendo cada vez mais utilizada para o diagnóstico diferencial do paciente com desconforto respiratório na emergência (ver *Capítulo 47 – Ultrassonografia Perirressuscitação*). Podemos ver rapidamente, por exemplo, a presença ou não de pneumotórax ou sinais de hipervolemia (linhas B), o que pode nos ajudar na tomada de decisão. Nos pacientes hemodinamicamente instáveis com suspeita de tromboembolismo pulmonar, podemos verificar a presença de sofrimento do ventrículo direito.

Manejo inicial

Detalhes sobre o manejo inicial de pacientes com desconforto respiratório serão abordados nos *Capítulos 31 – Manejo Inicial da Insuficiência Respiratória, 32 – Princípios Básicos de Ventilação Não Invasiva, 33 – Sequência Rápida de Intubação* e *34 – Via Aérea Cirúrgica*.

O tratamento será específico, de acordo com a etiologia do desconforto respiratório. Por exemplo, pacientes com DPOC descompensado necessitarão de broncodilatores e corticosteroides.

Bibliografia

- Brandão Neto RA, Costa Ribeiro SC. Dispneia. Em: Medicina de emergências: abordagem prática. Barueri: Manole, 2017. p. 355-6.
- Ferguson ND, et al. High-frequency oscillation in early acute respiratory distress syndrome. New England Journal of Medicine, v. 368, n. 9, p. 795-805, 2013.
- Force ARDS. Definition Task. Acute respiratory distress syndrome. Journal of Americal Medical Association, v. 307, n. 23, p. 2526-33, 2012.
- Guérin C, et al. Prone positioning in severe acute respiratory distress syndrome. New England Journal of Medicine, v. 368, n. 23, p. 2159-68, 2013.
- Lopes AC, Vendrame LS, Guimarães HP, et al. Insuficiência Respiratória Aguda. Em: Manual de Medicina de Urgência. São Paulo: Atheneu, 2012. p. 221-8.
- Martins HS, Pizzo V, Damasceno MCT. Insuficiência Respiratória Aguda e Ventilação Invasiva. Em: Medicina de emergências: abordagem prática. São Paulo: Manole, 2017. p. 289.
- Parshall MB, Schwartzstein RM, Adams L, et al. An official American Thoracic Society statement: update on the mechanisms assessment and management of dyspnea. Am j Respir Crit Care Med 185 (4):435-452, 2012.
- Seigel TA. Mechanical Ventilation and Noninvasive Ventilatory Support. Em: Rosen's Emergency Medicine: concepts and clinical practice. 9. ed. Philadelphia: Elsevier, 2018. p. 32.
- Spieth PM, Zhang H. Pharmacological therapies for acute respiratory distress syndrome. Current opinion in critical care, v. 20, n. 1, p. 113-21, 2014.

Capítulo 21

Dor Abdominal

• Marlon Barbosa de Azevedo • Dandhara de Lima Cardoso Almeida • Johann Peter Amaral dos Santos
• Caio Duarte Neto

Introdução

A dor abdominal aguda é definida pela sensação de desconforto e mal-estar localizada no abdômen. Apresenta intensidade variada e tendência a crescer ou regredir conforme sua causa, que pode ter origem intra-abdominal ou extra-abdominal

É o sintoma mais frequente nos departamentos de emergência de diversos países. Na maioria dos casos, seu curso é benigno, como na dispepsia ou gastroenterite aguda. Entretanto, o médico emergencista deve estar atento para os casos graves de dor abdominal aguda, como ocorre nos pacientes com abdômen agudo e sepse, e para os grupos de risco como idosos, mulheres em idade fértil, imunossuprimidos, portadores de cirurgia abdominal prévia, doença inflamatória intestinal e neoplasias.

Tipos de dor abdominal

A dor abdominal pode ser dividida em três principais categorias (Tabela 21.1):

- Visceral.
- Parietal.
- Referida.

Em algumas patologias, a dor pode começar como visceral, difusa, e progredir para uma dor parietal, bem localizada (p. ex., apendicite aguda). O entendimento da fisiologia por trás das diferentes síndromes de dor abdominal é essencial para o diagnóstico diferencial.

TABELA 21.1
Tipos de dor abdominal

Origem	Sintomas	Fisiopatologia	Exemplos
Dor visceral	Não específica, vaga, sem uma localização precisa, às vezes descrita como "desconforto"	Inflamação, isquemia ou distensão. A dor começa difusa, normalmente na linha média por causa da origem embriológica da inervação dos órgãos	Estágio inicial da apendicite com dor periumbilical
Dor parietal	Muitas vezes descrita como "pontada", bem localizada	Inflamação e irritação do peritônio parietal. No caso de envolvimento completo do peritônio, pode ser difusa também	Estágios mais avançados da apendicite aguda com dor localizada no QID e dor à descompressão secundária à irritação peritoneal
Dor referida	Dor em local distante da patologia de base	Relacionada à origem embriológica dos órgãos	Infarto agudo do miocárdio se apresentando com dor epigástrica

QID: quadrante inferior direito.

Abordagem inicial

Uma abordagem sistemática com anamnese e exame físico focados é essencial para chegar em um diagnóstico nos pacientes que se apresentam com dor abdominal. O primeiro passo será avaliar a estabilidade hemodinâmica do paciente e a gravidade da dor, pois esses dois fatores decidirão a velocidade necessária para obter informações na beira do leito, assim como a necessidade de intervenções imediatas. Como praticamente toda a abordagem inicial por parte do médico emergencista, devemos realizar a avaliação do A-B-C (via aérea, respiração e circulação) assim como ações rápidas na beira do leito como monitorizar o paciente, adquirir acesso venoso, verificar glicemia, realizar eletrocardiograma e teste de gravidez (mulheres em idade fértil). O ultrassom à beira do leito também será uma ferramenta essencial na abordagem inicial dos pacientes com dor abdominal.

Um dos elementos mais importantes na avaliação de pacientes com dor abdominal é a determinação da localização da dor. Apesar de frequentemente a dor abdominal poder ser um sintoma de doenças extra-abdominais, a localização da dor tem papel importantíssimo para o diagnóstico diferencial (Tabela 21.2).

TABELA 21.2 Diagnóstico diferencial de dor abdominal baseado na localização da dor	
Epigástrico	• Cardíacas: síndrome coronariana aguda • Biliar: colelitíase, colecistite, colangite • Pâncreas: pancreatite • Vascular: aneurisma e dissecção de aorta • Gastro: gastrite, apendicite, hérnia epigástrica
Periumbilical	• Vascular: aneurisma e dissecção de aorta • Gastro: apendicite inicial, obstrução intestinal, gastroenterite
Região suprapúbica	• Gastro: apendicite, diverticulite, constipação, doenças inflamatórias (colite ulcerativa, Crohn) • Urinário: retenção urinária, infeção urinária, cistite • Ginecológico: gravidez ectópica, doença inflamatória pélvica (DIP), patologia tubo-ovariana, endometriose • Outros: hérnia
Quadrante superior direito (QSD)	• Pulmonar: pneumonia do lobo inferior, tromboembolismo pulmonar • Biliar: colelitíase, colecistite, colangite • Fígado: hepatite, abscesso • Renal: cólica renal, pielonefrite, nefrolitíase • Gastro: úlcera duodenal, apendicite retrocecal • Pâncreas: pancreatite
Flanco direito	• Vascular: aneurisma e dissecção de aorta, isquemia mesentérica • Renal: cólica renal, pielonefrite, nefrolitíase • Outros: abscesso do psoas
Quadrante inferior direito (QID)	• Gastro: apendicite, obstrução cecal, diverticulite, constipação, doenças inflamatórias (colite ulcerativa, Crohn) • Genitourinário: epididimite, torção testicular, cólica ureteral, nefrolitíase, infecção urinária • Ginecológico: gravidez ectópica, DIP, patologia tubo-ovariana, infecção urinária • Outros: hérnia, abscesso do psoas, linfadenite mesentérica
Quadrante superior esquerdo (QSE)	• Cardíacas: síndrome coronariana aguda, miocardite, pericardite • Pulmonar: pneumonia do lobo inferior, tromboembolismo pulmonar • Pâncreas: pancreatite • Esplênica: infarto esplênico, ruptura esplênica • Gastro: gastrite • Renal: cólica renal, pielonefrite, nefrolitíase
Flanco esquerdo	• Vascular: aneurisma e dissecção de aorta, isquemia mesentérica • Renal: cólica renal, pielonefrite, nefrolitíase • Outros: abscesso do psoas
Quadrante inferior esquerdo (QIE)	• Gastro: obstrução cecal, diverticulite, constipação, doenças inflamatórias (colite ulcerativa, Crohn) • Genitourinário: epididimite, torção testicular, cólica ureteral, nefrolitíase, infecção urinária • Ginecológico: patologia tubo-ovariana, gravidez ectópica, DIP, endometriose • Outros: hérnia, abscesso do psoas, linfadenite mesentérica

Vale também destacar que o médico emergencista deve ter como prioridade, sempre, descartar condições ameaçadoras da vida e considerar possibilidades extra-abdominais que podem causar significativa morbimortalidade ao paciente (p. ex., considerar infarto agudo do miocárdio em idosos com dor epigástrica). Os diagnósticos ameaçadores da vida que devemos sempre considerar na emergência incluem:

- Gravidez ectópica.
- Apendicite.
- Aneurisma de aorta abdominal.
- Doença inflamatória pélvica e abscesso tubo-ovariano.
- Doença biliar.
- Obstrução intestinal.
- Víscera perfurada.
- Isquemia mesentérica.
- Torção de ovário ou torção testicular.

Anamnese e exame físico

Alguns aspectos da anamnese são essenciais para guiar o exame físico e, consequentemente, o diagnóstico diferencial e manejo desses pacientes, visto que determinados achados da história podem levar a tomada de decisões específicas. Quando coletamos a história, precisamos ser sistemáticos e sempre rastrear para aqueles pacientes de alto risco (p. ex., idosos, mulheres em idade fértil). Alguns achados da história irão nos apontar para diagnósticos diferenciais específicos (Tabela 21.3).

- Impressão inicial: gravidade da dor, estabilidade hemodinâmica e escala de dor.
- Dados de base: idade e sexo do paciente.
- Início e curso da dor: súbito, gradual, episódico, intermitente ou contínua.
- Localização da dor e radiações (Tabela 21.2).
- Característica da dor: cólica, pontada, queimação etc.
- Gravidade: leve, moderada ou forte (usar escala numérica de dor quando possível).
- Fatores de alívio ou piora: relação com o alimento, relação com movimentação ou posição.
- Sintomas associados: febre, náuseas, vômitos, diarreia, melena, icterícia, disúria, secreção ou sangramento vaginal, dispneia etc.
- História prévia: perguntar especificamente sobre doenças gastrointestinais prévias, doenças crônicas, trauma recente, sintomas parecidos prévios, cirurgias prévias, histórico obstétrico e data da última menstruação (mulheres).
- Medicações: perguntar especificamente sobre o uso de anticoagulantes, corticosteroides e anticoncepcionais.
- Outros: ficar atento para apresentações atípicas associadas com perda de peso ou outros sintomas sistêmicos inespecíficos.

O exame físico focado é peça-chave do emergencista nos pacientes com dor abdominal. Ele inclui desde os sinais vitais na avaliação da estabilidade hemodinâmica até um exame abdominal completo.

TABELA 21.3
Achados da história e exame físico e diagnósticos diferenciais específicos

História e exame físico	Diagnósticos diferenciais
Mulheres em idade fértil com sangramento vaginal	Gravidez ectópica, aborto
Idosos (> 65), história de doença cardíaca, doença vascular periférica ou fibrilação atrial	Aneurisma de aorta abdominal, isquemia mesentérica (idosos são considerados pacientes de alto risco)
Dor abdominal desproporcional no idoso (> 65)	Isquemia mesentérica
Imunodeficiência (p. ex., HIV, uso crônico de corticoide)	Infecções ocultas
História de cirurgias abdominais	Bridas, obstrução intestinal
Início súbito de dor forte	Infarto agudo do miocárdio, alça perfurada, aneurisma de aorta roto, gravidez ectópica, cisto ovariano roto
Dor do tipo "cólica"	Gastroenterite, obstrução intestinal, cólica biliar ou ureteral
Dor alivia quando se inclina para frente, história de alcoolismo ou dor epigástrica irradiando para as costas	Pancreatite
Dor que irradia para virilha	Cálculo renal
Piora significativa da dor com movimentos mínimos	Irritação peritoneal
Adolescentes do sexo masculino	Torção testicular
História de alcoolismo	Pancreatite, cirrose hepática
Possível em todas idades	Apendicite

O exame físico abdominal inclui:

- Inspeção: avaliar aumento do volume abdominal (p. ex., distensão, ascite, hemoperitônio), contratura abdominal, movimentos peristálticos, cicatriz de cirurgia anterior, circulação colateral (p. ex., hepatopatia), equimoses, hematomas periumbilical ou em flanco e hérnias da parede abdominal.
- Ausculta: deve preceder a percussão e palpação para que não haja estímulo intestinal. Os ruídos aéreos aumentados, com timbre metálico, coincidentes com episódios de dor, sugerem obstrução intestinal; enquanto os diminuídos/ausentes indicam alças intestinais com comprometimento da vitalidade (p. ex., isquemia mesentérica).
- Percussão: iniciar na região com menor intensidade de dor. O hipertimpanismo está relacionado com obstrução ou suboclusão intestinal. Se for identificada macicez (exceto no QSD),

considera-se que possa haver uma massa abdominal. Detecta-se ascite procurando a sensação de flutuação na cavidade abdominal.

- Palpação: iniciar pelas regiões não dolorosas, como na percussão. Palpar delicadamente o abdômen, a fim de buscar a localização da dor, se há rigidez muscular e sinais de irritação peritoneal (Tabela 21.4). O exame também deve incluir os canais inguinais e femorais, umbigo e cicatrizes cirúrgicas para buscar evidências de hérnias encarceradas. Se não houver dor intensa, deve-se buscar a palpação profunda, na busca de massa abdominal, plastrão, organomegalias, sinais de aneurisma de aorta (massa pulsátil, infraumbilical). A dor focal sugere processo de doença inicial ou bem localizado, enquanto a dor difusa sugere inflamação generalizada ou de apresentação tardia. No idoso, a rigidez da musculatura abdominal pode ser ausente. A palpação do abdômen não é confiável no paciente intubado ou sob efeito de drogas.

TABELA 21.4
Principais manobras semiológicas na avaliação da dor abdominal

Sinal	Descrição	Diagnóstico principal
Blumberg	Dor à descompressão presente na parede abdominal	Inflamação peritoneal
Rovsing	Dor na fossa ilíaca direita, ao comprimir sequencialmente as topografias da fossa ilíaca esquerda, colo descendente e transverso	Apendicite aguda
Murphy	Interrupção da inspiração profunda causada pela dor à palpação da região vesicular	Colecistite aguda
Jobert	Presença de hipertimpanismo na região hepática	Pneumoperitôrio
Giordano	Presença de punho percussão lombar dolorosa na região lombar	Pielonefrite
Cullen	Descoloração azulada periumbilical	Hemoperitônio
Grey Turner	Descoloração azulada nos flancos	Pancreatite hemorrágica aguda
Kehr	Dor referida no ombro	Ruptura esplênica, gestação ectópica
Psoas	Dor ao levantar a perna esticada contra resistência	Apendicite
Obturador	Flexão e rotação interna da coxa, enquanto em decúbito dorsal cria dor hipogástrica	Abscesso pélvico, massa inflamatória na pelve
Lapinsky	Dor na fossa ilíaca direita desencadeada pela palpação profunda no ponto de McBurney, com o membro inferior direito hiperestendido e elevado	Apendicite aguda

- Exame retal: realizar em pacientes com suspeita de sangramento gastrointestinal, sangramento perianal, doença prostática ou fezes impactadas.
- Exame ginecológico: realizar em todas mulheres com dor abdominal baixa (quadrantes inferiores e região suprapúbica).
- Exame testicular: realizar em todos homens com suspeita de patologias testiculares ou possíveis hérnias.

Exames complementares

Eletrocardiograma

Em pacientes que se apresentam com dor epigástrica e risco cardiovascular elevado, além de idosos com dor inespecífica, o eletrocardiograma (ECG) deve ser sempre realizado. É um exame barato e amplamente disponível. Considerar associar o uso de troponinas naqueles pacientes de alto risco com dor abdominal e achados de ECG inespecíficos.

Exames laboratoriais

- Teste de gravidez: deve ser realizado em todas as mulheres em idade fértil independentemente da história e exame físico.
- Exame de urina: caso haja sinais de hematúria ou infecções do trato urinário.
- Hemograma (infecção, anemia falciforme, dengue), eletrólitos, creatinina e ureia (insuficiência renal, desidratação), amilase e lipase (pancreatite), enzimas hepáticas, bilirrubina total e direta, fosfatase alcalina e GGT (afecções da vesícula biliar, vias biliares e fígado), PCR (processo inflamatório agudo) e perfil de coagulação (pedir em pacientes anticoagulados).

Exames de imagem

- Radiografias:
  - Radiografia de tórax (incidência anteroposterior) pode confirmar uma perfuração de vísceras (pneumoperitônio) ou pneumonia.
  - Radiografia de abdômen (ortostase, decúbito) é útil para identificação de obstrução do trato digestório. Também mostram calcificações anormais (10% dos cálculos biliares e 90% dos cálculos renais). As calcificações pancreáticas observadas em pacientes com pancreatite crônica são visíveis.
- Ultrassonografia à beira do leito: método preferido para avaliação inicial de colecistite aguda, apendicite aguda e identificação de líquido livre. É uma ferramenta que pode ser amplamente usada pelo médico emergencista com experiência em ultrassonografia. A avaliação da aorta abdominal em pacientes com suspeita de aneurisma de aorta roto também é de grande valia, principalmente nos pacientes hemodinamicamente instáveis.
  - Ultrassonografia transvaginal: normalmente é realizada pelo radiologista e pode confirmar gravidez ectópica ou outros distúrbios ginecológicos agudos, como abscessos tubo-ovarianos ou torção de ovário.
- Tomografia computadorizada (TC) com contraste oral e intravenoso: aprofundamento diagnóstico nos casos de maior complexidade. Pode fornecer um diagnóstico definitivo em até 90% dos pacientes com dor abdominal aguda grave (p. ex., litíase renal, dissecção de aorta, apendicite aguda, diverticulite aguda, pancreatite aguda, laceração esplênica ou hepática). Angiotomografia pode indicar trombose mesentérica. Também é excelente para diferenciar obstrução mecânica do intestino delgado de íleo paralítico.
  - O limiar para solicitar TC de abdômen em pacientes idosos com dor abdominal é baixo já que essa população é de alto risco para malignidades ou outras condições que são comumente subdiagnosticadas nessa faixa etária.
  - Atentar para pacientes com alergia ao contraste ou com doença renal prévia.

- Ressonância magnética: uso extremamente restrito no departamento de emergência, exceto para mulheres grávidas com achados inconclusivos na ultrassonografia. Indisponível para a grande maioria dos departamentos de emergência no Brasil.

Manejo do paciente com dor abdominal na emergência

O paciente com dor abdominal aguda no departamento de emergência deve ser prontamente avaliado a fim de evitarmos maiores complicações, como o abdômen agudo, a sepse e o óbito. Pacientes instáveis e aqueles pertencentes ao grupo de risco devem ter maior atenção, visto o pior prognóstico. Portanto, é de extrema importância a sistematização do atendimento: impressão inicial, avaliação primária, exames iniciais, avaliação secundária com história e exame físico completo (Figura 21.1). Tudo isso corrobora para o diagnóstico da dor abdominal aguda, que deve ser imediatamente tratada de modo conservador ou cirúrgico, conforme sua etiologia.

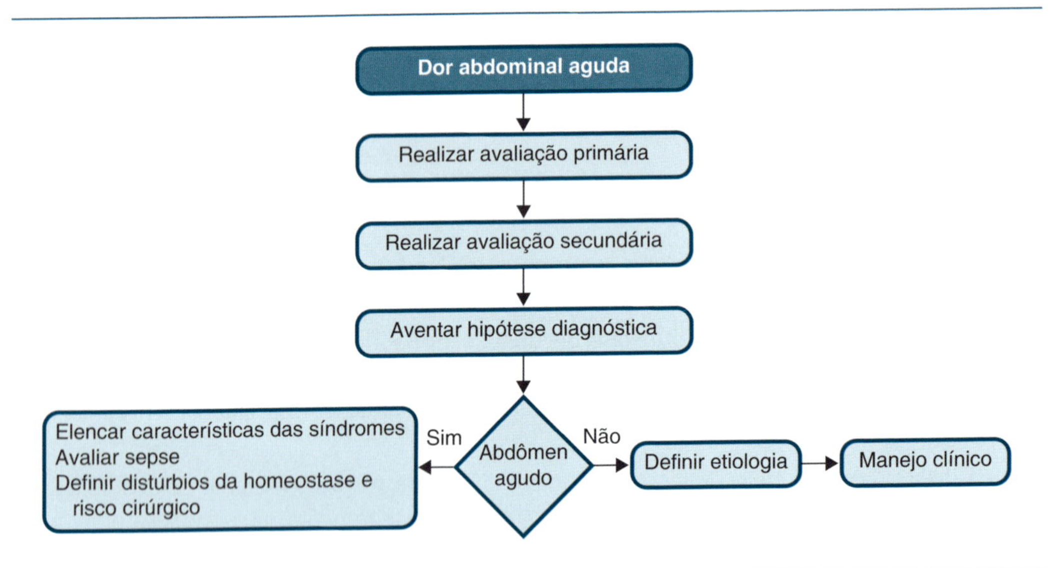

FIGURA 21.1. Fluxograma de abordagem sistematizada do paciente com dor abdominal na emergência.

- Avaliação primária: avaliar estabilidade hemodinâmica, assim como realizar o clássico A-B-C. Essa primeira avaliação vai determinar o quanto de intervenções/manejo o paciente necessitará imediatamente.
- Avaliação secundária: identificar condições ameaçadoras da vida, como síndrome coronariana aguda, abdômen agudo, dissecção de aorta, isquemia mesentérica, entre outros diagnósticos. Atentar para grupos específicos de pacientes (Tabela 21.3).
- Pacientes com dor abdominal hemodinamicamente instáveis devem ser reanimados imediatamente.
- O médico emergencista deve chamar a equipe cirúrgica assim que identificar patologias possivelmente cirúrgicas, principalmente em pacientes com dor abdominal e hemodinamicamente instáveis.
- Pacientes com possível doença péptica ou gastrite costumam beneficiar-se do uso de antiácidos e drogas antiespasmódicas.

- Pacientes estáveis que respondem ao tratamento da dor e com condições que não necessitam de cirurgia ou intervenção imediata podem ter alta com seguimento apropriado.
- Analgesia: devemos sempre tratar a dor baseado na hipótese diagnóstica mais provável após a avaliação inicial.
  - O uso de opioides pode ser usado de maneira liberal, já que evidências recentes mostram que eles não alteram os achados do exame físico e não aumentam o número de decisões erradas.
  - Pacientes dependente de opioides ou com dor crônica podem precisar de doses mais elevadas.
  - Sempre monitorizar pacientes que receberem opioides para uma possível depressão respiratória, especialmente em pacientes idosos ou pacientes com doença renal e hepática.
  - Os anti-inflamatórios não esteroides (p. ex., cetoprofeno intramuscular) são drogas de escolha para pacientes com cólica renal ou biliar.
- Antibióticos: o abdômen é um foco comum de infecção no desenvolvimento de sepse. Os pacientes com dor abdominal que forem considerados sépticos necessitam receber antibióticos de amplo espectro precocemente na emergência (p. ex., peritonite, víscera perfurada).
- Disposição: após o manejo inicial, o médico emergencista precisará decidir o tipo de cuidado que o paciente necessitará após as intervenções realizadas na emergência, sendo as duas principais opções a internação ou a alta.
- Internação:
  - Pacientes hemodinamicamente instáveis necessitam ir para cuidados de uma unidade de terapia intensiva (UTI), principalmente após intervenções cirúrgicas.
  - Pacientes idosos com múltiplas comorbidades costumam necessitar de um leito de UTI ou um leito de enfermaria com nível aumentado de monitorização.
  - Pacientes estáveis com condições que necessitam de cirurgia podem ser internados em leitos de enfermaria cirúrgica.
  - Devemos ter um limiar baixo para internação nos pacientes de alto risco.
- Alta:
  - Pacientes que responderam ao tratamento da dor e que não tenham sinais de condições ameaçadoras da vida, normalmente, podem ter alta. Precisamos sempre instruir o paciente a voltar para a emergência caso a dor piore ou desenvolva sintomas como vômitos persistentes, icterícia, febre, entre outros.
  - Devemos sempre garantir que os pacientes tenham algum tipo de seguimento especialmente aqueles que necessitarão de um especialista para tratar sua condições não-urgentes.

Bibliografia

- American Heart Association (AHA). Atualização das diretrizes de RCP e ACE. 2015.
- Duarte Neto C. Os sinais de alerta para triagem de pacientes com dor abdominal aguda e o saber das políticas públicas. Dissertação (mestrado). Escola Superior de Ciências da Santa Casa de Misericórdia de Vitória (EMESCAM), 2011. 172f.
- Goldman L, Schafer Al. Cecil Medicina. Tradução: Freitas A, Neto CF, Castro FFM. 24. ed. Rio de Janeiro: Elsevier, 2014. p. 952-8.
- Guimarães HP, et al. Manual de Medicina de Emergência, 1. ed. Rio de Janeiro: Atheneu, 2016. p. 69-74.
- Martins HS, Neto RAB, Velasco IT. Medicina de emergência – Abordagem prática.12. ed. Barueri: Manole, 2017. p. 256-61; 436-45.

- National Association of Emergency Medical Technicians (NAEMT), Comitê de Trauma do Colégio Americano de Cirurgiões. Prehospital Trauma Life Support (PHTLS) Atendimento pré-hospitalar ao traumatizado. Tradução: Scavone R, et al. 7. ed. Rio de Janeiro: Elsevier, 2011. p. 110-24.
- O'Brien MC. Acute abdominal pain. In: Tintinalli JE, Stapczynski JS, Ma OJ, Cline DM, Cydulka RK, Meckler GD. Tintinalli's Emergency Medicine: A Comprehensive Study Guide. 7. ed. New York: McGraw-Hill, 2011. p. 519-27.
- Rhodes A, Evans LE, Alhazzani W, et al. Surviving sepsis campaign: international guidelines for management of sepsis and septic shock: 2016. Crit Care Med 45, 2-17. p. 486-552.
- Towsend CM, et al. Sabiston Textbook of Surgery. 20. ed. Filadélfia: Elsevier, 2017. p. 1120-38.
- Walls RM, et al. Rosen's Emergency Medicine: Concepts and Clinical Practice, 9. ed. Filadélfia: Elsevier, 2017. p. 213-23.

Capítulo 22

Diarreia, Náuseas e Vômitos

• Luiza Beatriz Gonçalves de Paula • Victória Vieira Fonseca • Victor Nacib Lauar

Diarreia

A diarreia é uma condição clínica comum nas unidades de Pronto-Socorro e, no Brasil, apesar das melhorias ocorridas, esse quadro ainda foi responsável por 4,1% dos óbitos em 2005. Define-se como 3 ou mais evacuações no dia, amolecidas ou líquidas, com maior volume fecal. Sua classificação pode ser aguda, quando a duração é de até 2 semanas (forma mais comumente vista na emergência), persistente (> 14 dias e ≤ 30 dias) ou crônica, de duração superior a 30 dias. A diarreia invasiva também é chamada de disenteria, em que temos a presença de sangue, ao contrário da diarreia aquosa.

Etiologia

A diarreia aguda (DA), normalmente, é de causa infecciosa, ocasionada por vírus, bactérias ou protozoários (Tabela 22.1) e sua abordagem clínica não obriga a investigação do agente etiológico causador, levando em consideração que geralmente são casos brandos e autolimitados. Já a diarreia crônica tem como principais categorias as secretoras, inflamatórias, osmóticas, dismotilidade, factícias, iatrogênicas e esteatorreicas. Os pacientes que evoluem para diarreia crônica constituem um grupo de risco de complicações e elevada letalidade.

A ingestão de água e alimentos contaminados é o principal modo de transmissão das causas infecciosas, que são as maiores responsáveis pelos quadros de DA que chegam ao departamento de emergência. A manifestação clínica depende da fisiopatologia promovida pelo agente infeccioso e podem se apresentar como diarreia aquosa profunda, diarreia associada a vômitos acentuados e febre mínima ou ausente, diarreia associada a vômitos e à febre elevada e diarreia acompanhada de febre elevada e dor abdominal.

TABELA 22.1 Principais agentes infecciosos da diarreia aguda	
Vírus	Rotavírus, coronavírus, adenovírus, calicivírus (em especial, o norovírus) e astrovírus
Bactéria	*E. coli* enteropatogênica clássica, *E. coli* enterotoxigenica, *E. coli* entero-hemorrágica, *E. coli* enteroinvasiva, *E. coli* enteroagregativa, *Aeromonas*, *Pleisiomonas*, *Salmonella*, *Shigella*, *Campylobacter jejuni*, Vibrio *cholerae*, *Yersinia*
Parasitas	*Entamoeba histolytica*, *Giardia lamblia*, *Cryptosporidium*, Isosopora
Fungos	*Candida albicans*

Adaptada de: Morais MB, et al. Ministério da Saúde. Diarreia aguda: diagnóstico e tratamento. Sociedade Brasileira de Pediatria, 2017. N° 1, 1-15.

Anamnese e exame físico

Deve-se questionar sobre o início do quadro e a presença de sintomas associados, como dor abdominal, presença de sangue ou pus nas fezes, náuseas, vômitos e febre. Também buscar informações a respeito do uso de medicamentos, como antibióticos, e de comorbidades, como câncer e quimioterapia. A história social deve trazer informações sobre o consumo de água e alimentos possivelmente contaminados.

Distinguir entre diarreia alta e baixa. A diarreia alta resulta da infecção do intestino delgado e as fezes apresentam restos de alimentos e odor pútrido. Cólicas periumbilicais são frequentes. Já a diarreia baixa é resultado do acometimento do intestino grosso (sobretudo hemicólon esquerdo ou retrossigmoide). As fezes apresentam menor tamanho e podem ser acompanhadas de muco, pus e sangue. Normalmente, as evacuações têm grande frequência, acompanhadas de urgência e tenesmo.

A diferenciação entre diarreia inflamatória e não inflamatória é valiosa. A diarreia aguda não inflamatória é, geralmente, aquosa e muito volumosa, sem sangue, muco ou pus. Febre não é comum, mas pode ocorrer. Não há presença de leucócitos nas fezes, sendo esse o tipo de diarreia mais frequente na emergência. É, em geral, autolimitada e em seu tratamento não é necessário o uso de antibióticos, apenas terapia de suporte. São causadas por vírus, bactérias e protozoários. Já as inflamatórias são causadas por bactérias enteroinvasivas. Apresentam evacuações frequentes com eliminação de pequenos volumes de fezes. Muco, sangue e pus ocorrem com frequência, bem como febre (superior a 38,5 °C), toxemia, tenesmo e dor abdominal intensa. Leucócitos também costumam estar presentes nas fezes.

Na diarreia crônica, investigar se as causas são desabsortivas, inflamatórias ou osmóticas. As diarreias relacionadas a causas orgânicas geralmente estão associadas a perda de peso e a evacuações noturnas.

Na diarreia aguda, estar atento aos sinais de alarme. Deve-se analisar se há desidratação e, caso haja, quantificá-la. Pesquisar icterícia, alteração do estado mental, insuficiência respiratória, oligúria e arritmias. No exame do abdômen, observar alteração dos ruídos, descompressão dolorosa, localização e quantificação dor. Em se tratando de diarreia crônica, perda de peso e linfadenomegalia, podem estar relacionados a malignidade ou infecções. No exame do abdômen, à inspeção pode-se perceber cicatrizes, à palpação, massas e aumentos de volume e, à ausculta, aumento dos ruídos hidroaéreos.

Exames complementares

Com relação às diarreias agudas, os exames complementares não são indicados em todos os casos, por isso selecionar pacientes que apresentam pelo menos um sinal de alarme, sendo eles:

- Paciente idoso (idade ≥ 65 anos).
- Diarreia do viajante (se cursar com disenteria).
- Febre (temperatura axilar ≥ 38,5 °C).
- Dor abdominal em paciente acima dos 50 anos.
- Imunossupressão (por droga/HIV).
- Sangue ou muco nas fezes.
- Diarreia por mais de três ou sete dias, apesar de adequadamente tratada.
- Desidratação grave e/ou repercussões sistêmicas (taquicardia, hipotensão, redução de diurese, letargia).

Caso exames complementares sejam realmente necessários, priorizar as pesquisas de coprocultura, pesquisas de leucócitos fecais, testes imunologicos (ELISA) e pesquisa de sangue oculto nas fezes. A coprocultura e o exame parasitológico de fezes não devem ser realizados de rotina, sendo que esse último deve ser reservado aos casos de diarreia persistente, diarreia do viajante, surto de diarreia por água contaminada e quadros com sangramento e ausência de leucócitos nas fezes.

Nas diarreias agudas causadas por gastroenterite viral, os exames por microscopia eletrônica são considerados padrão-ouro para realização do diagnóstico. Todavia, em função de seus elevados custos, são somente utilizados para fins de pesquisa. Dessa maneira, os métodos imunológicos de diagnósticos são os mais usados na prática clínica. Na prática clínica, quando a suspeita principal é uma gastroenterite viral como etiologia da diarreia aguda, os exames complementares normalmente não são necessários.

Já nas diarreias bacterianas, está indicada a coprocultura e, na diarreia por *Clostridium difficile*, o diagnóstico é feito através da pesquisa por toxinas. Nas diarreias de etiologia parasitária, o exame parasitológico de fezes é o mais relevante. Para amebíase, recomenda-se a realização de PCR e testes imunológicos de pesquisa de antígenos fecais.

Para auxiliar na avaliação do paciente com diarreia crônica, podem ser usados vários recursos, como exames laboratoriais, exames de imagem e exames de fezes, sendo que cada um deles é usado para um determinado tipo de diarreia crônica.

Em pacientes idosos que se apresentam com diarreia e dor abdominal, muitas vezes é necessária a realização de exames de imagem, como a tomografia de abdômen.

Diagnóstico diferencial

As diarreias agudas causadas por *Campylobacter jejuni* cursam com diarreia sanguinolenta e dor intensa em cólica. O quadro é autolimitado, encerrando-se em três a sete dias. No entanto, o germe pode continuar sendo eliminado por até um mês. Por outro lado, pacientes institucionalizados são frequentemente atingidos por diarreia crônica. O principal germe causador dessa patologia nessa população é o *C. difficile* e a infecção é favorecida pelo uso de antibióticos e pela higiene inadequada, sobretudo das mãos.

A diarreia dos viajantes acomete principalmente viajantes internacionais, em função do consumo de água e alimentos contaminados. Geralmente, ocorrem na primeira semana de viagem. Acomete, sobretudo, adultos jovens, imunodeficientes, portadores de doença inflamatória intestinal ou diabetes e pessoas em uso de inibidores de bombas de prótons e antiácidos.

A *Entamoeba histolytica* é transmitida através do consumo de água e alimentos contaminados. A infecção tem início súbito, normalmente acompanhado de febre. Também estão presentes cólica, sangue nas fezes e tenesmo. Pode assumir uma apresentação crônica, com períodos sintomáticos e assintomáticos. Pode haver muco e contagem de leucócitos nas fezes.

Manejo inicial

O manejo do tratamento dos pacientes com diarreia tem como base a reposição volêmica e hidreletrolítica. A quantidade de reposição que será feita dependerá da gravidade da hipovolemia, fator crucial na avaliação do médico emergencista (Figura 22.1). Atenção especial deve ser dada a lactentes e idosos, que podem necessitar de reidratação intravenosa.

Outras maneiras de intervenção são possíveis, mas menos usuais, como o uso de medicamentos antissecretores, que não são indicados para a maioria dos casos. Esses medicamentos diminuem o número de evacuações e exemplos são a loperamida e codeína. Já a antibioticoterapia é indicada para casos de diarreia mucossanguinolenta e com queda significativa do estado geral. No entanto, sua indicação é desnecessária na maioria dos pacientes. No uso de antibióticos, as quinolonas, com uso de 3 a 5 dias, podem ser indicadas (ciprofloxacino de 250 a 500 mg de 12/12 horas). O ciprofloxacino é a droga de escolha para cobrir *Shigella* nos casos de diarreia aguda sanguinolenta em países subdesenvolvidos.

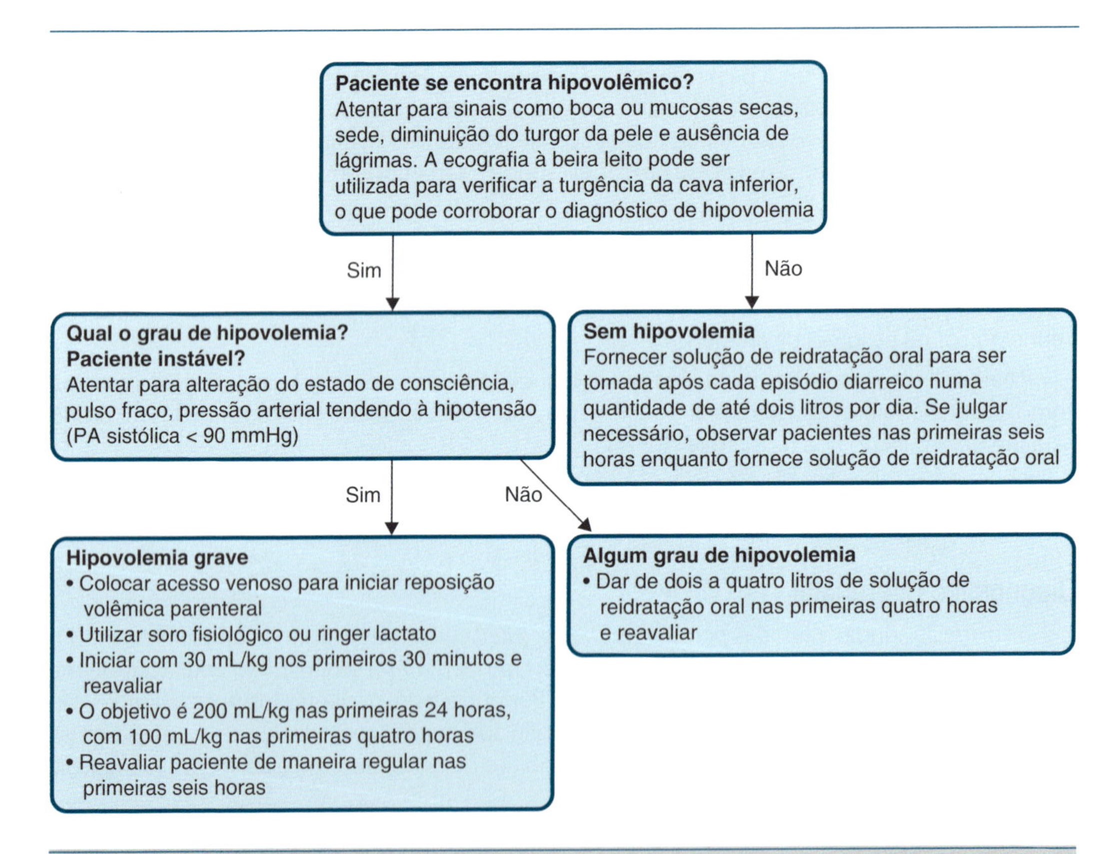

FIGURA 22.1. Fluxograma de manejo inicial do paciente adulto com diarreia aguda na emergência. Adaptada de: LaRocque R, et al. Approach to the adult with acute diarrhea in resource-limited countries. In: UpToDate, Post TW (Ed), UpToDate, Waltham, MA.

Náuseas e vômitos

Vômitos são definidos como a eliminação do conteúdo gastrointestinal através da boca. Juntamente com as náuseas, é uma das queixas mais comuns em serviços de emergência. As náuseas, entretanto, pode ocorrer com ou sem vômitos, sendo mais comum náuseas sem vômitos.

Etiologia

Náuseas e vômitos podem ser causados por diversas patologias, principalmente pelo fato de seus mecanismos serem mediados por fatores desencadeadores tanto gastrointestinais quanto não gastrointestinais (Tabela 22.2). Em termos de fisiopatologia, os 5 principais neurotransmissores responsáveis pela resposta que desencadeia o vômito são: receptores muscarínicos (M1), dopaminérgicos (D2), histaminérgicos H1, serotoninérgicos HT-3 e da neurocicina 1 (NK1). As principais drogas utilizadas contra náusea e vômitos são classificadas conforme sua ação nesses receptores.

TABELA 22.2
Principais causas de náuseas e vômitos

Medicamentos	Infecções	Gastrointestinal	Metabolismo	Sistema nervoso central e outras
• Opioides • AINEs • Antibióticos • Drogas antituberculosas • Digoxina • Agonistas dopaminérgicos • Quimioterápicos	• Gastroenterite (principalmente viral) • Hepatites virais • Otites • Meningites	• Apendicite • Colecistite • Pancreatite • Obstrução mecânica intestinal • Distúrbios funcionais do TGI • Gastroparesia • Câncer de qualquer órgão do TGI	• Gravidez • Uremia • Cetoacidose diabética • Hiperparatireoidismo	• Abuso de álcool • Cefaleia • Aumento da pressão intracraniana • Epilepsia • Doenças psiquiátricas • Doenças do labirinto (labirintite etc.)

Anamnese e exame físico

A história clínica do paciente é fundamental na descoberta da etiologia das náuseas e vômitos. De início, é necessária a investigação da duração do quadro, sendo que as formas agudas se manifestam entre um e dois dias e são comumente causadas por infecções gastrointestinais, toxinas e uso de medicamentos. Já as formas crônicas, que tem manifestação maior que uma semana, costumam ter origem em quadros médicos já estabelecidos. Frequentemente, os quadros agudos de infecções gastrintestinais são acompanhados de diarreia, mialgia e febre. O sintoma mais comumente associado é a dor.

Vômitos acompanhados de sangue podem ser por "raias de sangue" ou até a hematêmese, sugerindo úlcera, laceração de Malorry Weiss ou câncer. Vômitos com fezes sugerem situações de obstrução intestinal baixa. Vômitos associados à presença de restos alimentares que permanecem inalterados ou mal digeridos, indicam obstrução alta.

Quando o início se dá cerca de uma hora após alimentação, o quadro pode ter origem de obstrução do piloro ou gastroparesia, sendo que essa última pode ocorrer até 5 minutos após alimentação. Vômitos matutinos podem sugerir diagnóstico de gestação.

Dentre as causas extradigestivas nas encefalopatias, os vômitos não são acompanhados por náuseas, chamando atenção na emergência por ser, caracteristicamente, um vômito "em jato", denominado vômito central ou cerebral. Normalmente, pode ser acompanhado de alteração do nível de consciência, amnésia, cefaleia progressiva, rigidez de nuca e convulsões. Caso o trauma não seja evidenciado ou visível desde à chegada do paciente, a pesquisa de trauma cranioencefálico é fundamental. O vômito decorrente dessa causa é sem pródromos de náusea.

Na ectoscopia, o achado de turgor cutâneo reduzido pode alertar para perda de líquido intravascular e a hipotensão ortostática pode ter o mesmo significado. À inspeção, podem ser visualizadas adenomegalias em casos de doença de base, como neoplasias e hepatomegalias. Na ausculta, a ausência de ruídos hidroaéreos é sugestiva da presença de íleo paralítico, que ocorre no pós-operatório e condições metabólicas, já a ausculta de ruídos hidroaéreos metálicos e aumentados, principalmente se associados a distensão abdominal, peristaltismo visível e dor em cólica, sugerem quadros oclusivos intestinais. Hipertimpanismo à percussão é indicativo da distensão abdominal das alças intestinais, sendo que proximal a uma obstrução intestinal tem-se submacicez ou macicez. Rigidez de parede intestinal, defesa involuntária e descompressão brusca dolorosa de abdômen (Sinal de Blumberg) sugerem condições inflamatórias durante a palpação.

Veja alguns aspectos clínicos importantes na Tabela 22.3, que precisam ser considerados durante anamnese e exame físico desses pacientes.

TABELA 22.3
Pistas diagnósticas na avaliação de pacientes com náuseas e vômitos na emergência

Aspecto clínico	Comentário
História de uso de drogas como maconha, opioides ou cocaína	Atentar para hiperêmese associada à maconha
Dor abdominal associada a náuseas e vômitos	Normalmente indica uma etiologia orgânica (p. ex., colelitíase)
Distensão abdominal e dor associados a náuseas e vômitos	Pensar em obstrução intestinal (perguntar sobre histórico prévio de cirurgias)
Hematêmese ou vômito em "borra de café"	Hemorragia gastrointestinal
Dor em queimação associada a náuseas	Doença do refluxo
Vômitos matutinos	Gravidez
Vômitos fecaloides	Obstrução intestinal ou fístula gastrocólica
Vertigem e nistagmo associados a náuseas e vômitos	Neurite vestibular ou outras causas de vertigem
Erosão nos dentes e aumento das parótidas associados a náuseas/vômitos	Pensar em possível quadro de bulimia
Cefaleia associada a náuseas e vômitos	Migrânea, porém ficar atento a outros sinais e sintomas neurológicos (sempre pensar em meningite)
Náuseas e vômitos ocorrendo em pessoas que comeram a mesma comida recentemente	Suspeitar de intoxicação alimentar, quadros virais/ bacterianos

Manejo inicial

Para aqueles pacientes que se apresentam com náuseas e vômitos ao departamento de emergência, o médico emergencista, primeiro, precisa descartar, baseado em uma anamnese e exame físico focados, causas ameaçadoras da vida como a obstrução intestinal, isquemia mesentérica, pancreatite aguda e infarto agudo do miocárdio. A grande maioria das causas de náuseas e vômitos podem ser descobertas através da anamnese e exame físico. Além disso, vale frisar que a gastroenterite aguda (principalmente de etiologia viral) é a causa mais comum de náuseas e/ou vômitos na emergência.

Além de buscar a etiologia dos sintomas, devemos diferenciar quadros agudos dos crônicos e identificar se há alguma repercussão aguda como hipovolemia, distúrbios eletrolíticos ou distúrbios do equilíbrio acidobásico (p. ex., alcalose metabólica). Caso o emergencista identifique essas alterações, as mesmas devem ser corrigidas de imediato. O manejo da hipovolemia no contexto de náuseas e vômitos é semelhante ao frisado no Fluxograma da Figura 22.1 para o manejo de diarreia aguda.

O tratamento de náuseas e vômitos é feito, majoritariamente, através de medicações. Uma ampla gama de medicamentos é utilizada na prática clínica (Tabelas 22.4 e 22.5), sendo esses comumente utilizados com base na preferência do paciente, dos custos e da segurança. Não há bons estudos comparando o uso desses medicamentos na emergência.

TABELA 22.4
Escolhendo as melhoras drogas com base no contexto clínico e fisiopatologia

Contexto clínico	Neurotransmissores associados	Drogas recomendadas
Migrânea (enxaqueca)	Dopaminérgicos	Antidopaminérgicos (metoclopramida ou clorpromazina)
Náuseas no contexto de doenças do sistema vestibular	Histaminérgicos e colinérgicos	Anti-histamínicos e anticolinérgicos
Náusea na gravidez	Não é totalmente esclarecido	Para náuseas, considerar uso de gengibre, vitamina B6 e doxilamina Para hiperêmese gravídica, prometazina (primeira escolha)
Gastroenterite	Dopaminérgicos e serotoninérgicos	Primeira escolha: antagonistas dopaminérgicos (p. ex., metoclopramida) Segunda escolha: antagonistas serotoninérgicos (p. ex., ondansetrona)
Náuseas e vômitos pós-operatórios	Dopaminérgicos e serotoninérgicos	Antagonistas dopaminérgicos (p. ex., metoclopramida), antagonistas serotoninérgicos (p. ex., ondansentrona)

Adaptada de: Flake ZA, Scalley RD, Bailey AG. Practical selection of antiemetics. Am Fam Physician, 2004. 69:1169.

TABELA 22.5
Principais drogas utilizadas para náuseas e vômitos

Droga	Rota de administração e dose	Cuidados
Metoclopramida (Plasil)	VO: 10 mg de 8/8 horas, 10 minutos antes das refeições IV: 10 mg de 8/8 horas	Efeitos adversos extrapiramidais
Ondansetrona (Vonau)	VO: 4 a 8 mg de 12/12 horas IV: 4 a 8 mg de 12/12 horas	Cuidar para prolongamento de QT antes de administrar intravenoso
Clorpromazina	VO: 10 a 25 mg de 4/4 horas ou 6/6 horas IM: 25 mg de 4/4 horas IV: 25 mg de 4/4 horas	Infundir lentamente em 10-15 minutos
Prometazina	VO, IM, IV ou retal: 12,5 a 25 mg de 4/4 horas ou 6/6 horas	Infundir diluída em 50 mL de solução salina em 10-15 minutos
Difenidramina	IV ou IM: 10-50 mg ou até 100 mg, se necessário	Sonolência após administração

Bibliografia

- Abdullah M, Firmansyah MA. Clinical approach and management of chronic diarrhea. Acta Med Indoneses, 2013. 45 (2), 157-65.
- Flake ZA, Scalley RD, Bailey AG. Practical selection of antiemetics. Am Fam Physician, 2004. 69:1169.
- Longo DL, et al. Medicina Interna de Harrison. 18. ed. Porto Alegre: AMGH, 2013. p. 301-4, 308-17.
- Martins HS, Neto RAB, Neto AS, Velasco IT. Emergências Clínicas: Abordagem Prática. 8. ed. rev. e atual. Barueri: Manole, 2013. p. 191-200, 418-29.
- Moraes AC, Castro FMM. Diarreia aguda. JBM, 2014. Vol. 102. N° 2, 21-8.
- Morais MB, et al. Ministério da Saúde - Diarreia aguda: diagnóstico e tratamento. Sociedade Brasileira de Pediatria, 2017. N° 1, 1-15.
- Navari RM. Managing Nausea and Vomiting in Patient With Cancer. Oncology Journal, 2018. Vol. 32 (3), 121-5, 131, 136.
- UNICEF/WHO (Fundo das Nações Unidas para a Infância/Organização Mundial da Saúde). Diarrhea. Why children are still dying and what can be done?, 2009.
- Vayne-Bossert P, et al. Cortcosteroids for Adult Patients with Advanced Cancer who Have Nausea and Vomiting (Not Related to Chemotheray, Radiotheray or Surgery). Cochrane Database Syst rev., 2017 Jul.
- Weant KA, et al. Antiemetic Use in the Emergency Department. Advanced Emergency Nursing Journal, 2017. Vol. 39. p. 97-105.

Capítulo 23

Sintomas Urinários

• Isabella de Almeida Klein • Luciana Thurler Tedeschi • Matheus Carvalho Silva
• Ronaldo Altenburg Odebrecht Curi Gismondi

Introdução

De acordo com o Código Internacional de Doenças, CID-10, os sinais e sintomas urinários podem ser divididos em:

- Dor associada à micção, incluindo disúria, estrangúria, tenesmo vesical, e micção dolorosa não especificada.
- Hematúria.
- Anúria e oligúria.
- Incontinência urinária, incluindo enurese.
- Retenção urinária.
- Poliúria, incluindo micções frequentes, nictúria, noctúria.
- Secreção uretral, secreção peniana e uretrorreia.
- Outros sintomas e sinais relativos ao aparelho urinário.

Neste capítulo, serão abordados os sintomas urinários mais frequentemente encontrados na sala de emergência, destacando-se o manejo prático, o diagnóstico diferencial e a conduta.

Disúria

Entende-se por disúria a micção com diferentes graus de desconforto no meato uretral, que pode ter como origem uma causa inflamatória ou não inflamatória (Tabela 23.1). Nas mulheres, a principal causa é a infecção do trato urinário (ITU) baixo, ao passo que nos homens jovens e sexualmente ativos, é a uretrite.

TABELA 23.1
Diagnóstico diferencial de disúria em adultos

Categoria	Causas
Inflamatória	
Dermatológica	Dermatites por irritantes ou contato, líquen escleroso e plano, psoríase
Infecciosa	Cistite, uretrite, pielonefrite, infecções sexualmente transmissíveis
	Vulvovaginites, cervicite
	Prostatite, epidídimo-orquite
Não infecciosa	Corpo estranho
Não inflamatória	
Anatômica	Constrição uretral ou divertículo
	Hiperplasia prostática benigna
Endócrino	Vaginite atrófica, endometriose
Neoplásica	Câncer renal ou de bexiga, linfoma, câncer metastático
	Câncer de vagina ou vulva, leiomioma parauretral
	Câncer de próstata ou pênis
Trauma/Iatrogenia	Instrumentação ou cirurgia genitourinária, irradiação pélvica, presença de corpo estranho, cavalgar ou andar de bicicleta

Na emergência, comece com a história médica, em busca de sinais e sintomas sistêmicos que indiquem gravidade, como dor lombar e/ou pélvica, febre, calafrios e vômitos. Considerando que as causas infecciosas são as mais comuns, a prioridade é identificar a ITU alta (pielonefrite) e/ou os pacientes sépticos.

Pode-se ainda caracterizar o momento de ocorrência da disúria: quando a dor se acentua ao final do processo é chamada estrangúria e geralmente tem origem vesical; a que ocorre no início da micção pode indicar acometimento uretral. Outros sintomas a serem avaliados são frequência, urgência e incontinência urinária; atividade sexual, data da última menstruação e história prévia de ITU e de doença sexualmente transmissível (DST), bem como uso prévio de antibióticos. Vale lembrar que urina com presença significativa de espuma está associada a aumento da eliminação de proteínas, podendo ser causada por nefropatia diabética, glomerulonefrites e nefrites intersticiais.

O exame físico deve priorizar a investigação de sinais de sepse grave e a procura de lesões genitais, que podem causar disúria e mimetizar uma ITU. Além disso, deve-se avaliar a presença de dor no ângulo costovertebral (sinal de Giordano positivo pode indicar possível pielonefrite), realizar palpação abdominal a fim de identificar massas (bexigoma) ou sensibilidade alterada. Algumas pistas diagnósticas são evidenciadas na Tabela 23.2.

TABELA 23.2
Pistas diagnósticas de causas comuns de disúria

Condição	História e exame físico	Estudo diagnóstico
Uretrite	Disúria com descarga uretral	Leucócitos na descarga uretral ou no *swab* uretral. Exame de urina de primeiro jato. Testes para infecção por gonococo ou clamídia
Prostatite	Dor pélvica, perineal profunda e sintomas urinários obstrutivos. Febre é comum. Próstata sensível ao toque	Massagem prostática evidencia leucócitos e bactérias na descarga uretral ou urina
Vaginite	Descarga vaginal e/ou dispareunia	Esfregaço vaginal e/ou cultura
Infecção do trato urinário	Urgência, frequência; urina turva ou com odor fétido. Pode ter febre, sensibilidade em flancos ou em região suprapúbica	Piúria e bacteriúria, urocultura mostra mais do que 10^3 bactérias/mL
Trauma uretral	História ou evidência de manipulação genital ou trauma.	Hematúria ocasionalmente
Litíase	Dor no flanco (cólica nefrética), hematúria	Ultrassonografia como exame inicial, TC como padrão-ouro
Epididimite	Aumento da frequência, urgência e dor em um dos testículos. Endurecimento/inchaço do epidídimo com aumento da sensibilidade	Clínico, podendo ser complementado com ultrassom
Psicogênica	Nenhum sintoma de padrão lógico Exame físico normal Diagnóstico de exclusão	Resultados normais na urinálise Sem leucócitos no *swab* uretral Testes para gonococo e infecção por clamídia negativos

O EAS/EQU/Urina Tipo 1 é o exame complementar mais útil em um paciente com disúria, visto que sempre devemos procurar excluir causas infecciosas e, tratando-se de uma ITU baixa, frequentemente é o único exame necessário. Bioquímica sérica e cultura estão indicados quando: não há melhora com tratamento inicial; recorrência; ITU em homens; presença cateter vesical, imunossupressão (inclui transplantados) e pacientes idosos.

A ultrassonografia (USG) é o estudo de imagem inicial para a maioria dos pacientes e é realizada quando há suspeita de cálculo e/ou obstrução urinária, pielonefrite ou no paciente que não melhora em até 48 h após início do tratamento. Já o padrão-ouro para avaliação renal e das vias urinárias é a tomografia computadorizada (TC).

É importante ressaltar que em caso de cólica renal sempre devemos pensar em litíase. Os pacientes podem apresentar os sintomas clássicos, como cólica e hematúria, mas também podem ser assintomáticos ou demonstrarem sintomas atípicos como dor abdominal difusa, náusea, urgência ou dificuldade para urinar, o que torna o diagnóstico mais desafiador. Sempre deve-se pensar em sepse urinária como diagnóstico diferencial. Naqueles pacientes que sentem dor, a localização da mesma pode determinar o local de obstrução. Enquanto ocorre dor em flancos por litíase em ureter alto ou pelve renal, a dor irradiada para testículos e lábios vaginais sinaliza obstrução ureteral baixa. A dor pode mudar junto com a migração do cálculo. Tradicionalmente, a analgesia com anti-inflamatórios não esteroidais (AINEs) e opioides tem sido utilizada em episódios agudos de nefrolitíase, tendo os AINEs a vantagem de agirem diretamente no espasmo ureteral, que é o mecanismo pelo qual a dor ocorre. Além disso, deve ser realizada hidratação. A terapia com alfabloqueadores (tamsulozina, por exemplo) para tentativa de expulsão litiásica é utilizada, porém metanálises recentes questionam a sua eficácia. Bloqueadores de canal de cálcio, como o nifedipino, também podem ser utilizados.

Na presença de sinais e sintomas compatíveis com quadro de ITU baixa (cistite), em jovens imunocompetentes e sem fatores de risco para ITU complicada, o tratamento pode ser feito de maneira empírica, sem a solicitação de EAS ou urocultura. As opções são fosfomicina, nitrofurantoína, sulfametoxazol/trimetoprima e norfloxacino. Em casos de pielonefrite, deve-se utilizar antibióticos de ação sistêmica, como ciprofloxacino, cefalosporinas de 2ª ou 3ª geração (p. ex., cefuroxime) ou até aminoglicosídeos. É crescente a preocupação com resistência bacteriana, principalmente com quinolonas. Em caso de uretrite não gonocócica, está indicado o uso de azitromicina em dose única ou doxiciclina por 7 a 14 dias. Já na uretrite gonocócica, indica-se ceftriaxona em dose única.

Hematúria

A hematúria consiste na presença de células sanguíneas na urina e pode ser classificada como macroscópica, em que a coloração da urina varia do vermelho vivo ao marrom, podendo apresentar coágulos, ou microscópica, descrita como a presença de mais de três eritrócitos por campo de grande aumento na microscopia. Independente da apresentação, a hematúria sempre deverá ser investigada para o diagnóstico de causas potencialmente graves.

O primeiro passo deve ser a diferenciação entre origem glomerular e não glomerular, com foco nos principais diagnósticos diferenciais (Figura 23.1).

Na investigação da hematúria, sempre deverá ser solicitado um EAS/EQU com pesquisa de dismorfismo eritrocitário e cilindros hemáticos, pois quando presentes indicam origem glomerular. Por outro lado, a presença de coágulos sugere causa associada à via urotelial e indica avaliar se há obstrução uretral com bexigoma.

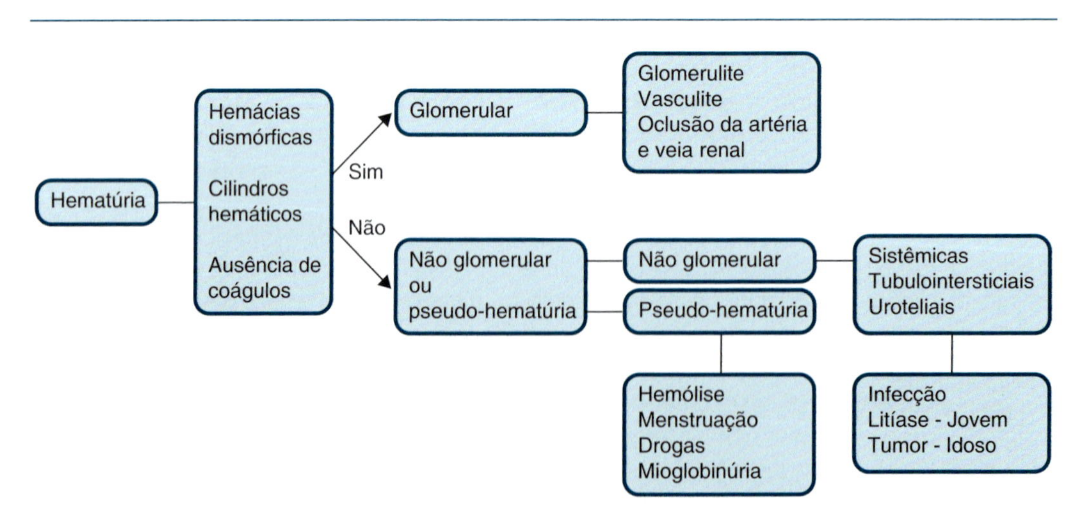

FIGURA 23.1. Principais diagnósticos diferenciais em hematúria e conduta na investigação das causas glomerulares.

O médico deve buscar no exame clínico do paciente sintomas de maior gravidade em um contexto de emergência: sepse, discrasias sanguíneas e vasculites. Afastados os riscos imediatos à vida do paciente, o profissional deverá investigar as principais patologias associadas (Figura 23.2), atentando-se para o sexo, idade e comorbidades, especialmente as renais e urológicas.

Confirmada a hematúria não glomerular, a anamnese e exame físico do paciente irão determinar os exames complementares a serem solicitados. Nesse caso, as causas mais prevalentes estarão associadas a doenças geniturinárias, e as principais a serem consideradas são: inflamação ou infecção do trato urinário e próstata, tumores (idosos) e litíase (jovens). É preciso atentar para a presença de piúria estéril associada, a qual sugere uma doença tubulointersticial, como a tuberculose renal, nefropatia por analgésico e nefropatia tóxica. Em todos os casos de hematúria não glomerular se faz necessária a solicitação de exame de imagem complementar.

Em mulheres jovens na menacme, a ITU será a maior causadora, porém é fundamental indagá-la quanto ao ciclo menstrual e afastar uma causa ginecológica. Em homens com mais de 40 anos, deve-se atentar para os sinais e sintomas de doenças neoplásicas do trato genitourinário e de hiperplasia prostática benigna.

Na presença de sintomas sugestivos de infecção do trato urinário, deve-se solicitar uma urocultura com antibiograma. A imagem complementar de escolha, se necessário, é a USG de vias urinárias devido à maior disponibilidade e ausência do contraste. A exceção ocorrerá em presença de coágulos, em dor lombar unilateral com ou sem história de nefrolitíase e em história de trauma abdominal fechado, em que se solicita uma TC. A solicitação de outros exames irá variar de acordo com as suspeitas clínicas e a necessidade de maiores investigações ou monitoramento do paciente (Figura 23.3). O tratamento não será específico para a hematúria, mas de suporte e de resolução da patologia de base.

A presença de hemácias dismórficas e cilindros hemáticos, na ausência de coágulos, sinaliza para uma origem glomerular. Diante disso, é importante o médico identificar quando deve iniciar a corticoterapia, o que ocorrerá nas etiologias autoimunes, com um padrão nefrítico. A investigação deverá contemplar a pesquisa dos marcadores de atividade autoimunes e as sorologias para os principais diagnósticos diferenciais (Figura 23.3). Normalmente, a decisão de iniciar corticoterapia e a realização de exames mais específicos para doenças auto-imunes não será realizada na emergência.

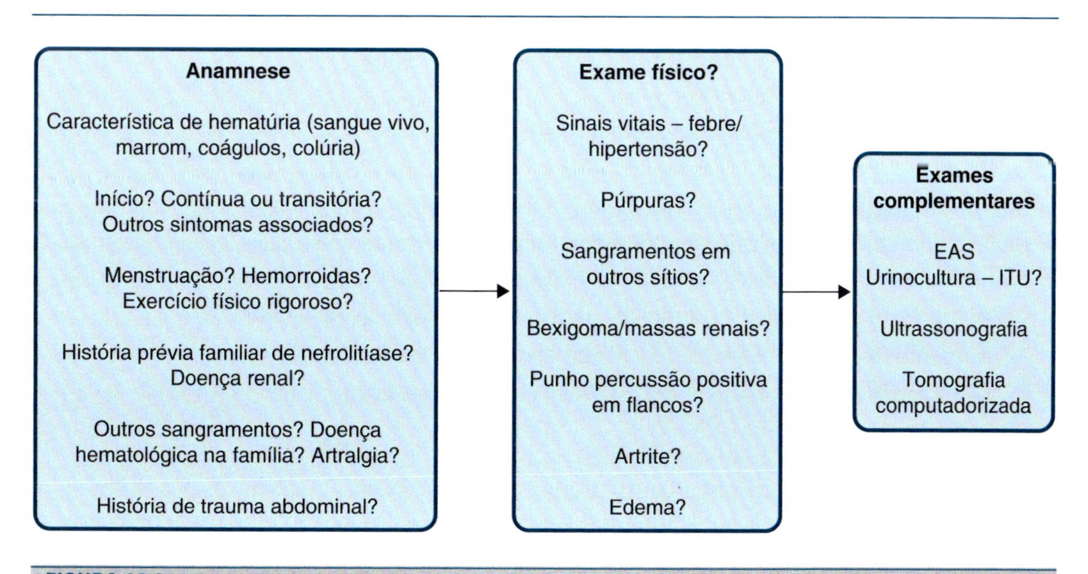

FIGURA 23.2. Investigação diagnóstica de hematúria.

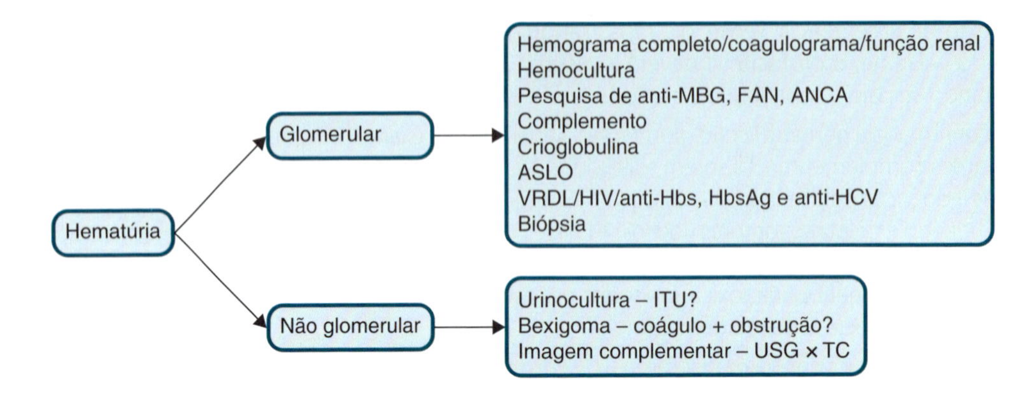

FIGURA 23.3. Possíveis condutas diagnósticas na hematúria glomerular e não glomerular.

A presença de proteinúria subnefrótica (menor que 3,5 g/24 h), hipertensão arterial sistêmica e edema associados à hematúria são critérios para o diagnóstico da síndrome nefrítica. Embora, nesses casos, a hematúria seja predominantemente microscópica e assintomática, é importante o médico estar alerta aos principais diagnósticos, a saber: nefropatia por IgA e glomerulonefrite difusa aguda (GNDA). Em mulheres jovens, a possibilidade de nefrite lúpica deve ser lembrada. A conduta, nesses casos, é internar esse paciente, administrar medidas de suporte de controle da pressão arterial, diuréticos de alça para reduzir o edema, corticoterapia e diálise, se necessário, além de encaminhá-lo para o nefrologista.

Oligúria e anúria

Oligúria é caracterizada por um débito urinário menor que 400 mL/dia e anúria menor que 100 mL/dia. Em uma abordagem prática, é importante delimitar o mecanismo causador da oligúria: pré-renal, renal ou pós-renal (Tabela 23.3).

Comece com história e exame físico em busca das situações mais comuns:

- Pré-renal: má perfusão (hipovolemia × baixo débito cardíaco).
- Renal: medicação ou isquemia.
- Pós-renal: obstrução (prostatismo em homens).

Deve-se abordar todo paciente com oligúria como portador de injúria renal aguda (IRA), até que se prove o contrário, mesmo que exames laboratoriais, como creatinina e ureia, estejam normais. A IRA é definida por um dos critérios da KDIGO, a seguir:

- Aumento maior ou igual a 0,3 mg/dL ou de 50% de creatinina em 24 horas.
- Aumento maior que 1,5 vezes do valor basal de creatinina em 7 dias.
- Redução do débito urinário (< 0,5 mL/kg/h) por mais de 6 horas.

Para a caracterização, prognóstico e estadiamento (*RIFLE/AKIN*) da IRA são necessárias a dosagem de creatinina sérica e a colocação de uma sonda vesical para acompanhamento do débito urinário, devendo essas medidas serem priorizadas. O cateterismo vesical funciona, inclusive, como uma prova terapêutica para IRA pós-renal. Juntamente, é essencial a avaliação dos sinais de gravidade da

TABELA 23.3 Etiologia da oligúria	
Pré-renal (60-70% dos casos)	Hipovolemia, choque, sepse e insuficiência cardíaca Pode ser precipitada por uso de inibidores da enzima conversora de angiotensina e bloqueadores do receptor da angiotensina
Renal (25-40% dos casos)	Doenças tubulares, intersticiais ou glomerulares. Destacam-se necrose tubular aguda, nefrite intersticial aguda, glomerulonefrite rapidamente progressiva, nefroesclerose hipertensiva, ateroembolismo, leptospirose, trombose de veia renal e síndrome hemolítico-urêmica
Pós renal (5-10% dos casos)	Obstrutivas, como urolitíase bilateral ou em rim único, hiperplasia ou câncer de próstata, estenose uretral e bexiga neurogênica.

síndrome urêmica: fadiga, náuseas, vômitos, hálito urêmico, palidez, aumento do tempo de perfusão capilar periférica, desidratação de mucosas, *flapping* e redução do nível de consciência.

O exame físico busca diferenciar causas pré e pós-renais:

- Sinais vitais, inclusive pressão arterial ortostática.
- Sinais de desidratação de mucosa e pele.
- Palpar o abdômen inferior em busca de massa suprapúbica.
- Efetuar toque retal objetivando examinar a próstata.
- Buscar sangramentos.
- Avaliar edema, se presente.
- Pesquisar sinais de acometimento neurológico, como hiper-reflexia, mioclonia e *flapping*.
- Anúria súbita é uma pista para causa obstrutiva pós-renal (veja *Retenção Urinária Aguda*, ainda neste capítulo).

Os exames complementares obrigatórios são EAS/EQU e bioquímica. Na suspeita de causa pós-renal, incluir USG. A diferenciação entre IRA renal e pré-renal também pode ser feita a partir da bioquímica urinária (Tabela 23.4) e pela resposta à volume, sendo positiva no caso da IRA pré-renal. Devem ser solicitados também as dosagens de escórias nitrogenadas (ureia e creatinina), eletrólitos e a gasometria arterial para avaliação das possíveis complicações.

TABELA 23.4
Diagnóstico diferencial da insuficiência renal aguda

	IRA pré-renal	Necrose tubular aguda
Sódio urinário	< 20 mmol/L	> 40 mmol/L
Fração de excreção de sódio	< 1%	> 1%
Fração de excreção de ureia	< 30%	> 50%
Densidade urinária	> 1.020	< 1.010
Osmolaridade urinária	> 500 mOsm/L	< 350 mOsm/L
Creatinina urinária/sérica	> 40	< 40

A USG é importante para analisar a morfologia renal, afastar fatores obstrutivos e diferenciar a IRA de uma doença renal crônica agudizada, na qual há redução do tamanho renal e perda da relação córtico-medular. Outros critérios também ajudam a avaliar se há dano renal crônico, como a presença de anemia, osteodistrofia renal (aumento PTH) e desproporção entre azotemia e sintomas urêmicos.

Inicialmente, o tratamento deve ser direcionado às descompensações que ameaçam à vida, como choque, sepse, insuficiência cardíaca ou outras doenças graves coexistentes. As oligúrias de causas pré-renais devem ser corrigidas por reposição volêmica com cristaloide e tratamento da causa básica. Quando a origem for pós-renal, é necessária a realização de cateterismo vesical e, na impossibilidade, cistostomia suprapúbica. Se houver hidronefrose, pode-se colocar um cateter duplo J. O tratamento da causa renal deve ser individualizado de acordo com a etiologia.

Deve-se atentar aos critérios de indicação dialítica que são: sobrecarga volêmica refratária, hiperpotassemia refratária com K > 6,5 mEq/L, acidose refratária com pH < 7,1, disfunção plaquetária com sangramento grave, intoxicação, sepse com necrose tubular aguda, sintomas urêmicos (encefalopatia, pericardite, pleurite), ureia > 200 mg/dL e creatinina > 8 mg/dL (esse último, questionável no cenário agudo).

Incontinência urinária (IU)

Pode ser classificada em cinco tipos: por esforço, de urgência, por transbordamento, total (por falha no mecanismo esfincteriano) ou mista. Sua incidência aumenta progressivamente com a idade e ocorre principalmente nas mulheres, na gestação e na menopausa.

Na abordagem ao paciente com IU, deve-se questionar:

- A perda de urina ocorre durante a tosse, espirros, saltar, levantar, correr? Se sim, ocorre em pequenos jatos, com fluxo leve a moderado?
- A perda de urina está associada a um desejo urgente de urinar?
- A perda de urina é contínua ou intermitente? Ocorre a sensação de necessidade de urinar? Se sim, tem fluxo intenso?
- Qual a quantidade? Causa impacto na vida cotidiana?

No exame físico, preste atenção a cicatrizes cirúrgicas, massas palpáveis que possam indicar tumores ou bexigoma e presença de prolapso genital. Deve-se verificar, ainda, se há déficit neurológico ou anestesia em sela da região perineal, que poderia indicar síndrome da cauda equina, com incontinência neurogênica.

O diagnóstico diferencial da IU pode ser facilitado pelo mnemônico "DIAPPERS": D*elirium*, Infecção, Atrofia vaginal, P*harmacology* (fármacos), Psicológica; diurese Excessiva, Retenção ou mobilidade reduzida e S*tool impactation* (constipação).

O tratamento varia de acordo com a causa da incontinência e seu tipo. Em caso de IU por urgência, uma opção é o uso de anticolinérgicos, como oxibutinina e tolterodina.

Retenção urinária aguda

A retenção urinária produz grave desconforto e é cada vez mais frequente no departamento de emergência, pelo envelhecimento populacional. Existem várias etiologias que levam à retenção urinária, tal como obstrução mecânica (hiperplasia prostática benigna, estenose uretral, impactação fecal, retenção de coágulos), obstrução dinâmica (aumento da atividade alfa-adrenérgica, inflamação prostática, infecção urinária), bexigoma e neuropatias (cistopatia diabética, esclerose múltipla).

Na avaliação emergencial, o foco é excluir a presença de infecções e hematúria, devendo-se solicitar inicialmente um EAS/EQU. O USG também deve ser realizado para avaliação da presença de hidronefrose. A dosagem do volume urinário pós-cateterismo, a USG renal e as dosagens séricas da função renal e de marcadores inflamatórios podem ajudar a avaliar a gravidade do caso. Se não identificada a causa, deve-se realizar uma TC ou uma ressonância magnética. A presença de hematúria macroscópica, IRA, sepse ou volume drenado maior que 1 litro indica internação.

O tratamento inicial costuma ser o cateterismo vesical, até identificação da causa.

Dor escrotal

A dor escrotal aguda (DEA) é um dos poucos sintomas genitais masculinos que levará um paciente à emergência. A torção testicular, torção de apêndices testiculares e a epididimite/orquite serão responsáveis por 85-90% dos casos. No entanto, o emergencista deverá estar atento à possibilidade de trauma na região, nefrolitíase e hérnia encarcerada/estrangulada, por também apresentarem dor em região escrotal.

A torção testicular deverá ser a primeira patologia a ser descartada, pois pode culminar com inviabilidade testicular se não for revertida em um intervalo de *seis horas*. O paciente típico é o homem, jovem, com menos de trinta anos, que se apresenta com dor súbita, intensa, unilateral e, frequentemente, associada a náuseas e vômitos. Poderá haver história de episódios anteriores de dor testicular intensa com resolução espontânea. Ao exame, apresentará dor à palpação, testículo retraído/elevado e pode haver nódulo de consistência macia.

O USG com *doppler* mostra testículo avascular e, embora seja o padrão-ouro no diagnóstico, não deve atrasar o tratamento cirúrgico emergencial.

A epididimite/orquite tende a ocorrer em homens sexualmente ativos com mais de vinte anos. Na anamnese, podem surgir dados que indiquem uma infecção do trato urinário ou uretrite prévia e o paciente apresenta dor de início gradual e intensidade moderada a leve, sem náuseas ou vômitos. Ao exame, haverá importante edema, eritema de bolsa escrotal e dor à palpação, que melhora com elevação do escroto. Por ser uma patologia menos grave, o USG pode ser utilizado e revelará epidídimo aumentado e heterogêneo, com aumento do fluxo ao *doppler*. O tratamento é com antibioticoterapia. O esquema deve cobrir causadores de DST em jovens (p. ex., utilizar azitromicina dose única ou doxiciclina associada a ceftriaxona) e bacilos gra-negativos em idosos (p. ex., utilizar ciprofloxacino ou cefalosporinas de 2ª ou 3ª geração).

Bibliografia

- Bremnor JD, Sadovsky R. Evaluation of dysuria in adults. Am Fam Physician. 2002, 65(8),1589-96.
- Costa e Silva VT, Yu L. Abordagem clínica da oligúria. Jornal Brasileiro de Nefrologia, 2009, 31 (3), 173-4.
- Curhan GC, Aronson MD, Preminger GM. Diagnosis and acute management of suspected nephrolithiasis in adults. Post TW, ed. UpToDate. Waltham, MA: UpToDate Inc. https://www.uptodate.com. Acesso: 7 de Fevereiro de 2019.
- Janssen LA, et al. Incontinência urinária – Resumo de Diretriz NHG M46. Sociedade Brasileira de Medicina de Família, 2014, 1-5.
- Longo DL, Fauci AS, Kasper DL, Hauser SL, Jameson JL, Loscalzo J. Medicina Interna de Harrison. 18. ed. Nova Iorque: Mc Graw-Hill, 2013. p. 2280-402.
- National Kidney Foundation. K/DOQI Clinical Practice Guidelines for Chronic Kidney Disease: Evaluation, Classification and Stratification. Am J Kidney Dis, 2002, 39 (1), 1-266.

- Roriz Filho JS, Vilar FC, Mota LM, Leal CL, Pisi PCB. Infecção do Trato Urinário, em: Condutas em enfermaria de clínica médica de hospital de média complexidade. Parte 1, Capítulo III. Ribeirão Preto: Revista FMRP USP, 2010. p. 118-25.
- Stone C, Humphries RL. Current Diagnosis & Treatment Emergency Medicine. 7. ed. Nova Iorque: McGraw-Hill, 2011. p. 671-3.
- Willis K, Cheung M, Slifer S, et al. Kidney Disease: Improving Global Outcomes (KDIGO) CKD Work Group. KDIGO 2012 Clinical Practice Guideline for the Evaluation and Management of Chronic Kidney Disease. Kidney International Supplements, 2013, 3 (1), 1-163.
- Yoon PD, Chalasani V, Woo HH. Systematic review and meta-analysis on management of acute urinary retention. Prostate Cancer and Prostatic Diseases, 2015, 18 (4), 297-302.

Capítulo 24

Cefaleia

• Kevin Haley Barbosa • Luís Otávio Amarante Franco • Rafael Maia de Almeida
• Andréa Lopes Ramires Kairala

Introdução

Cefaleia é um sintoma subjetivo de dor em qualquer região da cabeça, de características e intensidade variáveis, podendo ser local ou difusa. É uma queixa comum de pacientes que chegam ao departamento de emergência, representando aproximadamente 3 a 5% dos atendimentos.

A tarefa mais importante para o médico emergencista é excluir qualquer causa letal desse sintoma (p. ex., hemorragia subaracnóidea). Para isso, é necessário realizar o diagnóstico diferencial das diferentes etiologias, identificar a necessidade de exames complementares, realizar o tratamento agudo das cefaleias e reconhecer a necessidade de profilaxia e orientações adequadas para evitar uma nova vinda à emergência.

Fisiopatologia

A cefaleia, normalmente, pode se originar das seguintes estruturas: meninges, vasos ou estruturas externas ao crânio (pele, couro cabeludo, musculatura, ossos, ouvidos e dentes). O parênquima cerebral, em si, é insensível à dor. A habilidade de localizar a dor é normalmente pequena, pois a maior parte dessa é mediada pelo 5° par (trigêmeo) dos nervos cranianos. A localização mais específica da dor, por parte do paciente, pode estar associada com uma inflamação específica de uma estrutura (p. ex., sinusite).

Etiologia e classificação

Esse sintoma é, classicamente, separado em cefaleia primária (o problema é o sintoma em si) e em cefaleia secundária (o sintoma é causado por uma doença subjacente, seja ela neurológica ou sistêmica).

Estima-se que aproximadamente 50% dos pacientes com cefaleia que chegam ao departamento de emergência possuem cefaleia primária do tipo tensional, 10% cefaleia primária do tipo migrânea, 8% cefaleia secundária, e 30% cefaleias de origem desconhecida. Cefaleias que possuem uma doença subjacente ameaçadora da vida costumam ser menos de 1% dos casos.

Diagnóstico diferencial e manejo inicial

A primeira conduta no manejo de um paciente com cefaleia é identificar se a dor revela um processo benigno (maioria dos casos) ou se provém de um processo possivelmente grave. O médico emergencista, portanto, precisa excluir causas ameaçadoras da vida que possam estar causando a cefaleia. Muitas vezes, uma cefaleia primária do tipo migrânea, por exemplo, assemelha-se àquela de pacientes com hemorragia subaracnóidea (HSA). Além da HSA, outros diagnósticos críticos a serem considerados no primeiro momento incluem meningite, encefalite, intoxicação por monóxido de carbono e arterite temporal. Outras causas de cefaleia consideradas de "emergência" incluem hemorragias epidurais, lesões/massas do SNC, glaucoma, sinusite, abscesso cerebral e crises hipertensivas.

Anamnese e exame físico

O sintoma precisa ser dissecado durante a anamnese e o exame físico, sendo necessário o foco em alguns aspectos essenciais, dentre eles:

- Mudança do padrão da cefaleia (caso tenha episódios prévios).
- Início súbito (pior cefaleia da vida, *thunderclap headache*) – pensar sempre em HSA.
- Nível de atividade do paciente no momento do início da cefaleia (esforço versus em repouso/dormindo).
- História de trauma cranioencefálico.
- Em pacientes imunocomprometidos (p. ex., HIV), considerar possibilidade de abscesso cerebral, toxoplasmose ou meningite criptocócica.
- A intensidade da dor no momento da avaliação no departamento de emergência dificilmente ajudará no diagnóstico diferencial; entretanto, é uma medida importante de resposta à analgesia.
- A característica da dor (p. ex., pulsátil *versus* pressão *versus* queimação) pode ser importante no diagnóstico diferencial, mas não costuma ser decisivo.
- A localização da dor pode ser bastante útil quando o paciente identifica uma área bem localizada (p. ex., casos de sinusite).
- Náuseas e vômitos são sintomas inespecíficos e costumam indicar a intensidade da cefaleia.

Cefaleia primária do tipo tensional

É a mais frequente das cefaleias primárias, com pico de prevalência aos 40 anos de idade. Sua dor é de fraca ou moderada intensidade, é caracterizada como uma dor de qualidade não pulsátil, em aperto ou pressão e, na maioria das vezes, é bilateral. Pode ser frontal, occipital ou holocraniana.

Pode estar relacionada ao estresse físico (cansaço, exagero de atividade física, especialmente no calor e sob o sol), muscular (posicionamento do pescoço no sono ou no trabalho) ou emocional.

Cefaleia primária do tipo migrânea (enxaqueca)

É mais comum em mulheres. A cefaleia costuma iniciar gradualmente, com piora progressiva. A dor é de forte intensidade, latejante/pulsátil, piorando com as atividades do dia a dia. A duração pode ser de até 72 horas. A dor é unilateral na maioria das crises, geralmente mudando de lado de uma crise para outra. Sintomas associados incluem náuseas e/ou vômitos, foto e fonofobia. Ainda que raro, alguns pacientes podem apresentar *aura* (distúrbios visuais transitórios, parestesias e até disfasias). A aura visual típica é um distúrbio visual constituído de flashes de luz, falhas no campo visual (escotomas) ou imagens brilhantes em ziguezague. Os sintomas, geralmente, se instalam de maneira gradual e costumam preceder à cefaleia. Alguns pacientes podem ter sintomas premonitórios por até dias antes da cefaleia, apresentando irritabilidade, dificuldades de memorização e raciocínio, desânimo e avidez por alguns tipos de alimentos.

Cefaleia primária do tipo *cluster* (em salvas)

Essa cefaleia pertence ao grupo das cefaleias trigeminoautonômicas, sendo a do tipo *cluster* a mais frequente. É relativamente rara, com prevalência aproximada de 0,4%, que ocorre predominantemente em homens. Consiste em uma dor de forte intensidade, unilateral, normalmente limitada à região orbital, supraorbital ou temporal. Costuma ser de curta duração (de minutos até 2-3 horas), com grande dificuldade de fazer qualquer tipo de tarefa. As crises de dor costumam ser acompanhadas de alterações autonômicas (hiperemia conjuntival e/ou lacrimejamento, congestão ocular e nasal, rinorreia, edema palpebral, rubor facial, miose e/ou ptose ipsilateral) associados a sensação de inquietude e agitação. Pacientes podem apresentar 1 a 8 crises por dia por um período de 1 a 3 meses.

Cefaleias secundárias

Os médicos emergencistas devem estar atentos a sinais de alerta que possam indicar a presença de doença subjacente, seja ela neurológica ou sistêmica. Veja a Tabela 24.1.

TABELA 24.1
Sinais e sintomas de alerta

Sinais e sintomas de alerta	Possíveis causas
Início abrupto de forte intensidade (*thunderclap headache*); dor que chega à sua máxima intensidade em poucos segundos ou < 1 minuto; dor que acorda durante o sono	Hemorragia subaracnóidea por ruptura de aneurisma ou malformação arteriovenosa (MAV) ou hematoma intracerebral
Aumento da frequência e da intensidade das crises de dor de maneira subaguda (semanas a meses) Mudança do padrão das crises, cefaleia diária desde a sua instalação	Processo expansivo intracraniano e/ou hidrocefalia
Febre, rigidez de nuca, convulsões	Meningite, encefalite
Convulsões, dor hemicraniana, sempre ocorrendo no mesmo lado da cabeça	MAV ou processo expansivo intracraniano
Sinais e sintomas de disfunção endocrinológica	Adenoma de hipófise
Surgimento de cefaleia após os 50 anos	Neoplasia sistêmica/SNC, arterite de células gigantes – arterite temporal
História de trauma cranioencefálico	Hemorragia intracraniana
Anormalidades identificadas no exame físico neurológico (difusas ou focais)	Quaisquer das possíveis causas acima

A presença de qualquer um desses sinais de alerta indica a necessidade de investigação adicional, que normalmente é realizada através de uma tomografia computadorizada (TC) de crânio ou ressonância magnética.

Exames complementares na emergência

Como a maioria dos pacientes possui cefaleia do tipo primária sem sinais de alerta, normalmente não há necessidade de exames complementares.

Inicialmente, devemos identificar se o paciente preenche critérios para cefaleia primária. Caso os critérios sejam preenchidos e não houver sinais de alerta presentes ou problemas ao tratamento sintomático, não há necessidade de investigação adicional. Entretanto, em casos de cefaleias secundárias, quaisquer sinais de alerta presentes e/ou resposta refratária ao tratamento sintomático, deve-se iniciar investigação da causa da cefaleia. Veja o fluxograma de atendimento na Figura 24.1.

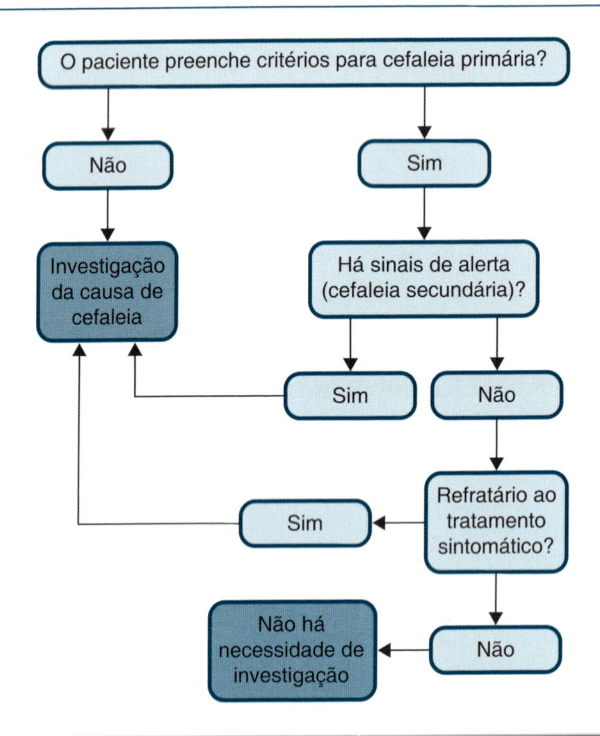

FIGURA 24.1. Abordagem inicial de cefaleia no departamento de emergência.
Martins HS, et al. Emergências Clínicas: abordagem prática. 8. ed. Barueri: Manole, 2013.

Quando necessário, o médico emergencista poderá utilizar os seguintes exames: laboratoriais de sangue, tomografia computadorizada (TC) de crânio (ou ressonância magnética [RM]) e punção lombar com análise do líquor. Veja a Tabela 24.2. É importante lembrarmos que a TC de crânio pode não detectar de 6-8% das HSAs, especialmente em pacientes com apresentação tardia no departamento de emergência. Quanto maior o tempo de início dos sintomas, menor a sensibilidade desse exame, sendo muitas vezes necessário realizar uma punção lombar para descartar HSA (principalmente em paciente com TC de crânio negativa e início dos sintomas > 6 horas).

TABELA 24.2 Testes comumente utilizados para diagnóstico diferencial de cefaleia	
Teste diagnóstico	**Resultado (interpretação*)**
Laboratoriais de sangue	Anemia (hipóxia) Leucocitose (infecção) Aumento de PCR (infecção: viral *versus* bacteriana) Aumento VSG (arterite temporal)
Tomografia computadorizada (TC) de crânio	Aumento dos ventrículos (aumento do LCR) Sangue no espaço subaracnóideo (HSA) Sangue no espaço epi ou subdural (hematoma epi ou subdural) Sangue no parênquima (hemorragia intracerebral) Massa (cefaleia por tração de parênquima e/ou edema)
Punção lombar e análise do líquor	Aumento da pressão de saída do LCR (meningite criptocócica, massas tumorais ou hidrocefalia) Aumento de proteínas (tumor ou lesão estrutural) Aumento de hemácias (HSA) Aumento de leucócitos (infecção) Bacterioscópico positivo (infecção) Diminuição da glicose (infecção)

* É importante que a interpretação sugerida acima na tabela seja feita de acordo com o cenário clínico do paciente.
Adaptada de: International Emergency Medicine Education Project 2018 (iem-student.org).

Tratamento

O alívio da dor no departamento de emergência é um dos aspectos mais importantes do cuidado de pacientes com cefaleia inicialmente indiferenciada. O tratamento dependerá da gravidade da cefaleia e de seus sintomas associados. As opções mais utilizadas são paracetamol (acetominofeno), anti-inflamatórios não esteroides (AINEs), dipirona e, em raras exceções, opioides. Nas cefaleias primárias, existem algumas terapias específicas com melhor eficácia. Veja as Tabelas 24.3 e 24.4.

O tratamento de cefaleias secundárias costuma ser eliminar a causa de base, entretanto não podemos esquecer de garantir alívio da dor até a resolução do caso.

TABELA 24.3 Opções analgésicas para cefaleia		
Classe/fármaco	**Doses habituais para adultos**	**Considerações especiais**
Paracetamol (acetaminofeno)	500-1.000 mg VO, até de 6/6 h	Hepatoxicidade
Anti-inflamatórios não esteroides (AINEs)	Naproxeno: 250-500 mg VO, de 8/8 h a 12/12 h Ibuprofeno: 600-1.200 mg VO, 8/8 a 6/6 h	Efeitos adversos no trato gastrointestinal Contraindicações: alergia conhecida, úlcera péptica e doença renal. Deve-se evitar o seu uso em hipertenso e idosos

Continua

Continuação

TABELA 24.3
Opções analgésicas para cefaleia

Classe/fármaco	Doses habituais para adultos	Considerações especiais
Anti-inflamatórios não esteroides (AINEs)	Diclofenaco: 50 mg VO de 8/8 h ou 75mg IM de 12/12 h Cetoprofeno: 100 mg IM ou IV, de 12/12 h Tenoxicam: 20 a 40 mg IV ou IM, 1 ×/dia	Efeitos adversos no trato gastrointestinal Contraindicações: alergia conhecida, úlcera péptica e doença renal. Deve-se evitar o seu uso em hipertenso e idosos
Dipirona	500-1.000 mg VO, até 4 ×/dia 2 a 5 mL EV lento ou IM 1 ×/dia (dose máxima 10 mL/dia)	Agranulocitose, hipotensão
Triptanos	Sumatriptano: 6-12 mg/dia SC Sumatriptano: 50-200 mg/dia VO Sumatriptano: 10-40 mg/dia via nasal	Específicos para uso na cefaleia primária do tipo migrânea Contraindicações: gravidez, doenças coronarianas, insuficiência vascular periférica e hipertensão arterial grave
Opioides	Tramadol: 50-100 mg VO/EV de 4/4 ou 6/6 h (máximo 400 mg/dia) Codeína: 30-60 mg VO, até de 4/4 h Oxicodona: 10-20 mg VO de 12/12 h Morfina: 2-15 mg EV de até 6/6 h	Reservado para situações muito especiais. Evitar o uso, principalmente porque as evidências da literatura indicam eficácia baixa para cefaleia
Ergotamínicos	Tartarato de ergotamina 1-2 mg via retal ou sublingual Mesilato de di-hidroergotamina: 0,5 mg *spray* nasal	Efeito nauseoso intenso; quase sempre é necessário associar um antiemético

Adaptada de: International Emergency Medicine Education Project 2018 (iem-student.org) e de Martins HS, et al. Medicina de Emergência: abordagem prática. 11. ed. Barueri: Manole, 2016.

TABELA 24.4
Bases da terapêutica para tratamento inicial das causas específicas de cefaleia primária

Tipo de cefaleia primária	Bases do tratamento
Tensional	• Paracetamol, dipirona ou AINEs • Se cefaleia forte ou persistente, pensar em utilizar analgésicos mais potentes (p. ex., opioides) ou tratar como migrânea
Migrânea	Tratamentos com comprovada eficácia por ensaio clínico randomizado: • Triptanos: primeira escolha para o tratamento agudo de migrânea. São agonistas seletivos dos receptores 5-HT_{1B} e 5-HT_{1D} • Ergotamina intravenosa com antiemético (metoclopramida ou proclorperazina) • Aspirina ou paracetamol junto com cafeína • Ibuprofeno, naproxeno Observações importantes: • Manter o paciente em repouso sob penumbra, em ambiente tranquilo e silencioso • Não combinar di-hidroergotamina com triptanos • Se náusea e/ou vômitos, sempre adicionar antiemético (p. ex., metoclopramida 10 mg VO/IM/EV) • Se sintomas persistentes, considerar sulfato de magnésio • De acordo com os protocolos locais, adicionar dexametasona 10 mg EV para prevenção de recorrência • Evitar o uso de opioides
Cluster	• Oxigênio 100% em alto fluxo (> 10 L/min): o efeito se deve à forte ação vasoconstritora do oxigênio (vasodilatação craniana é um dos mecanismos fundamentais para a dor na cefaleia em salvas) • Di-hidroergotamina ou triptanos podem ser utilizados

Adaptada de: International Emergency Medicine Education Project 2018 (iem-student.org) e de Martins HS, et al. Medicina de Emergência: abordagem prática. 11. ed. Barueri: Manole, 2016.

Considerações terapêuticas

- Orientações sobre medidas não medicamentosas podem ser úteis, principalmente nas cefaleias primárias do tipo tensional (p. ex., higiene do sono, atividade física regular, cessação do tabagismo e evitar bebidas alcoólicas).
- Não utilizar triptanos em pacientes com cardiopatia isquêmica, angina de Prinzmetal, HAS não controlada e migrânea vertebrobasilar. Contraindicados também para uso em combinação com fármacos que contenham ergotamina ou derivados (esperar pelo menos 24 h de intervalo).
- No manejo da cefaleia primária do tipo tensional, associações com cafeína podem aumentar a eficácia analgésica. A maioria das crises é resolvida com uma dose de analgésico comum, sendo a escolha feita de acordo com a experiência anterior do paciente e a tolerância à droga. Se não há resposta em 1 ou 2 horas, pode-se usar outra medicação.

- No manejo da cefaleia primária do tipo migrânea, evitar fatores desencadeantes das crises, como álcool, chocolate, alimentos com tiramina, aditivos alimentares como glutamato monossódico e aspartato, medicamentos, estresse, mudanças climáticas.
- A associação da analgesia com dexametasona ou outro corticoide pode ser necessária em algumas etiologias específicas de cefaleias secundárias (p. ex., meningites, HSA ou arterite temporal).
- Deve-se considerar a avaliação do neurologista nas seguintes situações: dúvida diagnóstica, paciente refratário a medidas iniciais instituídas, prejuízo funcional decorrente da cefaleia, cefaleia por abuso de analgésicos (p. ex., dependência de opioides).

Bibliografia

- Ben AJ, et al. Resumo Clínico – Cefaleia – Telessaúde. Porto Alegre: UFGRS, 2016.
- European Medicines Agency. European Medicines Agency. [Online].; 2016 [cited 2016 May 8]. Available from: <http://www.ema.europa.eu/ema/index.jsp?curl=pages/medicines/landing/epar_search.jsp&mid=WC0b01ac058001d124.x>.
- Friedman BW, Lipton RB. Headache emergencies: diagnosis and management. Neurol Clin 2012; 30: 43-59.
- Headache Classification Committee of the International Headache Society (IHS). The international classification of headache disorders, 3. ed. Cephalalgia 2018, 38(1): 1-211.
- Martins HS, Neto RAB, Velasco IT. Medicina de Emergência: Abordagem Prática. 11. ed. Barueri: Manole, 2016.
- Ministério da Saúde. Portaria nº 1.559 de 1 de agosto de 2008. Institui a Política Nacional de regulação. Diário Oficial da União, Brasília, DF.
- Perry JJ, Stiell IG, Sivilotti ML, Bullard MJ, Emond M, Symington C, et al. Sensitivity of computed tomography performed within six hours of onset of headache for diagnosis of subarachnoid haemorrhage: prospective cohort study. BMJ, 2011. p. 343.
- Privsek M, Prosen G. Headache. In: Cevik AA, Quek LS, Noureldin A (eds). iEmergency Medicine for Medical Students and Interns – 2018. Retrieved January 28, 2019, from <https://iem-student.com/headache/>. Acesso: 11 de Maio de 2020.
- Queiroz LP, Silva Junior AA. The Prevalence and Impact of Headache in Brazil. Headache 2015; 55(S1): 32-8.
- Ribeiro N, Speciali JG. Protocolo Clínico e de Regulação para Cefaleia. In: Santos JS. Protocolos clínicos e de regulação: acesso à rede de saúde. Rio de Janeiro: Elsevier, 2012. p. 667-77.
- Ropič P. Glavobol. In: Prosen G, Baznik Š, Mekiš D, Strnad M, editors. Šola urgence, zbornik 1. letnika. Ljubljana: Slovensko združenje za urgentno medicino; 2014. p. 117-21.
- Russi CS. Headache. In: Marx JA, Hockberger RS, Walls RM, Adams JG, Barsan WG, Biros MH, editors. Rosen's Emergency Medicine: Concepts and Clinical Practice. 7. ed. Philadelphia: Mosby Elsevier, 2010. p. 118-23.
- SBMFC – Sociedade Brasileira de Medicina de Família e Comunidade Disponível em: <http://www.sbmfc.org.br/>. Acesso: 11 de Maio de 2020.
- Speciali JG. Cefaleias. In: Lopes AC, editor. Tratado de clínica médica. 2ª ed. São Paulo: Roca, 2009. p. 2233-48.
- Speciali JG. Entendendo a enxaqueca. Ribeirão Preto: Funpec, 2003. p. 142.

Capítulo 25

Crises Epilépticas

• Luiz Rodrigo de Souza Papacosta • Jorge Augusto Rodrigues Macedo • Amélia Santos Leal
• Maria Joana da Silva Pinto

Introdução

Dentre as ocorrências neurológicas no departamento de emergência, cerca de 1 a 2% envolve crises epilépticas. As crises epilépticas são causadas por atividade elétrica anormal e excessiva do cérebro, por origem orgânica neurológica ou idiopática. A maior incidência de crises ocorre em crianças ou idosos acima de 75 anos. A falta de uma intervenção adequada e rápida pode ocasionar prejuízos graves aos pacientes, como sequelas neurológicas ou mesmo morte cerebral.

Grande parte dos episódios que apresentam duração maior que 5 minutos persistirão por mais de 20 a 30 minutos, podendo implicar em lesões do sistema nervoso central (SNC) e repercussões sistêmicas. Portanto, devemos abordar as crises mais prolongadas através de protocolos pré-estabelecidos, com o objetivo de interrompê-las o mais rápido possível.

Definições

- Crise epiléptica: é definida como "a ocorrência transitória de sinais e/ou sintomas secundários à atividade neuronal cerebral anormal excessiva ou hipersincrônica". Essa descarga neuronal pode acarretar problemas motores, sensitivos, psíquicos ou comportamentais.
- Convulsão: é o acometimento generalizado do sistema motor por uma crise epiléptica. É um termo antigo, tipicamente utilizado para crises generalizadas tonicoclônicas.
- Estado de mal epiléptico (*status epilepticus*): crise refratária sem retorno do estado de consciência e recorrência frequente (normalmente, mais que 5 minutos).
- Epilepsia: transtorno crônico caracterizado pela predisponência a crises epilépticas.
- Crise não convulsiva: crise com ausência de fenômenos motores, baseada predominantemente no acometimento comportamental e de consciência.

As crises costumam ser classificadas de acordo com o seu início de ação (parcial/focal ou generalizada) e sintomas associados.

- Crise generalizada: afeta ambos os hemisférios cerebrais, gerando manifestações como as crises tonicoclônicas, de ausência, tônica, mioclônica, entre outras.
- Crise focal (ou parcial): localizada em um hemisfério cerebral, causando sintomas em regiões específicas do corpo. Uma crise focal simples cursa sem a perda de consciência, enquanto uma crise focal complexa provoca alteração significativa do estado de consciência.

Etiologia

Geralmente, aos pacientes já denominados epiléticos não é despendido muito tempo na busca etiológica, uma vez que uma anamnese simples pode evidenciar uma troca nas medicações ou mesmo má adesão ao tratamento de controle.

Já os pacientes de primeira crise exigem mais atenção, pois muitos são os agentes envolvidos na gênese de uma crise aguda sintomática, sendo a sua identificação e correção o grande objetivo do médico emergencista. Desse modo, deve ser feita uma abordagem ampla na busca de sua etiologia. A Tabela 25.1 mostra as causas mais importantes na prática clínica.

A maior parte (≈ 50%) das crises epilépticas são atribuídas ao álcool, drogas, trauma ou diagnóstico prévio de epilepsia. Vale lembrar que quase 40% das crises podem ter causa não conhecida.

TABELA 25.1
Causas estruturais e não estruturais de crises epilépticas

Causas estruturais	Causas não estruturais
Traumatismos cranioencefálicos • Contusão hemorrágica • Hematomas extra/subdurais • Contusão cerebral com edema • Hemorragia subaracnoidea	Infecções • Abscesso cerebral • Meningite bacteriana • Encefalite viral
Lesões expansivas • Neoplasias • Síndrome paraneoplásica • Meningite carcinomatosa	Intoxicações • Cocaína • Antidepressivos • Anfetamina • Etanol • Metanol
Lesões vasculares não traumáticas • Hemorragia intraparenquimatosa • Hemorragia subaracnoidea • Vasculite • Malformação arteriovenosa • Acidente vascular encefálico isquêmico	Distúrbios metabólicos • Hipoglicemia • Hiponatremia • Hipocalcemia • Hiperuremia

Fisiopatologia

A fisiopatologia da crise epiléptica é caracterizada por duas fases. A primeira é uma fase de iniciação, onde uma injúria metabólica ou estrutural ao sistema nervoso central causa uma estimulação excitatória excessiva sobre neurônios corticais, ocorrendo sua despolarização de maneira desordenada e redundante. A continuidade do processo epiléptico se dá pela fase de manutenção, devido ao escasso estímulo inibitório neuronal mediado pelo neurotransmissor ácido gama-aminobutírico (GABA). Com o sustento da atividade convulsiva, isoformas GABA com propriedades farmacológicas anormais podem se desenvolver nos neurônios hipocampais, ocasionando crises convulsivas refratárias aos benzodiazepínicos, como postulado por alguns estudos.

Anamnese e exame físico

A caracterização de uma crise epiléptica se faz de suma importância, devido ao fato de que as condições associadas ao seu diagnóstico diferencial têm abordagem terapêutica bem diferente. Além disso, um exame neurológico completo se faz necessário.

Muitas vezes, o paciente chega no serviço de emergência já em estado pós-ictal, estando em franca sonolência, não recordando os acontecimentos (perda de consciência no momento de crise) e queixando-se de dores pelo corpo e intensa cefaleia. Nesses pacientes, é importante uma anamnese detalhada através dos acompanhantes, de modo a definir se o que ocorreu foi realmente uma crise epilética ou não, fator crucial no sucesso da terapêutica.

Os pontos-chave na sua clínica mais estigmática são a perda abrupta de consciência, aumento do tônus muscular, seja em caráter tônico ou clônico, liberação esfincteriana, tanto vesical quanto anal, sialorreia, mordedura de língua e respiração estertorosa.

Ainda através da anamnese e do exame físico, pode-se encontrar sinais de possíveis gatilhos para uma crise aguda sintomática, como história de trauma cranioencefálico prévio, meningismo associado a um quadro febril, história de etilismo intenso e crônico ou mesmo história de tentativa de suicídio por envenenamento. Todas essas situações, enquanto ainda estiverem estabelecidas, continuarão por perpetuar o processo convulsivo.

Vale ressaltar, ainda, a existência de drogas que diminuem o limiar de convulsão e, por isso, devem ser prontamente identificadas e suspensas. São elas: quimioterápicos, metilxantinas, isoniazida, anfetaminas, fisostigmina, baclofeno, antidepressivos serotoninérgicos, entre outros.

No que se refere ao diagnóstico diferencial, as principais entidades que podem se confundir com uma crise epiléptica incluem a síncope, crises epilépticas de origem psicogênica, crises de pânico, distúrbios do sono e enxaqueca (migrânea).

Exames complementares

Alguns testes a beira leito podem ser úteis no diagnóstico do paciente com crise epiléptica na emergência.

- Glicose (descartar hipoglicemia).
- Eletrocardiograma (ECG): deve ser obtido em pacientes com 1º episódio ou com suspeita de diminuição da perfusão cerebral secundária a evento cardíaco.

Outros exames que poderão ser úteis, nesse contexto, incluem: hemograma completo, eletrólitos, glicemia, função renal, teste de gravidez, níveis séricos de drogas antiepilépticas, função hepática, rastreio de drogas, punção lombar (se suspeita de infecção do SNC). A tomografia computadorizada (TC) de crânio é indicada em todos os pacientes com 1º episódio de crise epiléptica.

Manejo inicial e tratamento

Crise aguda sintomática

No caso das crises agudas sintomáticas, o melhor tratamento se faz através da correção da causa base da crise, sendo o uso de medicamentos antiepiléticos pouco eficazes e, por isso, não recomendados de rotina. Vale lembrar que o uso de benzodiazepínicos em pacientes com a crise já cessada não é indicada, pois isso pode piorar ainda mais a depressão do SNC, prolongando ou piorando o período pós-ictal.

Por isso, a abordagem inicial do paciente em busca de eventos desencadeadores se faz de suma importância (p. ex., corrigir hipoglicemia etc.).

Estado do mal epilético (*status epilepticus*)

A abordagem inicial do paciente que dá entrada no pronto-socorro deve sempre ser baseada na avaliação e segurança da integridade cardiorrespiratória (o famoso ABC). No paciente em crise, a essas medidas se somarão a interrupção da atividade convulsiva de maneira rápida e eficaz. Àqueles que dão entrada convulsionando, medidas como o decúbito dorsal horizontal com lateralização da face se faz necessário para prevenir eventual broncoaspiração.

A monitorização da saturação de O_2 não deve ser postergada. Sabemos que, apesar da apneia e cianose apresentada durante as fases tônicas e clônicas da convulsão, muitos pacientes ventilam de maneira adequada. Isso pode não acontecer em alguns casos, onde uma saturação de O_2 abaixo do esperado nos obriga a acessar uma via aérea definitiva precocemente. Se a intubação orotraqueal for a escolha, pode-se utilizar um bloqueador neuromuscular de curta duração (p. ex., vecurônio 0,1 mg/kg) para facilitar o procedimento.

Farmacologia

As medidas específicas para interrupção da atividade epiléptica baseiam-se na utilização de drogas de ação rápida para interromper as crises, seguido de drogas de ação prolongada, com a intenção de prevenir recorrências.

Os benzodiazepínicos, normalmente, são a primeira opção, seguido da fenitoína ou ácido valproico. A droga de escolha no primeiro grupo é o diazepam, um benzodiazepínico de ação rápida que atinge níveis cerebrais afetivos após 1 minuto da sua administração endovenosa. Sua dose em adultos é de 10 a 20 mg em *bolus* endovenoso, podendo ser repetido 10 mg até 3 vezes com intervalo de 15-20 minutos entre as doses, sempre respeitando o máximo de 40 mg no total administrado. O midazolam intramuscular (IM) é uma opção para aqueles pacientes sem acesso venoso, sendo a dose inicial de 10 mg IM. O lorazepam, apesar de ser uma droga bastante recomendada nas diretrizes internacionais, não é disponível no Brasil. Já no segundo grupo, a fenitoína entra como terapia de manutenção, pelo fato de ter uma ação mais prolongada. Sua dosagem é de 15 a 20 mg/kg em solução salina (nunca em solução glicosada) infundida em 30 minutos, com dose de manutenção de 5 a 6 mg/kg a cada 8 horas. Pelo fato de ter um pH alto, a fenitoína pode causar tromboflebite, por isso é preconizada uma infusão máxima de 50 mg/min (o que ocasiona a duração de 20-30 minutos da dose de ataque). Pacientes recebendo fenitoína precisam ser monitorizados para possíveis arritmias.

Até 30% dos pacientes podem ser refratários a esses dois primeiros passos. Se após essas medidas o paciente ainda se encontrar em *status epilepticus*, podemos lançar mão de infusões de midazolam, propofol ou fenobarbital, um barbitúrico de início de ação rápida com prolongado efeito residual. Sua dosagem é de 10 a 20 mg/kg, com infusão máxima de 50 a 100 mg/minuto. Vale ressaltar que esse medicamento deve ser utilizado, preferencialmente, em ambiente de sala vermelha ou UTI, com monitorização cardíaca e ventilação assistida, pelo fato de ser potente sedativo e depressor respiratório. Se for um paciente epiléptico sabidamente usuário dessa droga e que esteja em crise devido à má adesão terapêutica, essa passa a ser a droga de escolha, antes mesmo da fenitoína. Veja Tabela 25.2 para drogas comumente utilizadas e doses.

Normalmente antes, ou durante a última etapa, o paciente precisa ser intubado para que se possa usar tais drogas em bombas de infusão, para que seja possível uma anestesia geral com monitorização eletroencefalográfica. O fluxograma da Figura 25.1 esquematiza o manejo do paciente em estado do mal epilético.

TABELA 25.2
Drogas comumente utilizadas para manejo de crises epilépticas (doses para adultos)

	Doses de ataque	Doses de manutenção	Observação
Midazolam	10 mg intramuscular (IM) dose única ou 0,2 mg/kg em dose única	0,001 mg/kg/min	Boa opção para quando o paciente não tem acesso intravenoso Atentar para depressão respiratória e hipotensão
Diazepam	10-20 mg intravenoso (IV) lentamente (2 mg/min)	Repetir 10 mg até 3 vezes, com intervalo de 15-20 minutos entre as doses, sempre respeitando o máximo de 40 mg no total administrado	Atentar para depressão respiratória e hipotensão
Fenitoína	Dose inicial de 20 mg/kg e, se persistência da crise, pode aumentar até 25 a 30 mg/kg	100 mg IV ou VO a cada 6 ou 8 horas	Lembrar de diluir em soro fisiológico (não diluir em soro glicosado) e infundir à velocidade máxima de 50 mg/minuto Monitorização eletrocardiográfica é essencial
Fenobarbital	10-15 mg/kg em *bolus*, 60 mg/min	120-240 mg a cada 20 minutos	Depressão respiratória, hipotensão
Propofol	1-2 mg/kg IV em 5 minutos	2-4 mg/kg/h	Depressão respiratória, acidose
Ácido valproico	20 mg/kg em bomba de infusão a 20 mg/min	Repetir se necessário	Atentar com doses subterapêuticas
Sulfato de magnésio	4-6 g em 15 minutos	2 g/h	Utilizado nos casos de eclampsia. Depressão respiratória, perda dos reflexos

Continua

Continuação

TABELA 25.2 Drogas comumente utilizadas para manejo de crises epilépticas (doses para adultos)			
	Doses de ataque	Doses de manutenção	Observação
Gluconato de cálcio, cloreto de cálcio (3 × mais cálcio)	10 mL de gluconato de cálcio a 10% em solução glicosada em 5-10 minutos	-	Somente indicado em pacientes com hipocalcemia ou hipercalemia
Solução hipertônica (3% NaCl)	300-500 mL de solução hipertônica em 20 minutos	-	Somente indicado para hiponatremia
Piridoxina	5 g (50 ampolas de 100 mg de vitamina B6)	-	Somente para crises induzidas por drogas

Adaptada de: Brophy GM, et al. Guidelines for the evaluation and management of status epilepticus. Neurocrit Care, 2012. 17:3-23.

Manejo em etapas

Se o paciente estiver em estado epilético, posicioná-lo em decúbito lateral para evitar broncoaspiração, enquanto monitoriza e prepara material para manutenção das vias aéreas. Tentar obter acesso venoso e coletar venoso, enquanto coleta glicemia capilar para descartar hipoglicemia

Medidas farmacológicas

1. Benzodiazepínico
   - Sem acesso venoso: midazolam 10 mg intramuscular
   - Com acesso venoso: diazepam 10-20 mg intravenoso (lento)
2. Se não cessar a crise, lançar mão da fenitoína
   - 20 mg/kg de peso, intravenoso
   - Alternativa é a fosfenitoína: máximo de 150 mg/min
3. Fenobarbital deve ser considerado em casos de intoxicação aguda ou na abstinência alcoólica. Dose de 20 mg/kg – infusão de 50 a 75 mg/min
4. Se ainda não cessar a crise, preparar o material para intubação, pois o paciente necessitará de anestesia geral com midazolam ou propofol. Após intubação, monitorizar paciente com eletroencefalograma
   - Midazolam: 0,2 mg/kg intravenoso lentamente e, depois, dose de manutenção entre 0,2 e 0,6 mg/kg/h
   - Propofol: 2 mg/kg intravenoso lentamente e, depois, dose de manutenção entre 2 e 5 mg/kg/h

Realizar paralelamente

Levantar informações (quando possível): paciente epilético? Trauma? Sinais de infecção? Antecedentes médicos?

Exames laboratoriais a considerar: glicemia (sempre realizar de imediato e descartar hipoglicemia), hemograma, eletrólitos, função renal e hepática, exame toxicológico

Investigação complementar: TC de crânio, líquor, ressonância magnética, monitorização por EEG

FIGURA 25.1. Fluxograma de manejo do paciente em estado epiléptico na emergência.
TC: tomografia computadorizada; EEG: eletroencefalograma. Adaptada de: Martins HS, et al. Medicina de emergência: abordagem prática. 12. ed. São Paulo: Editora Manole, 2017. p. 738-51.

Algumas considerações a respeito do manejo farmacológico em pacientes com crises convulsivas devem ser lembradas:

- O uso de benzodiazepínico para crise convulsiva ativa no pré-hospitalar é fortemente recomendado.
- Midazolam intramuscular é uma boa opção para o tratamento pré-hospitalar, principalmente quando acesso venoso não é possível imediatamente.
- Caso o paciente necessite intubação, pré-tratamento com lidocaína (1,5 mg/kg) e uma dose baixa de um bloqueador neuromuscular não despolarizante (p. ex., vecurônio 0,01 mg/kg) é preferível para controlar a pressão intracraniana no contexto de trauma ou sangramento.
- Fenitoína deve ser diluída em solução salina (nunca em solução glicosada). Seus efeitos adversos incluem arritmia causada por prolongamento de QT; portanto, os pacientes necessitam estar monitorizados para recebê-la.
- Crise convulsiva no contexto de alcoolismo ou secundária à isoniazida é tratada com 5 g IV de vitamina B6 em adultos e 70 mg/kg de infusão de piridoxina em crianças.
- Crises associadas ao uso de *ecstasy* ou cocaína são tratadas com benzodiazepínicos e não respondem bem à fenitoína.
- A administração de antibióticos de maneira rápida em pacientes com suspeita de infecção do SNC é essencial.
- O tratamento para crise convulsiva no contexto de eclâmpsia deve incluir o sulfato de magnésio.

Bibliografia

- Beghi E, et al. Recommendation for a definition of acute symptomatic seizure. Epilepsia, 2010. 51:671-5.
- BRASIL. Ministério da Saúde. Secretaria de Atenção à Saúde. Protocolo clínico e diretrizes terapêuticas: epilepsia. Brasília: Ministério de Saúde, 2013.
- Brophy GM, et al. Guidelines for the evaluation and management of status epilepticus. Neurocrit Care 2012. 17:3-23.
- Krumholz A, et al. Evidence-based Guideline: Manegement of unprovoked first seizure in adults. Report of the Guideline Development Subcommitte of American Academy of Neurology and the American Epilepsy Society. Neurology, 2015. 84: 1705-13.
- Manno EM. Status Epilepticus: current treatment strategies. The Neurohospitalist, 2011. 1:23-31.
- Martins HS, et al. Medicina de emergência: abordagem prática, 12. ed. São Paulo: Editora Manole, 2017. p. 738-51.
- Martins HS, et al. Pronto-socorro: medicina de emergência. 3. ed. São Paulo: Manole, 2013. p. 499-506.
- Noe KH, Manno EM. Mechanisms underlying status epilepticus. Drugs Today (Barc), 2005. 41:257-66.
- Schachter SC. Evaluation of the first seizure in adults. Disponível em: www.uptodate.com. UpToDate Inc., 2015.
- Schachter SC. Overview of the management of epilepsy in adults. Disponível em: www.uptodate.com. UpToDate, Inc., 2016.
- Teixeira JCG. Unidade de emergência: condutas em medicina de urgência, 2. ed. São Paulo: Editora Atheneu, 2011. p. 531-42.

Capítulo 26

Delirium e Estado Confusional

• Rafael Augusto Milanezi • Laís Borges Rizental • Anna Bittarello Silva • Luiz Fernando Varela

Introdução

Delirium ou estado confusional agudo é uma disfunção orgânica recorrente nas unidades de emergência no Brasil e no mundo, e está relacionado a um pior prognóstico e maiores tempos de internação e taxas de morbimortalidade. Entretanto, por se tratar de uma condição ainda misteriosa para muitos profissionais da saúde, o *delirium* é comumente associado à evolução natural das enfermidades em pacientes idosos, por isso, o diagnóstico costuma ser negligenciado.

A palavra *delirium* origina-se do latim *delirare*, que significa "estar fora do lugar". Representa uma condição clínica aguda de déficit global da atenção e é definida como uma síndrome marcada por desorientação, confusão e comprometimento cognitivo não justificado por um quadro demencial preexistente. Tais manifestações são desenvolvidas em um curto período (horas ou dias), oscilam ao longo do dia e podem ser induzidas por alguma outra condição médica, intoxicação ou abstinência de substância.

Epidemiologia

Estima-se que 11 a 25% dos pacientes idosos são diagnosticados com *delirium* na admissão na Emergência, enquanto 29 a 31% dos pacientes idosos hospitalizados desenvolvem *delirium* ao longo do período de internação.

Além da alta prevalência de *delirium* na emergência, estima-se que até 90% dos casos se apresenta com a forma hipoativa, que faz uma grande parte dos casos não ser reconhecida pelo emergencista. Evidências apontam que entre 57% a 83% dos casos não são identificados pelo médico emergencista. Por esse motivo, o uso de ferramentas padronizadas (p. ex., bCAM ou 4AT) para verificar ativamente a presença de *delirium* é essencial.

Fisiopatologia

No nível celular, o *delirium* resulta de alterações metabólicas cerebrais, com desregulação secundária da produção e metabolismo de neurotransmissores, determinando mudanças na excitação, atenção, processamento de informações e ciclo de sono-vigília. Anormalidades metabólicas com redução da atividade cerebral, como hipo/hipernatremia, hiperosmolaridade, hipercapnia e distúrbios hiperglicêmicos que envolvam deficiências no suprimento de energia, mudanças nos potenciais de membrana em repouso, na morfologia celular e no volume de água no cérebro são importantes fatores desencadeantes do estado confusional. Já alterações metabólicas com metabolismo cerebral normal ou aumentado, como nos casos de hipertermia, abstinência hipnótica sedativa, *delirium tremens* e certos estados induzidos por drogas, são consideradas exceções na apresentação do paciente com *delirium*.

Etiologias

As causas de *delirium* são inúmeras e a manifestação dos sintomas pode indicar sofrimento orgânico difuso, no qual o sistema nervoso central é mais um dos órgãos afetados (Tabela 26.1). Assim, é importante pesquisar ativamente por pacientes com fatores predisponentes e precipitantes, já que esses podem não apresentar queixas na primeira entrevista, devido ao caráter oscilante da síndrome (Tabela 26.2).

TABELA 26.1
Principais causas de *delirium* associado à condição médica geral

Infecção	Sepse, encefalite, meningite, abscesso, sífilis, HIV, pneumonia, infecção urinária/cutânea/abdominal
Abstinência	Álcool, barbitúricos, hipnóticos sedativos, drogas ilícitas
Metabólica	Acidose, uremia, anemia, distúrbio hidreletrolítico, desequilíbrio acidobásico, insuficiência hepática/renal, avitaminoses/hipervitaminoses, síndromes paraneoplásicas e outros distúrbios metabólicos (glicose, magnésio, cálcio)
Trauma	Trauma cranioencefálico, queimaduras, fraturas
Doença do SNC	Hematoma/hemorragia subdural, acidente vascular encefálico, encefalopatia hipertensiva, hidrocefalia, vasculite, convulsão, tumor primário/secundário, infiltração tumoral da meninge, infecções
Hipóxia	Hipóxia aguda, insuficiência respiratória/cardíaca, hipotensão, choque
Deficiência	Vitamina B1/B6/B12/folato, niacina, tiamina
Ambiental	Desregulação térmica (hipo/hipertermia), endocrinopatias (diabetes, hiper/hipotireoidismo), estado pós-operatório
Vascular aguda	Emergência hipertensiva, hemorragia subaracnóidea, trombose de veia sagital
Drogas e toxinas	Medicamentos (antibióticos, anticolinérgicos, hipnóticos sedativos, anticonvulsivantes, anti-inflamatórios, narcóticos, simpatomiméticos), drogas ilícitas, álcool, pesticidas, químicos industriais (monóxido de carbono, cianeto, solvente)
Metais pesados	Chumbo, mercúrio

Traduzida e adaptada de: Delirium and Dementia. Rosen's Emergency Medicine: Concepts and Clinical Practice, 8th edition, 2017.

TABELA 26.2 Fatores de risco associados ao *delirium*	
Fatores predisponentes (vulnerabilidade)	Idade > 75, prejuízo cognitivo/funcional preexistente, perda visual/auditiva, demência, *delirium* prévio, depressão, comorbidades associadas, AVE prévio, abuso de álcool
Fatores precipitantes	Restrição física, internação de urgência, internação por trauma, drogas e medicamentos, fatores cirúrgicos (procedimento, duração), fatores clínicos (doença aguda/exacerbada, infecção, fratura, hipoxemia, desidratação, evento iatrogênico, uso de sonda vesical, acidose, distúrbio hidreletrolítico)

Adaptada de: *Delirium* (Estado Confusional Agudo). Medicina de emergências: abordagem prática. 12. ed., 2017.

As drogas, incluindo o etanol, são a causa mais comum de *delirium* na população adulta jovem, sendo a disfunção cognitiva aguda secundária à superdosagem, abstinência ou reações adversas/ idiossincráticas. Em contrapartida, a etiologia do *delirium* é multifatorial em idosos e os fatores predisponentes incluem os efeitos cerebrais do envelhecimento e as mudanças farmacocinéticas e farmacodinâmicas dos medicamentos relacionadas à idade avançada.

Diagnóstico

Por tratar-se de uma condição multifatorial frequente nas unidades de emergência hospitalares, o estabelecimento do pleno reconhecimento da síndrome, aliado ao diagnóstico precoce do fator causal desencadeante são de suma importância para o bom prognóstico do paciente avaliado.

Apesar de alguns sinais e sintomas sugerirem fortemente o diagnóstico do *delirium*, não há sinais patognomônicos propriamente ditos. Entretanto, a presença de características típicas de quadros confusionais agudos, como início recente, déficit de atenção e flutuação da intensidade dos achados clínicos, reflete amplamente a possibilidade de um quadro clínico de *delirium*.

A avaliação inicial criteriosa, a partir de anamnese e exame físico completo faz-se amplamente necessária para possíveis definições de fatores predisponentes ao estado confusional. Ademais, foram desenvolvidas inúmeras ferramentas, como escalas e modelos de entrevistas semiestruturadas, que propiciam a definição diagnóstica da síndrome. O método de avaliação de confusão (*confusion assessment method* – CAM) (Tabela 26.3), representa o principal instrumento diagnóstico e pode ser adaptado para diferentes locais de atendimento e pacientes, como idosos e pacientes internados em unidades de terapia intensiva. Algumas ferramentas foram desenvolvidas especificamente para serem utilizadas no departamento de emergência como o bCAM (*brief Confusion Assessment Method*) e o 4AT (*4 A's Test for Delirium Screening*).

TABELA 26.3 Método de avaliação de confusão – CAM	
Critérios	Características Considera-se *delirium* na presença dos itens "A" e "B" mais "C" e/ou "D"
Critério A	Início agudo e flutuação no curso Há evidência de uma alteração aguda no estado mental do paciente em relação ao nível de base? O comportamento alterado flutua ao longo do dia ou a gravidade aumenta e diminui? ( ) Sim ( ) Não

Continua

Continuação

TABELA 26.3 Método de avaliação de confusão – CAM	
Critério B	Desatenção O paciente teve dificuldade de focalizar sua atenção, por exemplo: distraiu-se facilmente ou teve dificuldade em acompanhar o que estava sendo dito? ( ) Sim ( ) Não Se presente ou anormal, o comportamento variou durante a entrevista, isso é, tendeu a desaparecer ou aumentar e diminuir de gravidade? ( ) Sim ( ) Não
Critério C	Pensamento desorganizado O pensamento do paciente estava desorganizado ou incoerente, por exemplo: fala sem sentido, conversação irrelevante, fluxo vago ou ilógico de ideias, mudanças imprevistas de assunto? ( ) Sim ( ) Não
Critério D	Alteração do nível de consciência Qual é o nível de consciência do paciente? ( ) Alerta ( ) Anormal Se anormal: ( ) Hiperalerta (vigilante, hiperativo, excessivamente sensível a estímulos do ambiente) ( ) Letárgico (sonolento, porém fácil de acordar) ( ) Estupor (difícil de acordar) ( ) Coma
Outros achados	Desorientação, distúrbio (prejuízo) da memória, distúrbios de percepção, agitação psicomotora, retardo psicomotor, alteração do ciclo sono-vigília

Adaptada de: *Delirium* (Estado Confusional Agudo). Medicina de emergências: abordagem prática. 12 ed., 2017.

Investigação etiológica

Uma das principais etapas para o estabelecimento do diagnóstico do quadro clínico é a definição da patologia prévia desencadeante do *delirium*. Os sinais clínicos evidenciados na chegada do paciente na emergência norteiam as hipóteses diagnósticas e o conseguinte manejo da condição.

A partir disso, informações obtidas na anamnese, como terapias medicamentosas, abuso de álcool e drogas, história de trauma e sintomas associados a comorbidades prévias, são essenciais para o entendimento geral do quadro. Muitas vezes, a apresentação do *delirium* desfavorece o fluxo de informações entre paciente e médico, podendo constituir um entrave no atendimento emergencial. Dessa forma, a participação familiar ou de acompanhantes pode colaborar para a coleta apropriada da história clínica.

Desde o início, é preciso avaliar as alterações cognitivas apresentadas pelo paciente a partir de testes de orientação, linguagem e níveis de atenção. Além disso, por meio de um exame neurológico detalhado, é possível diferenciar um quadro de *delirium* das demais etiologias (como estados demenciais) e investigar doenças de base, como acidentes vasculares cerebrais, hemorragia subaracnóidea, encefalopatia de Wernicke e *overdose* por medicamentos. Exames complementares que subsidiam o diagnóstico também são importantes, pois é comum o surgimento de *delirium* em pacientes idosos com infecções urinárias e pneumonia, por exemplo.

A investigação etiológica determina o manejo do doente, já que o controle dos fatores predisponentes associados pode ajudar na resolução do quadro de *delirium*, permitindo melhores resultados a partir do atendimento realizado.

Manifestações clínicas

Clinicamente, podemos classificar o estado confusional agudo em três tipos: hiperativo, hipoativo e misto. No estado hiperativo, o paciente se apresenta agitado, inquieto, com atividade motora inadequada ao contexto. O paciente hipoativo se apresenta apático, com atividade motora diminuída e estado de espírito distante do ambiente em que se encontra. A maior parte dos pacientes se apresenta com *delirium* hipoativo no departamento de emergência. Já nos casos de *delirium* misto, são encontradas características tanto hiperativas quanto hipoativas.

Tal classificação aborda as principais manifestações clínicas do paciente em *delirium*. Há alterações significativas do nível de atenção, com dificuldades de manutenção de foco e diálogo e ampla desorganização do pensamento, muitas vezes com discurso incoerente e fluxo desorganizado de ideias. O nível de consciência encontra-se frequentemente alterado, muitas vezes com paciente em estado de letargia. Outros sinais, como alucinações visuais, delírio, ansiedade, alteração do ciclo sono-vigília, desorientação e agressividade são comumente associados com a síndrome (Tabela 26.4). É importante salientar que todos esses aspectos aparecem de maneira aguda e com característica flutuante, diferente do caráter insidioso da demência. Sendo assim, o acompanhamento continuado do paciente é fundamental para a identificação dos respectivos achados e escolha do tratamento adequado.

As diretrizes mais recentes de manejo do paciente geriátrico na emergência destacam a importância do rastreio ativo para *delirium* em pacientes idosos. Ferramentas que podem ser usadas para tal incluem a estratégia com o questionário DTS (*Delirium Triage Screening*), seguida do bCAM (*brief Confusion Assessment Method*).

TABELA 26.4
Quadro clínico do *delirium*

Início agudo	Déficits cognitivos
Curso flutuante durante o dia/intervalos lúcidos presentes	Distúrbios da percepção (delírios e alucinações)
Déficit de atenção	Alterações psicomotoras (hiper ou hipoatividade)
Pensamento desorganizado	Alterações no ciclo sono-vigília
Alteração no nível de consciência	Distúrbios emocionais (labilidade, ansiedade)

Fonte: Lobo RR, et al. *Delirium*. Medicina (Ribeirão Preto). 2010;43(3):249-257.

Exames complementares

Os exames complementares serão utilizados de maneira direcionada após realização da história e exame físico na busca por diagnósticos específicos. Para todo paciente que chega à emergência apresentando quadro sugestivo de *delirium*, deve ser verificada a glicemia capilar. Achados que indiquem doença neurológica com sinais localizatórios devem ser submetidos a tomografia computadorizada. Em caso de suspeita de encefalopatia toxicometabólica, deve-se pesquisar causas clínicas importantes, como hipo/hiperglicemia, hipo/hipernatremia, uremia, encefalopatia hepática, hipoxemia grave, lesões renais, intoxicações e infecções. Ademais, exames que subsidiam o diagnóstico são amplamente necessários, sendo eles: hemograma, exame qualitativo de urina, urocultura, gasometria arterial, radiografia de tórax e eletrocardiograma. Caso haja suspeitas de meningite aguda após exame clínico, deve-se proceder com punção liquórica para confirmação.

Diagnóstico diferencial

A apresentação clínica do paciente em *delirium* possui semelhanças com outros diagnósticos confusionais. Dentre eles, os estados demenciais, a depressão e a psicose aguda são os mais prevalentes. Algumas características específicas do estado confusional agudo podem auxiliar na avaliação correta do paciente. O desenvolvimento insidioso da demência se contrapõe ao caráter agudo do *delirium*. Com relação à psicose aguda, é importante notar diferenças nos tipos de alucinações, caracteristicamente visuais no *delirium* e auditivas na psicose. Os pacientes depressivos, geralmente conscientes e bem orientados, apresentam raros estados psicóticos simultaneamente. Além disso, é essencial a exclusão de outros diagnósticos diferenciais importantes, como afasias, esquizofrenia e outras doenças que cursam com quadro semelhante ao estado do *delirium*.

Manejo

Para o manejo adequado do paciente em quadro de *delirium*, é fundamental identificar e tratar a causa da síndrome. Todavia, nos casos em que há doença de base como fator precipitante, o paciente pode não retornar ao estado neurológico primário, mesmo com o controle efetivo desta.

Algumas medidas terapêuticas devem ser adotadas em pacientes cujo fator desencadeante não foi identificado ou quando o tratamento da causa base não melhora o quadro confusional transitório. Medidas não farmacológicas são preferíveis, uma vez que essas possuem caráter preventivo e são eficazes no manejo e diminuição da intensidade dos sintomas. Caso não seja obtido o efeito esperado, o tratamento farmacológico deve ser adicionado com parcimônia e somente após avaliação de risco-benefício, devido à possibilidade de desencadear efeitos colaterais a partir de interações com os demais medicamentos em uso.

Medidas não farmacológicas

Independentemente da etiologia e do tipo de *delirium*, devem ser tomadas medidas de reorientação do paciente com relação ao ambiente e ao tempo, tais como quarto privativo calmo e silencioso, disposto de relógio e calendário, próximo à equipe de enfermagem, e esquema de medicações e visitas com horários previamente definidos, garantindo sono tranquilo e relaxado ao paciente. Cuidados com o bem-estar do paciente são também fundamentais, como permitir uso de aparelho auditivo e lentes de correção, estimular mobilidade, autocuidado, contato interpessoal e comunicação.

Tais medidas funcionam também como preventivas em populações de risco (> 65 anos, que possuam múltiplas comorbidades e polifarmácia ou > 80 anos).

Medidas farmacológicas

O tratamento farmacológico é direcionado aos pacientes muito agitados, colocando em risco a própria segurança, de outros pacientes e da equipe médica. Qualquer droga utilizada causará efeitos psicoativos, podendo obnubilar ainda mais o estado mental do paciente. Por isso, deve-se optar sempre pela menor dose, pelo menor período possível (Tabela 26.5).

TABELA 26.5
Tratamento farmacológico do *delirium*

Droga	Dose	Efeitos adversos e observações
Antipsicótico típico Haloperidol	0,5-1,0 mg oral Pode ser usado IM se agitação extrema	Efeitos extrapiramidais, prolongamento intervalo QT no ECG. Evitar em síndrome de abstinência, insuficiência hepática
Antipsicóticos atípicos 1. Risperidona 2. Quetiapina 3. Olanzapina	Doses iniciais 1. 0,5 mg 2 ×/dia 2. 25 mg 2×/dia 3. 2,5-5 mg 1×/dia	Prolongamento intervalo QT no ECG. Menos efeitos extrapiramidais que o haloperidol
Benzodiazepínicos Lorazepam	0,5-1 mg via oral, com doses adicionais a cada 4 h, se necessário	Reservado para pacientes com abstinência alcoólica, síndrome neuroléptica e Parkinson Agitação paradoxal, sedação excessiva, depressão respiratória Pode prolongar e piorar sintomas de *delirium*

ECG: eletrocardiograma.

Os antipsicóticos são a classe de escolha para o tratamento de *delirium*. Apesar de não haver diferença na eficácia entre antipsicóticos de 1ª e 2ª geração, o haloperidol é o agente mais utilizado. Apesar de possuir diversas apresentações farmacológicas (via oral, endovenosa e intramuscular), opta-se pela via oral, visto que a formulação endovenosa exige maiores cuidados devido às alterações cardíacas no eletrocardiograma (ECG). Ademais, o tratamento farmacológico deve ser evitado em pacientes com demência de corpos de Levy e Parkinson, pela possibilidade de apresentarem sintomas extrapiramidais.

Observe o fluxograma da Figura 26.1, com algoritmo para *delirium* na emergência.

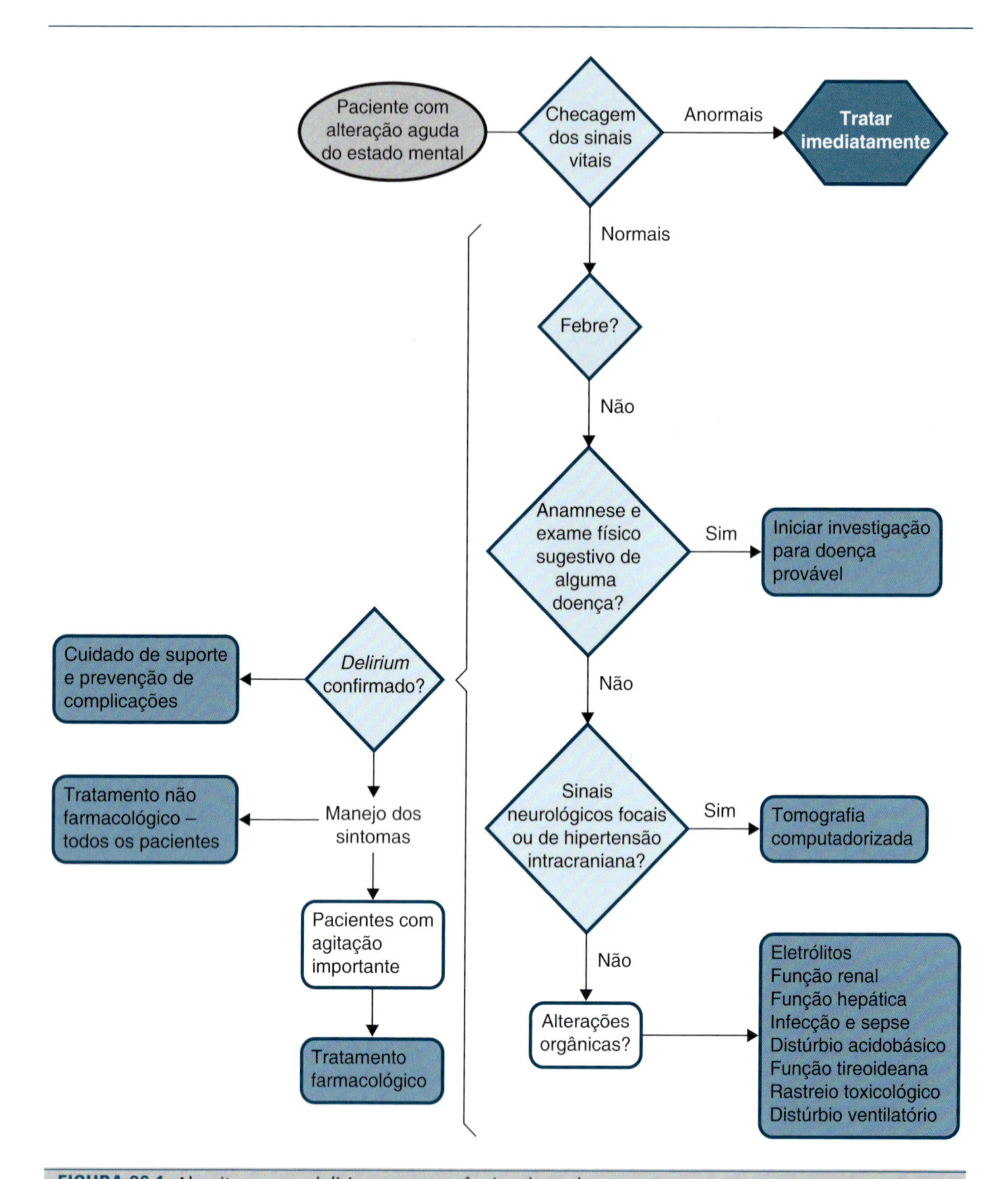

FIGURA 26.1. Algoritmo para *delirium* na emergência adaptado.
Adaptada de: Francis J, Martin D, Kapoor WN. A prospective study of delirium in hospitalized elderly. JAMA. 1990;263:1097-1101.

Bibliografia

- Abraham G. Delirium and Dementia. Em: Walls R, et al. Rosen's Emergency Medicine: Concepts and Clinical Practice. 9. ed. Filadélfia: Elsevier, 2017. p. 1278-83.
- Arumugam S, et al. Delirium in the intensive care unit. Journal of Emergencies, Trauma, and Shock,2017; 10, 37-46.
- Daltro-Oliveira R, Flôres DG, Quarantini LC. Delirium. Em: Quevedo J, Carvalho AF. Emergências Psiquiátricas. 3. ed. Porto Alegre: Editora Artmed, 2004. p. 87-98.
- Francis J, Martin D, Kapoor WN. A prospective study of delirium in hospitalized elderly. JAMA. 1990;263:1097-101.
- Gusmao-Flores D, et al. The validity and reliability of the Portuguese versions of three tools used to diagnose delirium in critically ill patients. Clinics (São Paulo). 2011, 66: 1917-22.
- Han JH, Wilson A, Vasilevskis EE, et al. Diagnosing delirium in older emergency department patients: validity and reliability of the Delirium Triage Screen and the Brief Confusion Assessment Method. Ann Emerg Med 2013;62:457-65.
- Lobo RR, et al. Delirium. Medicina (Ribeirão Preto). 2010;43(3):249-57.
- Martins HS. Delirium (Estado Confusional Agudo). Em: Martins HS, Neto RAB, Velasco IT. Medicina de Emergências: Abordagem Prática. 12. ed. Barueri: Manole, 2017. p. 752-61.
- Mori S, Takeda JRT, Carrara FSA, Cohrs CR, Zanei SSV, Whitaker IY. Incidence and factors related to delirium in an intensive care unit. Rev Esc Enferm USP, 2016;50:585-91.
- Smith JP, Seirafi J. Delirium and Dementia. Em: Marx JÁ, et al. Rosen's Emergency Medicine: Concepts and Clinical Practice, 8. ed. Filadélfia: Elsevier, 2014. p. 1399.

Capítulo 27

Fraqueza e Queda do Estado Geral

• Bruno Gabriele Costa • Matheus Arrais Alves • Marcelo Lima Gonzaga
• Manoel Cláudio Azevedo Patrocínio

Introdução

O termo queda do estado geral é bastante utilizado entre médicos, denotando a necessidade de uma investigação diagnóstica com o objetivo de reconhecer e tratar a enfermidade que justifique a deterioração do estado geral do paciente. Na maior parte das vezes, os pacientes com queda do estado geral descrevem fraqueza generalizada ou, simplesmente, sensação de fraqueza ou sensação de cansaço. O termo queda do estado geral é muito abrangente e pode envolver temos como fadiga, fraqueza ou astenia, sendo esses sintomas bastante vagos e inespecíficos. Neste capítulo, o foco será a abordagem inicial do paciente com sensação de fraqueza no departamento de Emergência, sintoma que muitas vezes é descrito como queda do estado geral.

Etiologias

Até 10% das visitas à emergência são relacionadas com fraqueza generalizada, sendo que mais da metade desses pacientes são identificados como portadores de doença grave e os diagnósticos abrangem causas neurológicas, cardiovasculares, pulmonares, metabólicas e infecciosas, entre outras. Do ponto de vista do médico emergencista, os pacientes idosos que se apresentam à emergência com sintomas inespecíficos, como fraqueza generalizada, devem sempre levantar a hipótese de um quadro infeccioso. Esse sintoma também pode se associar à *delirium* e estado confusional nos idosos (ver *Capítulo 26* – Delirium *e Estado Confusional*), o que deve aumentar ainda mais a hipótese de um quadro infeccioso nessa população. Vale destacar que, na maioria desses casos, as infecções são de origem urinária ou pulmonar.

As causas de fraqueza generalizada são muitas e a anamnese com exame físico minucioso será essencial para o diagnóstico diferencial. Vale lembrar que a tarefa do médico emergencista deve ser sempre descartar as causas ameaçadoras da vida e aquelas que possivelmente podem causar morbidade significativa se não tratadas com urgência. Em um estudo americano avaliando queixas não específicas (incluindo fraqueza), foi constatado que, em pacientes idosos, até 60% deles podem ter um desfecho grave em até 30 dias com uma taxa de mortalidade que chega a 6%.

Anamnese e exame físico

Primeiramente, precisamos avaliar os sinais vitais e verificar se há algum indício de instabilidade hemodinâmica ou sinais de infecção como febre ou taquicardia. Na hora de se colher a história do paciente, devemos ter como foco principal traduzir o sintoma relatado pelo paciente, pois há uma grande confusão de conceitos, os quais devem ser interpretados adequadamente. Antes de buscar questionamentos mais direcionados a etiologias específicas, algumas perguntas gerais devem ser feitas para se caracterizar perfeitamente o sintoma, tais como:

- Houve trauma?
- No que consiste exatamente esse sintoma?
- A queixa é o sintoma principal?
- O quadro surgiu de maneira abrupta ou insidiosa?
- Quais fatores desencadeantes?
- Quais os fatores de alívio ou piora do quadro?
- Repercute na vida cotidiana?
- A evolução do quadro é estável ou está se deteriorando?
- Há quanto tempo esse sintoma existe?
- É de caráter contínuo ou intermitente?

Histórico de fraqueza exacerbada com esforço físico e atenuada com repouso pode ser sugestivo, por exemplo, de *miastenia gravis*; uma fraqueza progressiva e severa pode sugerir um diagnóstico de neoplasia. Além disso, pensando em causas ameaçadoras da vida, quando um paciente se queixa de fraqueza, precisamos sempre avaliar se existe uma fraqueza focal/localizada, o que pode levantar uma suspeita de acidente vascular cerebral, por exemplo. Devemos sempre questionar sobre sintomas neurológicos, como perda de sensibilidade. Alterações do estado mental normalmente serão notadas pelo médico emergencista, mas podem também ser descobertas através de familiares ou outros acompanhantes do paciente.

Outras perguntas importantes incluem questionamentos sobre atividades da vida diária, sintomas depressivos, perda de peso ou exacerbação de sintomas crônicos.

Devemos considerar o histórico de doenças prévias do paciente. Como exemplo, um paciente hipertenso que evolui com uma insuficiência cardíaca com dispneia paroxística noturna, impedindo-o de ter um sono adequado, ou um paciente diabético de longa data que evolui com insuficiência renal crônica. Devemos também questionar sobre o uso de medicamentos. Diversos medicamentos podem ser os responsáveis pelas queixas não específicas de fraqueza ou fadiga, principalmente em idosos. Medicamentos comumente associados a esses sintomas incluem: sedativos hipnóticos, antidepressivos, relaxantes musculares, opioides, anti-hipertensivos e anti-histamínicos. A polifarmácia é extremamente comum em pacientes com múltiplas comorbidades e é um contribuinte importante para apresentações com sintomas não específicos.

Além de sermos metódicos na coleta da história, todo paciente com queixa de fraqueza precisa receber um exame neurológico completo (avaliação do estado mental, pares cranianos, sistema motor, sistema cerebelo-vestibular, sistema sensorial, marcha). A presença de sinais focais deve levantar imediatamente a suspeita de um quadro neurológico agudo como o acidente vascular cerebral. Ver Tabela 27.1 para doenças neurológicas específicas do sistema nervoso central que envolvem perda de força.

TABELA 27.1
Possíveis doenças neurológicas que envolvem fraqueza (perda de força)

Doença	Aspectos clínicos essenciais
Acidente vascular cerebral (AVC)	Depende da área acometida, mas classicamente com hemiparesia e disartria (ver *Capítulo 13 – Acidente Vascular Cerebral*)
Síndrome medular central	Fraqueza de membros superiores maior que membros inferiores, com perda de sensibilidade variável abaixo do nível da lesão
Síndrome medular anterior	Afeta os 2/3 anteriores da medula Paralisia e diminuição de sensibilidade dolorosa abaixo do nível da lesão. Colunas medulares posteriores são preservadas, sem alteração de tato fino, propriocepção ou vibração
Síndrome da cauda equina	Fraqueza distal, retenção urinária, disfunção sexual, distúrbio esfincteriano. Apesar de fraqueza distal estar entre os sintomas, a grande maioria dos pacientes se apresenta com dor lombar e sintomas urinários
Mielite transversa	Sintomas tipicamente secundários a quadros infeccioso ou autoimunes. Quando se apresentam de maneira aguda, pode ocorrer fraqueza generalizada grave e ausência de reflexos
Síndrome de Guillain-Barré	Paralisia ascendente, geralmente após quadro infeccioso Costuma iniciar com fraqueza da musculatura distal e perda precoce dos reflexos tendinosos
Miastenia *gravis*	Fraqueza gerando fadiga com padrão flutuante, associado a sintomas oculares, como diplopia e ptose Classicamente, fraqueza que piora com exercício, melhora ao repouso e piora ao longo do dia. Costuma afetar a musculatura mais utilizada (por isso os sintomas oculares – utilizamos a musculatura ocular o tempo todo)
Síndrome de Lambert-Eaton	Parecida com miastenia gravis: fraqueza crônica flutuante da musculatura proximal das extremidades Mais comum em mulheres, idosos e pacientes com neoplasias subjacentes
Botulismo	Intoxicação pela toxina botulínica, classicamente inicia com sintomas bulbares (diplopia, ptose, visão turva e disartria), seguida de fraqueza (primeiro em membros superiores e, depois, membros inferiores – "paralisia descendente")

Exames complementares

Exames como eletrocardiograma, glicemia, eletrólitos, hemograma e análise de urina costumam ser rápidos de realizar e bastante efetivos para ajudar no diagnóstico diferencial. Idosos, por exemplo, podem se apresentar com quadros inespecíficos e diagnósticos críticos como síndrome coronariana aguda e o eletrocardiograma pode ajudar. Hipoglicemia é uma etiologia facilmente resolvível de fraqueza e não pode ser perdida pelo médico emergencista. Caso esse diagnóstico esteja presente, sempre investigar o porquê (mudança de medicações, quadro infeccioso etc.). Distúrbios hidreletrolíticos estão entre as causas mais comuns de fraqueza e sintomas inespecíficos (atentar principalmente para distúrbios do sódio e potássio e verificar função renal). A anemia, evidenciada pelo hemograma, também é comumente encontrada e, uma vez identificada, devemos nos questionar sobre a causa (paciente pode necessitar ou não de internação para investigação). A análise de urina é um exame simples que pode detectar uma condição bastante comum (infecção do trato urinário), que pode causar sintomas debilitantes, principalmente na população idosa. Considerar a solicitação de radiografia de tórax caso suspeita de infecção respiratória como etiologia do quadro de "fraqueza" e/ou "queda do estado geral".

Se durante anamnese e exame físico for levantada suspeita de quadro neurológico agudo, como acidente vascular cerebral, a tomografia computadorizada de crânio sem contraste deve ser realizada com urgência.

Abordagem inicial

O médico emergencista, quando atender um paciente com queixa de fraqueza generalizada, deve inicialmente focar em descartar causas ameaçadoras da vida ou aquelas que podem causar morbidade permanente. As etiologias que devem estar sempre em mente são: quadro de sepse e fraqueza neuromuscular aguda, incluindo incapacidade de manter a via aérea pérvia, insuficiência respiratória por fraqueza na musculatura diafragmática ou colapso cardiovascular por instabilidade autonômica. Após diagnosticar ou descartar essas causas mais graves, o emergencista deve investigar as outras possíveis causas, levando sempre em consideração as causas comuns (distúrbios hidreletrolíticos, por exemplo) e as causas menos comuns (como os distúrbios neurológicos mencionados na Tabela 27.1). Veja a Figura 27.1 para esquematização da abordagem do paciente com fraqueza no departamento de emergência.

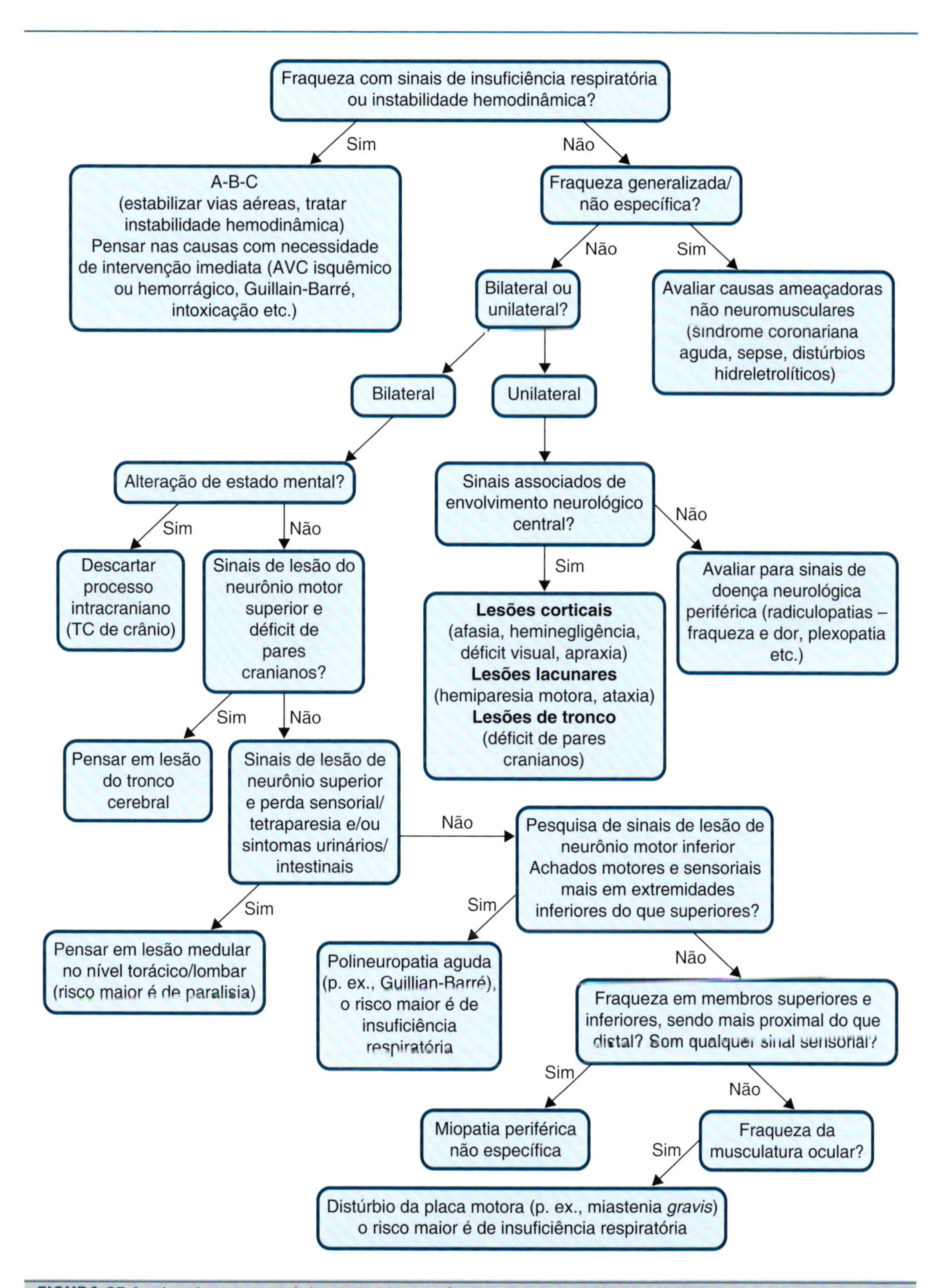

FIGURA 27.1. Abordagem inicial do paciente com fraqueza na emergência.
Sinais de lesão do neurônio motor superior incluem: fraqueza, espasticidade, hiperreflexia, clônus ou Babinski positivo. Sinais de lesão do neurônio motor inferior incluem: fraqueza, atrofia, hiporeflexia, câimbras e fasciculações. Adaptada de: Asimos AW. Weakness: A systematic approach to acute, non--traumatic, neurologic and neuromuscular causes. Emerg Med Pract 2002; 4:1.

Bibliografia

- Anderson RS, Hallen SAM. Generalized weakness in the geriatric emergency department patient. Clinics in Geriatric Medicine 2013, 29(1):91-100.
- Asimos AW. Evaluation of the adult with acute weakness in the emergency department. In: UpToDate, Post TW (Ed), UpTo-Date, Waltham, MA. 2019.
- Asimos AW. Weakness: A systematic approach to acute, non-traumatic, neurologic and neuromuscular causes. Emerg Med Pract 2002; 4:1.
- Fosnocht KM, Ende J. Approach to the adult patients with fatigue. UpToDate, Basow, DS (Ed), UpTo-Date, Waltham, MA. 2011.
- Hinshaw DB, Carnahan JM, Johnson DL. Depression, Anxiety, and Asthenia in Advanced Illness. J Am Coll Surg, 2002; 195: 271-277.
- John HH. Weakness and Fatigue. Em: Walker HK, Hall WD, Hurst JW. Clinical Methods: The History, Physical, and Laboratory. 3rd edition. Boston: Butterworths, 1990. p. 954-55.
- Mushlin SB, Greene HL. Decision Making in Medicine: An Algorithmic Approach. 3th edition. Philadelfia: Elsevier, 2010. p. 6-9.
- Nemec M, et al. Patients presenting to the emergency department with non-specific complaints: The Basel Non-specific Complaints (BANC) Study. Academic Emergency Medicine 2010, 17:284-292.
- Porto C, Porto A, et al. Semiologia Médica. 7. ed. Rio de Janeiro: Guanabara Koogan, 2015. p. 57-156; 445-72.
- Rosenthal TC, Majeroni BA, Pretorius R, et al. Fatigue: An Overview. American Family Phisician, 2008; 78: 1173-9.
- Saguil A. Evaluation of the patient with muscle weakness. American family physician. 2005 Apr 1;71-7.
- Walls R, et al. Rosen's Emergency Medicine: Concepts and Clinical Practice. 9th edition. Philadelfia: Elsevier, 2017. p. 103-4.

Capítulo 28

Dor Aguda

• Lucas Ferreira Frederico • Priscila Saltareli Santos • Roberto Jackson da Silva Nunes Junior
• Gabriel Longuini Moreira

Introdução

Dor é definida como a consciência nociva de lesão tecidual recente, que pode ser complicada pela sensibilização tanto do sistema nervoso periférico como central (SNC), podendo ser potencializada por experiências emocionais. É o mecanismo de alerta da ocorrência de lesões teciduais originadas de processos inflamatórios, infecciosos, traumáticos ou outras causas que podem perdurar por algumas semanas.

Dor no departamento de emergência

A dor aguda é um sintoma comum, presente em até 80% dos pacientes que procuram os departamentos de emergência. Entretanto, uma grande proporção de pacientes não recebe analgesia adequada, o que pode ser explicado pela inabilidade em avaliar a intensidade da dor ou na subutilização dos analgésicos, crença da "supervalorização da dor", pelo receio do controle da dor alterar ou interferir no diagnóstico e por falta de medicamentos analgésicos nos setores. Grande parte dos pacientes que procuram o Departamento de Emergência (DE) afirma que sua dor é de intensidade moderada a alta. Na emergência, é comum pacientes com dor aguda de diversas modalidades com diferentes mecanismos de ação (Quadro 28.1).

Quadro 28.1 Causas mais comuns de dor na emergência
Dor abdominal e torácica aguda
Cefaleia intensa
Dor pós-operatória
Trauma, queimadura, anemia falciforme
Cólica menstrual
Dor de dente

Semiologia da dor

A avaliação semiológica visa detectar a presença de dor, estimar o impacto sobre o indivíduo e determinar a eficácia dos tratamentos. A avaliação deve incluir a história clínica, exame físico e exames complementares, quando necessários.

Essa etapa é a mais importante, pois provê informações sobre os possíveis mecanismos e a fisiopatologia das possíveis causas da dor, além de avaliar o estado emocional e psicológico do paciente.

Devem ser obtidos na história da dor informações sobre:

1. Início (insidioso ou súbito).
2. Localização.
3. Irradiação.
4. Qualidade ou caráter (dor evocada ou espontânea).
5. Intensidade: podem ser usadas escalas analógicas de 0 a 10 para analisar a intensidade da dor.
6. Duração da dor: segundos, horas ou dias.
7. Evolução: desde do início da dor até o momento da anamnese.
8. Relação com funções orgânicas: considerar a localização da dor, os órgãos e estruturas situadas na mesma região.
9. Fatores atenuantes: calor, frio, repouso, exercício e medicamentos.
10. Fatores agravantes: barulho, luminosidade, calor, frio ou esforço físico.
11. Manifestações concomitantes: sudorese, palidez, taquicardia, hipertensão arterial, mal-estar, náuseas e vômitos.

O exame físico da dor é feito pela ectoscopia e por meio dos exames de sensibilidade dolorosa, táctil e térmica. De acordo com a origem da dor, o exame físico será focado para aquela área (p. ex., dor abdominal exige um exame físico abdominal completo).

Cabe, sempre que possível aos pacientes colaborativos, avaliar a intensidade da dor com escalas analógico visuais (Figura 28.1), estimando a intensidade da dor e sua consequente terapia mais adequada.

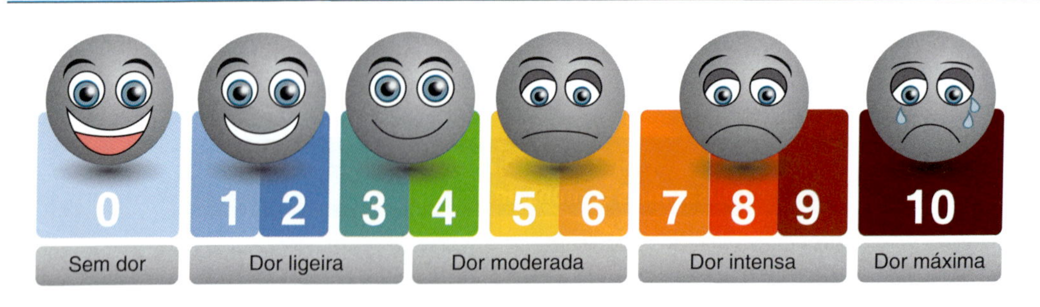

FIGURA 28.1. Escala visual analógica (EVA) de dor.

Tipos de dor

A escolha da conduta adequada depende da avaliação da causa, tipo e da localização da dor. Em particular, neste capítulo, serão distinguidos os dois tipos principais e uma localização que pode ter muitos diagnósticos diferenciais.

Dor neuropática

É resultante de patologia ou danos no sistema nervoso, atingindo tanto os nervos periféricos como a medula espinhal e o cérebro. As causas podem ser diversas, podendo servir de exemplo: acidente vascular periférico, *diabetes mellitus*, alcoolismo e deficiência nutritiva. Pode ser classificada em mononeuropatia, quando somente um trajeto nervoso é afetado, ou polineuropatia, quando vários trajetos nervosos estão alterados, gerando dor de forma difusa e generalizada.

Dor nociceptiva

É resultante de estímulos que provocam dano tecidual real. As causas podem ser divididas em duas: dor somática, que ocorre no nível da pele, mucosas e músculos, como pequenas feridas e queimaduras, e dor visceral, que provém de vísceras ou órgãos e podem ser de difícil localização e apresentam irradiações.

Dor torácica

Apresenta muitos diagnósticos diferenciais e deve ser caracterizada como:

1. Recente, aguda ou continuada.
2. Recorrente ou episódica.
3. Persistente, por vários dias.

Veja mais detalhes no *Capítulo 18 – Dor Torácica*.

É importante que o médico classifique a dor de seu paciente e que siga a escala analgésica de tratamento (Figura 28.2). A dor leve pode ser tratada com o uso de analgésicos simples, de forma isolada ou associada com anti-inflamatórios não esteroidais. Às dores moderadas a graves, pode ser adicionado o uso de opioides em seu tratamento. Com a atual epidemia de adição a opioides em diversos países, cada vez mais alternativas estão sendo consideradas, como quetamina em doses subdissociativas para dor na emergência.

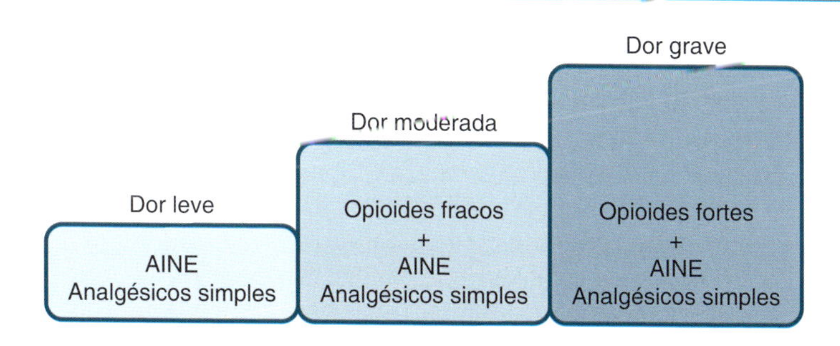

FIGURA 28.2. Escalonamento no tratamento da dor.

Analgesia comum

Os analgésicos são um grupo diversificado de medicamentos que diminuem ou interrompem as vias de transmissão nervosa, reduzindo a percepção da dor. Existem medicamentos que são apenas analgésicos, ou seja, aliviam a dor, e existem os anti-inflamatórios não esteroides (AINEs), que aliviam a dor e podem minimizar ou acabar com a inflamação (Tabela 28.1).

TABELA 28.1
Medicações não opioides comumente utilizadas para manejo de dor na emergência (doses para adultos)

Droga	Via de administração e doses	Comentários
Paracetamol (acetaminofeno)	VO: 500 a 750 mg de 6/6 horas	Dose máxima: 4 g/dia Risco de hepatoxicidade, principalmente em pacientes com história prévia de hepatopatia
Dipirona (metamizol sódico)	VO: 500 mg a 1 g de 6/6 horas IV: 1-2,5 g de 6/6 horas	Possíveis eventos adversos: anafilaxia, reações cutâneas, náuseas e vômitos Agranulocitose é rara
Ibuprofeno	VO: 400 mg de 6/6 ou 8/8 horas	Entre os AINEs, menor risco de úlceras Dose limite para eficácia é 400 mg por dose
Diclofenaco	VO: 50 mg de 8/8 horas IM: 75 mg, dose única	Atentar para insuficiência renal e úlcera péptica Evitar em pacientes com doenças cardiovasculares
Naproxeno	VO: 250-550 mg de 12/12 horas Para enxaqueca, pode-se indicar dose de 750 mg inicial, seguia de 250-500 mg, se necessário	Potenciais efeitos colaterais: náuseas, dor abdominal, tontura, diarreia e enxaqueca
Cetorolaco	IM: 60 mg dose única ou 30 mg a cada 6 horas Pode iniciar com dose única de 10-30 mg IV: 30 mg dose única ou 6/6 horas (máximo 120 mg/dia) 10 mg parece ter eficácia similar a doses de 15 mg ou 30 mg	Potente AINE de utilização parenteral Contraindicado em pacientes com doença renal crônica avançada Cuidar e ajustar dose para pacientes < 50 kg

Continua

Continuação

TABELA 28.1
Medicações não opioides comumente utilizadas para manejo de dor na emergência (doses para adultos)

Droga	Via de administração e doses	Comentários
Cetoprofeno	VO: 25-50 mg de 6/6 ou 8/8 horas (máximo de 300 mg/dia) IV: 100-300 mg/dia Diluir 100 mg em 100-150 mL de SF 0,9% ou SG 5% (correr em 20 minutos)	Contraindicado em pacientes com insuficiência renal e hepática graves, 3º trimestre de gestação, história de alergia à aspirina
Quetamina (doses subdissociativas)	Usa-se doses subdissociativas IV: 0,1-0,3 mg/kg infundindo em 10-15 minutos, com opção de infusão contínua de 0,15-0,2 mg/kg/h	Verificar protocolo da instituição, pois seu uso para dor na emergência foi recentemente implementado

VO: via oral; IV: intravenal; IM: intramuscular; SF: soro fisiológico; SG: soro glicosado.

Opioides

Os opioides são medicamentos que atuam em receptores no sistema nervoso central, ocasionando o fechamento dos canais de cálcio dependentes de voltagem e, consequentemente, reduzindo os impulsos nervosos nociceptivos. É uma classe excelente no tratamento da dor aguda moderada/grave, porém ainda representa um desafio em suas indicações e manejo para muitos médicos. Podemos dividir os opioides em fracos (codeína e tramadol) e fortes (morfina). Essa classificação, entretanto, vem sendo questionada, inclusive com alguns protocolos americanos afirmando que o tramadol não deve ser utilizado por causa da sua imprevisibilidade com relação ao efeito analgésico e seu alto potencial de adição.

Codeína

É um analgésico utilizado na dor moderada. Constipação intestinal e sonolência são os principais efeitos colaterais. É contraindicado na gravidez e para menores de 3 anos. Assim como qualquer opioide, sempre atentar para depressão respiratória e ter antídoto (naloxona) disponível.

Tramadol

É um análogo sintético da codeína, também indicada para dores moderadas, sendo a droga mais disponível em prontos-socorros da rede pública. Efeitos colaterais incluem náuseas, vômitos, vertigem e sonolência. Portadores de nefropatia ou hepatopatias devem receber a medicação com cautela, apenas metade da dose.

Morfina

É a principal droga usada em dores graves e intensas, possui uma ampla janela de segurança e grande potência. Sua meia vida é curta, cerca de 2 a 3 horas, tendo início de ação por via endovenosa em apenas 5 minutos. Deve ser usado com cautela em gestantes, mulheres que estejam amamentando, cirróticos e nefropatas. Efeitos adversos incluem náuseas, depressão respiratória, retenção vesical e espasmo de esfíncter de Oddi (o que pode piorar o quadro clínico de pacientes com pancreatite) (Tabela 28.2).

TABELA 28.2
Opioides comumente utilizados para manejo de dor na emergência (doses para adultos)

Droga	Via de administração e doses	Comentários
Tramadol	VO: 50-100 mg 4/4 h ou 6/6 h IV: 50-100 mg 4/4 h ou 6/6 h Infundir lentamente (30 minutos), usar dose diluída com concentração final de 5-25 mg/mL Dose máxima: 400 mg por dia	Apesar de amplamente utilizado, estudos recentes apontam para sua imprevisibilidade com relação ao efeito analgésico e seu alto potencial de adição
Codeína	VO, IM ou SC: 15-60 mg 4/4 h ou 6/6 h Dose máxima: 360 mg/dia Codeína 7,5 mg + paracetamol 500 mg VO: 1 cp de até 4/4 horas Dose máxima: 240 mg de codeína e 400 mg de paracetamol por dia	Pode ser feito 30 ou 60 mg/dose de 6/6 ou 4/4 horas, escolhendo entre via oral, subcutânea ou intramuscular Existem formulações com paracetamol (Tylex) e diclofenaco, que são bastante utilizadas para diminuir a dose de opioide administrada
Morfina	Ampola normalmente com 10 mg/1 mL Dose habitual IV: 0,1 mg/kg/dose Diluir 1 ampola (10 mg/1 mL) em 9 mL de água destilada, formando uma nova solução de 1 mg para cada 1 mL. Infundir dose desejada de forma lenta (2 minutos aproximadamente) Podem ser feitas doses adicionais de 2-3 mg, repetidas em intervalos de 10 minutos até atingir efeito desejado	Dose inicial de 1-4 mg a cada 1 ou 4 horas, conforme necessário; se ainda não melhorar, aumentar a dose conforme tolerado Máximo de 10 mg a cada 4 horas para dor muito intensa em pacientes hospitalizados, sob baixo risco de depressão respiratória Sempre saber se existe a disponibilidade do antídoto (naloxona), caso paciente entre em apneia

Atenção: saiba identificar e tratar a intoxicação por opioides

A superdosagem pode gerar uma rápida estimulação cerebral e evoluir para depressão do sistema nervoso central, sendo necessário habilidade do médico em identificar e tratar. As principais características clínicas são: humor alterado (euforia inicial seguido de apatia), miose e sedação, podendo evoluir com depressão respiratória, torpor e até mesmo coma. Outros sinais são o prurido, rubor, sensação de calor, fala arrastada e retenção urinária. A naloxona é o medicamento de escolha no tratamento; é um antagonista de opioide puro e deve ser usado, juntamente com o tratamento de suporte, na reversão do quadro de intoxicação (Tabela 28.3).

TABELA 28.3 Tratamento para intoxicação por opioides			
Naloxona	Ampola: 0,4 mg/1 mL	Dose 0,4-2 mg Dose máxima cumulativa: 10 mg	A via de administração pode ser endovenosa, intramuscular ou subcutânea Pode repetir a dose a cada 2-3 minutos, até obtenção de efeito desejado

Outras considerações

Outras estratégias, ainda pouco utilizadas nas emergências brasileiras, incluem bloqueios analgésicos guiados pela ecografia à beira do leito (p. ex., bloqueio nervofemoral após fratura de quadril). A tendência é que, com o treinamento de mais médicos emergencistas, essas estratégias sejam realizadas com mais frequência.

Além disso, o médico emergencista deve se informar sobre drogas comumente utilizadas para pacientes com dor crônica, como a amitriptilina, por exemplo, pois muitas vezes terá que atentar para interações medicamentosas e possíveis trocas no esquema de analgesia antes de uma alta hospitalar.

Bibliografia

- Ano Mundial Contra "Dor Aguda". São Paulo: Sociedade Brasileira para Estudo da Dor, 2011.
- Bicca C, Ramos FLP, Campos VR, Assis FD. Abuso e Dependência dos Opioides e Opiáceos. Projeto Diretrizes da Associação Médica Brasileira, 2012.
- Diretriz de Tratamento Farmacológico da Dor, Hospital Israelita Albert Einstein. Versão eletrônica atualizada em março/2012, disponível em: <http://www.saudedireta.com.br/docsupload/1344435028Diretriz%20do%20tto%20da%20dor.pdf>. Acesso em: 7 de março de 2018.
- Goodman, Gilman. Opioides, analgesia e tratamento da dor. Em: Manual de Farmacologia e Terapêutica de Goodman e Gilman. 2. ed. [S.l.]: AMGH, 2015. cap. 18, p. 281-309.
- Guaiume, TJ, Santos RA. Desconforto torácico na Emergência: Diagnóstico diferencial além da Síndrome Coronariana Aguda. Em: Martins HS, et al. Medicina de Emergência - Revisão Rápida. 1. ed. Barueri: Manole, 2017. Cap. 45, p 574-596.
- Kraychete DC, Gozzani JL; Kraychete AC. Neuropathic Pain – Neurochemical Aspects. Rev Bras Anestesiol, set 2008. v. 58, n. 5, p. 492-505.
- Kraychete DC, Siqueira JTT, Garcia JBS. Recommendations for the use of opioids in Brazil: Part I; Rev Dor. São Paulo, out-dez 2013. 14(4):295-300.
- Porto CC, Porto AL. Sinais e Sintomas: Dor. Em: Exame Clínico. 7. ed. Goiânia: Guanabara Koogan, 2012. cap. 5, p. 59-73. v. 1.
- Sakata RK, et al. Avaliação da Dor. Em: Guias de Medicina Ambulatorial e Hospitalar - Dor. 2. ed. Barueri: Manole, 2008. cap. 3, p. 21-25.
- Santos RA. Manejo da Dor no Departamento de Emergência. Em: Martins HS, et al. Medicina de Emergência - Revisão Rápida. 1. ed. Barueri: Manole, 2017. cap. 12, p. 191-202.
- Todd KH, Ducharme J, Choiniere M, Grandall CS, Homel P, Sandre P. Pain in the emergency departamento: results of the pain and emergency medicine initiative multicenter study. J Pain 2007; 8(6):460-6.

Capítulo 29

Hemoptise

• Camila Serra Rodrigues • Márcia Luísa Albuquerque de Deus • Gabriela Alves Martins
• Rodrigo de Freitas Garbero

Introdução

Define-se por hemoptise a expectoração de sangue originada do trato respiratório inferior. Trata-se de uma emergência médica associada a 30-50% de mortalidade, sendo importante causa de atendimento nos serviços de urgência e emergência. O conceito de hemoptise maciça varia na literatura entre 200 e 1.000 mL de sangue expectorado em 24 horas, porém, na prática clínica, utiliza-se como parâmetro um volume a partir de 500 mL/dia ou 100 mL/h de eliminação de sangue.

É importante diferenciar expectoração hemoptoica de hemoptise, pois ainda que guardem semelhança clínica, existe importante diferença nas abordagens diagnóstica e terapêutica, sendo que a primeira deve ser definida como raias de sangue misturadas a secreção proveniente de trato respiratório, enquanto a segunda é a expectoração de sangue. O escopo deste capítulo abrange apenas a hemoptise, com enfoque na hemoptise maciça, devido à urgência com que deve ser solucionada.

Etiologias

As causas mais prevalentes de hemoptise nos países em desenvolvimento são tuberculose e bronquiectasias, enquanto nos países desenvolvidos são os processos inflamatórios brônquicos, bronquiectasias e carcinomas broncogênico. Outras etiologias relativamente comuns são tumores benignos, bronquite, pneumonia e aspergilloma. Anormalidades cardiovasculares, como fístula aortobrônquica, aneurisma da artéria pulmonar, valvulopatias gerando hipertensão pulmonar e coagulopatias também podem resultar em hemoptise.

Etiologias mais raras incluem telangiectasia hemorrágica hereditária, doenças dos anticorpos antimembrana basal glomerular (anti MBG) ou síndrome de Goodpasture e granulomatose com poliangiite (de Weber).

Na hemoptise maciça, a tuberculose, as bronquiectasias e o carcinoma broncogênico são as etiologias mais prevalentes. O trauma e a coagulopatia também costumam estar relacionados com essa apresentação mais grave.

Na faixa pediátrica, a hemoptise é rara e suas causas mais comuns são pneumonia, bronquite, tuberculose pulmonar, doença cardíaca e aspiração de corpo estranho.

Fisiopatologia

A fisiopatologia da hemoptise está diretamente relacionada à abundante circulação pulmonar que possui duas grandes redes de vasos, uma voltada à oxigenação que comporta artérias e veias pulmonares e outra voltada à nutrição do próprio parênquima, por meio de artérias brônquicas que têm origem na aorta torácica superior ou no arco da aorta, como ramos independentes ou em combinação com as artérias intercostais.

As artérias e arteríolas pulmonares levam o sangue venoso misto sob um sistema de baixa pressão e, portanto, são menos propensas a gerar sangramentos volumosos, já as artérias brônquicas levam apenas uma pequena parte do débito cardíaco, mas sob altas pressões. Portanto, a despeito de poder ser originada de qualquer área vascular, a maioria dos sangramentos importantes surge das artérias brônquicas. Fístulas, malformações arteriovenosas e ruptura de aneurisma de artéria brônquica são alguns exemplos desse comprometimento arterial que podem cursar com hemoptise grave.

Existem interações complexas entre a circulação pulmonar e as artérias brônquicas. Quando a circulação pulmonar é comprometida, por exemplo em fenômenos tromboembólicos, há um aumento gradual do volume circulante nas artérias brônquicas, gerado pela abertura de colaterais, de modo que esses vasos se tornam hipertróficos e com paredes finas, que tendem a ceder para dentro dos alvéolos e brônquios, originando a hemoptise.

No caso das desordens inflamatórias crônicas e de doenças neoplásicas, há liberação de fatores de crescimento angiogênicos que promovem uma "neovascularização" e remodelamento dos vasos pulmonares. Esses "neovasos" são frágeis e, portanto, mais propensos à ruptura nas vias aéreas.

A tuberculose está entre as principais causas de hemoptise maciça. Nessa doença, a causa do sangramento é geralmente ulceração bronquiolar com necrose dos vasos sanguíneos adjacentes.

Menos frequentemente, a tuberculose ativa pode causar ruptura súbita do aneurisma de Rasmussen. Esse é um aneurisma da artéria pulmonar, que se expande lentamente devido à erosão inflamatória da parede externa do vaso até que ele se rompa. Existem ainda outras causas de hemoptise devido à tuberculose, que incluem erosão de um nódulo linfático calcificado ou cicatrizado infiltrando através de uma artéria brônquica e de uma via aérea; bronquiectasia devido à lesão pulmonar estrutural por tuberculose anterior; e um micetoma em uma cavidade pulmonar pela mesma causa.

Doenças imunológicas com acometimento pulmonar, como a doença dos anticorpos antimembrana basal glomerular (anti-MBG), granulomatose com poliangiite e o lúpus eritematoso sistêmico (LES) podem causar hemoptise pelo processo de capilarite pulmonar presente nesses quadros.

Anamnese e exame físico

A avaliação clínica objetiva avaliar a severidade da hemoptise, estimando o volume perdido, bem como os sinalizadores clínicos de hipovolemia. Além disso, deve-se atentar para grau de insuficiência respiratória e o diagnóstico diferencial. Para avaliação de hipovolemia são observados parâmetros clínicos como taquicardia, perfusão capilar e amplitude de pulsos periféricos, alterações do nível de consciência e diaforese. Já para a avaliação da insuficiência respiratória, chamam atenção a taquipneia, a dispneia, o uso de musculatura acessória e a cianose.

Dentro do diagnóstico diferencial de hemoptise, é importante realizar um questionário sintomatológico amplo que auxilia tanto na busca da etiologia quanto na definição de outras causas confundidoras de sangramento. Deve-se também atentar para os fatores de risco para malignidade, como: sexo masculino, idade maior que 40 anos e carga tabágica maior que 30 maços/ano (Tabela 29.1).

Durante o exame clínico, é importante avaliar o aspecto do escarro, observando, principalmente, a cor do sangue e a presença de secreção purulenta. Na ausculta pulmonar, a presença de sibilos localizados ou crepitações difusas podem sugerir patologias específicas, como neoplasias brônquicas, processos infecciosos ou edema pulmonar. Durante avaliação cardiológica, a presença de edema periférico e turgência jugular são indicativos de insuficiência cardíaca e, na ausculta, devem ser pesquisados sinais de estenose ou regurgitação mitral. O exame da pele pode mostrar sinais sugestivos de coagulopatia, telangiectasia de Osler-Weber-Rendu ou *rash* indicativo de vasculite.

TABELA 29.1
Questionamentos importantes na avaliação de hemoptise

História atual	Fatores de risco	História familiar
Quantidade de sangue expelido, mistura com outras secreções (especificar), quando começou, outros sangramentos associados, sinais ou sintomas associados (p. ex., dispneia, lesões de pele, perda de peso, cefaleia, dor óssea etc.)	Uso de cigarro, cocaína ou outras drogas Cirurgias ou outros procedimentos torácicos prévios Doenças cardiopulmonares em paralelo Uso de anticoagulantes, antiplaquetário ou AINEs Fatores de risco para TVP ou TEP Risco para exposição à tuberculose Exposição a agentes químicos	Coagulopatia? Hemoptise? Aneurisma cerebral? Epistaxe? Sangramento gastrointestinal?

Investigação complementar

Os exames laboratoriais que devem ser solicitados em caso de hemoptise maciça ou anamnese suspeita são:

- Hemograma: pode auxiliar na avaliação da magnitude e cronicidade do sangramento e na pesquisa de infecções em curso.
- Coagulograma: pesquisa de trombocitopenia ou coagulopatias que podem predispor a sangramentos.
- Eletrólitos: avaliar presença de desequilíbrio hidreletrolítico.
- Função renal e EAS: pode dar indicativos que apontem para a síndrome "pulmão-rim".
- Gasometria arterial: avalia presença de acidose metabólica sugestiva de choque.
- Função hepática: realizar diagnóstico diferencial com rompimento de varizes gastroesofágicas e avaliar coagulopatia.
- Tipagem sanguínea: caso a transfusão sanguínea seja necessária.
- Teste de tuberculina para pesquisa de tuberculose, baciloscopia direta do escarro e/ou cultura do bacilo de Koch.

A avaliação radiológica inicial deve incluir radiografia de tórax, que pode identificar alterações sugestivas de diversas etiologias (Tabela 29.2).

TABELA 29.2 Achados radiológicos das principais etiologias de hemoptise	
Etiologia	**Principais achados radiológicos**
Tuberculose cavitária	• Fase inicial: hipotransparência dos ápices, regiões infraclaviculares e terços superiores • Fase cavitária: cavitações com parede fina • Fase cicatricial: retrações e atelectasias • Forma miliar: imagens micronodulares de baixa densidade disseminadas nos pulmões • Pacientes imunodeprimidos: infiltrados nas regiões inferiores sem cavitações
Aspergiloma	Infiltrados nodulares ou irregulares, progredindo para consolidação, massa intracavitária arredondada, envolvida por uma delgada camada de ar, podendo haver nível líquido, cavidades múltiplas e espessamento pleural
Câncer de pulmão	Nódulo, massa ou infiltrado pulmonar, alargamento mediastinal, atelectasias, derrame pleural
Pneumonia	Infiltrados com preenchimento alveolar e broncograma aéreo
Abscesso pulmonar	Cavidade de paredes espessadas e nível hidroaéreo
Bronquiectasia	Presença do sinal "trilho de trem", indicando dilatação das vias respiratórias

Adaptada de: Kasper DL, Hauser SL, Jameson JL, Fauci AS, Longo DL, Loscalzo J. Medicina Interna de Harrison. 19. ed. Porto Alegre: AMGH, 2017.

A tomografia computadorizada é o exame indicado para avaliar mais detalhadamente o parênquima pulmonar, vasos torácicos e possíveis causas extrapulmonares de sangramento, sendo o método de escolha para identificação de lesões iniciais, como pequenas bronquiectasias. Ademais, a injeção de contraste em protocolo de angiotomografia pode revelar malformações arteriovenosas.

A broncoscopia (flexível ou rígida) avalia presença de sangramento ativo nas vias aéreas, sendo o método mais específico para comprovação diagnóstica da origem pulmonar do sangramento, além de poder contribuir para estadiamento em casos de câncer de pulmão, diagnóstico etiológico de infecções por meio de lavado bronco-alveolar e ainda possibilitar procedimentos hemostáticos e biópsias. Sua realização no departamento de emergência, entretanto, é difícil e somente alguns centros são capazes de realizar tal procedimento em caráter de urgência.

Diagnóstico diferencial

O passo inicial no diagnóstico diferencial é descartar a pseudo-hemoptise, ou seja, o sangramento de origem não pulmonar, como gastrointestinal ou epistaxe. Por isso, durante a avaliação do paciente, deve-se questionar acerca de hemorragia nasal, dor de garganta, rouquidão e sintomas dispépticos.

Quando a fonte do sangramento é gastrointestinal, o sangue costuma ser escuro, aparentando borra de café, podendo haver outros indicativos de doença gastrintestinal, como náuseas, vômitos, queimação epigástrica e ou sinais de hepatopatia crônica.

Por outro lado, quando o trato respiratório alto é a fonte desse sangramento, pode ser possível identificar fatores predisponentes como gengivite, telangiectasias, úlceras e varizes em língua, nariz ou faringe. Além disso, nesses casos, há frequente relato de epistaxe prévia, expectoração de coágulos e pouca ou nenhuma tosse.

Os achados como tosse anterior ao sangramento, presença de expectoração piossanguinolenta ou espumosa são sugestivos de verdadeira hemoptise.

Manejo inicial

A despeito de, na maior parte dos casos, a hemoptise ser de pequena intensidade, quando se trata de sangramento vivo de via aérea sempre existe potencial gravidade e complicações, portanto a abordagem inicial desses pacientes deve ser feita em ambiente monitorizado, com repouso, dieta oral zero, suplementação de oxigênio e monitoração multiparamétrica, notadamente da saturação de oxigênio.

A hemoptise maciça é um quadro potencialmente letal e de rápida evolução desfavorável, exigindo tratamento imediato e efetivo para assegurar a ventilação adequada e a estabilidade hemodinâmica. Portanto, as prioridades iniciais do tratamento são: garantir proteção das vias aéreas, ventilação e estabilidade cardiovascular, a fim de manter adequada oxigenação e perfusão tecidual.

Se o lado do sangramento é conhecido, o paciente deve ser colocado em decúbito lateral com o lado comprometido voltado para baixo, visando diminuir o derramamento de sangue para o pulmão não envolvido.

Nos pacientes com prejuízo à troca gasosa, rápida progressão da hemoptise e/ou instabilidade hemodinâmica, a intubação orotraqueal está indicada, com tubo de grosso calibre que permita fácil aspiração de secreções e menor risco de obstrução por coágulos.

A reanimação volêmica nos indivíduos que apresentam taquicardia e hipotensão é essencial e pode ser realizada primariamente com cristaloides aquecidos, enquanto é feita a tipagem sanguínea e analisada a necessidade de hemoderivados (coagulopatas, anêmicos e/ou grande volume sanguíneo perdido).

A broncoscopia é o procedimento com potencial diagnóstico e terapêutico que pode ser usado ainda no atendimento de emergência, principalmente em casos graves de hemorragia refratária à terapia clínica. Trata-se de um procedimento invasivo, realizado por endoscópio rígido ou flexível, que permite a visualização direta da árvore traqueobrônquica. Deve ser realizado em ambiente que permita monitorização, pois envolve necessidade de sedação e possibilidade de complicações. Tal procedimento possibilita o tamponamento do sangramento por uso de balão, lavagem com soro fisiológico e uso de medicações vasoconstritoras ou outras terapias hemostáticas. Em quadros de hemoptise maciça, deve ser utilizado broncoscópio rígido, pois o amplo conduto permite ventilação pulmonar adequada, aspiração rápida de sangue e coágulos e intubação seletiva do pulmão comprometido. Já a embolização por arteriografia é reservada para casos de sangramento persistente, mesmo após broncoscopia.

A abordagem cirúrgica já foi considerada a primeira opção de tratamento, contudo, implica um alto risco de complicações, com mortalidade atingindo 40% em caso de emergência. Portanto, atualmente é realizada apenas quando existe hemorragia maciça refratária após os procedimentos anteriores terem se mostrado não efetivos ou em casos seletos, como trauma torácico e ruptura da artéria pulmonar por iatrogenia. Nesses casos, pode-se realizar segmentectomia, lobectomia ou pneumectomia a depender da clara definição do sítio do sangramento. Vale ressaltar que a cirurgia é uma opção terapêutica eficiente em pacientes eletivos com sangramento persistente e foco identificado.

Suas complicações mais comuns incluem empiema, fístula broncopleural, hemorragia pulmonar pós-operatória, infarto pulmonar, insuficiência respiratória, infecção de ferida e hemotórax.

O seguimento desses pacientes depende da identificação da causa base do sangramento, seguindo a lógica do tratamento da doença identificada. Em casos onde os pacientes não tenham etiologia definida, a conduta depende dos achados radiográficos e dos fatores de risco para neoplasia citados anteriormente. Quando as radiografias estão normais e o paciente não possui fatores de risco para malignidade, o mesmo poderá ser mantido em conduta expectante com reavaliações clínicas periódicas. Em caso de radiografia negativa, mas presença de fatores de risco para malignidade, indica-se realização de tomografia computadorizada e broncoscopia para afastar a possibilidade de processos neoplásicos iniciais não identificáveis à radiografia simples. Se houver achados positivos na radiografia de tórax que não definam etiologia e/ou em casos de hemoptise maciça ou recorrente, recomenda-se a tomografia computadorizada para complementar a investigação.

Veja os fluxogramas, na Figura 29.1, para esquematização do manejo inicial de pacientes com hemoptise simples e, na Figura 29.2, para esquematização do manejo inicial de pacientes com hemoptise maciça. Especificamente na sala de emergência, os seguintes passos podem ser

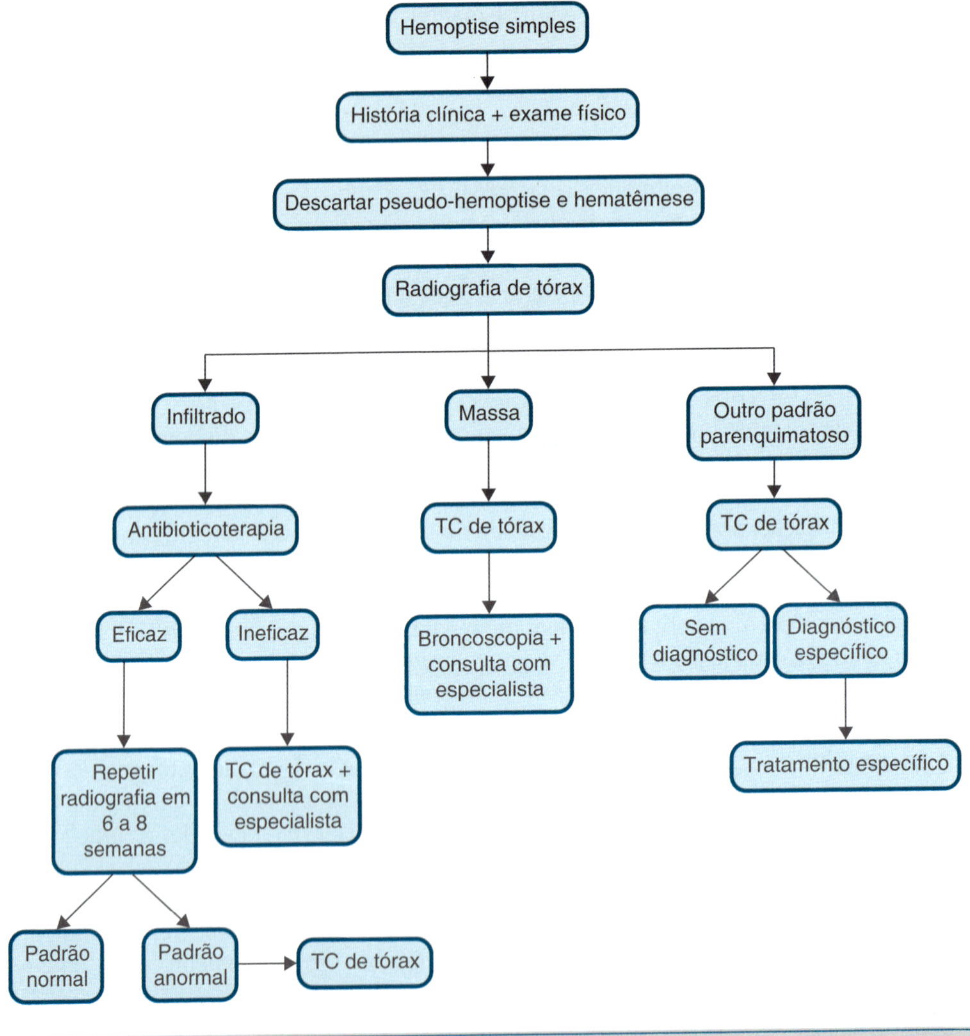

FIGURA 29.1. Manejo inicial de pacientes com hemoptise simples.
TC: tomografia computadorizada.
Adaptada de: Earwood JS, Thompson TD. Hemoptysis: evaluation and management. Am Fam Physician. 2015;91(4):243-9.

seguidos no manejo do paciente com hemoptise maciça:Posicionamento do paciente (decúbito lateral se lado do sangramento identificado).

1. Assegurar A-B-C (manter via aérea pérvia e intubar se necessário, estabilização hemodinâmica através de uso de hemoderivados e vasopressor se necessário).
2. Broncoscopia precoce para diagnóstico e tratamento do sangramento.
3. Para pacientes estáveis, em que a broncoscopia não foi suficiente, considerar uso da tomografia.
4. Se disponível, considerar uso de arteriografia pulmonar com embolização e envolver cirurgião torácico precocemente no processo.
5. Internação em unidade de terapia intensiva para continuação de medidas diagnósticas e terapêuticas após estabilização do paciente na emergência.

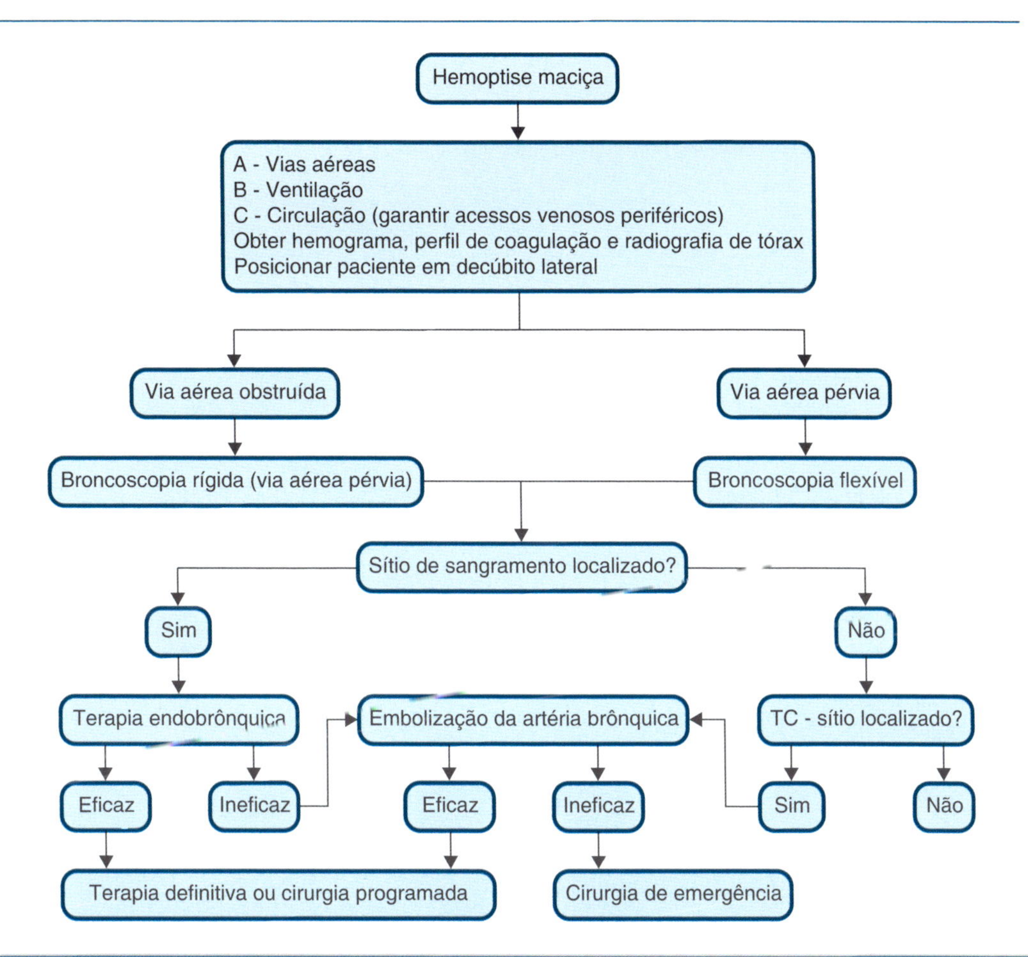

FIGURA 29.2. Manejo inicial de pacientes com hemoptise maciça.
TC: tomografia computadorizada.
Adaptada de: Yendamuri S. Massive Airway Hemorrhage. Thorac Surg Clin. 2015 Aug 1;25(3):255-60.

Bibliografia

- Batistella F, Thomas DI, Haesbaert CM, Severo MD, Pomblum VJ. Hemoptise: Etiologia, avaliação diagnóstica e tratamento. Saúde (Santa Maria). 2007;33(2):25-34.
- Earwood JS, Thompson TD. Hemoptysis: evaluation and management. Am Fam Physician. 2015;91(4):243-9.
- Fleishon H, Westcott J, Davis SD, et al. Hemoptysis. American College of Radiology. ACR Appropriateness Criteria. Radiology. 2000;215 Suppl:631-635.
- Ittrich H, Bockhorn M, Klose H, Simon M. The Diagnosis and Treatment of Hemoptysis. Dtsch Arztebl Int. 2017 Jun 5;114(21):371-81.
- Kasper DL, Hauser SL, Jameson JL, Fauci AS, Longo DL, Loscalzo J. Medicina Interna de Harrison. 19. ed. Porto Alegre: AMGH, 2017.
- Larici AR, Franchi P, Occhipinti M, Contegiacomo A, Del Ciello A, Calandriello L, et al. Diagnosis and management of hemoptysis. Diagn Interv Radiol. 2014;20(4):299-309.
- Martins HS. Hemoptise. In: Medicina de Emergência: abordagem prática. 11. ed. São Paulo: Manole, 2016. p. 395-404.
- Müller NL, Miller RR. Diffuse pulmonary hemorrhage. Radiol Clin North Am. 1991 Sep;29(5):965-71.
- Porto CC, Porto AL. Exame Físico Geral. In: Semiologia Médica. 2. ed. Rio de Janeiro: Guanabara Koogan, 2014. p. 92-127.
- Pramanik B. Hemoptysis with diagnostic dilemma. Expert Rev Respir Med. 2013 Feb 9;7(1):91-7.
- Simon DR, Aronoff SC, Del Vecchio MT. Etiologies of hemoptysis in children: A systematic review of 171 patients. Pediatr Pulmonol. 2017 Feb;52(2):255-9.
- Soares Pires F, Teixeira N, Coelho F, Damas C. Hemoptises-etiologia, avaliação e tratamento num hospital universitário. Rev Port Pneumol. 2011;17(1):7-14.
- Yendamuri S. Massive Airway Hemorrhage. Thorac Surg Clin. 2015 Aug 1;25(3):255-60.

Capítulo 30

Hematêmese

• Lara de Souza Moreno • Mateus de Oliveira Passos • Taís Cassiano Bueno Vieira
• Nadja Nóbrega de Queiroz

Introdução

A hematêmese é definida por vômitos com sangue vermelho vivo proveniente do tubo digestivo alto. É um sintoma que normalmente evidencia sangramento que acontece acima do ângulo de Treitz. Os sangramentos do trato gastrointestinal são divididos, classicamente, em hemorragias digestivas altas ou baixas. As hemorragias digestivas altas costumam se apresentar com sintomas mais específicos, como a hematêmese, e são vistas frequentemente no departamento de emergência. As hemorragias digestivas baixas se apresentam com uma gama de sinais e sintomas muito menos específicas e são vistas, frequentemente, em pacientes idosos. O foco deste capítulo será a hematêmese e, consequentemente, no manejo de hemorragias digestivas altas.

Etiologias

As causas mais comuns de hemorragia digestiva alta incluem doença ulcerosa péptica (mais comum, mais de 1/3 dos sangramentos), gastrite erosiva ou esofagite, varizes gástricas ou esofágicas e síndrome de Mallory Weiss. Outras causas incluem neoplasias do trato gastrointestinal, gastropatia congestiva, hemobilia, fístula aortoentérica, ectasia vascular antral, entre outras. Algumas etiologias possuem morbimortalidade maior, como as varizes esofágicas, que estão relacionadas a quadros de hipertensão portal e podem ter mortalidade tão alta quanto 40% nas primeiras semanas após o episódio.

Anamnese e exame físico

A anamnese e exame físico são essenciais para o diagnóstico e tratamento correto das hemorragias digestivas altas. Primeiramente, precisamos ter certeza que de fato estamos diante de um caso de hematêmese. É essencial a diferenciação de uma hemoptise, por exemplo. A hemoptise costuma não ser precedida por náuseas ou vômitos, o sangue costuma aparecer com "bolhas de ar", não há história de doença do trato gastrointestinal e o paciente costuma ser pneumopata. (Ver *Capítulo 29 – Hemoptise*).

É importante investigar uso de álcool, episódios prévios de sangramento, história de dispepsia, bem como quadro consumptivo, uso de anticoagulantes ou AINEs e presença de comorbidades. Tais informações, se presentes, são marcadores de risco para esses pacientes. Ainda na anamnese, outros fatores precisam ser investigados, como a presença de melena (fezes escuras – outro indicativo de hemorragia digestiva alta). Em pacientes com hemorragia digestiva alta, aproximadamente 90-98% se apresentam com hematêmese ou melena.

No exame físico, sempre coletar os sinais vitais imediatamente para avaliar instabilidade hemodinâmica (evidenciada por taquicardia e hipotensão), procurar por sinais de choque (confusão mental ou vasoconstrição periférica) e procurar por evidência de doença hepática (icterícia, ascite, telangiectasias etc.).

Vale frisar que muito da anamnese e exame físico será feito em paralelo à estabilização do paciente, etapa mais importante do ponto de vista do médico emergencista (ver *Manejo Inicial*, ainda neste capítulo).

Exames complementares

Exames laboratoriais são importantes para estratificação de risco desses pacientes, incluindo a hemoglobina, hematócrito, coagulograma, plaquetas, função renal, eletrólitos e função hepática. É importante lembrar que a hemoglobina e o hematócrito podem estar dentro dos limites normais no período agudo do sangramento e, portanto, será muito importante que o hospitalista repita os exames com fins de comparação caso o paciente seja internado. Exames como a creatinina e a ureia podem corroborar o diagnóstico de uma hemorragia digestiva alta: uma razão elevada entre ureia e creatinina está fortemente associado à presença de hemorragia digestiva alta.

Caso haja dúvida com relação à presença de sangramento digestivo, muitas vezes se usa o teste de sangue oculto nas fezes (p. ex., paciente reporta hematêmese mas isso não parece claro quando ele chega à emergência, pois o episódio já passou e ele não tem mais qualquer sinal claro).

A endoscopia digestiva alta (EDA) é o exame de escolha nas hemorragias digestivas altas. É um método diagnóstico e terapêutico extremamente útil e eficaz. É essencial que, logo que se identifique uma possível hemorragia digestiva alta, seja solicitada consultoria do time da gastrologia (são eles que, normalmente, irão realizar a endoscopia). Estudos apontam que a endoscopia precoce, realizada nas primeiras 24 horas de internação, está associada a menor morbidade, tempo de hospitalização, risco de sangramento recorrente e necessidade de cirurgia. Durante a realização da endoscopia, em quadros como as úlceras pépticas hemorrágicas, utilizam-se classificações para descrever as hemorragias (p. ex., classificação de Forrest, que divide em 3 grupos principais: hemorragia ativa, sinais de hemorragia recente e sem evidência de sangramento).

Outros métodos devem ser considerados após procedimento endoscópico não diagnóstico. As opções incluem angiotomografia, arteriografia por cateter e cintilografia nuclear. Para a realização da angiotomografia, é necessário que a taxa de sangramento arterial seja de pelo menos 0,5 mL/min para mostrar, de forma confiável, o extravasamento de contraste no lúmen intestinal, tornando então possível a visualização do local de sangramento. É um método minimamente invasivo, com sensibilidade de 86% e especificidade de 95%. Como desvantagens, pode-se destacar a falta de capacidade terapêutica, o risco de nefropatia induzida por contraste em pacientes com insuficiência renal e alergia ao contraste. Tem sido sugerida a angiotomografia nos pacientes com sangramento gastrointestinal que estão estáveis e quando a EDA não é conclusiva

Manejo inicial

O paciente que chega ao departamento de emergência com história de hematêmese, ou com hematêmese franca em frente ao médico emergencista, deve ser primeiramente avaliado com relação ao clássico A-B-C (avaliar via aérea, respiração e estabilidade hemodinâmica). Devemos, rapidamente, colocar esse paciente em um leito com monitorização e colocar acessos calibrosos com vistas à reposição volêmica com cristaloides e hemoderivados. O acesso venoso também será importante para coleta de exames iniciais e tipagem com vistas à transfusão. Vale lembrar que muitos pacientes com sangramento ativo podem necessitar de intubação para facilitar endoscopia ou tamponamento com balões. Além disso, muitos se encontram com confusão mental e sob risco de aspiração. Algumas considerações com relação ao manejo de vias aéreas incluem a necessidade de reanimação vigorosa antes de intubar (reanimação volêmica, transfusão, melhorar hemodinâmica), a utilização de equipamentos de proteção individual (EPI), a preoxigenação adequada, o posicionamento adequado (cabeceira erguida a 45 graus para melhorar oxigenação e diminuir risco de aspiração) e o uso de aparelhos de sucção para facilitar a visualização da via aérea.

Indicações clássicas de transfusão nos pacientes com hemorragia digestiva incluem instabilidade hemodinâmica, apesar de reposição volêmica com cristaloides, hemoglobina < 9 g/dL em pacientes de alto risco, Hb < 7 em pacientes de baixo risco. Os pacientes de alto risco são aqueles com maior chance de ressangramento ou com hemorragia grave. Algumas ferramentas existem para essa estratificação de risco, como o score de Glasgow-Blatchford Bleeding. Devemos considerar o uso de plasma para corrigir coagulopatias em pacientes anticoagulados ou com doença hepática grave.

De acordo com a provável etiologia da hemorragia digestiva alta, devemos realizar algumas medidas conforme ilustrado na Tabela 30.1. Independente da causa, é importantíssimo envolver

TABELA 30.1
Medidas a serem feitas de acordo com etiologia suspeita

Etiologia provável	Comentários
Sangramento por úlcera péptica	Opções terapêuticas: endoscopia para escleroterapia/clipagem (gastrologia), ressecção cirúrgica e ligação dos vasos (cirurgia) ou embolização transarterial (radiologia intervencionista) Utilizar inibidores da bomba de prótons (p. ex., Omeprazol 40 mg BID) não parece diminuir mortalidade, mas facilita endoscopia
Sangramento por varizes gástricas ou esofágicas	Opções terapêuticas: endoscopia com clipagem das varizes (gastrologia), TIPS para redução da pressão do sistema portal (radiologia intervencionista) e *shunts* cirúrgicos (cirurgia). Vale lembrar que o TIPS pode ser efetivo em parar sangramentos, mas também pode piorar encefalopatia hepática Utilizar antibióticos profiláticos para todos (NNT de 4 para infecções e de 22 para redução de mortalidade). Opções incluem ceftriaxona (1 g) ou fluoroquinolonas como o ciprofloxacino 400 mg BID, se houver alergia a cefalosporinas Utilizar octreotide 50 mcg IV *bolus* seguido de dose de manutenção a 50 mcg por hora. Diminui o fluxo sanguíneo gastrointestinal
Para toda e qualquer etiologia	Se o paciente se encontra intubado com sangramento permanente e não há disponibilidade de tratamento definitivo no curto prazo, podemos tentar usar os famosos balões de tamponamento (balão de Blakemore ou balão de Minnesota)

os times de especialistas (gastrologia, cirurgia geral ou radiologia intervencionista) o mais rápido possível no processo. Veja na Figura 30.1 a esquematização do manejo inicial na hemorragia digestiva alta. Muito desse fluxograma também se aplica para hemorragia digestiva baixa, principalmente nos casos instáveis.

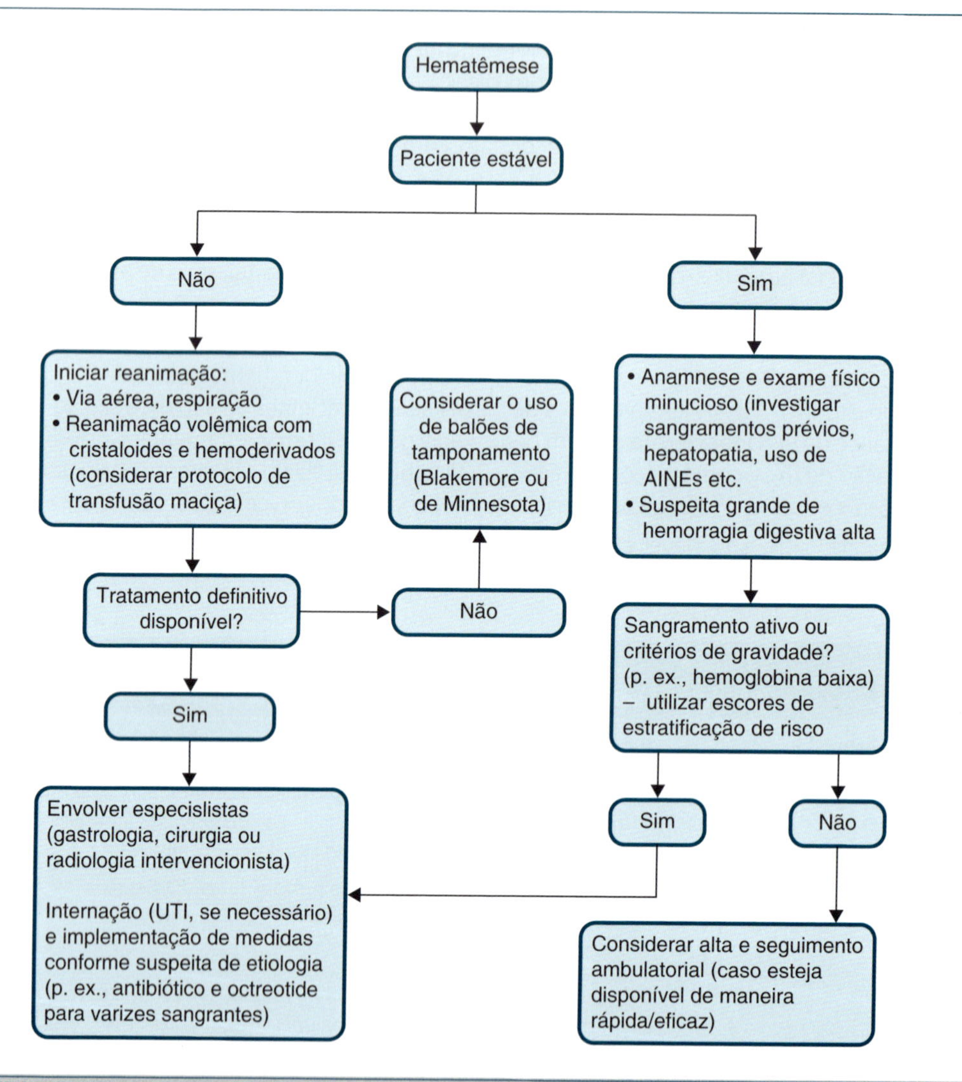

FIGURA 30.1. Manejo inicial dos pacientes com hemorragia digestiva alta na emergência.

Bibliografia

- Alves JR, Rodrigues JMS. Hemorragia digestiva: manejo fundamentado na medicina baseada em evidências. Revista da Faculdade de Ciências Médicas de Sorocaba, 2008. 10:5-10.
- Carrol M, Mudan G, Bentley S. Gastrointestinal bleeding. International Emergency Medicine Education book, versão 2018.
- Carvalho E, Nita MH, Silva AAR. Hemorragia digestiva: Gastrointestinal bleeding. Jornal Pediátrico, 2000. 76:135-146.

- Chavez-Tapia NC, Barrientos-Gutierrez T, Tellez-Avila F, et al. Meta-analysis: antibiotic prophylaxis for cirrhotic patients with upper gastrointestinal bleeding – an updated Cochrane review. Aliment Pharmacol Ther. 2011;34(5):509-18.
- Fabricio FC, Marcos VP, Jaime APK, et al. Tratamento da hemorragia digestiva alta por varizes esofágicas: conceitos atuais. ABCD Arq Bras Cir Dig, 2014. 27(2):138-144.
- Hashimoto CL, Silva JGN, Farias AQ. Hemorragia Digestiva Alta, em: Gomes DBD, Zambon LS, Martins HS, et al. Fundamentos de Emergência Clínica. 1. ed. São Paulo: Editora Atheneu, 2012. p. 139-49.
- Hemorragia Digestiva Alta Varicosa: Relatório do 1° Consenso da Sociedade Brasileira de Hepatologia. Volume 30. Suplemento n° 2 – Jul/Set, 2011.
- Kim BSM, Li BT, Engel A, et al. Diagnosis of gastrointestinal bleeding: A practical guide for clinicians. World Journal of Gastrointestinal Pathophysiology, 2014. 5: 467-78.
- Lourenço KGA, Oliveira RBD. Abordagem do paciente com hemorragia digestiva alta não varicosa. 36. ed. Ribeirão Preto: Simpósio: Urgências e Emergências Digestivas; 2003. 261-5.
- Maluf-Filho F, Sakai P. Varizes de esôfago: Diagnóstico e tratamento endoscópico. In: SOBED. Endoscopia Digestiva. São Paulo: Medsi, 1994. p. 69-83.
- Overton DT. Upper Gastrointestinal Bleeding. Em: Tintinalli JE, Stapczynski JS, Ma OJ, Cline DM, Cydulka RK, Meckler GD, et al (editores). Tintinalli's Emergency Medicine: A Comprehensive Guide. 7. ed. McGraw Hill Companies, Inc., 2011. (Ch) 78: p 543-5.
- Rollhauser C, Fleischer DE. Nonvariceal upper gastrointestinal bleeding: An update. Endoscopy, 1997. 29:91-5.
- Stiegmann GV, Yamamoto M. Endoscopic techniques for the management of active variceal bleeding. Gastrointest. Endosc. Clin. North Am,1992. 2:59-74.
- Villanueva C, et al. Transfusion Strategies for Acute Upper Gastrointestinal Bleeding. NEJM. 368 (1): 11-21. 2013.

Seção 4

Habilidades Práticas Essenciais

Capítulo 31

Manejo Inicial da Insuficiência Respiratória

• Antenor Aguiar Almeida Júnior • Matheus Lúcio Luna de Oliveira • Jholbert Carlos Roberto Santana • Frederico Barra de Moraes

Introdução

O desconforto respiratório é uma queixa muito comum no departamento de emergência e sua apresentação tem um grande espectro de gravidade. A insuficiência respiratória é uma possível evolução do desconforto respiratório em que o médico emergencista, frequentemente, necessita realizar intervenções mesmo antes de obter um diagnóstico final. O foco deste capítulo inclui a abordagem inicial do paciente em insuficiência respiratória aguda (IRpA).

Tipos de insuficiência respiratória

A IRpA, normalmente, é classificada em tipo I (hipoxêmica) e tipo II (hipercápnica). Entretanto, atualmente, classifica-se a IRpA em três tipos principais do ponto de vista gasométrico: hipercápnica, hipoxêmica ou mista.

A IRpA hipercápnica se caracteriza por uma elevação da $PaCO_2$ acima de 45 a 50 mmHg, com acidemia resultante, ou seja, pH < 7,34. A IRpA hipoxêmica é definida por uma PaO_2 < 55 a 60 mmHg, em ar ambiente, ou caracteristicamente, na vigência de oxigenoterapia. O tipo misto está presente quando ocorre hipoxemia grave associada à retenção de CO_2 com acidose respiratória. A Tabela 31.1 mostra as principais diferenças entre os três tipos de IRpA.

TABELA 31.1
Classificação dos tipos de insuficiência respiratória

Tipos de IRpA	Alterações gasométricas			Fisiopatologia		Principais etiologias
	pH	$PaCO_2$	PaO_2	VA	$D(A\text{-}a)O_2$	
Hipercápnica	↓↓	↑↑	↓	↓↓	Normal	Doenças neuromusculares, *overdose* de sedativos
Hipoxêmica	↑	↓	↓↓	↑	↑↑	Pneumonia grave, SDRA
Mista	↓	↑	↓↓	↓	↑	Edema agudo de pulmão com fadiga diafragmática

$D(A\text{-}a)O_2$: diferença alvéolo-arterial de oxigênio; SDRA: síndrome de desconforto respiratório agudo; VA: ventilação alveolar.

Causas de insuficiência respiratória

Quanto à etiologia da insuficiência respiratória, pode-se dizer que é bastante variada, havendo causas que produzem acometimento primário ou secundário da função pulmonar. A insuficiência respiratória pode ser consequente a lesões do sistema nervoso central, lesões raquimedulares, lesões neuromusculares, lesões da parede torácica, inalação de ar pobre em oxigênio e/ou rico em gás carbônico, obstrução das vias aéreas, lesões do parênquima pulmonar e lesões da musculatura pulmonar. As causas da insuficiência respiratória envolvem a mecânica do pulmão e da parede torácica, sistemas neuromusculares e controle do sistema nervoso central, e se enquadram nos três tipos de IRpA. Na Tabela 31.2, listamos as principais causas de IRpA relacionadas à sua classificação e seus achados clínicos peculiares.

TABELA 31.2
Principais entidades clínicas que cursam com IRpA e achados clínicos peculiares

Tipos de IRpA	Entidades clínicas representativas	Achados clínicos peculiares
Hipercápnica	Síndrome de Guilláin-Barré	Paralisia muscular ascendente
	Miastenia *gravis*	Paralisia muscular, ptose palpebral, disfunção da deglutição e fala
	Overdose de sedativos/opioides	Depressão do nível de consciência, diminuição da frequência respiratória
	Trauma raquimedular	Nível sensitivo e motor
Hipoxêmica	SDRA	Hipoxemia refratária, opacidades alveolares bilaterais na radiografia de tórax
	Edema agudo cardiogênico	Alterações hemodinâmicas e do ECG, aumento da área cardíaca e sinais de congestão na radiografia de tórax
	Pneumonia grave	Tosse e expectoração purulenta, focos de consolidação na radiografia de tórax
	Tromboembolismo pulmonar	Radiografia de tórax "quase" normal, com hipoxemia refratária

Continua

Continuação

TABELA 31.2 Principais entidades clínicas que cursam com IRpA e achados clínicos peculiares		
Tipos de IRpA	**Entidades clínicas representativas**	**Achados clínicos peculiares**
Mista	Cifoescoliose grave com infecção respiratória	Anormalidades da caixa torácica
	Exacerbação de DPOC, estado de mal asmático	Sinais de hiperinsuflação pulmonar no exame físico e na radiografia de tórax
	Traumatismo cranioencefálico, contusão pulmonar	Alterações do nível de consciência, múltiplas fraturas de arcos costais e pneumotórax
	Qualquer IRpA hipoxêmica que evolui com fadiga muscular respiratória	Movimento respiratório paradoxal, respiração rápida e superficial

Quadro clínico da insuficiência respiratória

Tanto a hipoxemia arterial quanto a hipercapnia resultam em manifestações clínicas que alertam para o diagnóstico de IRpA. Esse requer alguma medida objetiva, como a oximetria de pulso de O_2 e a gasometria arterial para sua confirmação, classificação, avaliação da gravidade e escolha da terapêutica mais adequada. O quadro clínico da IRpA dependerá da doença de base e dos seus fatores precipitantes. De um modo geral, na hipoxemia com ou sem hipercapnia, os pacientes apresentam o que chamamos de uma maneira imprecisa de desconforto respiratório. Esse se caracteriza por uma combinação de um ou mais dos seguintes achados: alteração do estado mental, variando da agitação à sonolência, sinais de aumento do trabalho respiratório (batimentos de asa de nariz, uso de musculatura acessória da respiração, retração ou tiragem intercostal, sinal de Hoover, retração supraclavicular e supra esternal, taquipneia, respiração paradoxal), cianose central (incluindo lábios e língua), sudorese, taquicardia, hipertensão ou outros sinais de liberação adrenérgica. Caracteristicamente, a hipercapnia produz aumento da pressão intracraniana e torpor, podendo evoluir para narcose, se associa a tremores de extremidades e vasodilatação cutânea.

Abordagem inicial

O paciente que se apresentar ao departamento de emergência queixando-se de desconforto respiratório ou dispneia deve ser imediatamente atendido, pois a insuficiência respiratória não tratada pode rapidamente evoluir para uma parada cardiorrespiratória. O principal propósito inicial é corrigir a hipoxemia e, em algumas situações, a hipercapnia.

A abordagem inicial envolve diversas ações que devem ser realizadas simultaneamente em um primeiro momento:

- Avaliação da aparência do paciente, procurando por sinais de insuficiência respiratória (alteração do estado mental, agitação, uso de musculatura acessória, fala entrecortada etc.).
- Obtenção rápida dos sinais vitais (PA, FC, FR, SaO_2, temperatura), monitorização cardíaca e oximetria de pulso.
- Exame físico dirigido, ausculta cardíaca e respiratório, estado de consciência.
- Ter disponível dispositivos para prover oxigênio rapidamente, incluindo: cateter nasal, máscara não reinalante com reservatório ou máscara de Venturi. Caso o paciente necessite de auxílio

para ventilar, necessitaremos, inicialmente, do dispositivo bolsa-válvula-máscara (Ambu®). Ter também disponível material para intubação e ventilação mecânica.

- Almejar saturação de oxigênio acima de 90%. Inicialmente, suplementar oxigênio por cateter ou máscara.

- Acesso venoso para gasometria, assim como administração de medicações ou coleta de laboratoriais.
- Eletrocardiograma à beira do leito.
- Ultrassonografia à beira do leito (janelas cardíacas, pulmonares e veia cava inferior).

A decisão inicial do médico emergencista com relação ao manejo não invasivo *versus* invasivo em um paciente com desconforto respiratório irá depender da apresentação clínica e não deve ser guiada por valores laboratoriais. Em pacientes com diminuição do nível de consciência (Glasgow < 9), instabilidade hemodinâmica ou risco iminente de parada cardiorrespiratória (respiração agônica, bradicardia), devemos realizar a intubação endotraqueal imediatamente. Caso o paciente não tenha indicação de intubação imediata, devemos lançar mão de medidas não invasivas. As primeiras manobras costumam ser a limpeza de secreções da via aérea superior e o posicionamento (elevação do queixo ou tração da mandíbula nos pacientes com sinais de possível obstrução da via aérea). Essas manobras, frequentemente, aumentam a saturação de oxigênio e melhoram a ventilação. Caso a saturação não melhore após essa otimização, devemos dar suporte de oxigênio. A oxigenoterapia é extremamente importante no manejo da hipoxemia, visto que essa condição clínica tem alta prevalência como manifestação de IRpA. A oferta de oxigênio em abundância aumenta o gradiente de difusão da luz alveolar (PAO_2) para os capilares (PaO_2), consequentemente tendendo a resolver a hipoxemia. Porém, essa é uma maneira inespecífica e imediata de solucionar o problema, sendo essencial buscar a causa para estabelecer o tratamento mais adequado e direcionado.

O oxigênio é um tratamento amplamente disponível nas salas de emergência. Para os pacientes com desconforto respiratório, mas com saturação acima de 90% em ar ambiente, normalmente se inicia com o cateter nasal (Figura 31.1) a 2 litros por minuto. Após isso, reavaliamos o desconforto

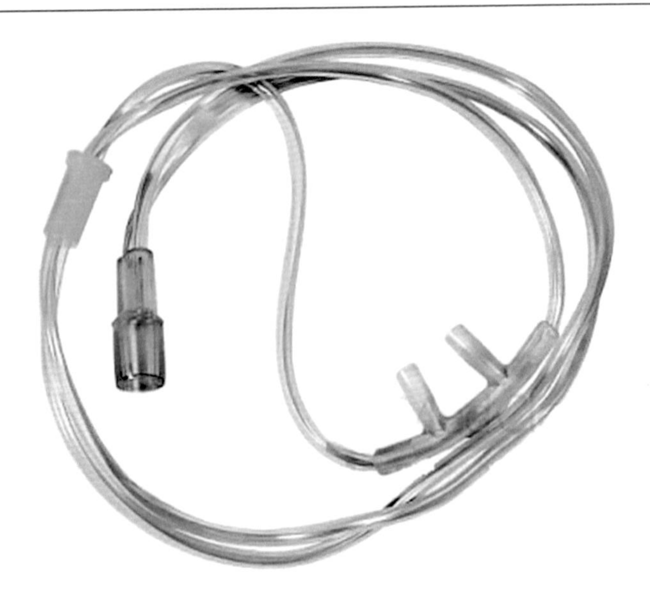

FIGURA 31.1. Cateter nasal.

respiratório do paciente. É importante lembrar que precisamos sempre reavaliar a necessidade de intubação durante todo atendimento inicial.

Já para aqueles pacientes com desconforto respiratório, sinais de hipoxemia (saturação abaixo de 90%) e iminente insuficiência respiratória, devemos utilizar dispositivos com uma fração inspirada de oxigênio (FiO_2) o mais alta e próxima de 100%. A máscara não reinalante com reservatório (**Figura 31.2**) costuma ser a primeira escolha e pode oferecer uma FiO_2 entre 60% e 90%. A máscara de Venturi é outra opção para o fornecimento de oxigênio nessas situações. Para prover uma quantidade alta e adequada de oxigênio, aumentamos o fluxo para o máximo que der no marcador da parede. O objetivo deve ser a correção da hipoxemia, idealmente com saturações acima de 94%. Caso o paciente mantenha desconforto mesmo com oxigênio suplementar e permaneça hemodinamicamente estável, podemos iniciar a ventilação não invasiva com um ou dois níveis de pressão (CPAP ou BPAP). (veja o *Capítulo 32 – Princípios Básicos da Ventilação Não Invasiva*).

O escalonamento das medidas de oxigenoterapia iniciais para a ventilação não invasiva vai depender da etiologia da insuficiência respiratória, sendo o seu uso clássico e comprovado pela literatura nos pacientes com DPOC descompensada, principalmente quando há hipercapnia, e os pacientes com edema pulmonar agudo cardiogênico. Já a decisão de prosseguir com a intubação e ventilação mecânica deve ocorrer quando o paciente não for capaz de realizar as trocas gasosas, apesar das medidas de oxigenoterapia iniciais menos invasivas, principalmente nos quadros de insuficiência respiratória grave. Além disso, os pacientes com parada respiratória instalada ou iminente, redução do estado de consciência sem capacidade de manter as vias aéreas e instabilidade hemodinâmica, também são indicações comuns de intubação endotraqueal.

Algumas observações em populações específicas são importantes:

- Pacientes com DOPC costumam ter alvo de saturação entre 90 e 94%, dependendo do seu basal. Devemos cuidar para não administrar oxigênio em grande quantidade nesses pacientes, pois isso pode reduzir o drive ventilatório e causar hipercapnia. Entretanto, caso o paciente tenha sinais claros de hipoxemia, não devemos subutilizar o oxigênio.

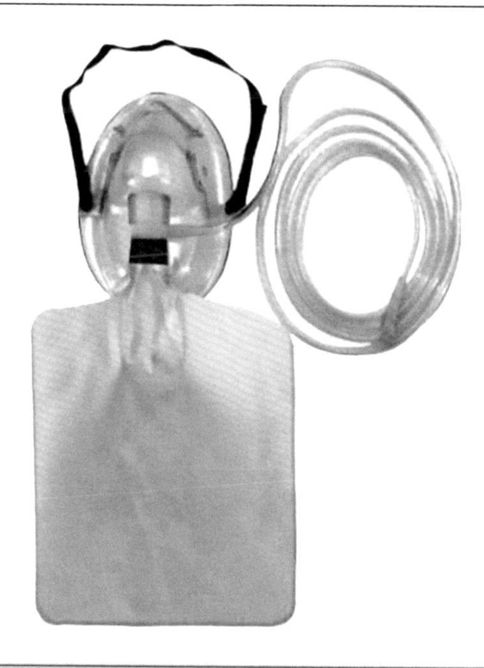

FIGURA 31.2. Máscara não reinalante com reservatório.

- Pacientes com síndrome coronariana aguda só necessitam de oxigênio se tiverem saturação abaixo de 94%. O uso excessivo nesses pacientes pode ser danoso.

Há várias maneiras de fornecer oxigênio de acordo com o fluxo exigido, assim como da capacidade de se regular a FiO_2. Seguem, em ordem crescente de gravidade e suporte terapêutico, essas possibilidades de intervenções: cateter nasal, máscara simples, máscara de Venturi, máscara não reinalante com reservatório, ventilação não invasiva e ventilação invasiva. A Tabela 31.3 ilustra a FiO_2 para os diferentes dispositivos não invasivos utilizados.

TABELA 31.3
Dispositivos não invasivos e suas características

Dispositivo	Fluxo de oxigênio	Fração inspirada de oxigênio (FiO_2) aproximada
Cateter nasal (aprox. 4% de FiO_2 por litro)	1-6 L/min	0,24 (24%)-0,44 (44%)
Máscara simples (aprox. 4% de FiO_2 por litro; mínimo 5 L/min para retirar CO_2 da máscara)	5-8 L/min	0,35 (35%)-0,60 (60%)
Máscara de Venturi (pode variar conforme fabricante; sistema de cores para definir fluxo e FiO_2)	2-15 L/min	0,24 (24%)-0,60 (60%)
Máscara não reinalante com reservatório	15 L/min	0,60 (60%)-0,9 (90%)
Bolsa-válvula-máscara (Ambu®) com selamento adequado	15 L/min	0,90 (90%)-1,0 (100%)

Nas situações em que o paciente não consegue ventilar adequadamente, inicialmente lançamos mão da bolsa válvula-máscara (também conhecida como Ambu®). Essa intervenção, quando realizada com selamento adequado da máscara e conectada a uma fonte de oxigênio, fornece FiO_2 próxima de 100%. Pacientes em apneia no contexto de intoxicações, por exemplo, necessitam ser ventilados com esse dispositivo antes que seja realizada a intubação. A habilidade de "ambusar" um paciente é essencial para todo e qualquer médico, principalmente o emergencista, pois muitas vezes podemos nos deparar com uma situação de que não é possível intubar de imediato e necessitaremos ventilar o paciente com o dispositivo bolsa válvula-máscara (Ambu®).

As causas de ventilação inadequada podem ser várias e incluem essencialmente aquelas relacionados ao desconforto respiratório e à obstrução de vias aéreas. No paciente inconsciente, a obstrução da via aérea costuma acontecer pela queda da língua na região posterior da faringe, assim como perda do tônus muscular no palato mole. Manobras como a elevação do queixo e a tração da mandíbula (Figura 31.3) podem rapidamente resolver a obstrução da via aérea.

Alguns dispositivos podem auxiliar para manter a via aérea de maneira não invasiva, como os dispositivos orofaríngeos (p. ex., cânula de Guedel) e os nasofaríngeos. Esses dispositivos, normalmente, impedem a obstrução alta da via aérea e permite que o ar passe. Nos pacientes inconscientes que necessitam ser ventilados com dispositivo bolsa válvula-máscara, se utiliza esses dispositivos para otimizar a ventilação. Esses dispositivos não protegem contra a aspiração e não devemos atrasar a intubação endotraqueal caso o paciente não seja capaz de proteger a sua via aérea. Para escolher o tamanho certo da cânula orofaríngea a ser utilizada, deve-se medir a partir

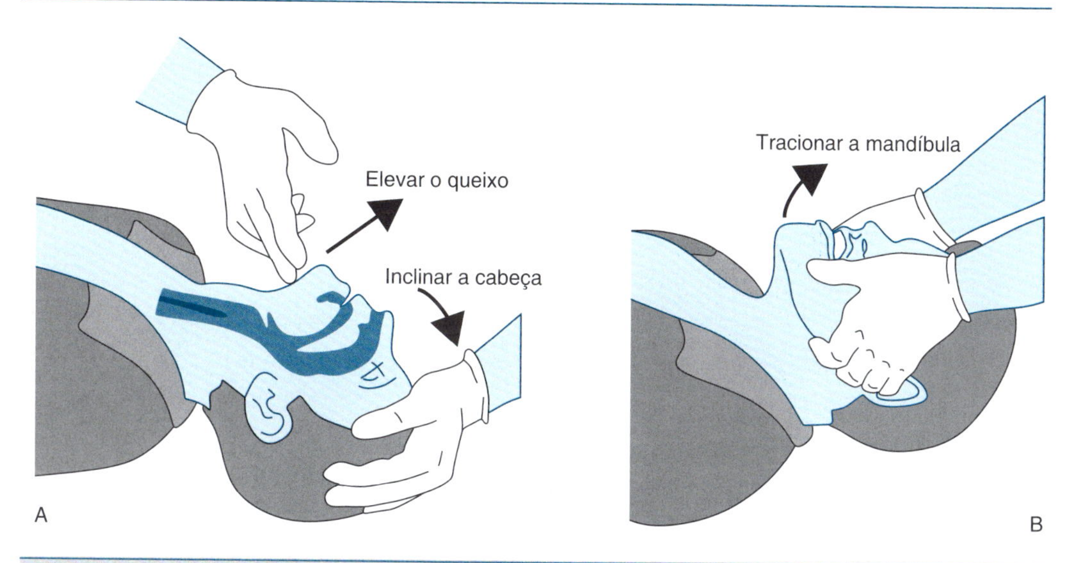

FIGURA 31.3. Elevação do queixo (A) e tração da mandíbula (B).

do canto da boca até o ângulo da mandíbula. As cânulas de Guedel só podem ser usadas em pacientes que não apresentem reflexo faríngeo (estimula o vômito), o que aumenta o risco de aspiração, ou seja, está contraindicado em todos os pacientes conscientes. Já com relação à escolha da cânula nasofaríngea, deve-se medir a partir da narina até o tragus da orelha, sendo inserida com lubrificante. Esse tipo de cânula não é indicado em pacientes com trauma facial ou trauma cranioencefálico (TCE) grave com suspeitas de fraturas de base de crânio, assim como em pacientes anticoagulados ou com deformidades nasais.

Vale lembrar, também, que nos pacientes com iminente necessidade de intubação devemos ofertar o máximo de oxigênio possível com vistas a aumentar sua reserva de oxigênio para a fase apneica da sequência rápida de intubação (esse período também é chamado de pré-oxigenação; veja o *Capítulo 33 – Sequência Rápida de Intubação*).

Bibliografia

- Ahmed A, Graber MA. Evaluation of the adult with dyspnea in the emergency department. Post TW, ed. UpToDate. Waltham, MA: UpToDate Inc. <https://www.uptodate.com>. Acesso em: 08/12/2019.
- Antonio ME. Noninvasive Mechanical Ventilation. 1. ed. Barcelona: Springer, 2010.
- Associação de Medicina Intensiva Brasileira (AMIB), Sociedade Brasileira de Pneumologia e Tisiologia (SBPT). Diretrizes Brasileiras de Ventilação Mecânica, 2013.
- Cruz BPC, Leite MAV. Análise do perfil epidemiológico dos pacientes com insuficiência respiratória do Pronto-Socorro do Hospital Universitário São Francisco. Monografia apresentada à disciplina Trabalho de Conclusão de Curso, do Curso de Fisioterapia da Universidade São Francisco, 2011; 1:13-16.
- DeVos E, Jacobson L. Approach to Adult Patients with Acute Dyspnea. Emerg Med Clin N Am 34 (2016), p. 129-49.
- Hasegawa K, et al. Association of prehospital advanced airway management with neurologic outcomc and survival in paticnts with out-of-hospital cardiac arrest. IAMA, 2013; 3: 257-266.
- Herlon SM, Rodrigo ABN, Irineu TV. Medicina de Emergência. 11. ed. São Paulo: Manole, 2016.
- Machado MGR. Bases da Fisioterapia Respiratória: Terapia Intensiva e Reabilitação. 1. ed. Rio de Janeiro: Guanabara Koogan, 2013.

- Restrepo MI, Mortensen EM, Rello J, et al. Late admission to the ICU in patients with community-acquired pneumonia is associated with higher mortality. Chest, 2010;137:552-7.
- Sarko J, Stapczynski J. Respiratory Distress. Em: Tintinalli JE, et al. Tintinalli's Emergency Medicine: A Comprehensive Study Guide. 8. ed. New York: McGraw-Hill, 2016.
- Sociedade Brasileira de Pediatria (SBP). Insuficiência Respiratória Aguda. Documento Científico, 2017; 2:1.
- Thiago GR, Pedro VM, Marcelo P, et al. Suporte respiratório extracorpóreo em pacientes adultos. Artigo de Revisão do Jornal Brasileiro de Pneumologia, 2017; 43:60-70.

Capítulo 32

Princípios Básicos de Ventilação Não Invasiva

• Cláudio Germano Teodoro • Fernanda Dantas • Otávio Miguel Liston
• Hermeto Macário Amin Paschoalick

Introdução

A ventilação não invasiva com pressão positiva (VNIPP) é uma técnica de suporte ventilatório que não emprega qualquer prótese endotraqueal, sendo a conexão entre paciente e ventilador (interface) feita por meio de máscaras. Os principais objetivos da ventilação não invasiva (VNI) são a correção da hipoxemia e hipercapnia, manutenção dos volumes pulmonares (corrigindo ou evitando atelectasias), redução do trabalho respiratório (reduzindo a fadiga muscular) e aumento do conforto respiratório. Seu uso crescente é baseado em evidências robustas de diminuição da necessidade de intubação e mortalidade em populações específicas, como aquelas com edema agudo de pulmão cardiogênico e exacerbação grave de doença pulmonar obstrutiva crônica (DPOC).

Ventiladores e modos ventilatórios

A VNI pode ser realizada por diversos aparelhos específicos, desde geradores de fluxo mais simples até os ventiladores mecânicos tradicionais, passando pelas máquinas específicas de suporte não invasivo. É importante que cada unidade hospitalar faça periodicamente o treinamento com suas equipes multiprofissionais, em especial médicos, enfermeiros e fisioterapeutas, para conhecimento do material disponível, montagem e uso dos dispositivos (orientações aos pacientes, fixação da interface, instalação e manejo).

Os modos ventilatórios de VNI podem ser vários e se assemelham àqueles da ventilação mecânica, porém os métodos mais utilizados são os seguintes:

- CPAP (*continuous positive airway pressure* – ventilação contínua por pressão positiva): uma pressão constante é gerada pelo dispositivo e aplicada à via aérea de forma contínua, sendo, portanto, mantida nos ciclos inspiratórios e expiratórios.
- BPAP (*bilevel positive airway pressure* – ventilação positiva com dois níveis de pressão): é composto do IPAP (*inspiratory positive air pressure* – pressão positiva inspiratória) e EPAP (*expiratory*

positive air pressure – pressão positiva expiratória). Nesse modo, a pressão gerada pelo aparelho é sempre positiva, mas não constante. Dessa forma, quando se é identificada a inspiração do paciente, o dispositivo gera uma pressão inspiratória (IPAP), que é encerrada após a identificação do início da expiração, quando a pressão exercida será aquela determinada como a pressão expiratória (EPAP).

A aplicação de pressão positiva na via aérea deve sempre ser interpretada como ação modificadora da fisiologia cardiopulmonar, uma vez que implica em alterações nas pressões torácicas com consequente implicação em diversos parâmetros fisiológicos, destacando-se o retorno venoso. Tais alterações são, inclusive, a resposta para o benefício do paciente em algumas patologias específicas, como a insuficiência cardíaca e o edema agudo de pulmão.

Indicações e contraindicações

As indicações para o uso da VNI abrangem um amplo espectro de situações clínicas responsáveis por insuficiência respiratória e visam oferecer os seguintes benefícios: alívio de sintomas, redução do esforço respiratório, melhora das trocas gasosas, adequada sincronia paciente-ventilador, minimização dos riscos do suporte ventilatório convencional e eliminação da necessidade de intubação endotraqueal. No entanto, é necessário respeitar seus limites e entender sua implicação fisiológica nos diferentes contextos que envolvem a doença e os sintomas a serem abordados. Considerar um paciente elegível para o uso de VNI vai além do diagnóstico da doença que motiva a procura pelo serviço de emergência.

A Tabela 32.1 descreve as indicações com benefícios comprovados, benefícios prováveis e algumas contraindicações absolutas e relativas ao uso da VNI. Vale destacar a redução importante de mortalidade e da necessidade de intubação orotraqueal (IOT) nos pacientes em edema agudo de pulmão cardiogênico e exacerbação grave de DPOC.

Todos pacientes em VNI necessitam de monitorização contínua. Além disso, caso não haja resposta adequada, devemos sempre considerar intubação e ventilação invasiva. O retardo na intubação na ausência de resposta inicial à VNI pode causar danos significativos aos pacientes.

TABELA 32.1
Indicações e contraindicações do uso de VNI

Indicações		Contraindicações	
Benefício comprovado	**Benefício provável**	**Absolutas**	**Relativas**
• Exacerbação grave de DPOC • Edema agudo de pulmão cardiogênico • Desmame ventilatório • Pré-intubação (pré-oxigenação)	• Asma • Insuficiência respiratória hipoxêmica • Cuidados paliativos	• Parada cardiorrespiratória • Necessidade de intubação de emergência	• Rebaixamento do nível de consciência • Trauma ou cirurgia facial • Incapacidade de cooperar, proteger as vias aéreas, ou secreções abundantes • Alto risco de aspiração • Obstrução das vias aéreas superiores

Algumas condições clínicas contraindicam o uso da VNI, como rebaixamento do nível de consciência, trauma de face, instabilidade hemodinâmica, alteração do reflexo da deglutição, evidência de isquemia miocárdica ou presença de arritmias ventriculares. Também estão implicadas nessas contraindicações a possibilidade de complicações do uso da VNI, tais como distensão abdominal, aspiração de conteúdo gástrico, necrose facial e barotrauma.

Em pacientes que estão sob nutrição oral ou gástrica, a atenção deve ser redobrada, nunca devendo utilizar a VNI durante a dieta ou no intervalo de duas horas próximas às refeições. Outras situações não contraindicam absolutamente o uso da VNI, porém são intuitivamente perigosas para sua aplicação, como choque circulatório, IAM com supra de ST, falta de colaboração do paciente, agitação psicomotora e paciente com quadro geral muito grave (APACHE III, SAPS 2 ou 3 ou MPM alto).

Tipos de interface

A aplicação da VNI na sala de emergência pode ser feita por meio de máscara nasal, oronasal e facial total. A máscara nasal é a interface que promove maior conforto, porém seu uso é limitado devido à resistência nasal ao fluxo de ar e ao vazamento do mesmo pela boca. A máscara oronasal (Figura 32.1) proporciona correção mais rápida das trocas gasosas, uma vez que permite maior volume corrente e, por isso, é largamente utilizada em pacientes com insuficiência respiratória aguda. A máscara facial total possui a vantagem de melhorar o conforto do paciente e evitar lesões cutâneas decorrentes da sua fixação. No entanto, seu grande volume interno aumenta o espaço morto e a reinalação de dióxido de carbono, exigindo, eventualmente, aplicação de pressões inspiratórias maiores para correção das trocas gasosas.

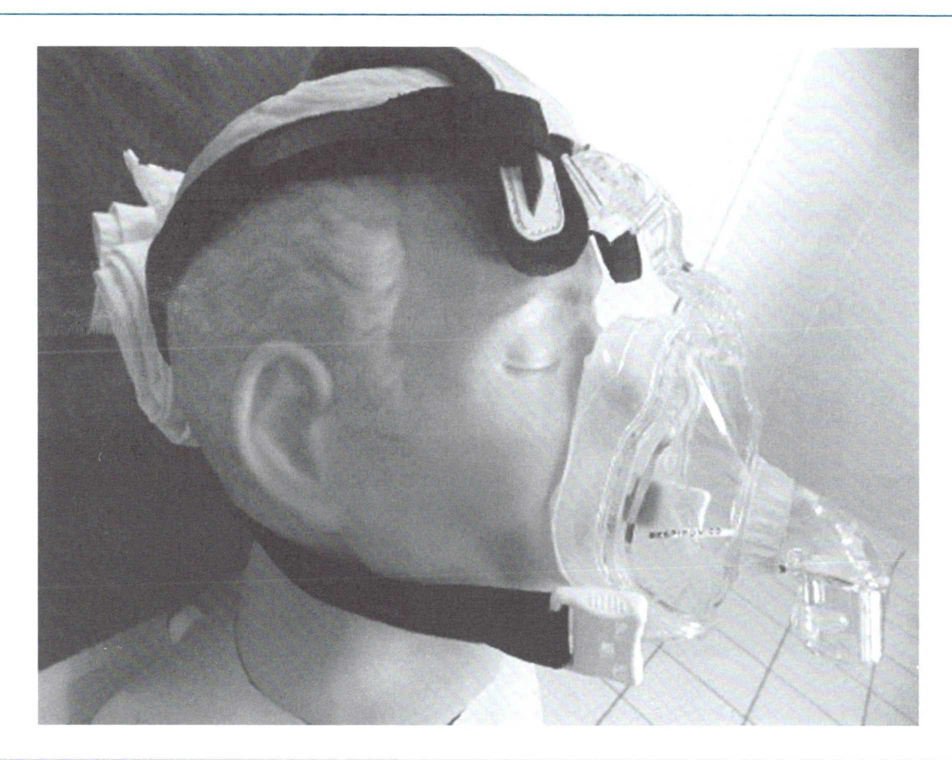

FIGURA 32.1. Máscara oronasal.

Protocolo de iniciação da ventilação não invasiva

Atualmente, não existe uma abordagem universal para estabelecer os parâmetros iniciais da ventilação não invasiva e, normalmente, se escolhe os parâmetros iniciais baseado no quadro clínico do paciente. Devemos destacar a importância dos fisioterapeutas respiratórios para ajudar o médico emergencista na hora de decidir os parâmetros do ventilador. Existem alguns exemplos de protocolos para parâmetros iniciais, como o modo BPAP:

1. Colocar o paciente em uma posição confortável e realizar monitorização contínua com oximetria de pulso.
2. Colocar a cabeceira do leito em um ângulo de pelo menos 30 graus.
3. Selecionar a interface (nasal, oronasal ou facial total).
4. Selecionar o ventilador (de acordo com protocolo local do hospital).
5. Aplicar interface no paciente e ajustar conforme a anatomia.
6. Conectar a interface ao ventilador e ligar o aparelho.
7. Começar com pressões mais baixas, conforme o paciente tolerar (pressão inspiratória [IPAP] inicial entre 8 e 12 cmH_2O; pressão expiratória [EPAP] inicial de 3 a 5 cmH_2O).
8. Gradualmente, aumentar a pressão inspiratória (10 a 20 cmH_2O), conforme paciente tolerar para melhorar a dispneia, diminuir a frequência respiratória, aumentar o volume corrente (se estiver sendo monitorizado) e melhorar sincronia com ventilador.
9. Aumentar FiO_2 conforme a necessidade, para aumentar saturação acima de 90%.
10. Adicionar humidificador de ar, conforme indicado.
11. Considerar sedação leve em pacientes agitados.
12. Monitorizar a tolerabilidade do paciente, assim como encorajar o mesmo conforme a melhora for acontecendo.
13. Monitorizar gasometria arterial ou venosa nas primeiras duas horas e, depois, conforme necessário.
14. Sempre reavaliar se o paciente estiver respondendo à ventilação não invasiva. Não atrasar escalonamento para medidas mais invasivas (p. ex., intubação) caso o paciente estiver dando sinais claros de não resposta.

Doença pulmonar obstrutiva crônica

A VNI deve ser a primeira escolha para pacientes com doença pulmonar obstrutiva crônica (DPOC) em exacerbações graves com hipoxemia e hipercapnia ($PaCO_2$ > 45 mmHg), associada a um pH < 7,35 (Quadro 32.1). Estudos demonstram que o uso da VNI nesses pacientes reduz significativamente mortalidade (número necessário para tratar [NNT] para evitar 1 morte de aproximadamente 10), necessidade de IOT (NNT para evitar 1 intubação de aproximadamente 4), tempo de internação e risco de falência no tratamento, além de melhorar as trocas gasosas.

QUADRO 32.1 Indicações para VNI nos pacientes com DPOC
• pH < 7,35 e $PaCO_2$ > 45 mmHg • Desconforto respiratório importante com sinais de insuficiência respiratória

Os parâmetros iniciais a serem utilizados incluem:

- BPAP: pressão expiratória (EPAP) de 4-6 cmH_2O e pressão inspiratória (IPAP) que resulte em volume corrente entre 5-8 mL/kg, o que é geralmente obtido com valores entre 10 e 15 cmH_2O.
- CPAP: 3-5 cmH_2O, com o objetivo de alcançar um volume corrente de 5-8 mL/kg.
- FiO_2 com objetivo de SpO_2 > 90% ou PaO_2 > 55 mmHg.

A falha no uso da VNI em pacientes com DPOC pode ser observada quando ocorre rebaixamento do nível de consciência, sinais de fadiga (FC, FR e PA), pCO_2 e pH. O sucesso é observado com melhoria do padrão ventilatório, $PaCO_2$ e SpO_2 após 45-60 minutos. Deve-se ter cuidado com o auto-PEEP e a hiperinsuflação.

Edema agudo de pulmão

O uso da VNI em pacientes com edema agudo de pulmão (EAP) torna a pressão torácica positiva, o que reduz o retorno venoso (pré-carga) com redução da sobrecarga volêmica e auxilia na redução da pós-carga, com queda da pressão transmural do ventrículo esquerdo, reduzindo assim o trabalho cardíaco. Estudos demonstram uma redução da necessidade de IOT e da mortalidade, não havendo superioridade no uso do CPAP ou BPAP (Quadro 32.2).

QUADRO 32.2
Indicações de VNI para pacientes em edema agudo pulmonar cardiogênico

- Desconforto respiratório importante
- Hipercapnia e sinais de insuficiência respiratória

Os parâmetros ventilatórios sugeridos no início são:

- CPAP: em torno de 10 cmH_2O. Inicia-se normalmente com pressões menores até que o paciente se adapte. Objetiva-se um volume corrente entre 5-8 mL/kg.
- BPAP: IPAP de 10-15 cmH_2O e EPAP de 5-10 cmH_2O.
  - A relação inspiração:expiração (I:E), normalmente, é colocada em 1:3 ou 1:4 inicialmente.
- A FiO_2 tem como objetivo manter a SpO_2 acima de 90% e PaO_2 > 55 mmHg. A falha ou sucesso do tratamento são observados com a reversão do EAP.

Período pré-intubação

Em pacientes com hipoxemia importante, o período de apneia durante a intubação endotraqueal pode representar grave risco de complicações, como queda importante da SpO_2 e parada cardiorrespiratória, apesar da pré-oxigenação convencional com dispositivo bolsa-válvula-máscara. Estratégias de sedação, com manutenção do drive respiratório no período da pré-oxigenação (p. ex., uso de quetamina) e uso da VNI resultam em aumento da SpO_2, o que, consequentemente, aumenta o tempo seguro de apneia (tempo sem dessaturação) durante a intubação, garantindo maior segurança e tranquilidade ao procedimento.

Asma

Alguns estudos demonstram que o uso da VNI em pacientes asmáticos reduz o tempo de internação e melhora a VEF1. No entanto, as evidências são escassas e seu uso deve sempre ser individualizado, com monitorização frequente do sucesso da estratégia, sem postergar necessidade de suporte invasivo.

Insuficiência respiratória não hipercápnica

Alguns estudos indicam que o uso da VNI em pacientes com insuficiência respiratória não hipercápnica está associado a uma redução significativa na necessidade de intubação. Entretanto, não existe recomendação clara baseada em evidência para o seu uso e devemos discutir caso a caso. Importante lembrar que, quando optado pela tentativa de uso da VNI, deve ser dada especial atenção na monitorização desse paciente, evitando postergar a instalação de suporte ventilatório invasivo na piora clínica precoce.

Cuidados paliativos

O uso da VNI é uma estratégia eficaz no controle da dispneia em pacientes com doença avançada, em priorização do controle dos sintomas, principalmente aqueles que não desejam ser submetidos à IOT. Com especial eficácia em casos de congestão pulmonar e DPOC, a VNI pode ser responsável pelo conforto e significativo aumento das chances de alta hospitalar, desde que seja respeitada a autonomia do paciente e seus familiares.

Conclusão

A ventilação não invasiva (VNI) tem seu uso consolidado nos pacientes com exacerbação grave de DPOC e edema agudo de pulmão cardiogênico. Este capítulo é de muita importância para o graduando em medicina, pois faz alusão a uma prática pouco discutida dentro da graduação e de bastante dúvida entre os já formados e/ou especialistas. Para tornar o que aqui foi elucidado, tem-se o fluxograma (Figura 32.2) para facilitar o ensino e a conduta durante alguma experiência com dispositivos não invasivos.

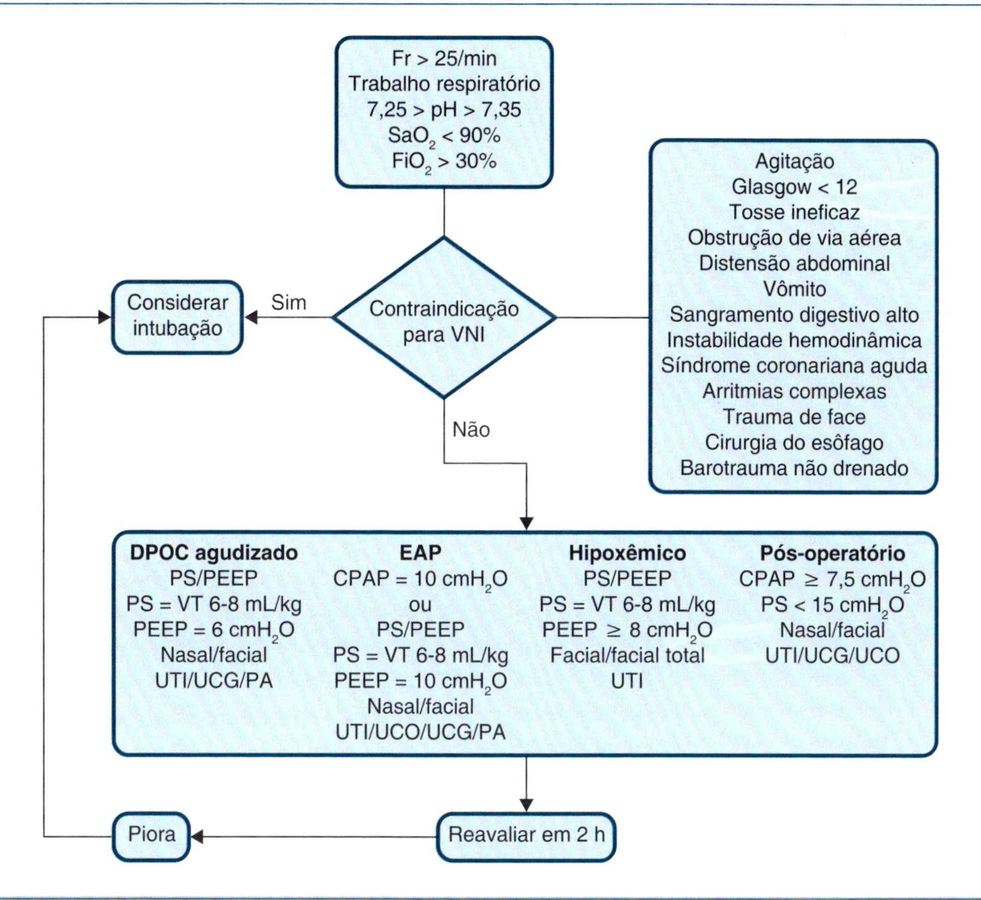

FIGURA 32.2. Fluxograma para o uso de ventilação não invasiva.
Adaptada de: Reis SAM, et al. III Consenso Brasileiro de Ventilação Mecânica: Ventilação Mecânica Não Invasiva com Pressão Positiva. J Bras Pneumol. 2007;33(5):92-105.

Bibliografia

- Baillard C, Fosse JP, Sebbane M, Chanques G, Vincent F, Courouble P, et al. Noninvasive ventilation improves preoxygenation before intubation of hypoxic patients. Am J Respir Crit Care Med 2006;174(2):171-7.
- Carvalho RRC, et al. Ventilação mecânica: princípios, análise gráfica e modalidades ventilatórias. J Bras Pneumol. 2007;33(2):54-70.
- Hyzy RC, McSparron JI. Noninvasive ventilation in acute respiratory failure in adults. Post TW, ed. UpToDate. Waltham, MA: UpToDate Inc. <https://www.uptodate.com> (Acessado em dezembro de 2019).
- Nakamura MAM. Desempenho dos ventiladores convencionais em ventilação não invasiva: impacto da máscara Total Face® em modelo mecânico. Dissertação de Mestrado, Faculdade de Medicina da Universidade de São Paulo, 2018. Disponível em: <http://www.teses.usp.br/teses/disponiveis/5/5160/tde-29012009-111311/publico/MariaAMNakamura.pdf>.
- Osadnik CR, Tee VS, Carson-Chahhoud KV, Picot J, Wedzicha JA, Smith BJ. Non-invasive ventilation for the management of acute hypercapnic respiratory failure due to exacerbation of chronic obstructive pulmonary disease. Cochrane Database of Systematic Reviews 2017, Issue 7. Art. No.: CD004104.
- Reis SAM, et al. III Consenso Brasileiro de Ventilação Mecânica: Ventilação Mecânica Não Invasiva com Pressão Positiva. J Bras Pneumol. 2007;33(5):92-105.

- Vital FMR, Ladeira MT, Atallah AN. Non-invasive positive pressure ventilation (CPAP or bilevel NPPV) for cardiogenic pulmonary oedema. Cochrane Database of Systematic Reviews 2013, Issue 5. Art. No.: CD005351.
- Xu XP, Zhang XC, Hu SL, et al. Noninvasive Ventilation in Acute Hypoxemic Nonhypercapnic Respiratory Failure: A Systematic Review and Meta-Analysis. Crit Care Med. 2017;45:727-733.

Capítulo 33

Sequência Rápida de Intubação

• Carolina Caracas Lima • Rosana Siqueira Brown • Gabrielly Saraiva Porto Garcia
• André Luís Gonçalves Montillo

Introdução

A avaliação das vias aéreas e sua manutenção são prioridades em qualquer paciente, sobretudo nos pacientes críticos, independente da doença de base. Por esse motivo, é habilidade essencial a ser aprendida desde a graduação.

A intubação endotraqueal é um procedimento que permite a manutenção permanente das vias aéreas pérvias. A via mais comumente utilizada é a orotraqueal, em que se coloca uma cânula (p. ex., tubo) no interior da traqueia, através da boca, com a ajuda de dispositivos (p. ex., laringoscópio). Por meio do tubo, realiza-se a ventilação mecânica invasiva com vistas a manter ventilação e oxigenação adequadas (ver *Capítulo 35 – Princípios Básicos de Ventilação Invasiva*).

A sequência rápida de intubação (SRI) é a técnica de escolha, na maior parte das vezes, para realizar esse procedimento no departamento de emergência, devido à sua alta taxa de sucesso e ao menor número de complicações. Essa técnica tem, como principais elementos, o uso de agentes indutores (sedativos) e bloqueadores neuromusculares com vistas a criar condições ideais de intubação e diminuir o risco de aspiração. A fim de alcançar maior didática na descrição do procedimento, o mesmo é classicamente dividido entre os 7Ps:

1. Preparação e plano.
2. Pré-oxigenação.
3. Pré-tratamento.
4. Paralisia e indução.
5. Posicionamento.
6. *Placement* (colocação do tubo com confirmação).
7. Pós-intubação.

A ideia por trás dessa técnica envolve o fato de que os pacientes que chegam à emergência estão com o estômago cheio e possuem um alto risco de aspiração. Um dos grandes objetivos é intubar o paciente sem que haja necessidade de "ambusar" (p. ex., usar o dispositivo bolsa-válvula-máscara, Ambu®).

Indicações e contraindicações

A decisão da necessidade de intubação endotraqueal será principalmente baseada nas condições clínicas do paciente. Como discutido no *Capítulo 35 – Princípios Básicos de Ventilação Invasiva*, três parâmetros principais precisam ser avaliados:

1. Condição clínica.
2. Perda da reserva ventilatória.
3. Hipoxemia refratária.

Muitos pacientes que chegam ao departamento de emergência estão inconscientes ou em parada respiratória (p. ex., apneia). Nesses casos, consideramos a via aérea como *crash* e precisamos ventilar esses pacientes imediatamente com o dispositivo bolsa-válvula-máscara (Ambu®), seguido de uma intubação endotraqueal sem os passos clássicos da SRI (pré-tratamento, indução e paralisia).

Além dos pacientes que necessitam ser intubados imediatamente sem o uso completo da técnica de SRI, é controverso o uso desse método em pacientes com vias aéreas previstas como difíceis. Entretanto, o uso de dispositivos como o videolaringoscópio, por exemplo, permite que em alguns centros se encontre altas taxas de sucesso usando a SRI mesmo em pacientes com vias aéreas consideradas difíceis. O mais importante é que, naqueles pacientes que são considerados intubações difíceis, precisamos ter métodos disponíveis para restaurar a oxigenação imediatamente. Caso esses métodos de restauração também sejam considerados difíceis (p. ex., paciente muito difícil de ventilar com o dispositivo bolsa-válvula-máscara), devemos lançar mão de outros métodos para intubar, como a intubação nasotraqueal com paciente acordado ou outros métodos mais sofisticados.

Vale lembrar que pacientes com obstrução total das vias aéreas superiores e aqueles com perda dos referenciais anatômicos faciais e orofaríngeos (p. ex., trauma facial grave), devem ser submetidos à abordagem cirúrgica das vias aéreas. (ver *Capítulo 34 – Via Aérea Cirúrgica*).

Além das particularidades citadas acima, a técnica da SRI é a principal no que se refere à intubação de pacientes críticos no departamento de emergência e suas indicações essencialmente envolvem:

- Falha em manter a via aérea pérvia ou protegida, p. ex., incapacidade de manusear suas próprias secreções (diminuição do estado de consciência), edema de vias aéreas superiores como nos quadros de anafilaxia.
- Falha em manter ventilação ou oxigenação adequadas, p. ex., insuficiência respiratória aguda com hipoxemia grave e refratária a medidas iniciais menos invasivas, fadiga respiratória.
- Sinais de curso clínico desfavorável, p. ex., paciente politraumatizado não cooperativo com lesões ameaçadoras da vida que necessitará de procedimentos (como dreno de tórax, tomografia, cirurgia), ferimento por arma branca no pescoço com hematoma expansivo, choque séptico.

Preparação e plano

O objetivo é otimizar o plano para que a intubação seja realizada com sucesso na primeira tentativa, já que quanto maior o número de tentativas, maior o número de complicações periprocedimento.

Devemos, inicialmente, certificar que todos os materiais (Quadro 33.1) que poderão ser utilizados no procedimento estão em boas condições de uso e que todos os profissionais saibam utilizá-los da melhor maneira possível. Por exemplo, é importante insuflar o balonete do tubo endotraqueal e verificar possíveis vazamentos, ver se a luz do laringoscópio funciona e se o encaixe entre o cabo e a lâmina está adequado, testar o aspirador, entre outros. Idealmente, é feito um *checklist* a cada troca de turno, assim como é feito em carrinhos de parada.

QUADRO 33.1
***Checklist* para preparação da intubação**

- Equipamento de proteção: luvas, óculos, máscara, avental
- Aspirador de vias aéreas
- Dispositivos para intubação: lâminas de laringoscópio (reta e curva), laringoscópio, videolaringoscópio (se disponível), tubos endotraqueais, seringa de 20 mL, fio guia ou bougie, material para fixação do tubo
- Fonte de oxigênio para pré-oxigenação e ventilação, ventilador
- Posicionamento: coxim
- Monitorização: cardioscópio, oximetria de pulso, pressão arterial, capnógrafo
- Dispositivos de resgate (planos de *backup*): máscara laríngea, combitubo, material para via aérea cirúrgica
- Drogas: agente indutor, bloqueador neuromuscular e outras drogas (p. ex., vasopressor, fentanil, soro fisiológico)
- Confirmação da posição do tubo: estetoscópio, ecografia à beira leito, radiografia de tórax

Há dois tipos de laringoscópio: o laringoscópio por visualização direta e o videolaringoscópio. O primeiro é mais utilizado nos serviços de emergência, sendo a visualização da via aérea permitida somente ao intubador. O segundo possibilita a visualização da via aérea do paciente em um monitor de vídeo. A eficácia de ambos parece ser semelhante no que se refere ao sucesso na primeira tentativa. O vídeo-laringoscópio é mais comumente utilizado em pacientes com vias aéreas previstas como difíceis. Com relação às lâminas de laringoscópio, existem, essencialmente, dois tipos: a reta (de Miller) e a curva (de Macintosh). A lâmina curva é mais utilizada em adultos e a reta em crianças e neonatos. Há uma variedade de tamanhos (0 a 4) e, para a melhor escolha, é avaliada a anatomia do paciente, sendo as de número 3 ou 4 as mais utilizadas em adultos. Há diversos tamanhos (2,0 a 10,5 mm) de tubos endotraqueais, sendo os mais adequados para mulheres os tubos 7,5 ou 8,0 e, para homens, 8,0 ou 8,5. Geralmente, a referência do tubo é o diâmetro do dedo mínimo do paciente. Com relação a crianças, deve-se ter um guia baseado na idade para a melhor escolha. No entanto, é preferível que se tenha em mãos a maior variedade de tubos possível para acomodar tamanhos inusitados. O balonete encontrado nos tubos de adultos, e em alguns de crianças, tem como finalidade evitar o escape de ar, não sendo utilizado para fixar o tubo na traqueia. Para inflar o balonete, é usada uma seringa de 20 mL. O uso do fio guia ou do bougie é recomendado para todas as intubações, visto que aumenta o sucesso na primeira tentativa, principalmente com intubadores não experientes. Artigos recentes apontam que o bougie pode ter taxas de sucesso maiores que o fio guia.

Todos os pacientes com indicação de intubação devem possuir acessos venosos calibrosos e ser monitorados com cardioscópio, oximetria de pulso e monitor de pressão arterial. A capnografia, se disponível, também será essencial para confirmação do posicionamento do tubo.

Uma das partes mais importantes da preparação é a avaliação de uma possível via aérea difícil. Para tal, avaliam-se certas variáveis e características através do mnemônico LEMON:

- L – (*look externally* – ectoscopia): olhe para características do paciente que estão associadas a uma via aérea difícil, como pescoço curto, obesidade, boca (abertura pequena, ausência de dentes), deformidades de mandíbula, barba, trauma, tumores.
- E – (*evaluate 3-3-2* – avaliar a regra do 3-3-2): verificar se cabem 3 dedos da mão entre os incisivos (testa a abertura da boca), verificar se a distância entre o mento e o osso hioide tem uma distância de 3 dedos (testa o espaço submandibular), verificar se a distância entre o hioide e a cartilagem tireoide tem uma distância de 2 dedos (testa a altura da laringe).
- M – (índice de Mallampati): avalia a visibilidade da orofaringe (Figura 33.1). As classes I e II de Mallampati indicam um acesso adequado para intubação orotraqueal, enquanto a classe III indica uma intubação moderada e a classe IV, intubação difícil.
- O – (obstrução ou obesidade): uma obstrução alta das vias aéreas torna a visualização da glote mais difícil e, consequentemente, uma intubação mecanicamente complicada. A obstrução se apresenta com sinais como o estridor, incapacidade de manusear secreções ou alterações de voz.
- N – (neck – pescoço): a mobilidade do pescoço é essencial para o posicionamento do paciente com vistas a uma técnica de intubação adequada. A extensão do pescoço é uma das manobras mais importantes para otimizar a visualização da laringe.

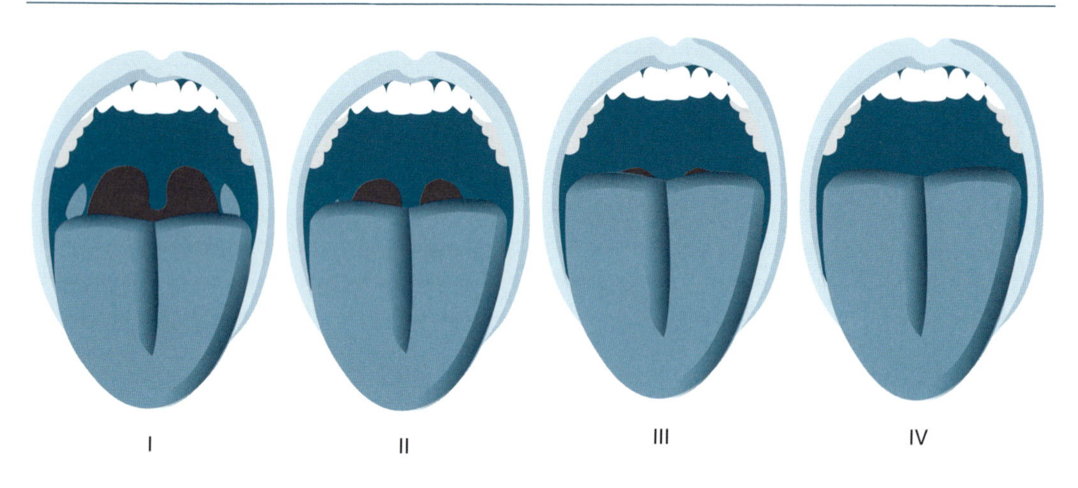

FIGURA 33.1. Classificação de Mallampati.
Adaptada de: <https://commons.wikimedia.org/wiki/File:Mallampati.svg>.

Pré-oxigenação

A pré-oxigenação, também referida na literatura como desnitrogenação, deve ser feita com uma oferta de oxigênio (FiO_2) o mais próximo de 100% durante 3 a 5 minutos. O objetivo é permitir um tempo de apneia seguro durante o procedimento. Já que na SRI os pacientes recebem bloqueadores neuromusculares, o período de apneia precisa ser o mais seguro possível, em outras palavras, que não ocorra dessaturação. A pré-oxigenação realiza uma lavagem de nitrogênio e uma "supersaturação" de oxigênio, podendo permitir apneia sem dessaturação por até 8 minutos em indivíduos saudáveis. A dessaturação deve ser evitada, pois está associada a eventos como a parada cardíaca periprocedimento. Vale lembrar que a curva de saturação da hemoglobina com o oxigênio irá depender do perfil do paciente. Por exemplo, pacientes obesos ou em estado crítico possuem uma "reserva" menor e, consequentemente, dessaturam mais rápido. Ou seja, mesmo com a realização de uma pré-oxigenação adequada, eles tendem a dessaturar mais rápido do que um indivíduo saudável.

O dispositivo mais comumente utilizado é a máscara não reinalante, entretanto, é possível realizar a pré-oxigenação com outros dispositivos, como a bolsa-válvula-máscara ou até através de ventilação não invasiva ou cânula nasal de alto fluxo. O melhor método de pré-oxigenação ainda é bastante debatido na literatura.

Outro conceito importante é o da oxigenação apneica. Esta é obtida através do uso de uma cânula nasal simples, com fluxo de oxigênio a 15 L/min. A ideia é que, enquanto o paciente estiver em apneia, ele siga recebendo oxigênio pois, mesmo que não haja ventilação, existe uma troca passiva de gases que permite aumentar o tempo de apneia seguro além do que a pré-oxigenação oferece. Essa manobra será mais importante ainda em populações com maior risco de dessaturação, como os obesos. Recomenda-se colocar a cânula nasal por baixo da máscara não reinalante e deixá-la durante todo o procedimento. A única desvantagem é que precisamos de duas fontes de oxigênio na parede (uma para o dispositivo que realizará a pré-oxigenação e uma para a cânula nasal que realizará a oxigenação apneica).

Pré-tratamento

O processo de intubação estimula a descarga do sistema nervoso autônomo simpático, tendo como consequência a hipertensão, a taquicardia e o broncoespasmo. Essa resposta hemodinâmica e broncoconstritora é bem tolerada por pessoas saudáveis, uma vez que são reflexos protetores naturais do organismo para aumentar o nível de consciência e evitar broncoaspiração. Contudo, em pacientes críticos, há uma descompensação dessa resposta fisiológica, considerando-se que o organismo está passando por inadequada oxigenação tissular, acidose e hipercapnia.

Administração de medicações antes da indução anestésica é feita com o propósito de prevenir as respostas fisiológicas decorrentes da laringoscopia e intubação. Para que esse efeito seja atingido, o ideal é administrá-las 3 minutos antes da intubação. As duas principais drogas são o fentanil e a lidocaína. O fentanil (2-3 mcg/kg) ameniza a resposta adrenérgica da laringoscopia e da intubação, tendo indicação para pacientes com síndrome coronariana aguda, dissecção aguda de aorta, hipertensão intracraniana ou com sangramento no SNC. Já a lidocaína (1,5 mg/kg), ao reduzir a hiper-reatividade das vias aéreas, pode ser usada para pacientes com hipertensão intracraniana ou broncoespasmo.

A modulação da resposta fisiológica em pacientes conscientes é atenuada quando realizada a SRI. Desse modo, o nível de consciência deve ser cuidadosamente avaliado para garantir uma escolha adequada das medicações. Em estados críticos, os riscos de efeitos adversos aumentam devido à gravidade do quadro clínico, podendo ter descompensação hemodinâmica e respiratória. É imprescindível que a seleção apropriada dos medicamentos seja feita em conformidade com as particularidades de cada situação clínica. Tais observações aumentam as chances de sucesso na realização do procedimento.

Devemos lembrar que muitas vezes precisamos reanimar os pacientes antes de realizar a intubação, para evitar colapsos hemodinâmicos causados pelas drogas utilizadas e pelo procedimento em si. A reanimação pré-intubação pode envolver procedimentos como o início de droga vasopressora, correção de pH, entre outros.

Paralisia e indução

Uma das principais características da SRI é a utilização de agentes indutores (sedativos) e bloqueadores neuromusculares com vistas a otimizar a intubação e reduzir o risco de aspiração. Utiliza-se primeiro o agente sedativo, seguido do bloqueador neuromuscular. A Tabela 33.1 destaca as principais drogas utilizadas.

Dentre os agentes hipnóticos, o etomidato possui efeitos hemodinâmicos mínimos, rápido início de ação e curto tempo de meia-vida, o que o torna uma droga de ótima escolha. Possui efeito protetor no encéfalo porque reduz a pressão intracraniana e o consumo cerebral de oxigênio, enquanto mantém normal a pressão arterial. Entretanto, mesmo com uma única dose, pode causar supressão adrenal, interferindo na síntese de cortisol. A quetamina é tão eficaz quanto o etomidato, com efeitos similares em casos de instabilidade hemodinâmica, sendo seguro para pacientes hipotensos, hipovolêmicos e sépticos. Além disso, a quetamina tem efeito broncodilatador e é bastante utilizada em pacientes asmáticos que necessitam de SRI.

O propofol, apesar de ter rápido início de ação e curto tempo de meia-vida, possui como desvantagem a depressão miocárdica, gerando efeito colateral de hipotensão. Logo, é necessário cautela em sua utilização na emergência, principalmente em pacientes com instabilidade hemodinâmica. Por último, o midazolam tem um tempo de início mais curto e maior tempo de meia vida. Além disso, possui efeito de amnésia. No entanto, sua grande desvantagem é causar hipotensão, devido à depressão miocárdica e respiratória, o que torna seu uso limitado, assim como o propofol.

Dentre os bloqueadores neuromusculares, as drogas de escolha são a succinilcolina e o rocurônio, sendo a primeira a mais utilizada atualmente no Brasil. A succinilcolina é uma droga despolarizante (agonista da placa mioneural, causa fasciculação), com rápido início de ação e curto tempo de meia-vida. Evita-se usá-la em algumas situações, como pacientes que estão imobilizados por um longo tempo, que sofreram queimaduras agudas, que possuem rabdomiólise ou doenças neuromusculares com denervação, pois essa droga causa aumento do potássio sérico. Tal efeito colateral induziria exacerbação de hipercalemia, já existente na fisiopatologia dessas condições mencionadas. Já o rocurônio, droga não despolarizante, é uma alternativa mais segura nesses casos, atingindo efeitos similares à succinilcolina quando comparados em tempo de início de ação, mas com uma dose mais alta. Sua desvantagem é um tempo de meia-vida maior que o da succinilcolina.

A avaliação singular de cada paciente é determinante na escolha dos agentes hipnóticos e bloqueadores neuromusculares, visando a correta preparação dos pacientes para a via aérea avançada.

TABELA 33.1
Principais fármacos hipnóticos e bloqueadores neuromusculares

Classe	Medicamentos	Dose	Início de ação	Meia-vida	Duração
Hipnóticos	Etomidato	0,2-0,3 mg/kg	15-45 s	2-4 min	3-12 min
	Quetamina	1-2 mg/kg	30-45 s	11-17 min	10-20 min
	Propofol	1,5-2 mg/kg	15-45 s	1-3 min	5-10 min
	Midazolam	0,3 mg/kg	60-90 s	7-15 min	15-30 min
Bloqueadores neuromusculares	Succicinilcolina	1,5 mg/kg	30-45 s	3-6 min	6-10 min
	Rocurônio	1,2 mg/kg	45-60 s	30-60 min	40-60 min

Adaptada de: Arnaud F, Martins HS. Intubação de Sequência Rápida e Técnicas Alternativas. Em: Martins HS, Brandão Neto RA, et al. Medicina de Emergência: Abordagem Prática. 11. ed. São Paulo: Editora Manole, 2016. p. 140-69.

Posicionamento

Posicionar o paciente em decúbito dorsal horizontal, subir a cama até que o crânio esteja na altura de seu apêndice xifoide e realizar uma hiperextensão cervical com protusão de mandíbula e uso de um coxim suboccipital sempre que não houver trauma cervical ou cranioencefálico. Esse posicionamento é importante para alinhar os eixos oral, faríngeo e laríngeo. Em casos de vítimas de politrauma, considerar a intubação mantendo o colar cervical ou pedindo a alguém que estabilize a coluna cervical com firmeza, evitando a manobra de hiperextensão.

Placement (intubação)

Após a infusão rápida do agente indutor seguida do bloqueador neuromuscular, o emergencista precisa estar preparado para posicionar o paciente rapidamente e realizar a intubação seguindo os seguintes passos:

1. Se necessário, pedir a um assistente para realizar a manobra de Sellick, que consiste na aplicação de uma pequena força sobre a cartilagem cricoide, de modo a ajudar na visualização da glote. Além disso, a manobra também pode auxiliar a evitar a aspiração e refluxo de conteúdo gástrico. Seu uso é controverso.
2. Segurar o laringoscópio com a mão esquerda, perto da junção entre o cabo do equipamento e a lâmina; enquanto isso, a mão direita é colocada na região occipital para ajudar na abertura da boca e extensão da cabeça.
3. Introduzir a lâmina do laringoscópio na boca, evitando tocar nos dentes e nos lábios; deslizar a lâmina ao longo da borda direita da língua, deslocando-a sempre para a esquerda.
4. Para visualização das cordas vocais, é necessário identificar a epiglote e colocar a ponta da lâmina na valécula, caso seja curva ou sobrepor a epiglote caso seja reta. Assim que a lâmina estiver encaixada, realizar uma tração do laringoscópio no sentido vertical e levemente anterocaudal, de modo a expor a glote. Nesse momento, é importante evitar o movimento de alavanca, porque há risco de traumatismo dentário.
5. Após, localizar as pregas vocais, colocar o tubo endotraqueal com a mão direita lateralmente, permitindo a visualização direta da glote e, de preferência, com o uso de um fio guia, que auxilia no ajuste da curvatura do tubo. O uso do bougie também é recomendado como uma alternativa ao fio guia. É imprescindível o cuidado de evitar o contato do tubo com as estruturas da via aérea, de modo a diminuir o risco de lesão das cordas vocais e contaminação da porção do tubo que irá entrar na traqueia.
6. Inserir o tubo endotraqueal até a margem proximal do balonete ultrapassar as cordas vocais. Normalmente, apresenta uma linha transversal preta indicando a localização exata para ideal posicionamento do mesmo. Nesse momento, o laringoscópio pode ser retirado.
7. Insuflar o balonete com a menor quantidade de ar necessária, sem ultrapassar uma pressão de 20 mmHg, para que não haja vazamento de ar durante a ventilação pulmonar ainda sem soltar o tubo. O balonete externo de controle, em geral, demonstra o quanto de tensão está sendo aplicado à parede da traqueia. Nessa hora, se foi utilizado um fio guia, deve-se retirá-lo.
8. Ainda segurando o tubo endotraqueal, conectar o dispositivo bolsa-válvula, iniciar a ventilação e verificar se o tubo foi posicionado corretamente.
9. Realizar a ausculta primeiramente da região epigástrica para avaliar se não houve intubação esofágica. Após excluída essa possibilidade, deve-se auscultar ambos os hemitórax na seguinte sequência: base esquerda, base direita, ápice esquerdo e ápice direito, procurando

ouvir murmúrios vesiculares e certificando-se que há uma ventilação satisfatória e que não ocorreu a intubação seletiva (geralmente do brônquio fonte direito).

10. Se tiver a disponibilidade de um capnógrafo, utilizá-lo para avaliar a saída de CO_2 expirado, sendo a medida mais eficaz de garantir que a intubação foi feita de maneira correta.
11. Outros métodos de verificar se o posicionamento do tubo está correto: visualização direta do tubo entre as cordas vocais, presença de névoa no tubo, observar simetria e movimentos da caixa torácica, avaliar saturação de oxigênio no oxímetro de pulso e melhora nas condições do paciente.
12. Caso tenha acontecido uma intubação esofágica, desinflar o balonete e reiniciar o processo de intubação, utilizando um novo tubo endotraqueal devido a possíveis contaminações e presença de restos alimentares. Na hipótese de intubação seletiva, somente desinflar o balonete e reposicionar o tubo.
13. Fixar o tubo endotraqueal de maneira adequada e conectá-lo ao ventilador mecânico.
14. Retirar as luvas e lavar as mãos.
15. Realizar uma radiografia de tórax de controle assim que possível, para confirmar o posicionamento correto do tubo endotraqueal, ou utilizar a ecografia à beira do leito.

Vale ressaltar a importância do desempenho bem-sucedido da técnica na primeira tentativa, visto que reduz as chances de efeitos adversos nas tentativas subsequentes, como dessaturação do oxigênio, broncoaspiração e, até mesmo, intubação esofageana.

Pós-intubação

Após a confirmação do posicionamento do tubo ser realizada e o mesmo fixado, devemos manter uma sedoanalgesia adequada através de bombas de infusão. Além disso, precisamos avaliar qualquer evidência de barotrauma ou outras complicações da intubação, como a instabilidade hemodinâmica.

Via aérea falha

Uma via aérea falha acontece quando a intubação não é realizada após três tentativas ou não se consegue manter uma saturação razoável durante o procedimento. Lembrando que cada tentativa de intubação não deve ultrapassar trinta segundos.

Tanto no caso de via aérea difícil quanto na via aérea falha, deve-se lançar mão de técnicas alternativas de obtenção de via aérea pérvia. Iremos comentar sobre as principais vias supraglóticas, sendo as vias infraglóticas detalhadas no *Capítulo 34 – Via Aérea Cirúrgica*.

Os dispositivos de resgate supraglóticos mais comuns são a máscara laríngea e o combitubo. A máscara laríngea é um dispositivo com balonete em forma de máscara que se encaixa na entrada da traqueia. É colocada de maneira desinflada, às cegas, sem ajuda de laringoscópio; após o encaixe, o balonete é insuflado para evitar o escape de ar. Ainda existe uma versão da máscara com uma abertura na ponta, permitindo a passagem do tubo endotraqueal, um método de facilitar a intubação orotraqueal. O combitubo é um tubo de duplo lúmen, que foi criado para ser inserido às cegas no esôfago, funcionando também se colocado na traqueia por conta de seus diferentes sistemas de acoplamento e balonetes.

Além desses dois dispositivos, a intubação nasotraqueal e a intubação com o uso da broncoscopia são ferramentas a serem utilizadas nesses pacientes. Na broncoscopia, visualiza-se diretamente a anatomia da via aérea conforme o tubo é introduzido, e é considerada a maneira mais segura para obter acesso à via aérea. Infelizmente, esse recurso não é amplamente disponível nas emergências brasileiras.

Bibliografia

- Arnaud F, Martins HS. Intubação de Sequência Rápida e Técnicas Alternativas. Rm: Martins HS, Brandão Neto RA, et al. Medicina de Emergência: Abordagem Prática. 11. ed. São Paulo: Editora Manole, 2016. p. 140-69.
- ATLS Subcommittee, American College of Surgeons' Committee on Trauma, International ATLS working group. Advanced trauma life support (ATLS®): the tenth edition. 10. ed. Chicago: American College of Surgeons, 2018. p. 24-31.
- Durbin CG Jr, Bell CT, Shilling AM. Elective intubation. Respir Care. 2014; Jun;59(6):825-46.
- Hawkins E, Moy HP, Brice JH. Critical Airway Skills and Procedures. Emerg Med Clin North Am, 2013; 31:1-28.
- Hudetz JA, Pagel PS. Neuroprotection by ketamine: a review of the experimental and clinical evidence. J Cardiothorac Vasc Anesth, 2010;24(1):131-42.
- Lossius HM, Røislien J, Lockey DJ. Patient safety in pre-hospital emergency tracheal intubation: a comprehensive meta-analysis of the intubation success rates of EMS providers. Crit Care, 2012; 16(1): R24.
- Mechlin MW, Hurford WE. Emergency tracheal intubation: techniques and outcomes. Respir Care, 2014; 59(6):881-92.
- Mort TC. Preoxygenation in critically ill patients requiring emergency tracheal intubation. Crit Care Med, 2005; Nov;33(11):2672-5.
- Mosier J, Malo J, Sakles JC, et al. The Impact of a Comprehensive Airway Management Training Program for Pulmonary and Critical Care Medicine Fellows. ATS Journals, 2015. 12(4): 539-48.
- Reynolds SF, Heffner J. Airway management of the critically ill patient: rapid-sequence intubation. Chest, 2005; Apr;127(4):1397-412.
- Ross W, Ellard L. ATOTW 331 – Rapid Sequence Induction. Australia, 2016. Disponível em <http://tutoriaisdeanestesia.paginas.ufsc.br/files/2016/07/331-Indu%C3%A7%C3%A3o-de-Sequ%C3%AAncia-R%C3%A1pida.pdf> Acesso em: 31 de março de 2018.
- Sakles JC, Chiu S, Mosier J, et al. The Importance of First Pass Success When Performing Orotracheal Intubation in the Emergency Department. Acad Emerg Med, 2013; 20(1):71-78.
- Sehdev RS, Symmons DA, Kindl K. Ketamine for rapid sequence induction in patients with head injury in the emergency department. Emerg Med Australas, 2006;18(1):37-44.
- Stollings JL, Diedrich DA, Oyen LJ, Brown DR. Rapid-sequence intubation: a review of the process and considerations when choosing medications. Ann Pharmacother, 2014; Jan;48(1):62-76.
- Universidade do Oeste Paulista (UNOESTE). Guia de Habilidades – Intubação Orotraqueal (IOT) em Adultos. Laboratório de Habilidades e Simulação. São Paulo, 2015. Disponível em: <http://www.unoeste.br/lhabsim/arquivos/guias/2015/Guia%20para%20IOT%20na%20emerg%C3%AAncia%20com%20sequ%C3%AAncia%20r%C3%A1pida.pdf> Acesso em: 31 de março de 2018.
- Weingart SD, Levitan RM. Preoxygenation and prevention of desaturation during emergency airway management. Ann Emerg Med. 2012; 59 (3):165-175 e161.

Capítulo 34

Via Aérea Cirúrgica

• Ana Celia Diniz Cabral Barbosa Romeo • João Pedro Moreira Miranda Cambui • Monique Brito Azevedo
• Rodolfo Bonfim Ribeiro

Introdução

A cricotireoidostomia é um procedimento cirúrgico para obtenção de via aérea com a colocação de um tubo na traqueia através de uma incisão na membrana cricotireóidea, para oferecer oxigenação e ventilação adequadas ao paciente.

A cricotireoidostomia é preferível à traqueostomia para a maioria dos pacientes que necessitam de uma via aérea cirúrgica de emergência, pois é mais fácil de ser executada, incorre em menos sangramento e requer um tempo menor para ser concluída. Contudo, devido às complicações como a estenose subglótica, a cricotireoidostomia é considerada um método temporário, devendo ser substituída por uma traqueostomia em no máximo 72 horas pela equipe cirúrgica após a internação do paciente. O papel do médico emergencista, entretanto, é dominar a técnica de cricotireoidostomia e entender suas indicações na sala de emergência.

Indicações

Apesar de ser um procedimento raramente realizado pelo médico emergencista, é essencial saber suas indicações porque, normalmente, a sua realização será a diferença entre a vida e a morte. Na hora de planejarmos a intubação, devemos sempre ter a via aérea cirúrgica como parte possível do plano e, por isso, ao suspeitarmos de uma via aérea difícil, por exemplo, já devemos manter o material preparado.

A escolha por uma via aérea cirúrgica é reservada aos casos de falha na intubação oro ou nasotraqueal ou em situações em que não é possível a oxigenação e ventilação do paciente por obstrução das vias aéreas. Os motivos que podem levar à necessidade de uma via aérea cirúrgica incluem edema das vias aéreas (p. ex., angioedema ou em lesões por inalação), hemoptise maciça, êmese maciça, lesões obstrutivas (p. ex., tumores cervicais) ou distorções anatômicas (doenças congênitas, sequelas pós-procedimento, pós-radiação ou pós-trauma). O trauma maxilofacial grave é um dos cenários comuns no que se refere à necessidade de via aérea cirúrgica (Quadro 34.1).

QUADRO 34.1 Indicações clássicas de via aérea cirúrgica na emergência
Falha em obter uma via aérea pérvia devido às seguintes condições: • Trauma com dano significativo à anatomia nasal, oral ou faringe • Espasmos musculares significativos envolvendo a mandíbula • Êmese ou sangramento não controlável na via aérea • Obstrução de via aérea alta por corpo estranho • Obstrução de via aérea alta por edema (angioedema e anafilaxia) • Tumores ou outros processos patológicos que distorcem a anatomia da via aérea

Contraindicações

Considerando-se que a ausência das vias aéreas pérvias é uma situação incompatível com a vida, não há contraindicações absolutas para a realização da cricotireoidostomia.

Técnicas

A obtenção de uma via aérea cirúrgica pelo médico emergencista é realizada, essencialmente, através de duas técnicas: a técnica cirúrgica tradicional ou a técnica de Seldinger, também conhecida como cricotireoidostomia percutânea. Por ser um procedimento raro, não temos muitos estudos comparando as diferentes técnicas. Alguns trabalhos utilizando cadáveres demonstram que a técnica de Seldinger (percutânea) é mais rápida (menor tempo incisão-ventilação) do que a técnica cirúrgica tradicional. Por outro lado, outros estudos mostram que a técnica cirúrgica tradicional, quando auxiliada pelo uso do Bougie, tem menos dano traqueal do que a técnica de Seldinger. Assim sendo, é importante dominar as principais técnicas.

Preparação

A preparação do paciente que vai ser submetido a acesso cirúrgico da via aérea inclui alguns cuidados básicos. Todo material e instrumental necessário para o procedimento deve estar disponível na sala de emergência. É recomendado que *kits* contendo o equipamento estejam em local sinalizado e de fácil alcance para a equipe de atendimento. Os *kits* devem ser revisados periodicamente no intuito de evitar a falta acidental de material durante a abordagem do paciente. É importante que pelo menos dois indivíduos estejam tecnicamente treinados para o manejo do paciente com via aérea difícil (cirúrgica ou não). Existem evidências na literatura de que a mortalidade aumenta quando o atendimento é realizado por apenas um profissional capacitado em comparação com atendimento feito por dois médicos capacitados. Dessa forma, sugere-se fortemente que, sempre que possível, a condução do procedimento seja feita por mais de um emergencista.

Técnica cirúrgica tradicional

Os materiais necessários para realização da técnica cirúrgica tradicional incluem: solução iodada ou clorexidina para assepsia do local, agulhas, seringas e solução anestésica, Bougie (se disponível), bisturi (lâmina 10 ou 11), tubo de traqueostomia (normalmente, tamanho 6 com balonete), tubo endotraqueal, seringa de 10 mL com soro fisiológico e caixa de pequena cirurgia contendo pinça hemostática.

Passo a passo

1. Palpar a laringe e identificar as seguintes estruturas: cartilagem tireóidea, membrana cricotireóidea e anel cricoide (Figura 34.1).
2. Assepsia com solução iodada ou clorexidina.
3. Realizar infiltração com anestésico local.
4. Realizar incisão vertical na pele da região palpada e uma discreta dissecção, até a exposição da membrana cricotireóidea.
5. Após visualizar a membrana, realizar uma incisão horizontal na membrana cricotireóidea de aproximadamente 1cm em sua borda inferior.
6. Usar o próprio dedo ou a parte de trás do bisturi para dissecar e criar espaço para o tubo de traqueostomia ou tubo endotraqueal. Colocar o dedo e sentir os anéis traqueais para garantir o acesso correto (reduz a chance de criar um pertuito falso).
7. Manter o dedo dentro do espaço cricotireóideo e, ao mesmo tempo, avançar o tubo ou o Bougie para garantir que os mesmos estão indo para o local certo (traqueia). Usando o Bougie, coloque-o na traqueia e sinta os anéis traqueais. Utilizar o Bougie como se fosse um fio guia e colocar o tubo.
8. Se utilizar um tubo endotraqueal, não esquecer de inflar o balonete. Ao usar um tubo de traqueostomia, retirar o guia e inflar o balonete.

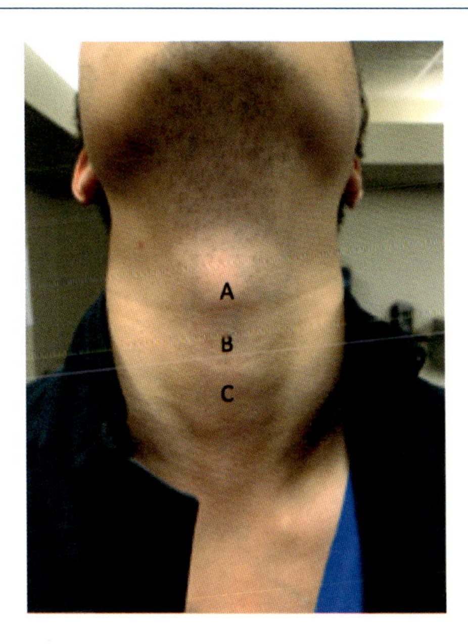

FIGURA 34.1. Referenciais anatômicos a serem identificados: A) Cartilagem tireóidea; B) Membrana cricotireóidea; C) Anel cricoide.
Fonte: Rejali N. Unlocking Common ED Procedures – Bougie Nights: The Surgical Airway Revisited. Blog do emDocs, 2019.

9. Conectar tubo utilizado à ventilação mecânica ou bolsa-válvula-máscara.
10. Fixar o tubo para garantir a via aérea e solicitar radiografia de tórax para controle. Não esquecer de realizar analgesia e sedação apropriadas.

Técnica de Seldinger (percutânea)

Os materiais necessários para realização da técnica de Seldinger (também conhecida como cricotireoidostomia percutânea) incluem: solução iodada ou clorexidina para assepsia do local, agulhas, seringas e solução anestésica, tubo de traqueostomia ou tubo endotraqueal, dispositivo dilatador, bisturi (lâmina 10 ou 11), seringa de 10 mL com soro fisiológico, Abbocath calibroso (que permita a passagem do fio guia) e fio guia.

Passo a passo

1. Palpar a laringe e identificar a cartilagem tireóidea, a membrana cricotireóidea e o anel cricoide (Figura 34.1).
2. Assepsia com solução iodada ou clorexidina.
3. Colocar o dilatador no interior da cânula da via aérea, unificando esses dois dispositivos para facilitar (Figura 34.2).
4. Conectar Abbocath calibroso (14 ou 18), com a seringa de 10 mL com soro fisiológico.
5. Inserir a agulha do Abbocath na membrana cricotireóidea, utilizando um ângulo de 45°. A inserção deve ser feita caudalmente e sempre com pressão negativa no êmbolo.
6. Assim que surgirem bolhas de ar na seringa, desconectar a seringa e introduzir o fio guia com delicadeza.
7. Com o fio guia dentro da via aérea, remover a agulha, realizar pequena incisão na pele e introduzir o dispositivo dilatador junto com o tubo até a via aérea, sobre o fio guia, para dilatar o pertuito e permitir a inserção da cânula de traqueostomia.

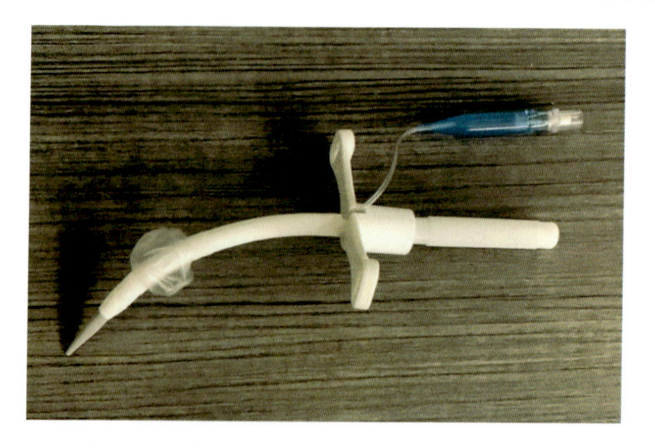

FIGURA 34.2. Tubo de traqueostomia com o dilatador no interior.
Fonte: Rejali N. Unlocking Common ED Procedures – Bougie Nights: The Surgical Airway Revisited. Blog do emDocs, 2019.

8. Remover o fio guia e o dispositivo dilatador, mantendo o tubo. Não esquecer de inflar o balonete.
9. Conectar tubo utilizado à ventilação mecânica ou bolsa-válvula-máscara.
10. Fixar o tubo para garantir a via aérea e solicitar radiografia de tórax para controle. Não esquecer de realizar analgesia e sedação apropriadas.

A técnica de cricotireoidostomia por punção é semelhante à técnica percutânea, porém sem a colocação do fio guia e o tubo de traqueostomia. Após puncionar a membrana com o Abbocath e a seringa, retira-se a agulha, mantendo o cateter do Abbocath, e adapta-se o mesmo a um sistema de ventilação (pode ser mantida por apenas 30 a 45 minutos).

O uso da ultrassonografia à beira do leito vem sendo proposto para a identificação da membrana cricotireóidea em situações difíceis, com o objetivo de orientar o correto ponto de incisão na cricotireoidostomia. Entretanto, em vias aéreas cirúrgicas de emergência com muito sangramento e secreções, a realização do ultrassom será extremamente dificultada.

Complicações

As taxas de complicações variam amplamente e depende da idade do paciente, cenário clínico, a habilidade do médico e o local onde foi realizado o procedimento (departamento de emergência ou pré-hospitalar). Procedimentos feitos em ambiente pré-hospitalar são mais propensos a piores desfechos que no intra-hospitalar, devido à dificuldade em se manter o campo estéril, falta de equipamentos adequados, ambiente desfavorável e iluminação limitada.

As complicações imediatas pós-procedimento incluem: hipercapnia, caso a cricotireoidostomia por punção seja mantida por mais tempo que o recomendado, sangramento significativo na região da incisão, necessidade de implementação de medidas hemostáticas (p. ex., compressão direta e sutura do local), deslocamento do tubo ou a colocação em um pertuito falso, fora da traqueia, podendo ser no subcutâneo ou no interior do esôfago.

O enfisema subcutâneo indica a colocação do tubo em pertuito subcutâneo. Para garantir que o tubo não está no esôfago, devemos utilizar a capnografia. Os indicativos de uma complicação imediata pós-procedimento são essencialmente clínicos (dessaturação ou descompensação hemodinâmica).

Complicações não imediatas incluem a estenose subglótica, que possui elevado risco devido à localização da cricotireoidostomia. Essa complicação pode ser evitada atendendo à recomendação de converter esse procedimento para a traqueostomia dentro de 72 horas.

Bibliografia

- Apfelbaum JL, Hagberg CA, Caplan RA, et al. American Society of Anesthesiologists Task Force on Management of the Difficult Airway. Practice guidelines for management of the difficult airway: an update report by the American Society of Anesthesiologists Task Force on Management of the Difficult Airway. Anesthesiology. 2013;118:251-70.
- Benkhadra M, Lenfant F, Nemetz W, et al. A comparison of two emergency cricothyroidotomy kits in human cadavers. Anesth Analg 2008; 106:182.
- Goffi FS, Tolosa EMC, Guimarães JS, et al. Técnica Cirúrgica – Bases Anatômicas, Fisiopatológicas e técnicas da Cirurgia, 4. ed. Rio de Janeiro: Editora Atheneu, 2007.
- Hessert MJ, Bennett BL. Optimizing Emergent Surgical Cricothyrotomy for use in Austere Environments. Wilderness & Environmental Medicine, 2013. p. 53-66.

- Kress TD, Balasubramaniam S. Cricothyroidotomy. Ann Emerg Med 11:197-201, April 1982.
- Patel SA, Meyer TK. Surgical Airway. Int J Crit Illn Inj Sci 2014; 4:71-6.
- Sant'Anna F, Rossi MA, Cerqueira A, Fernandes ACS. Cricotireotomia no manejo de obstrução aguda das vias aéreas. Rev.Cir. Traumatol. Buco-maxilo-fac. 2010;10(2): 35-41.
- Schaumann N, Lorenz V, Schellongowski P, et al. Evaluation of Seldinger technique emergency cricothyroidotomy versus standard surgical cricothyroidotomy in 200 cadavers. Anesthesiology 2005; 102:7.
- Schaumann N, Lorenz V, Schellongowski P, Staudinger T, Locker GJ, Burgmann H, et al. Evaluation of Seldinger Technique Emergency Cricothyroidotomy versus Standard Surgical Cricothyroidotomy in 200 Cadavers. Anesthesiology 2005;102(1):7-11.
- Shackles JC. Emergency cricothyrotomy (cricothyroidotomy). In: UpToDate. Post TW, ed. UpToDate. Waltham, MA. (Acessado em fevereiro de 2020).

Capítulo 35

Princípios Básicos de Ventilação Invasiva

• Franco Milan Sapuppo • Nathalia Silvia Leite • Vanessa Tiemi Comosako
• Miguel Angelo de Goes Junior

Introdução

A ventilação mecânica (VM) pode ser efetuada de maneira não invasiva ou invasiva. A ventilação invasiva, frequentemente, é chamada de VM tradicional e é realizada através de um tubo endotraqueal ou um tubo de traqueostomia. Já a ventilação não invasiva (VNI) fornece pressão positiva através de uma interface, como as máscaras faciais (ver *Capítulo 32 – Princípios Básicos da Ventilação Não Invasiva*). Este capítulo fornecerá detalhes sobre princípios básicos da VM invasiva.

A VM também é chamada de ventilação com pressão positiva. O mecanismo dessa intervenção envolve essencialmente dois momentos: a inspiração e a expiração. Seguido de um sinal desencadeante para a inspiração, uma mistura de ar normalmente rica em oxigênio é forçada para as vias aéreas até que chegue no alvéolo, aumentando a pressão intra-alveolar. Após isso, um sinal de término da expiração faz com que o ventilador pare de empurrar ar para dentro das vias aéreas, iniciando-se a expiração, momento em que o ar flui do ambiente alveolar de alta pressão para o ambiente de baixa pressão das vias aéreas centrais.

A Intubação endotraqueal e a VM invasiva são utilizadas apenas quando os métodos não invasivos forem ineficazes, ou seja, apenas quando a hipoxemia ou hipercapnia sejam refratárias às medidas iniciais ou haja indicação direta de intubação (ver *Capítulo31 – Manejo Inicial da Insuficiência Respiratória* e Capítulo 32 – *Princípios Básicos da Ventilação Não Invasiva*).

Indicações

Um grande espectro de pacientes pode necessitar de intubação traqueal e ventilação com pressão positiva, incluindo pacientes com pneumonia, asma, doença pulmonar obstrutiva crônica (DPOC), edema agudo de pulmão cardiogênico, síndrome do desconforto respiratório agudo (SDRA), acidente vascular cerebral (AVC), trauma, sepse, entre outras patologias. Por esse motivo, as habilidades de intubação e controle dos parâmetros de VM invasiva são fundamentais para o médico emergencista.

A indicação para VM invasiva será baseada, essencialmente, em três parâmetros principais:

1. Avaliação clínica.
2. Perda da reserva ventilatória.
3. Hipoxemia refratária.

Avaliação clínica

- Apneia.
- Alteração do estado mental, com rebaixamento do nível de consciência (p. ex., Glasgow ≤ 8).
- Angústia respiratória acompanhada de instabilidade hemodinâmica.
- Estridor com obstrução de vias aéreas superiores.
- Incapacidade de limpar secreções respiratórias (p. ex., secreções excessivas, perda de reflexo protetivo, falência neuromuscular).

Perda da reserva ventilatória

- Frequência respiratória (FR > 35).
- Volume corrente (< 5 mL/kg).
- Capacidade vital (< 15 mL/kg).
- Volume-minuto (> 10 L/min).
- $PaCO_2 > 55$ mmHg com pH arterial < 7,35.

Hipoxemia refratária

- Gradiente alveoloarterial (A-a) > 450, mesmo com FiO_2 oferecida de 100%.
- $PaO_2/PAO_2 < 0{,}15$.
- $PaO_2 < 55$ mmHg, apesar de medidas de oxigenoterapia não invasivas.

Pacientes que não respondem às intervenções não invasivas devem ser submetidos à intubação endotraqueal imediatamente, a fim de evitar perda de proteção de via aérea inferior e parada respiratória. A demora ao escalonar para medidas invasivas está associada a um prognóstico pior.

Como discutido no *Capítulo 33 – Sequência Rápida de Intubação*, a decisão de intubar e iniciar VM invasiva será majoritariamente baseada na condição clínica do paciente. Os objetivos de iniciar VM invasiva envolvem, essencialmente, quatro aspectos:

1. Proteger a via aérea.
2. Melhorar as trocas gasosas (reverter hipoxemia ou acidose respiratória).
3. Aliviar desconforto respiratório (diminuir consumo de oxigênio ou fadiga dos músculos respiratórios).
4. Permitir sedação e bloqueio neuromuscular em situações específicas.

Conceitos básicos do ventilador

Cada hospital terá um tipo de ventilador específico e é fundamental que nos familiarizemos com aquele disponível no departamento de emergência.

O ventilador mecânico essencialmente irá simular 4 estágios da respiração:

1. O ventilador ou o paciente fornece um estímulo que desencadeia o início da inspiração.
2. O ventilador inicia a inspiração através de parâmetros pré-determinados (pressão, volume e fluxo).
3. O ventilador termina a inspiração quando um determinado parâmetro é alcançado (volume corrente, tempo de inspiração ou pressão da via aérea).
4. O ventilador inicia a expiração para que o ciclo respiratório seja concluído. A expiração normalmente envolve um processo mecânico passivo gerado pela parede torácica, os pulmões e o diafragma.

Os parâmetros do ventilador serão essencialmente ajustados para alcançar as demandas metabólicas de cada paciente, sem esquecer de minimizar as complicações iatrogênicas que podem ser causadas. Alguns conceitos básicos são de importante entendimento para que possamos ser capazes de entender como utilizar a VM invasiva no departamento de emergência.

- Volume corrente (VC): é o volume pulmonar que representa o volume normal de ar circulado entre a inspiração e a expiração. Normalmente, é baseado no peso ideal e vai variar de acordo com o modo ventilatório utilizado.
- Volume-minuto (VM): é o volume de ar corrente a cada incursão respiratória durante um minuto, e é obtido pela fórmula:
- VM = volume corrente (VC) × frequência respiratória (FR).
- VM normal varia entre 5 e 10 L/min.
- Ventilação alveolar: é a proporção do volume corrente (VC) que atinge os alvéolos perfundidos e participa das trocas gasosas, e é obtido pela fórmula:
  - ventilação alveolar = volume corrente (VC) – volume de ar no espaço morto.
- Frequência respiratória (FR): através do ventilador determinaremos o número de incursões respiratória por minuto. Será ajustada de acordo com a doença de base.
- Relação inspiração:expiração (I:E): o tempo inspiratório é igual ao volume corrente (VC) dividido pelo fluxo (I = VC/F). Diminuir o volume corrente ou aumentar o fluxo irá diminuir o tempo inspiratório e, consequentemente, diminuir a razão I:E. O normal dessa razão é 1:2 ou 1:3.
- PEEP (*positive end-expiratory pressure* – pressão positiva expiratória final): previne o fechamento prematuro das vias aéreas, assim como o evita o colabamento alveolar no final da expiração. Melhora a oxigenação através do aumento da capacidade residual funcional. Normalmente, é colocado em um mínimo de 5 cmH_2O, que é um nível considerado equivalente ao fisiológico.
- FiO_2 (fração inspirada de oxigênio): é a quantidade de oxigênio oferecida ao paciente. Tipicamente colocada a 1,0 (100%) quando se inicia a VM invasiva. Deve ser diminuída e controlada de acordo com a saturação (alvo é manter saturação > 90% e com PaO_2 adequada). Níveis elevados de FiO_2 por muito tempo podem ser danosos.
- Tipos de ventilação:
  - Controlada: o ventilador controla o processo e realiza todo o trabalho para que ocorra tanto a inspiração quanto a expiração.
  - Assistida: o paciente dá o pontapé inicial para o início da ventilação, mas o ventilador então assume e controla o resto do processo.

- Suporte: ventilador ajuda a terminar a ventilação. O paciente dá o pontapé inicial e o ventilador ajuda no restante do processo, mas não provém o suporte completo como na ventilação assistida.
- Espontânea: a ventilação é totalmente controlada pelo paciente.

- Ciclo ventilatório: composto por quatro etapas principais na VM invasiva (Figura 35.1):
  - Disparo (o ventilador ou o paciente fornece um estímulo que desencadeia o início da inspiração): mudança da fase expiratória para a fase inspiratória.
    - Pode ser tanto o tempo (ventilação controlada) ou pelo paciente (ventilação assistida; disparos a pressão e a fluxo, também chamados de modos de disparo pneumáticos).
  - Fase inspiratória: ventilador insufla os pulmões do paciente através de parâmetros predeterminados. No final, esta pode prolongar-se com vistas a melhorar as trocas gasosas (pausa inspiratória).
  - Ciclagem: transição da inspiração para expiração.
    - A ciclagem pode ser essencialmente feita de quatro maneiras:
      1. Tempo: a mudança da inspiração para expiração ocorre após um período de tempo predeterminado. O volume será consequência do tempo inspiratório e da impedância do sistema respiratório.
      2. Volume (tipo mais comum): a transição ocorre após atingir um volume predeterminado (também conhecido como modos ventilatórios controlados por volume).
      3. Pressão: a transição ocorre após atingir uma pressão inspiratória predeterminada.
      4. Fluxo: a transição ocorre quando o fluxo cai a níveis críticos. Normalmente usado na ventilação espontânea.
  - Fase expiratória: momento seguinte ao fechamento da válvula inspiratória e abertura da válvula de exalação.

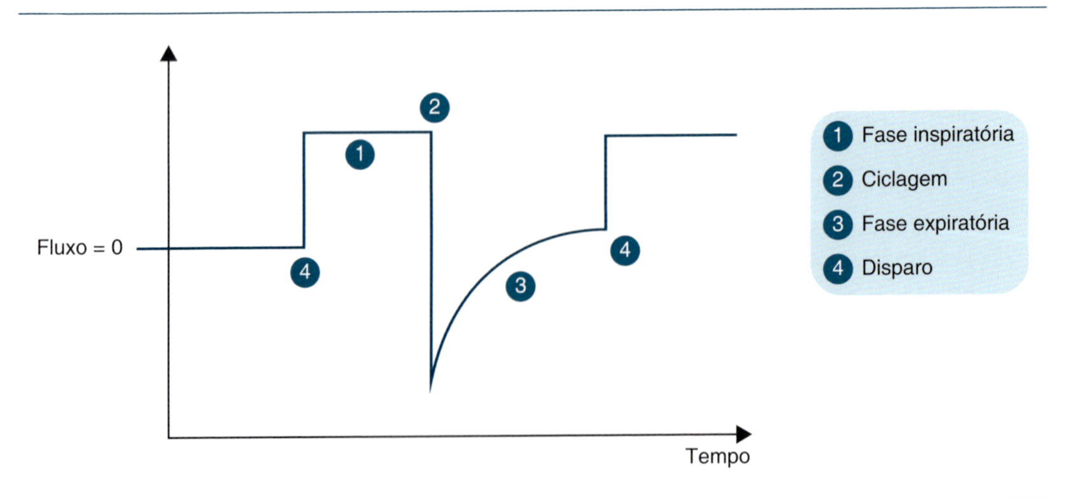

FIGURA 35.1. Fases do ciclo ventilatório.

Modos ventilatórios

Com a invenção dos aparelhos mais modernos de VM invasiva, existem diversos modos ventilatórios possíveis, entretanto, os modos ventilatórios básicos incluem:

- Ventilação assistida/controlada (A/C).
- Ventilação com pressão de suporte (PSV).
- Ventilação mandatória intermitente sincronizada (SIMV).

Ventilação assistida/controlada (A/C)

Nesse modo ventilatório, cada ciclo é realizado com suporte do ventilador, independente se o disparo for feito pelo paciente ou pelo ventilador. Quando o ciclo for controlado, o ventilador controla toda fase inspiratória e o paciente não faz nenhum esforço. Já quando o ciclo for assistido, o ventilador apenas auxilia o paciente ou ajuda a musculatura inspiratória que se encontra ativa. Esse tipo de ventilação pode ser ciclada por volume ou pressão. Na ventilação ciclada por volume, um volume corrente (VC) alvo é pré-determinado. Já na ventilação ciclada por pressão, os níveis de pressão são determinados, o que não irá garantir um volume corrente (VC) específico, já que isso dependerá das pressões do sistema respiratório, incluindo a complacência dos pulmões e da caixa torácica.

Ventilação com pressão de suporte (PSV)

Nesse modo ventilatório, cada ciclo respiratório deverá ser iniciado pelo paciente; por esse motivo, o paciente precisará ter seu *drive* respiratório mantido. A ideia desse modo ventilatório, ciclado por pressão, é reduzir o trabalho respiratório do paciente através de um suporte "parcial" à ventilação.

Ventilação mandatória intermitente sincronizada (SIMV)

Nesse modo, o paciente será permitido a realizar ciclos respiratórios por sua conta entre os ciclos respiratórios comandados pelo ventilador. Normalmente uma frequência respiratória é determinada e o que acontece é que o ventilador irá ofertar um ciclo respiratório que poderá ser assistido, caso o paciente realize um esforço, ou controlado caso o paciente não dispare o ventilador. Esse modo é basicamente um modo híbrido dos dois primeiros e, quase sempre, será associado a uma pressão de suporte para reduzir o esforço do paciente durante os ciclos espontâneos.

Princípios gerais de VM invasiva na emergência

Os parâmetros ideais para VM invasiva na emergência irão depender da doença de base e da condição clínica do paciente. Por esse motivo, não existe uma receita de bolo e um modo perfeito para ser usado. O que existe, entretanto, são princípios gerais que devem guiar o uso da VM invasiva no departamento de emergência.

- Devemos minimizar as pressões de platô e o volume corrente, mesmo que muitas vezes seja necessário permitir uma hipercapnia (exceto em pacientes com doença neurológica), com vistas a diminuir lesões pulmonares induzidas pelo ventilador.
  - Essa estratégia é dita como VM invasiva "protetiva".
- Devemos otimizar sempre a PEEP para prevenir colapso alveolar e melhorar a oxigenação.
- Tentar utilizar a FIO_2 necessária para que a saturação arterial de oxigênio esteja entre 93% e 97%. Reduzir os níveis de oxigênio oferecido (FiO_2), conforme possível.

- Minimizar o risco de pneumonia associada ao ventilador através da posição do leito com a cabeceira elevada.
- Utilizar aquecedores e umidificadores passivos em pacientes sob VM. Nos pacientes portadores de secreção espessa deve-se utilizar umidificação e aquecimento ativos, se disponível com umidificação ótima, para evitar oclusão do tubo endotraqueal.
- Deve-se realizar a monitorização contínua por oximetria de pulso em todo paciente sob suplementação de O_2, VNI ou suporte ventilatório invasivo.
- Após 30 minutos de ventilação estável, devemos colher uma gasometria arterial para observar se as metas de ventilação e troca foram atingidas.
- Deve-se fazer a monitorização da mecânica ventilatória de rotina em todo paciente submetido a suporte ventilatório mecânico invasivo, sendo compreendidos os seguintes parâmetros: volume corrente expirado (VCe), pressão de pico (pressão inspiratória máxima), pressão de platô ou de pausa inspiratória (em ventilação controlada), PEEP extrínseca, auto-PEEP ou PEEP intrínseca.

Para pacientes sem doença pulmonar grave ou sem fatores de risco para síndrome do desconforto respiratório agudo (SDRA), podemos utilizar uma regulagem inicial da seguinte maneira:

- Modo de ventilação assistida.
- Volume corrente (VC): 8 mL/kg (usar peso ideal).
- Frequência respiratória controlada entre 12-16 rpm, com fluxo inspiratório ou tempo inspiratório visando manter, inicialmente, razão I:E em 1:2 a 1:3.
- FiO_2 inicialmente de 100%, porém reduzir para 60% ou menos o quanto antes, baseado na oximetria de pulso (alvo de SpO_2 93-97%) ou baseado na gasometria arterial, conforme a necessidade.
- PEEP de 5 a 10 cmH_2O.
- Colocar o alarme de pressão máxima nas vias aéreas em 40 cmH_2O, visando evitar barotrauma. Porém, deve-se regular os alarmes de maneira individualizada, usando critérios de especificidade e sensibilidade adequados para o quadro clínico do paciente.

Uma vez estabelecidos os parâmetros iniciais, observar as curvas de VC, pressão e fluxo, a fim de constatar se os valores obtidos estão dentro do previsto e se não há necessidade de reajuste imediato.

Para aqueles pacientes com lesão pulmonar ou sob risco de SDRA, costuma-se usar uma estratégia de VM invasiva "protetiva", o que inclui usar volumes correntes e pressões menores. Essa estratégia costuma permitir uma certa hipercapnia, o que deve ser evitado em pacientes com lesões neurológicas agudas.

- Volume corrente (VC): 6-8 mL/kg (usar peso ideal).
- Frequência respiratória entre 14 e 16 rpm (pode aumentar até 35, caso seja necessário para manter o pH acima de 7,25).
- FiO_2 100% (diminuir para 60% ou menos o quanto antes possível, baseado na oximetria de pulso).
- PEEP 5-10 cmH_2O.
- Manter pressões de platô $\leq$ 30 cmH_2O.

Como mencionado anteriormente, o ajuste do ventilador será baseado, principalmente, na doença de base do paciente e alguns princípios básicos podem ajudar o médico emergencista na hora de ajustar os parâmetros, visto que, muitas vezes, esses pacientes podem demorar a subir para uma unidade de terapia intensiva (UTI).

- SDRA: volume corrente mais baixo é associado com menor mortalidade. Normalmente, começa com 6 mL/kg e diminui conforme conseguir. Checar a pressão de platô (idealmente < 30); se estiver alta, diminuir o volume corrente aos poucos. Ao reduzir o volume corrente, precisamos lembrar de aumentar a FR para manter um bom volume-minuto.
- DPOC: prolongar o tempo expiratório para ajudar na compensação. Razão I:E de 1:3 ou 1:4, ou diminuir o tempo inspiratório. Se ocorrer auto-PEEP (hiperinflação), podemos aumentar o volume corrente e diminuir a FR.
- Insuficiência respiratória hipoxêmica: valores de PEEP mais altos podem ser necessários para manter oxigenação adequada.
- Doenças neurológicas: cuidar para controlar $PaCO_2$ e evitar elevação da pressão intracraniana.

Problemas com o paciente intubado no ventilador

Após o paciente ser intubado e os parâmetros iniciais da VM invasiva serem colocados, muitas vezes os pacientes podem começar a "brigar" com o ventilador. A manifestação pode ser tanto um aumento do desconforto respiratório quanto uma instabilidade hemodinâmica. Devemos conter nosso impulso de querer usar bloqueadores neuromusculares e sedativos de imediato, pois muitas vezes o problema pode ser outro. Algumas causas de descompensação aguda do paciente em VM invasiva incluem:

- Deslocamento do tubo endotraqueal.
- Obstrução do tubo endotraqueal.
- Pneumotórax.
- Falha no equipamento (conexão etc.).

Sedoanalgesia de pacientes em VM invasiva

No departamento de emergência, normalmente são usados medicamentos com início de ação mais rápido. O propofol é uma droga bastante usada, entretanto devemos cuidar com seu risco de hipotensão (considerar uso de vasopressor, se necessário). O uso de um analgésico associado também será importante nos pacientes em VM invasiva. O fentanil é a droga mais utilizada para esse propósito. Tendo em vista que os pacientes podem ter um tempo de permanência na emergência maior do que o esperado, muitas vezes necessitamos colocar bombas de infusão com drogas sedativas e analgésicas.

Complicações da VM invasiva

As complicações da VM invasiva são várias, mas as principais incluem: diminuição do débito cardíaco e hipotensão, barotrauma, lesão pulmonar associada ao ventilador, auto-PEEP e elevação da pressão intracraniana.

Bibliografia

- Associação Brasileira de Medicina Intensiva (AMIB), Sociedade Brasileira de Pneumologia e Tisiologia (SBPT). Diretrizes Brasileiras de Ventilação Mecânica 2013.
- Associação Brasileira de Medicina Intensiva (AMIB). Recomendações Brasileiras de Ventilação Mecânica 2013. Parte 2. Rev Bras Ter Intensiva., p. 215-239, 2014.
- Falcão LFDR, Costa LHD, Amaral JLGD. Emergências – Fundamentos e Práticas. 1. São Paulo: Martinari, 2010.
- Hou P, Baez AA. Mechanical ventilation of adults in the emergency department. Post TW, ed. UpToDate. Waltham, MA: UpToDate Inc. <https://www.uptodate.com>. Acesso em: 12/2019.
- Melo EM, Teixeira CS, Oliveira RT, et al. Cuidados de enfermagem ao utente sob ventilação mecânica internado em unidade de terapia intensiva. Rev Enf Ref, Vol Ser IV, n° 1, 2014. Disponível em: <http://www.scielo.mec.pt/pdf/ref/vserIVn1/serIVn1a07.pdf>. Acesso em 18/03/2018.
- Padua AI, Alvares F, Martinez JAB. Insuficiência respiratória. Medicina, Ribeirão Preto, 36:205-213, 2003. Disponível em <http://revista.fmrp.usp.br/2003/36n2e4/7_insuficiencia_respiratoria.pdf>. Acesso em 18/03/2018.
- Soares SD, Pereira AEMM, Machado LAO, et al. Insuficiência respiratória aguda e uso de ventilação mecânica. Rev Med Minas Gerais, 2008, 18(3 Supl 4):S76-S79.
- Valiatti JLDS, Amaral JLGD, Falcão LFDR. Ventilação Mecânica – Fundamentos e Práticas clínicas. Roca, 2016.

Capítulo 36

Pericardiocentese

• Cristihelen de Sousa Santos • Glayrton Bizerra da Costa • Lays Carollinne Soares de Carvalho
• Júlio César Ayres Ferreira Filho

Introdução

A pericardiocentese consiste na retirada de líquido da membrana que envolve o coração através de punção e aspiração do conteúdo.

Fisiopatologia e indicações

O pericárdio é um saco fibrosseroso que se encontra no mediastino anterior, invaginado pelo coração e pelas raízes dos grandes vasos e reveste a cavidade serosa que circunda o coração. Veja a Figura 36.1. O pericárdio seroso é composto por duas camadas. A primeira camada, o pericárdio visceral, é aderido ao epicárdio. Já a segunda camada, o pericárdio parietal, é separado do pericárdio visceral por um líquido seroso fisiológico de aproximadamente 25-50 mL, permitindo que o coração bata sem atrito. O derrame pericárdico ocorre quando há acúmulo de líquido no espaço entre o pericárdio visceral e parietal.

Existem várias causas de derrame pericárdico, dentre elas: trauma, malignidade, radiação, uremia, ruptura cardíaca e causas infecciosas como a tuberculose. Quilopericárdio (geralmente relacionado a lesão no ducto torácico) e pneumopericárdio também são ocorrências possíveis, embora raras. O impacto clínico desse acúmulo pode variar de acordo com a etiologia, volume e principalmente com a velocidade que o líquido foi acumulado. Se o derrame se acumula de maneira gradual e lenta, o pericárdio pode sofrer um remodelamento e se acomodar com o aumento de volume, podendo não repercutir clinicamente. Entretanto, se o derrame acumular de maneira súbita, como nos casos de trauma penetrante de tórax, não há tempo do pericárdio se acomodar; e o resultado pode ser o desenvolvimento rápido de um tamponamento cardíaco com comprometimento hemodinâmico.

O tamponamento cardíaco vai ocorrer quando a pressão provocada pelo derrame pericárdico for maior que a pressão do átrio direito, resultando em um colapso do átrio direito durante a diástole. Vale lembrar que as câmaras direitas fazem parte de um sistema de baixo fluxo, não sendo

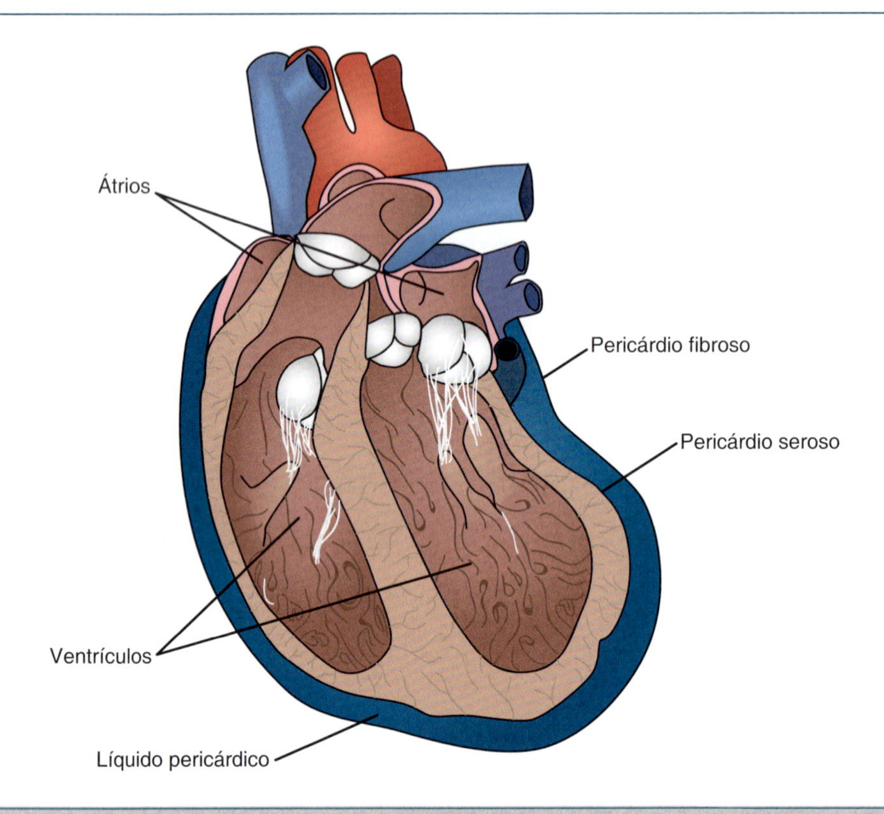

FIGURA 36.1. Anatomia do saco pericárdico.

necessária uma grande pressão para alterar o fluxo sanguíneo. O aumento da pressão dentro do espaço pericárdico pode, eventualmente, causar compressão de todo lado direito do coração, ocasionando um enchimento ventricular restrito. Isso levará a uma diminuição do retorno venoso e consequentemente do débito cardíaco. Caso não for tratado com rapidez, o tamponamento cardíaco pode causar hipotensão, choque cardiogênico e morte. Mesmo com volumes pequenos de derrame, caso o acúmulo seja rápido, pode haver comprometimento hemodinâmico importante. O derrame pericárdico que restringe o debito cardíaco resultando em um tamponamento é uma emergência cardiovascular, sendo indicada a realização da pericardiocentese de emergência. Além disso, a pericardiocentese pode ser indicada em derrames pericárdicos crônicos ou recidivantes. É utilizada tanto para descomprimir o coração, quanto para exame do líquido pericárdico, visando ao diagnóstico etiológico de pericardite estabelecida, apesar de ter um baixo rendimento nesse sentido (em torno de 7%).

Diagnóstico de tamponamento cardíaco

A tríade de Beck (hipofonese de bulhas, distensão venosa jugular e hipotensão) é classicamente descrita como presente nessa condição; entretanto, estudos demonstraram que esses achados juntos possuem uma sensibilidade e especificidade muito baixas, estando presentes juntos na minoria dos casos. Os sinais e sintomas mais comuns incluem: dispneia, taquicardia, distensão venosa jugular e pressão de pulso diminuída. O pulso paradoxal (diminuição da pressão sistólica maior que 12 mmHg durante a inspiração) é considerado um dos achados do exame físico mais sensíveis, entretanto, é de difícil realização em situações de emergência.

O eletrocardiograma apresenta alguns achados inespecíficos e pouco sensíveis. Os achados incluem complexos QRS de baixa voltagem, depressão do segmento PR, elevação de segmento ST e presença de alternância elétrica (QRS com orientação diferente a cada batimento). A radiografia de tórax também é pouco especifica e nos casos de derrame pericárdico crônico, podemos ver um aumento da silhueta cardíaca. O acumulo rápido por um trauma, por exemplo, dificilmente terá impacto na silhueta, pois o saco pericárdico não consegue se acomodar.

A ultrassonografia é o melhor exame para identificar derrame pericárdico e a presença ou não de tamponamento. É um exame não invasivo e seguro. O aumento da disponibilidade da ultrassonografia à beira do leito está tornando possível o diagnóstico imediato de uma condição ameaçadora da vida como o tamponamento cardíaco. Além de ajudar no diagnóstico do derrame, a ultrassonografia permite avaliar se há comprometimento hemodinâmico. O sinal inicial desse processo costuma ser o colapso do átrio direito na diástole, seguido de um "encurvamento" do ventrículo direito. O derrame pericárdico, como qualquer outro líquido, aparece preto (anecoico) na imagem entre o miocárdio e o pericárdio. As três janelas mais utilizadas são:

1. Subxifoide (Figura 36.2).
2. Paraesternal longa.
3. Apical de 4 câmaras.

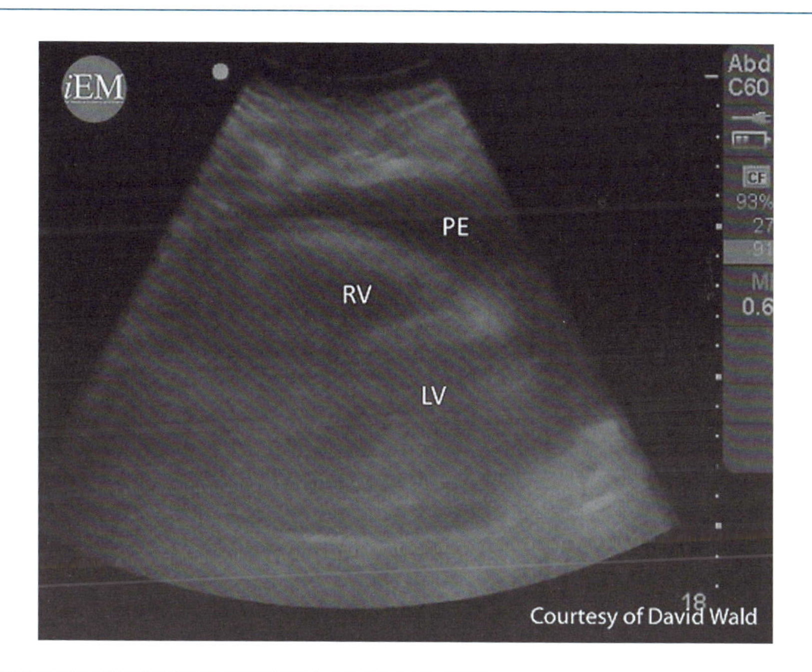

FIGURA 36.2. Janela subxifoide evidenciando derrame pericárdico. PE: pericardial effusion (derrame pericárdico na imagem); RV: right ventricle (ventrículo direito); LV: left ventricle (ventrículo esquerdo). Fonte: cortesia por David Wald, através do International Emergency Medicine Education Project 2018 (iem-student.org).

Contraindicações da pericardiocentese

- Absolutas: dissecção de aorta.
- Relativas: coagulopatias não corrigidas ou terapia de anticoagulação vigente, trombocitopenia (plaquetas menor que 50 mil) e hemopericárdio traumático (normalmente manejado de maneira cirúrgica).

Técnica

Atualmente, as técnicas utilizadas para o procedimento são direcionadas por ultrassonografia ou fluoroscopia, sob anestesia local. A punção às cegas não é indicada, devido ao risco de lesão em grandes órgãos, como coração, fígado, pulmão e artérias, exceto em situações de extrema gravidade, em que os recursos são limitados. Nos casos em que o derrame pericárdico está associado a um comprometimento hemodinâmico agudo, a pericardiocentese não deve ser adiada se a ultrassonografia não estiver disponível imediatamente.

Material e preparo do paciente

- Caso o tempo permita e o paciente estiver acordado, devemos sempre explicar o procedimento e obter, conforme protocolo institucional, o termo de consentimento informado.
- O paciente deve estar em um ambiente apropriado, com monitorização clínica.
- Os equipamentos de atendimento a uma parada cardiorrespiratória devem estar prontamente disponíveis em caso de uma arritmia ameaçadora da vida ou qualquer descompensação hemodinâmica.
- Se possível, elevar a cabeceira a 30-45 graus. Isso aproxima o coração da parede torácica anterior.
- Deve-se usar sempre material estéril incluindo avental, luvas e máscaras.

• Material

- Avental, luvas, máscaras e campos estéreis, plástico estéril para o transdutor do ultrassom, gel estéril, clorexidina e gazes estéreis.
- Lidocaína 1%, Abocath 25 e uma seringa de 10 mL para anestesia local.
- Agulha de punção espinhal (16 ou 18).
- Seringas de 20, 30 e 60 mL.
- Torneira de 3 vias.
- Fio guia flexível, dilatador, cateter *pigtail*.

Obs.: muitas vezes, se usa o *kit* de acesso venoso central ou o próprio de pericardiocentese se a instituição disponibilizar.

• Procedimento

Antes da acessibilidade do ultrassom à beira do leito, os médicos emergencistas realizavam pericardiocentese às cegas, levando em consideração referenciais anatômicos. Entretanto, essa técnica é arriscada e só deve ser realizada caso não houver um aparelho de ultrassonografia. A ultrassonografia à beira do leito permite que o emergencista não só faça o diagnóstico do tamponamento, como também escolha qual o melhor acesso para evitar o acometimento de estruturas anatômicas importantes.

A janela de seleção da pericardiocentese deve ser escolhida com base na imagem de orientação, sempre evitando atingir estruturas vitais, como o fígado, miocárdio, pulmão e vasos sanguíneos, bem como o feixe vasculonervoso na margem inferior de cada costela. Para pericardiocentese guiada por ultrassom, o local de entrada ideal é o ponto na superfície do corpo onde o líquido está o mais próximo possível do transdutor e a coleção fluida é máxima. As estratégias mais comumente utilizadas para a pericardiocentese guiada são:

- Subxifoide.
- Paraesternal.
- Apical. Veja a Tabela 36.1.

TABELA 36.1
Posicionamento do transdutor para pericardiocentese guiada por ultrassom

Estratégia	Posição do transdutor	Vantagens	Desvantagens
Subxifoide	Inferior ao processo xifoide, angulando cranialmente e para esquerda (em direção ao ombro esquerdo)	Boa janela acústica criada pelo fígado, sem estruturas ósseas subjacentes	Risco de punção hepática
Paraesternal	À esquerda do esterno, no 4° ou 5° espaço intercostal	Sem órgãos subjacentes	Risco de puncionar a mamária interna, que corre 3-5 cm lateralmente à borda esternal
Apical	Lateral à linha hemiclavicular esquerda, no 5° ou 6° espaço intercostal. Inserir acima da costela para evitar o feixe neurovascular, e direcionar a agulha para o ombro direito	A parte do coração mais perto da agulha será o ventrículo esquerdo, que possui uma parede grossa e sofrerá menos caso penetrado durante o procedimento. As artérias coronárias também são de menor calibre no ápice	Costuma ser a estratégia mais desafiadora, devido à anatomia e o risco aumentado de pneumotórax

Adaptada de: International Emergency Medicine Education Project 2018 (iem-student.org).

• Passo a passo

- Faça a assepsia e posicionamento dos campos estéreis.
- Prepare o transdutor do ultrassom com o plástico estéril.
  - O transdutor ideal para esse procedimento é o de 1-5 MHz (alta frequência, transdutor *phase-array* ou "cardíaco").
  - Se não disponível, pode-se usar o transdutor curvilíneo de 2-5 MHz (alta frequência, muito usado para o FAST).
- Visualize a área de maior derrame pericárdico com o ultrassom.
- Se o tempo permitir e o paciente estiver acordado, infiltre a área da punção com anestésico local (5 mL de lidocaína 1% costuma ser o suficiente).
- Insira a agulha em um ângulo de 30° a 45° em relação à pele (abordagem subxifoide), mantendo uma pressão negativa na seringa enquanto entra e sempre de olho na ponta da agulha na tela do ultrassom.
  - Direcione a agulha posteriormente ao ombro esquerdo do paciente.
  - A agulha deve ser introduzida de maneira lenta, aspirando sempre até o aparecimento de líquido. Em alguns casos, é possível sentir a passagem pelo pericárdio e o paciente pode relatar dor na região do ombro.
- Observe, na imagem, a agulha entrar no saco pericárdico.
- Uma vez que você entrou no saco pericárdico, pode ser feita introdução de soro fisiológico e você poderá ver bolhas visíveis dentro do saco pericárdico, confirmando o posicionamento correto.

- Uma vez confirmado o posicionamento, você pode prosseguir com a técnica de Seldinger:
  - Remova a seringa da agulha.
  - Insira o fio guia por dentro da agulha.
  - Uma vez que o fio guia esteja posicionado, remova a agulha e mantenha o fio guia.
  - Passe o dilatador.
  - Remova o dilatador, mantendo o fio guia no lugar.
  - Coloque o cateter (normalmente, usa-se um *pigtail*) sobre o fio guia. Quando o cateter estiver posicionado, remova o fio guia.
- Aspire/drene o derrame pericárdico.
- Reavalie os sinais vitais do paciente e refaça a ultrassonografia.

Observações importantes

- A pericardiocentese no departamento de Emergência costuma ser orientada pela ultrassonografia, porém pode ser realizada com radioscopia em sala de hemodinâmica. Na ausência dessas ferramentas, deve-se utilizar o eletrocardiograma como guia da técnica às cegas.
- Não confundir a gordura epicárdica com o derrame pericárdico na imagem ultrassonográfica. Lembre-se que o derrame estará envolto de todo o coração, enquanto a gordura costuma ser uma estrutura somente anterior.
- Use o ultrassom para medir a profundidade do derrame, principalmente para escolher a agulha com o tamanho correto.
- Mantenha a ponta da sua agulha sempre visível no ultrassom. Isso pode requerer ajuste do transdutor, conforme a progressão da agulha.
- Não se deve retirar o líquido de uma só vez, pois há o risco de dilatação aguda do ventrículo direito: retirar em etapas, sendo cada uma com menos de 1 litro.
- A drenagem rápida deve ser evitada pelo risco de causar edema pulmonar, bradicardia e hipertensão rebote.
- Sempre deverá ser colhido material para análise laboratorial.
- Se há dúvida com relação à origem do derrame, verifique o padrão de coagulação. Se o sangue for de um derrame traumático ou intracardíaco, irá coagular facilmente. Se o sangue migrou para o espaço pericárdico e resulta de um estado não traumático, provavelmente terá pouca fibrina e não coagulará com tanta facilidade.
- A vantagem da abordagem subxifoide é o menor risco de lesionar as artérias coronária e torácica interna, além de ser a mais segura em situações onde é necessário realizar um procedimento não guiado por imagem, com menor risco de dano pleural.

Cuidados pós-procedimento

- Imediatamente após o procedimento, a radiografia de tórax deve ser realizada para garantir que não há pneumotórax.
- Se o dreno de *pigtail* for inserido para drenagem continua, deve ser suturado e fixado. Cubra a inserção do cateter com curativo limpo, com gaze esterilizada.
- O paciente deve continuar em monitorização cardíaca.
- Sinais vitais e ritmo cardíaco devem ser frequentemente reavaliados para achados que possam sugerir um novo acúmulo de derrame e eventuais complicações do procedimento.

Complicações

As complicações principais do procedimento abrangem a mortalidade, parada cardíaca, perfuração cardíaca que conduz ao tamponamento, trombose do pericárdio/epicárdio, laceração da câmara cardíaca que exija cirurgia, ferimento a um vaso intercostal, pneumotórax que exige drenagem torácica, taquicardia ventricular, edema pulmonar e infecção local/sistêmica. Dentre as complicações menores, têm-se: pneumotórax pequeno, resposta vasovagal com hipotensão transitória, taquicardia supraventricular não sustentada, oclusão do cateter pericárdico e fístula pleuropericardial.

Alguns estudos mostram complicações graves entre 20 a 30%, quando utilizada a técnica às cegas. Entretanto, o uso da técnica guiada por ultrassonografia diminuiu significativamente as complicações. Um grande estudo da Mayo Clinic, com 1.127 pericardiocenteses guiadas por ultrassom, mostrou uma taxa de sucesso do procedimento de 97%. A taxa de complicações graves, necessitando intervenções, foi de 1,2%. A taxa de complicações não graves foi de 3,5%. Achados semelhantes foram encontrados em outros estudos mais recentes.

Bibliografia

- Adler Y, et al. 2015 ESC Guidelines for the diagnosis and management of pericardial diseases. European Heart Journal, 2015. 36:2936-7; 2956.
- Akyuz S, Zengin A, Arugaslan E, et al. Echo-guided pericardiocentesis in patients with clinically significant pericardial effusion: outcomes over a 10 year period. Herz. 2014;40(S2):153-9.
- Gluer R, Murdoch D, Haqqani HM, et al. Pericardiocentesis – How to do it. Heart, Lung and Circulation, 2015; 24:621-5.
- Hatch N, Wu TS. Advanced ultrasound procedures. Critical Care Clinics. 2014;30(2):305-29.
- Kil UH, Jung HO, Koh YS, et al. Prognosis of large, symptomatic pericardial effusion treated by echo-guided percutaneous pericardiocentesis. Clin Cardiol. 2008;31(11):531-7.
- Kumar R, Sinha A, Lin MJ, et al. Complications of pericardiocentesis: A clinical synopsis. Int J Crit Ill Inj Sci, 2015; 5: 206-12.
- Little WC, Freeman GL. Pericardial disease. Circulation. 2006;113(12):1622-32.
- Loukas M, Walters A, Boon JM, Welch TP, Meiring JH, Abrahams PH. Pericardiocentesis: A clinical anatomy review. Clin Anat. 2012;25(7):872-81.
- Martins HS. Pericardites e Tamponamento Cardíaco. Em: Brandão Neto RA, Velasco IT. Medicina de emergências: abordagem prática. 12. ed. Barueri: Manole, 2017. p. 993.
- Roberts JR, Custalow CB, Thomsen TW, Hedges JR, eds. Roberts and Hedges' Clinical Procedures in Emergency Medicine. 6. ed. Philadelphia: Elsevier Health Sciences, 2014.
- Roy CL, Minor MA, Brookhart MA, Choudhry NK. Does this patient with a pericardial effusion have cardiac tamponade? JAMA. 2007;297(16):1810-8.
- The Task Force on the Diagnosis and Management of Pericardial Diseases of the European Society of Cardiology. Guidelines on the diagnosis and management of pericardial diseases executive summary. European Heart Journal. 2004;25(7):587-610.
- Tirado A, Wu T, Noble VE, et al. Ultrasound-guided procedures in the emergency department-diagnostic and therapeutic asset. Emergency Medicine Clinics of NA. 2013;31(1):117-49.
- Tsang TSM, Enriquez-Sarano M, Freeman WK, et al. Consecutive 1127 therapeutic echocardiographically guided pericardiocenteses: clinical profile, practice patterns, and outcomes spanning 21 years. Mayo Clin Proc. 2002;77(5):429-36.
- Welch DT, Klarich WK, Oh KJ. Diseases of the pericardium, cardiac tumors, and cardiac trauma. 2015.

Capítulo 37

Toracostomia (Drenagem de Tórax)

• Murillo Cintra Husni • Josué da Silva Brito • Marina Guarienti • Laura César Antunes

Introdução

A toracostomia, também referida como drenagem pleural ou drenagem de tórax, é uma técnica bastante utilizada no departamento de emergência que consiste na colocação de um tubo ou cateter dentro da cavidade pleural com o objetivo de drenar ar ou algum fluido presente no espaço intrapleural. Condições patológicas e traumáticas, assim como procedimentos invasivos, podem levar ao acúmulo de gases e líquidos no espaço pleural, perdendo-se, portanto, a dinâmica respiratória e podendo gerar colapso pulmonar e insuficiência respiratória em graus variados.

Em casos de trauma, por exemplo, o acúmulo de ar pode levar a um aumento de pressão dentro do espaço pleural, o que pode gerar uma compressão dos grandes vasos e, consequentemente, descompensação hemodinâmica (esse processo também é conhecido como "pneumotórax hipertensivo"). Cabe ao médico emergencista dominar a habilidade de colocar drenos de tórax, assim como entender suas indicações e potenciais complicações. A toracostomia fechada é a técnica utilizada pelos emergencistas nos casos de urgência e será o foco deste capítulo.

Indicações

As indicações clássicas de toracostomia na emergência incluem: pneumotórax (espontâneo, traumático, maligno, iatrogênico), hemotórax, derrame pleural (inclusive no contexto de câncer), empiema e abscessos. Vale lembrar que essas indicações normalmente acompanham um quadro de insuficiência respiratória, que indica ou não o procedimento. Pneumotórax pequenos sem comprometimento respiratório, por exemplo, não costumam ser drenados. Em situações como o pneumotórax hipertensivo, a indicação de drenar é bastante clara, porém em alguns casos mais duvidosos, devemos envolver, se possível, a equipe de cirurgia geral e torácica na tomada de decisão.

Contraindicações

Como muitas vezes o procedimento é realizado de maneira urgente para estabilização de um paciente grave, não existem contraindicações absolutas. Entretanto, nos casos em que o paciente está hemodinamicamente estável ou até assintomático, devemos lembrar de algumas contraindicações relativas do procedimento com vistas a diminuir os riscos de complicações. Dentre as contraindicações relativas, incluem-se:

- Sinais de infecção no local de punção.
- Coagulopatias (incluindo pacientes anticoagulados). Em pacientes estáveis, pode se considerar tratamento conservador com vistas a diminuir risco de sangramento.
- Aderências pleurais (secundário a procedimentos ou infecções prévias), o que pode complicar o procedimento e gerar hemorragia e lesão pulmonar. Quando realizamos a digitoexploração, normalmente o intuito é excluir a presença de tais aderências.
- Suspeita de trauma diafragmático (se possível, descartar antes de drenar).
- Derrames pleurais decorrentes de doenças hepáticas, devido ao risco de a drenagem persistente causar perda maciça de proteínas e eletrólitos.
- Empiema tuberculoso.

Técnica e tamanhos de dreno

Existem, essencialmente, duas técnicas para realização de toracostomia na emergência. Uma consiste na colocação do dreno de tórax tradicional e a outra consiste na colocação do dreno de *pigtail* (em português, "rabo de porco").

A colocação do dreno de tórax tradicional consiste na realização de uma pequena incisão na parede torácica para acessar o espaço pleural, digitoexploração e colocação do dreno com a pinça hemostática curva (mais detalhes na seção de passo a passo, neste capítulo). Já a colocação do *pigtail* envolve a utilização da técnica de Seldinger (a mesma realizada para cateter venoso central) em que, primeiramente, uma agulha é colocada no espaço pleural, seguida de um fio guia e, por último, o cateter. O cateter de *pigtail* (tamanho 14 Fr ou menor) vem sendo cada vez mais utilizado, já que é bem menos traumático do que os clássicos drenos de tórax calibrosos.

Os drenos de toracostomia possuem diversos tamanhos e, normalmente, são descritos na escala de French (Fr). Quanto maior o número de Fr, maior o diâmetro do tubo. Não há um consenso com relação ao que se considera um dreno pequeno ou grande, porém o American College of Chest Physicians (CHEST) utiliza a seguinte classificação: pequeno (7 a 14 Fr), médio (16 a 22 Fr) e grande (> 24 Fr).

A escolha da técnica e do tamanho do dreno vai depender da indicação específica para toracostomia. Como o fluxo de saída em um sistema de drenagem vai depender do diâmetro do tubo, normalmente se utiliza drenos mais calibrosos (diâmetro maior) para líquidos mais viscosos (sangue, pus), enquanto se utiliza drenos com diâmetro menor para remoção de ar (normalmente em pacientes estáveis). Para drenagem de hemotórax traumático em pacientes instáveis, por exemplo, o American College of Surgeons recomenda o uso de drenos de tamanho 28 a 32 Fr (recomendação do Advanced Trauma Life Support – ATLS). Por outro lado, a literatura mais recente aponta cada vez mais para o uso de drenos de diâmetro menor (como o *pigtail*), com menores taxas de complicações, principalmente em populações com pneumotórax espontâneo não-complicado. Vale lembrar que a tomada de decisão da técnica e do tamanho do dreno muitas vezes vai ser feita pelo emergencista em conjunto com a equipe cirúrgica de plantão.

Considerações anatômicas

Independentemente do tamanho ou tipo do dreno, algumas considerações anatômicas são importantes na realização da toracostomia. O dreno deve ser colocado na linha axilar média e no nível ou acima do 5° espaço intercostal, com o objetivo de evitar lesão diafragmática, hepática ou esplênica. A linha axilar média possui uma camada muscular mais fina e evita estruturas como o parênquima mamário e os grupos musculares, como o peitoral maior. Devemos imaginar um "triângulo de segurança" que consiste, anteriormente, pela borda lateral do peitoral maior, posteriormente pela borda lateral do latíssimo do dorso e inferiormente pelo 5° espaço intercostal. Também devemos lembrar que o feixe vasculonervoso se encontra na parte inferior das costelas e, por esse motivo, devemos adentrar o espaço intercostal rente à parte superior da costela.

Materiais

Os materiais utilizados na toracostomia, normalmente, estão organizados em *kits* dependendo da instituição e costumam incluir: equipamento de proteção individual (máscara, luvas etc.), dreno de tórax (tradicional ou *pigtail* – escolher tamanho de acordo com a indicação), sistema de drenagem (tubo e coletor, selo d'água), lâminas de bisturi, pinça, solução de iodo ou clorexidina, campos cirúrgicos estéreis, fios de sutura, anestésico local (lidocaína), agulhas e seringas. O hospital deve ter radiografia de tórax para posterior confirmação da posição do dreno.

Passo a passo (dreno de tórax tradicional)

1. Quando possível, revisar exame de imagem (normalmente radiografia de tórax) para garantir lado correto do procedimento e planejamento do que será feito.
2. Posicionar o paciente a 45 graus em decúbito dorsal. Marcar a área onde será realizada a drenagem (normalmente, ao nível do 5° espaço intercostal na linha axilar média, rente à parte superior da costela).
3. Antes de começar o procedimento, conversar com o técnico ou enfermeiro para deixar o sistema de drenagem pronto. Organizar os materiais na mesa. Lembrar de manter estéril (se possível) a parte do sistema de drenagem que se conectará ao dreno de tórax. O procedimento deve ser idealmente estéril, porém em situações de urgência isso pode não ser possível. De qualquer maneira, colocar campos cirúrgicos estéreis, usar avental e luvas estéreis, touca cirúrgica e máscara.
4. Realizar antissepsia com solução iodada ou de clorexidina de todo o hemitórax que será drenado.
5. Utilizar anestésico local (lidocaína 1 a 2%) contemplando a pele, os periósteos das costelas superior e inferior e o feixe vasculonervoso, que se localiza na borda inferior do arco costal. É necessário que se aguarde alguns minutos até que o anestésico realize sua ação. Considerar a utilização de medicações analgésicas intravenosas ou agentes sedativos.
6. Pré-medir o quanto do dreno irá avançar para dentro da cavidade pleural. Realizar uma medida que vai da incisão até a clavícula ipsilateral. Normalmente, se clampeia a parte distal do dreno para que, quando o mesmo adentrar no espaço pleural, não cause uma saída rápida demais do conteúdo. Pinçar a parte proximal do dreno com pinça hemostática curva (Kelly ou Crile).

7. Realizar uma incisão de 2 a 3 centímetros na linha axilar média, no 5° espaço intercostal do hemitórax afetado, rente à parte superior da costela. A incisão deve ser grande o suficiente para passar o dedo do médico que está realizando o procedimento.
8. Com uma pinça hemostática curva, deve-se realizar a divulsão dos planos subcutâneos e muscular, criando um canal para passagem do dreno. Prossegue-se com penetração na cavidade pleural, percebida pela saída de líquido ou ar e perda de resistência. É, ainda, preciso que se faça a separação das hastes das pinças, para se criar uma abertura generosa. Não retirar a pinça hemostática curva antes de prosseguir para o próximo passo (digitoexploração).
9. Introduzir o dedo indicador no espaço pleural. Ele deve ser girado em 360° para assegurar ausência de aderências. O pulmão pode ou não ser palpado nesse momento (Figura 37.1).
10. Através da pinça, deve-se introduzir o dreno no interior do espaço pleural até a sua última fenestra. A direção em que se aponta vai depender da indicação (para drenagem de pneumotórax, por exemplo, se coloca em direção anteroapical, enquanto para hemotórax e drenagem de coleções líquidas se utiliza a direção póstero-basal).
11. Uma vez que o dreno esteja dentro da cavidade pleural, conectar sua porção distal (antes clampeada) ao sistema de drenagem.

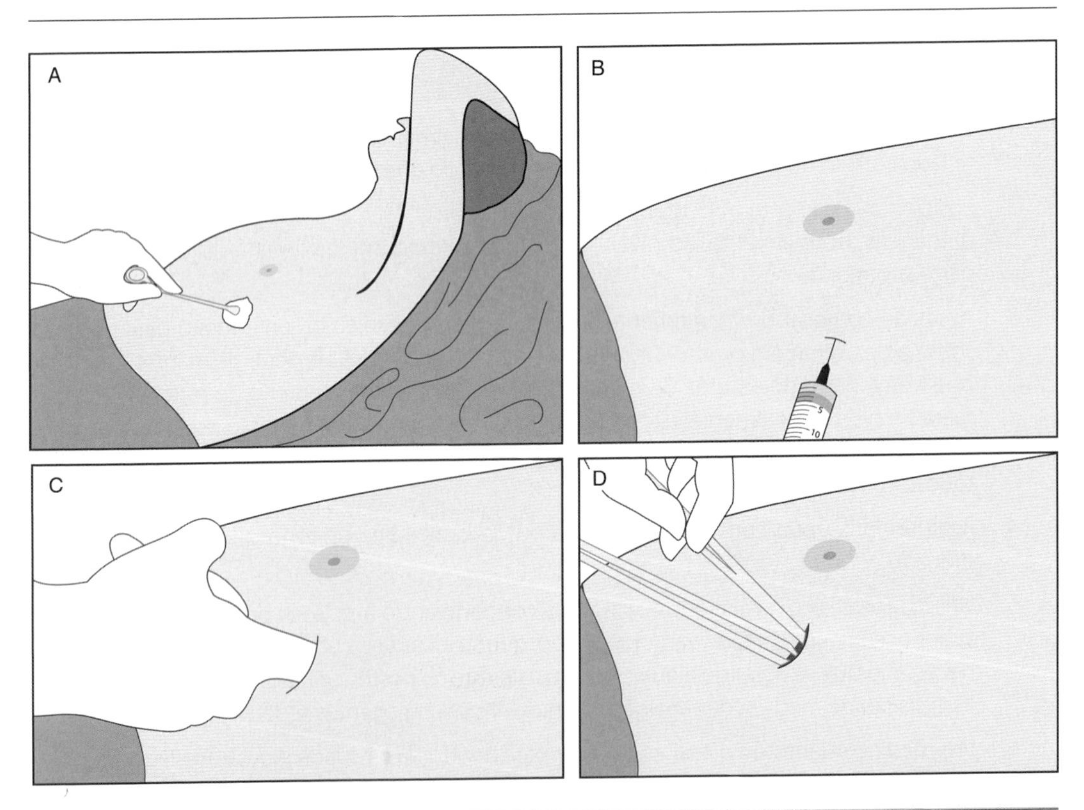

FIGURA 37.1. A) Posicionamento do paciente. B) Toracocentese ascendente para identificação de local de inserção do dreno torácico. C) Exploração digital da cavidade. D) Inserção de dreno torácico.
Fonte: Andrade CF, Felicetti JC. Drenagem torácica. Porto Alegre, 2015.
Disponível em <http://cirurgiatoracica.info/drenagem-toracica-e-toracocentese/>.

12. Para que ocorra fixação do dreno de tórax, fazer um ponto em "U" circundando o dreno. Em seguida, um nó na parte superior da pele onde se encontra o dreno, o fio trança o dreno ("bailarina"), terminando por um "meio-tope". Um fio de segurança é colocado transversalmente ao fio longitudinal e logo após, fitas adesivas podem ser inseridas sobre a pele, porém não devem ser colocadas em cima do fio de sutura (Figura 37.2). Fazer, por último, curativo oclusivo.
13. Solicitar radiografia de tórax em PA e perfil para verificar posicionamento adequado do dreno.
14. Verificar o funcionamento do sistema de drenagem.

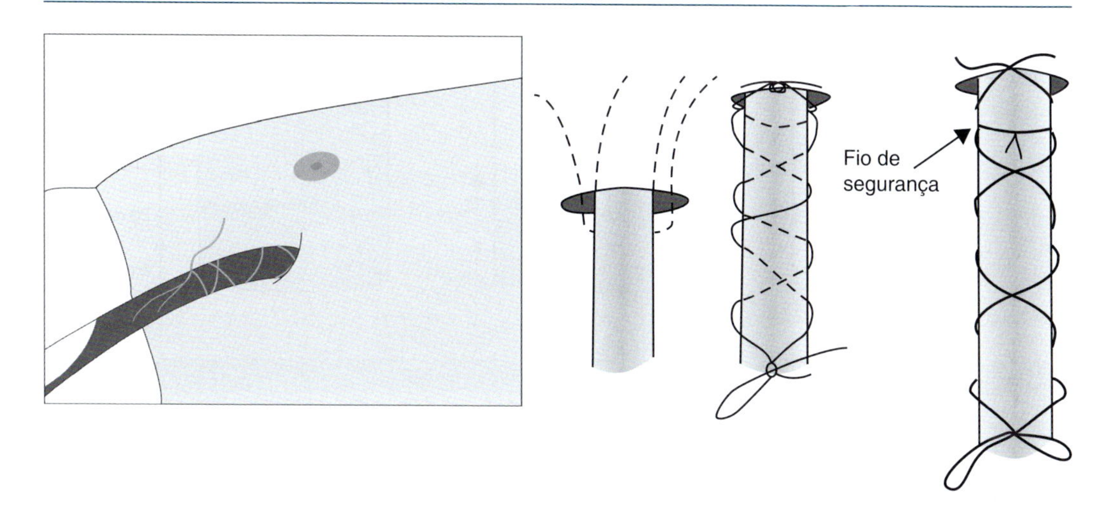

FIGURA 37.2. Fixação do dreno à parede do tórax (ponto em "U") e fio de segurança em dreno torácico. Fonte: Andrade CF, Felicetti JC. Drenagem torácica. Porto Alegre, 2015. Disponível em <http://cirurgiatoracica.info/drenagem-toracica-e-toracocentese/>.

Sistemas de drenagem

Existem múltiplos sistemas de drenagem que podem ser utilizados, uma vez que o dreno de tórax é colocado dentro da cavidade pleural. O sistema mais utilizado é aquele com três câmaras. É um sistema que envolve a utilização de frascos/compartimentos em sequência que permitem a drenagem enquanto se cria um sistema unidirecional, em que o ar ou líquido sendo drenado não volta para o espaço pleural. O primeiro compartimento é o frasco coletor (para o qual vai o ar ou líquido oriundo do espaço pleural). Esse compartimento é conectado a um segundo compartimento em que se tem o selo d'água contendo aproximadamente 2 cm de água que acaba gerando um sistema fechado unidirecional. Por último, se tem o compartimento ou frasco de sucção em que a pressão de sucção vai depender do tamanho da coluna de água – normalmente se utiliza 20 cm de água nesse terceiro compartimento. Esse sistema de drenagem pode ser mantido somente no selo d'água ou ter o último compartimento conectado a um sistema de sucção (Figura 37.3). Alguns sistemas mais modernos possuem os 3 compartimentos (câmara coletora, câmara de selo d'água e câmara de sucção) em um só frasco (Figura 37.4).

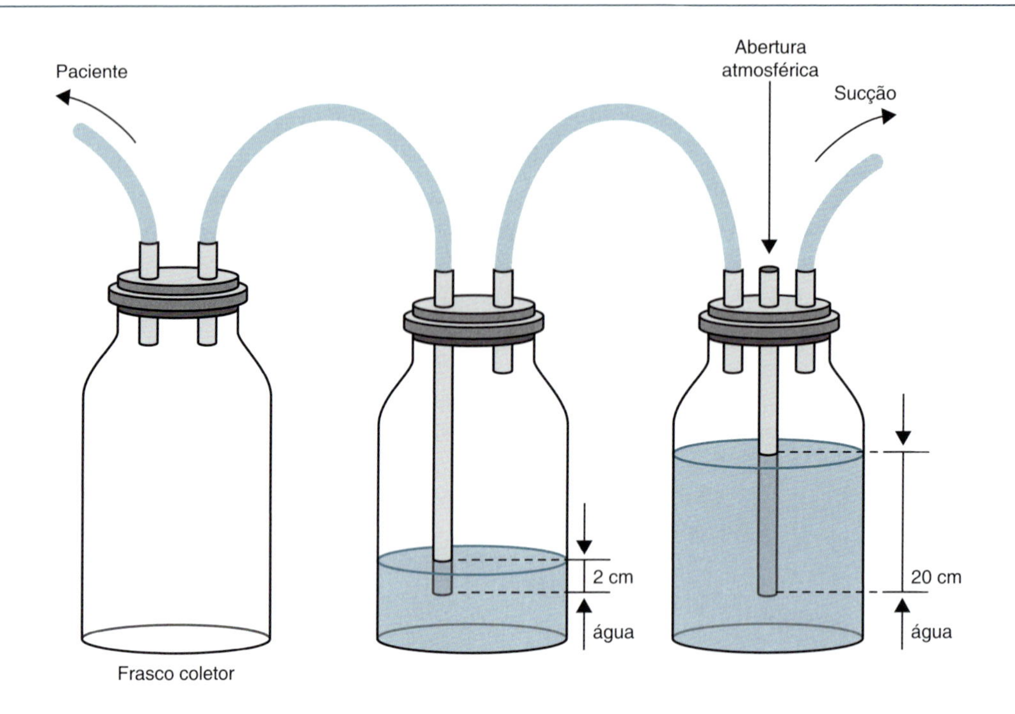

FIGURA 37.3. Sistema de drenagem sob aspiração com frasco coletor.

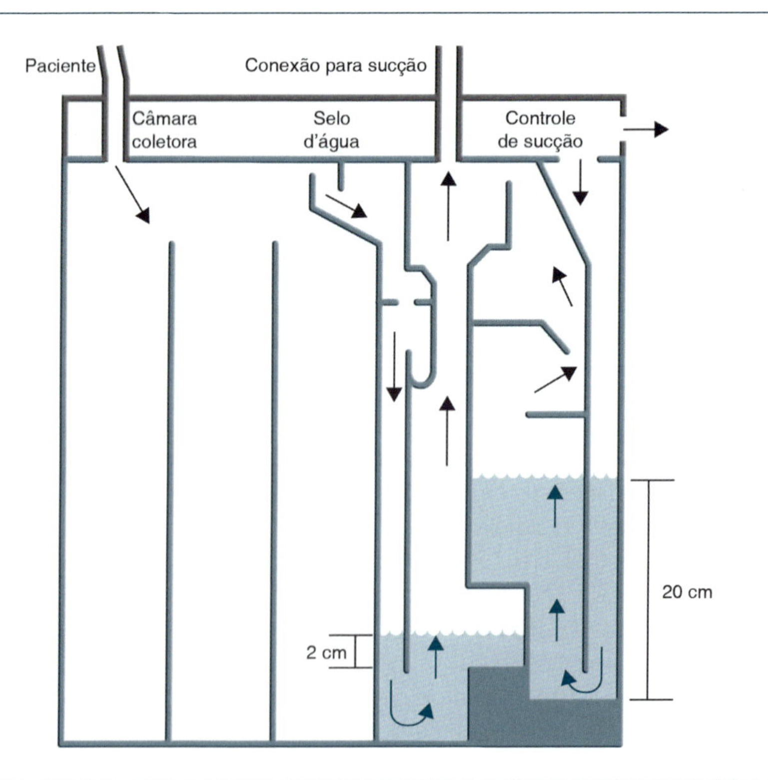

FIGURA 37.4. Sistema de drenagem fechada simplificada.

Quando utilizamos o sistema de três câmaras, podemos utilizar o selo d'água para verificar a presença ou não de obstrução ou vazamento de ar. O selo d'água deve se alterar conforme a respiração (ou se o paciente tossir) quando o sistema está sob a gravidade normal. Caso essa alteração no selo d'água não ocorra, o dreno pode estar obstruído ou o pulmão completamente reexpandido.

Também é possível realizar a drenagem através de um sistema simples, com um frasco coletor contendo a haste imersa em uma coluna de água mínima de 2 cm para evitar o colapso pulmonar (Figura 37.5).

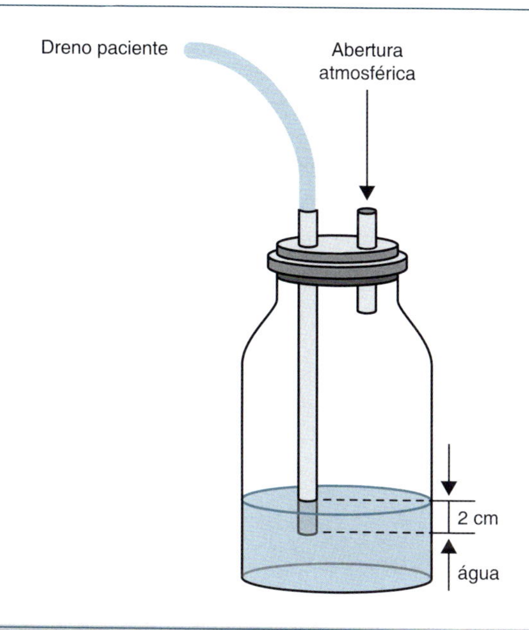

FIGURA 37.5. Sistema simples de drenagem subaquática.

Complicações

As complicações presentes na toracostomia são relacionadas a lesões em órgãos e vasos provocadas pela inserção do dreno, dreno posicionado fora da cavidade, obstrução do tubo por coágulos ou líquidos espessos, enfisema subcutâneo – relacionado à introdução insuficiente do tubo, permitindo que alguns orifícios estejam no tecido subcutâneo –, celulite infecciosa ao redor do tubo e infecções da cavidade pleural ou dos pulmões.

Com vistas a evitar infecções, uma revisão sistemática incluindo doze ensaios clínicos randomizados publicada em 2019 concluiu que devemos utilizar antibioticoterapia profilática em pacientes submetidos à drenagem de tórax após trauma torácico contuso ou penetrante, pois reduz o risco de pneumonia e desenvolvimento de empiema.

Bibliografia

- Andrade CF, Felicetti JC. Drenagem torácica. Porto Alegre, 2015. Disponível em <http://cirurgiatoracica.info/drenagem-toracica-e-toracocentese/>.
- ATLS®: Advanced Trauma Life Support Student Course Manual. American College of Surgeons, 2018.

- Ayoub F, et al. Use of Prophylactic Antibiotic in Preventing Complications for Blunt and Penetrating Chest Trauma Requiring Chest Drain Insertion: a Systematic Review and Meta-Analysis. Trauma Surgery & Acute Care Open. Vol. 4, n. 1, 2019.
- Gilbert TB, et al. Chest Tubes: Indications, Placement, Management, and Complications. Journal of Intensive Care Medicine. Vol. 8, n. 2, 1993, p. 73-86.
- Kuhajda I, et al. Tube Thoracostomy; Chest Tube Implantation and Follow Up. Journal of Thoracic Disease, 6 Oct 2014.
- Lin HL, Yi-Pin C. 14-French Pigtail Catheters for Traumatic Hemothorax/Hemopneumothorax: Size Does Not Matter. World Journal of Surgery. Vol. 42, n. 8, 2017, p. 2686.
- Stawicki SA, et al. Thoracostomy Tubes: A Comprehensive Review of Complications and Related Topics. International Journal of Critical Illness and Injury Science. Vol. 4, n. 2, 2014, p. 142.
- Tanikazi S, Maeda S, Sera M, et al. Small tube thoracostomy (20-22 Fr) in emergent management of chest trauma. Injury, 2014 sep; 48(9): 1884-7.
- Tanizaki S, et al. Small Tube Thoracostomy (20-22 Fr) in Emergent Management of Chest Trauma. Injury. Vol. 48, n. 9, 2017, p. 1884-7. DOI:10.1016/j.injury.2017.06.021.
- Tintinalli JE, et al. Tintinalli's Emergency Medicine: a Comprehensive Study Guide. McGraw-Hill Education, 2016.

Capítulo 38

Acessos Venosos e Acesso Intraósseo

• Danilo Souza Delgado • Lara de Melo Siems • Beatriz Helena Maia Tourão • Ian Claudio Reis Muniz

Acesso venoso

Define-se como acesso venoso a introdução de um dispositivo do tipo cateter em veias, com o objetivo de viabilizar o intercâmbio entre a corrente sanguínea e o ambiente externo para fins terapêuticos ou de diagnóstico. A obtenção de acessos venosos deve ser uma habilidade de domínio de todos os profissionais da saúde. Os acessos periféricos costumam ser feitos, majoritariamente, por técnicos ou enfermeiros, porém é necessário que o médico tenha essa habilidade, caso precise ajudar. Os acessos centrais, por outro lado, costumam ser feitos por médicos.

Acesso venoso periférico

É o tipo de acesso venoso mais comumente utilizado. Suas principais indicações e contraindicações estão apresentadas na Tabela 38.1. Vale lembrar que acessos periféricos calibrosos, em situações de emergência, podem prover quantidades de volume tão grandes quanto um acesso central. Além disso, já se sabe que drogas como os vasopressores podem ser administradas em acesso periférico, desde que seja por um período limitado de tempo.

TABELA 38.1
Principais indicações e contraindicações da realização do acesso venoso periférico

Indicações	Contraindicações
Reposição de líquidos	Flebite
Transfusão de hemoderivados	Esclerose de veias
Administração de medicamentos para rápida absorção	Queimaduras (contraindicação relativa) ou lesões traumáticas próximas ao local de inserção

Continua

Continuação

TABELA 38.1 Principais indicações e contraindicações da realização do acesso venoso periférico	
Indicações	**Contraindicações**
Coleta de sangue	Infiltração intravenosa prévia
Injeção de contraste para fins diagnóstico	Procedimento cirúrgico afetando o membro
Quimioterapia	Fístula arteriovenosa no membro

Locais de inserção

As principais opções são as veias dos membros superiores, que são menos suscetíveis a complicações. Dentre essas veias, as mais utilizadas são a veia intermédia do cotovelo, que passa pela fossa cubital, a veia basílica, que é medial, e a veia cefálica, que normalmente é lateral, como mostra a Figura 38.1. Idealmente, devemos procurar as veias mais distais dos membros superiores e, se necessário, utilizar as mais proximais. Em último caso, as veias dorsais dos pés ou as veias safenas dos membros inferiores também podem ser utilizadas, correndo o risco da ocorrência de tromboembolismo.

A ultrassonografia à beira do leito é um recurso que está sendo cada vez mais utilizado para facilitar a visualização dos vasos e, consequentemente, facilitar o acesso. O médico emergencista e os demais profissionais da saúde precisam aprimorar tal técnica, devido ao crescente uso dessa tecnologia.

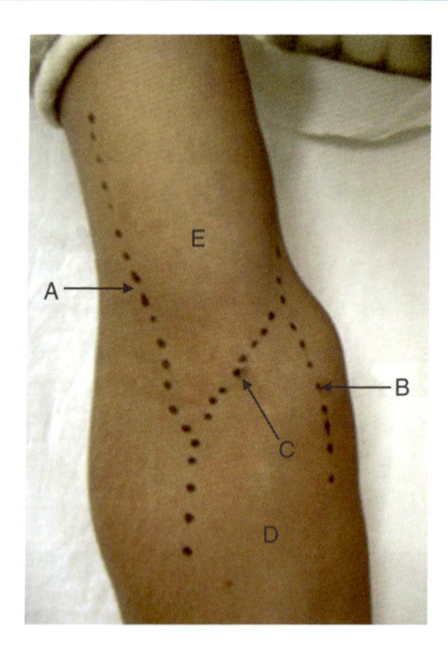

FIGURA 38.1. Foto da fossa cubital do lado direito. A) Veia cefálica B) Veia basílica. C) Veia intermédia do cotovelo. D) Face anterior do antebraço. E) Músculo bíceps braquial.

Materiais utilizados

Os materiais necessários para este tipo de cateterização incluem luvas, óculos de proteção, garrote, solução antisséptica à base de clorexidina, gaze estéril, solução fisiológica em uma seringa, curativo oclusivo transparente e estéril, bolsa de soro com equipo, recipiente adequado para descartar agulhas, cateter de tamanho adequado e, se necessário, anestésico local dependendo do calibre do cateter.

Os tipos de cateteres mais utilizados são os cateteres sobre agulha (Abocath, Figura 38.2) e os escalpes (*butterflies*), podendo ser de diversos calibres, dependendo do propósito, uma vez que calibres mais grossos são mais traumáticos e utilizados em situações agudas para reanimação hídrica. No que se refere à administração de líquidos, para cada calibre teremos um determinado volume que será oferecido em um determinado período de tempo (Tabela 38.2).

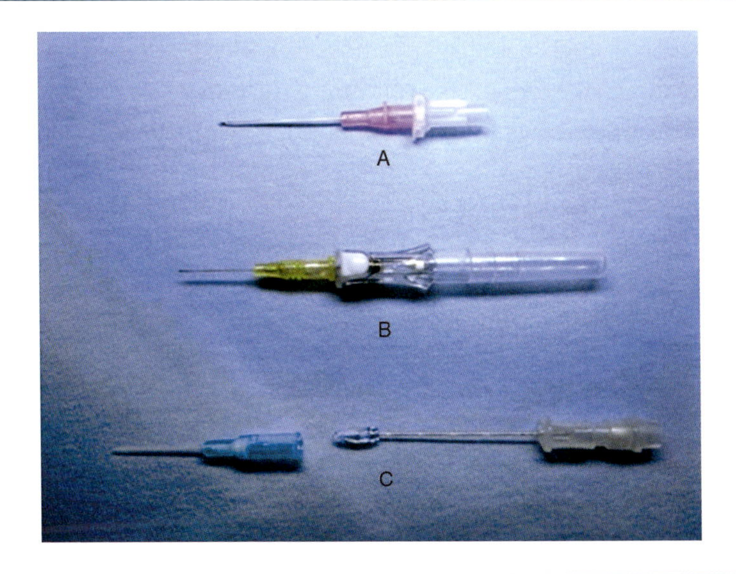

FIGURA 38.2. A) Cateter sobre agulha (Abbocath). B) Cateter sobre agulha com dispositivo de proteção contra acidentes perfurocortantes. C) Cateter sobre agulha com dispositivo de segurança autoacionável. Fonte: imagem cedida pelos autores.

TABELA 38.2
Fluxos de volume para cada tamanho de cateter sobre agulha (Abbocath)

Tamanho	Volume aproximado por minuto (mL/min)	Tempo para infundir 1 litro (min)
14 G	250	4
16 G	150	7
18 G	100	10
20 G	60	17
22 G	35	29
24 G	20	50
26 G	13	77

Adaptada de: Reddick AD, Ronald J, Morrison WG. Intravenous fluid resuscitation: was Poiseuille right? Emerg Med J. 2011 Mar;28(3):201-2.

Passo a passo

1. Explicar o procedimento ao paciente e informar possíveis complicações.
2. Se o local de aplicação for o membro superior, colocar o braço em posição supina.
3. Deve-se colocar o garrote cerca de 8 a 10 cm acima do local de inserção, para inspeção e palpação das veias.
4. Caso haja dificuldade para achar a veia, pode-se pedir que o paciente abra e feche a mão ou dar leve "tapinhas" nas veias.
5. Depois da seleção, fazer a antissepsia do local com a solução antisséptica, evitando entrar em contato com o local.
6. Para não deslocar a veia, tracionar a pele distal do paciente.
7. Inserir o cateter com o bisel voltado para cima em ângulo de 5 a 30°.
8. Ao ver o refluxo de sangue, avançar o cateter em direção à veia, retirando a agulha ao mesmo tempo.
9. Após essa inserção, remover o garrote.
10. Evitando-se a perda de sangue, é aplicada uma pressão direta na veia, proximal à extremidade do cateter.
11. Após a confirmação da permeabilidade do vaso injetando soro fisiológico (verificando o aparecimento de edema, hiperemia etc.), conecta-se o equipo de soro e a infusão é iniciada.
12. A fixação do cateter é feita com curativo oclusivo.

Devemos sempre ter em mente que, caso o cateter não seja mais necessário, o mesmo precisa ser retirado para evitar complicações. Isso vale para todos os tipos de acesso.

Acesso venoso central

Apesar de a maioria dos pacientes na emergência necessitarem apenas de um acesso venoso periférico, em algumas circunstâncias, principalmente com pacientes graves, será necessária a colocação de um acesso venoso central. A canulação venosa central consiste no posicionamento de um dispositivo apropriado, cuja extremidade atinja a veia cava superior ou inferior, ou esteja na junção entre a veia cava e o átrio direito (junção cavoatrial).

A técnica utilizada para colocação de acessos venosos centrais é a técnica de Seldinger, que essencialmente consiste na colocação de um cateter sobre um fio guia que, inicialmente, é colocado através de uma agulha. Essa técnica é a base de praticamente todas colocações de cateteres, tanto periféricos quanto centrais. Tradicionalmente, essa técnica é realizada sem a utilização da ultrassonografia, porém, com a disseminação dessa tecnologia, o acesso venoso central guiado por ultrassom está se tornando método padrão em diversos hospitais. Iremos discutir algumas peculiaridades com relação à colocação dos acessos centrais, porém, o passo a passo será focado na técnica de colocação na veia jugular interna.

Indicações e contraindicações

As principais indicações para a colocação de acessos venosos centrais estão no Quadro 38.1.

No que se refere à colocação urgente de acessos centrais em pacientes graves na emergência, não existem contraindicações absolutas. Porém, existem contraindicações relativas em que podemos diminuir os riscos através da escolha do sítio de punção. As contraindicações relativas incluem:

- Coagulopatias: não existe evidência para determinar que um grau específico de coagulopatia aumenta o risco de sangramento. O que se sabe é que, em pacientes com INR até 3 e número de plaquetas tão baixo quanto 20.000, parece não existir um risco significativamente maior de sangramento.
- Sinais de infecção no local de punção: como o procedimento deve ser estéril, a inserção de um cateter central em um sítio que possui sinais de infecção deve ser evitada.
- Trombose: dada a disponibilidade da ultrassonografia, devemos sempre checar o sítio de punção e verificar a viabilidade (ou seja, descartar qualquer sinal de trombo naquele vaso). Caso haja sinais de trombose no local desejado para puncionar, devemos considerar outro sítio de punção.
- Trauma ou anatomia distorcida: considerar sítio alternativo, caso a anatomia do local de punção esteja distorcida.

QUADRO 38.1
Principais indicações para a colocação de acessos venosos centrais

- Necessidade de reanimação com grandes volumes (cristaloide ou hemoderivados)
- Incapacidade de obter acesso periférico
- Administração prolongada/contínua de drogas vasopressoras
- Passagem de marca-passo transvenoso
- Monitorização hemodinâmica invasiva (pressão venosa central)
- Nutrição parenteral

Tipos de acessos venosos centrais

Um dos tipos frequentemente colocados pelos médicos emergencistas é o cateter triplo-lúmen. Esse cateter fornece múltiplas entradas que coalescem em uma única saída que estará situada em um vaso central. Os cateteres com um ou dois lúmens também são utilizados e cada hospital costuma ter seu protocolo, de acordo com a disponibilidade dos mesmos. Outro tipo de cateter central são os cateteres de diálise. Apesar do médico emergencista ter que lidar menos com esse tipo de acesso, é possível que seja necessária a colocação de tal cateter, devido à diálise de urgência. Esses cateteres são de diâmetro maior e, normalmente, possuem duas entradas (um exemplo é o cateter de Shilley).

Locais de inserção

O local de inserção do cateter será baseado no tipo de cateter e fatores como a história do paciente, anatomia e urgência do procedimento. Na colocação de um acesso central triplo-lúmen, por exemplo, temos três potenciais locais: veia jugular interna, subclávia ou femoral. A escolha entre esses sítios é, basicamente, baseada em dois tipos de complicações: complicações mecânicas imediatas de curto prazo (pneumotórax ou hematoma) e as complicações de médio/longo prazo (estenose do vaso e infecções associadas ao cateter). Apesar das evidências não serem completamente claras, os estudos mais recentes apontam para um risco maior de complicações mecânicas imediatas com o acesso pela subclávia, enquanto há um risco maior de complicações de médio/longo prazo com os acessos da veia jugular e femoral. Normalmente, prefere-se aceitar um risco maior de complicações de médio/longo prazo do que um risco maior de complicações mecânicas imediatas e, por esse motivo, prefere-se os acessos jugulares ou femorais. Entretanto, considera-se que o risco de infecções é maior com o acesso femoral e, portanto, escolhe-se o acesso jugular como primeira escolha. Além disso, dada a alta segurança de se realizar o acesso jugular guiado por ultrassom, esse sítio é o preferido. Vale lembrar que, em situações de pacientes muito graves em que o acesso precisa ser colocado rapidamente e não há disponibilidade de ultrassom, o acesso femoral pode ser uma escolha melhor e mais segura.

Apesar do acesso subclávio ser uma habilidade essencial do médico emergencista, muitos o evitam pelo seu risco elevado de pneumotórax. Ao mesmo tempo, alguns pesquisadores argumentam que com treinamento e prática, o risco de pneumotórax pode ser praticamente reduzido a zero, o que torna esse acesso também uma ótima opção. Em resumo, o médico emergencista precisa ter no seu arsenal de habilidades a capacidade de realizar os três tipos de acesso, pois os cenários clínicos na emergência serão muito heterogêneos. Algumas dicas na hora de escolher o sítio incluem:

- Acesso subclávio possui menor taxa de infecção e trombose, porém, maior risco de pneumotórax.
- Acesso subclávio pode ser preferível em um cenário de politrauma se houver suspeita de lesão vascular ao nível da veia femoral ou acima e se a jugular interna estiver inacessível por causa das precauções para lesões cervicais.
- Acesso femoral, classicamente, era considerado um acesso com taxas mais altas de infecções, porém dados mais recentes apontam que as taxas de infecções são parecidas com os outros sítios.
- Se existe uma preocupação com relação à coagulopatia ou sangramento, considerar o acesso femoral já que é um sítio facilmente compressível.
- Acesso guiado pela veia jugular interna possui risco baixo tanto de infecção quanto de pneumotórax. Por esse motivo, o acesso guiado pela veia jugular interna costuma ser o sítio preferencial.

Materiais utilizados

A escolha do equipamento depende do paciente, do diagnóstico e do tratamento que se pretende instaurar. A preferência é pelos cateteres de menor diâmetro a fim de diminuir a traumaticidade. Além dos equipamentos de proteção individual, o material necessário para a inserção de cateteres venosos centrais inclui bolsa e equipo de soro, anestésico local, campo estéril, gaze estéril, bisturi, *kit* de cateter central (contendo agulha, fio guia, dilatador e cateter intravenoso), agulha e fio para fixação do cateter à pele, além do curativo transparente estéril. O comprimento mínimo de seleção de cateteres fixos para adultos são: 15 cm para veia jugular interna direita, 20 cm para veia jugular interna esquerda ou veia direita subclávia/axilar, 24 cm para a veia subclávia/axilar esquerda ou veia femoral. Para crianças, os cateteres comumente utilizados são os de calibre 5 Fr para recém-nascidos e 7 Fr para lactentes.

Vale frisar que o procedimento precisa ser estéril. Na emergência, existem duas opções: você realiza o procedimento completamente estéril ou não. Algumas vezes, o tempo e a condição crítica do paciente vão impedir que o procedimento seja realizado de modo totalmente estéril e é extremamente importante que o serviço para o qual o paciente for admitido (normalmente, unidade de terapia intensiva) seja avisado sobre a não esterilidade do procedimento. Com isso, o serviço que receberá o paciente pode trocar o cateter, uma vez que o paciente esteja estabilizado. A honestidade com relação à esterilidade do procedimento é essencial, visando melhores desfechos aos pacientes.

Referenciais anatômicos

Tradicionalmente, os acessos centrais são obtidos através dos referenciais anatômicos de cada sítio de punção. Com o advento da ultrassonografia e a disponibilidade da mesma nos departamentos de emergência, o acesso guiado por ultrassom se tornou padrão-ouro, pois possui taxas menores de complicações quando comparado às técnicas não guiadas. O conhecimento dos referenciais anatômicos, entretanto, é essencial, já que a disponibilidade do ultrassom ainda não é ampla no Brasil. Além disso, conhecer os referenciais também ajuda na técnica guiada por ultrassom.

Como dito anteriormente, focaremos somente na técnica referente à veia jugular interna. Vale lembrar que, por questões anatômicas, o lado direito é mais comumente utilizado que o esquerdo. Para identificarmos os referenciais referentes à jugular interna, devemos lembrar dos seguintes pontos:

- A inserção da agulha deve ser entre as inserções medial e lateral do músculo esternocleidomastóideo e lateral à artéria carótida (Ver Figura 38.3). Devemos imaginar a figura de um triângulo, em que a base do triângulo consiste na clavícula e os lados são as inserções medial e lateral do músculo esternocleidomastóideo.
- A agulha será inserida no ápice desse triângulo, utilizando um ângulo de 30-45º, "apontando" para o mamilo ipsilateral. Devemos sempre aplicar pressão negativa na seringa para saber onde estamos entrando.

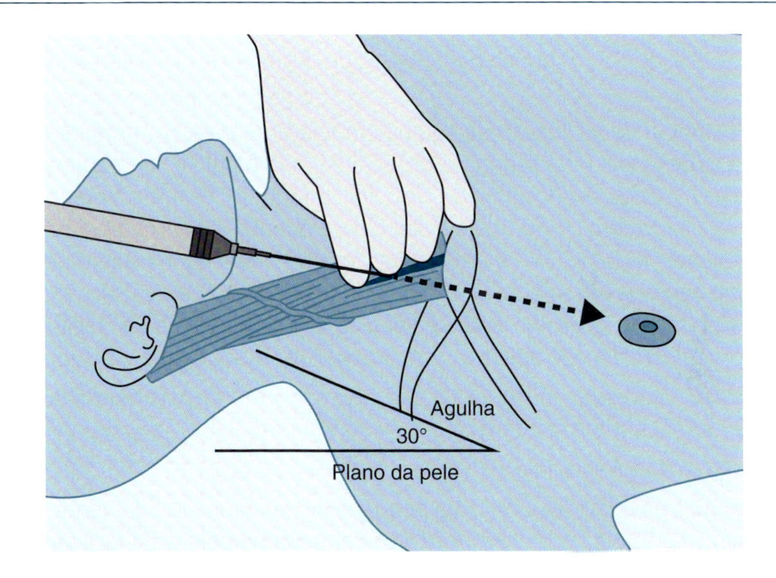

FIGURA 38.3. Punção da veia jugular interna direita (VJI).
Fonte: Araújo S. Acessos venosos centrais e arteriais periféricos- Aspectos técnicos e práticos. RBTI, 2003: 15, 2.

Passo a passo

1. Colocar paciente em posição de Trendelenburg (15 a 30°) com o pescoço virado para o lado contralateral do sítio de punção. Essa posição facilitará a congestão venosa, tornando a veia jugular mais proeminente.
2. Se for realizar a técnica guiada por ultrassom, colocar o transdutor horizontalmente no ápice do triângulo. Visualizar toda trajetória da veia jugular interna com ultrassom. Fazer isso antes de tornar o campo estéril, para entender bem a anatomia do paciente. Se for realizar a técnica não-guiada, avaliar bem os referenciais anatômicos, sempre levando em consideração a proximidade da jugular interna com a carótida, a proximidade com o ápice do pulmão e as variações anatômicas do paciente que possam dificultar a canulação.

3. Abrir o *kit* e todos os materiais em uma mesa. Se necessário, pedir para alguém ajudar (normalmente, esse procedimento precisa de alguém para ajudar e alcançar materiais).
4. Depois de colocar o equipamento de proteção individual e se tornar estéril, testar todo o material do *kit* antes de começar. Organizar a mesa para ter certeza que iremos conseguir alcançar todo o material necessário durante o procedimento.
5. Uma vez analisada a anatomia do paciente e escolhido o sítio de punção, realizar a antissepsia da pele e colocar os campos cirúrgicos (lembre-se que esse procedimento tem que ser estéril). Se for utilizado ultrassom, colocar o plástico estéril para cobrir o transdutor.
6. Utilizando uma agulha de calibre pequeno (p. ex., 25 G), realizar o botão anestésico com lidocaína seguido da injeção de lidocaína no trato por onde o vaso será acessado. Lembrar de sempre aplicar pressão negativa e "entrar aspirando".
7. Caso não seja usado o ultrassom, inserir a agulha mais grossa (normalmente, 18 G, adaptada a uma seringa) no sítio de punção (ápice do triângulo), utilizando um ângulo de 30-45° e apontando para o mamilo ipsilateral. Quando utilizamos o ultrassom, normalmente se usa um ângulo um pouco maior (45-60°) e se punciona 0,5 a 1cm de distância do transdutor. É necessário conhecer a técnica de visualização da ponta da agulha através do ultrassom.
8. Quando a veia jugular for puncionada, o sangue deve fluir fácil e livremente para dentro da seringa.
9. Reduzir o ângulo de inclinação da agulha em relação à pele, para mantê-la mais alinhada com a veia. Desconectar a seringa e observar se não há fluxo sanguíneo pulsátil (arterial) pela agulha (o sangue venoso flui de maneira contínua). Deve-se manter o orifício externo da agulha ocluído com o dedo, para evitar o risco potencial de embolia aérea (especialmente em pacientes hiperpneicos e em respiração espontânea, que podem gerar altos valores de pressão negativa intrapleural). Caso o fluxo seja pulsátil e haja a suspeita de punção carotídea, suspender o procedimento, retirar a agulha e aplicar pressão local por pelo menos 5 minutos (cuidar para não aplicar pressão demais, pois pode gerar uma resposta vagal).
10. Se confirmado o acesso venoso, inserir o fio guia suavemente para dentro do vaso, que deve progredir sem nenhuma resistência.
11. Depois de colocado o fio guia, retirar a agulha.
12. Com o fio guia em posição, fazer uma pequena incisão (aproximadamente 3 mm de extensão), com uma lâmina de bisturi, junto à sua entrada na pele, para facilitar a passagem do dilatador venoso (passo opcional).
13. "Vestir" o fio guia com o dilatador e empurrar o conjunto todo para dentro da veia. Em seguida, remover o dilatador, mantendo o fio guia em posição. Comprimir o orifício de entrada na pele para evitar sangramentos desnecessários.
14. "Vestir" o fio guia com o cateter e introduzir o conjunto todo para dentro do vaso. Em seguida, retirar o fio guia.
15. Finalmente, realizar o teste do refluxo de sangue através dos lúmens do cateter, que deve ser livre e fácil. Não esquecer de heparinizar as vias. Fixá-lo à pele e aplicar o curativo apropriado.
16. Realizar radiografia pós procedimento para confirmar a posição do cateter. A confirmação por ultrassonografia também é uma opção, mas exige grande habilidade e experiência por parte do médico emergencista.

Possíveis complicações

As principais complicações durante o procedimento incluem: pneumotórax (risco em torno de 0,5% quando se usa punção guiada por ultrassom), punção arterial (o mais importante é saber que a punção arterial aconteceu pois a solução na maior parte dos casos é pressão no local por alguns minutos) e canulação arterial (problema mais sério, pois o médico não reconhece precocemente que puncionou a artéria e acaba colocando o cateter dentro dela; caso isso ocorra, consultar cirurgia vascular com urgência). A embolia gasosa e a perda do fio guia também são possíveis complicações.

Acesso intraósseo

A cateterização intraóssea promove o acesso ao plexo venoso da medula óssea, que se conecta com a circulação venosa sistêmica, promovendo uma via rápida, segura e confiável. Quando o acesso vascular direto é impossibilitado, as características anatômicas dos ossos fazem com que o acesso intraósseo seja o meio mais interessante para começar o tratamento de pacientes graves na emergência e/ou no meio pré-hospitalar. Isso porque a dureza do osso compacto e a presença de espículas ósseas, onde a medula está contida, tornam esta cavidade um sistema não colapsável mesmo na presença de choque ou hipovolemia. Em situações como a parada cardíaca, o acesso intraósseo é uma excelente opção.

Os acessos intraósseos podem permanecer de maneira segura por até 24 horas e, frequentemente, funcionam como uma "ponte" para um acesso periférico ou central posteriormente à estabilização do paciente.

Indicações e contraindicações

As indicações para o uso de acesso intraósseo estão principalmente relacionadas às situações em que não conseguimos o acesso venoso periférico ou central de maneira urgente. Esse acesso pode ser rapidamente obtido (menos de 60 segundos) e praticamente tudo que pode ser administrado através da via intravenosa pode ser administrado pela via intraóssea (medicações, hemoderivados, cristaloides ou vasopressores).

As contraindicações absolutas desse acesso incluem fratura óssea do local de punção, doenças ósseas como osteoporose, infecções de pele adjacentes e nova punção no mesmo osso previamente puncionado.

Locais de inserção

Os principais locais de escolha para a cateterização intraóssea são três, nos adultos: a tíbia proximal, a tíbia distal e o úmero proximal. Quando é escolhida a tíbia proximal, a inserção deve ser feita cerca de 2 cm abaixo da tuberosidade tibial e 1 a 2 cm medial no meio da superfície plana do osso. A inserção distal da tíbia é localizada 2 cm superiormente ao maléolo medial no meio da superfície plana do osso. O membro inferior deve estar fletido, colocando-se um travesseiro ou uma toalha para manter a estabilidade. Já no úmero proximal, é feito no tubérculo maior em direção ao processo coracoide, sendo que o braço deve estar fletido e rotado internamente. Nas crianças, o principal local é a tíbia proximal e a distância da tuberosidade pode variar entre 1 e 3 cm. Caso não seja possível utilizar nenhum desses sítios, o acesso pelo osso do esterno também é uma opção.

Passo a passo resumido

1. Realizar antissepsia e preparar material (verificar qual dispositivo para acesso intraósseo está disponível).
2. Colocar a agulha perpendicular ao osso.

3. Caso seja utilizado o dispositivo tipo "furadeira", colocar até que o acesso se firme no osso. Caso seja colocado manualmente, girar a agulha no sentido horário até que o acesso se firme no osso.
4. Retirar a agulha-guia e deixar somente o cateter.
5. Testar a permeabilidade do acesso utilizando soro fisiológico e, se houver sucesso, iniciar infusão de líquidos, medicamentos ou hemoderivados.

Cuidados pós-procedimento

Todos os acessos intraósseos devem ser removidos em até 24 horas ou o quanto antes possa ser trocado por um acesso venoso periférico ou central. Devemos estar atentos para qualquer sinal de infiltração ou deslocamento do acesso. Algumas complicações desse procedimento incluem fratura óssea, síndrome compartimental, extravasamento de drogas para o subcutâneo e osteomielite.

Bibliografia

- Araújo S. Acessos venosos centrais e arteriais periféricos – Aspectos técnicos e práticos. RBTI, 2003: 15, 2.
- Ge X, et al. Central Venous Access Sites for the Prevention of Venous Thrombosis, Stenosis and Infection. Cochrane Database of Systematic Reviews, 2012. DOI:10.1002/14651858.cd004084.pub3.
- Graham AS, et al. Central venous catheterization. N Engl J Med. 2007: 356(21).
- Marik PE, et al. The Risk of Catheter-Related Bloodstream Infection with Femoral Venous Catheters as Compared to Subclavian and Internal Jugular Venous Catheters. Critical Care Medicine, vol. 40, n. 8, 2012. p. 2479-85.
- Ortega R, et al. Peripheral intravenous cannulation. N Engl J Med. 2008; 359(26).
- Parienti JJ, et al. Intravascular Complications of Central Venous Catheterization by Insertion Site. New England Journal of Medicine, vol. 373, n. 13, 2015. p. 1220-9. DOI:10.1056/nejmoa1500964.
- Parrillo JE. Critical Care Medicine: Principles of Diagnosis and Management in the Adult. Elsevier, 2019.
- Petitpas F, et al. Use of intra-osseous access in adults: a systematic review. *Critical Care*, 2016; *20*(1): 102.
- Reddick AD, Ronald J, Morrison WG. Intravenous fluid resuscitation: was Poiseuille right? Emerg Med J. 2011 Mar;28(3):201-2.
- Tintinalli JE, et al. Tintinalli's Emergency Medicine: a Comprehensive Study Guide. McGraw-Hill Education, 2016.
- Walls RM, et al. Rosen's Emergency Medicine: Concepts and Clinical Practice. Elsevier, 2018.

Capítulo 39

Sedação e Analgesia para Procedimentos

• Caiã Cabral Fraga Carvalho • Pedro Paulo Fernandes de Melo • Dulce Mourthé Starling Pinheiro
• Taynara Guimarães Silva

Introdução

No departamento de emergência, o médico emergencista muitas vezes se depara com situações em que se tornam necessários procedimentos diagnósticos ou terapêuticos que causam dor e/ou desconforto. Nesses casos, anestesia local ou analgésicos simples podem não ser suficientes, tornando-se útil o que denominamos sedação para procedimentos. O foco deste capítulo será a sedação e a analgesia para procedimentos realizados na sala de emergência.

A definição de sedação para procedimentos inclui o uso de agentes analgésicos e sedativos de curta duração, que permitem ao médico realizar procedimentos de maneira efetiva enquanto se monitora o paciente para potenciais efeitos adversos. A sedação para procedimentos reduz a ansiedade e a dor associadas ao procedimento, além de facilitar a sua execução pelo médico. Por esse motivo, saber realizá-la tornou-se habilidade essencial do médico emergencista.

Para que essa técnica seja realizada de maneira segura e eficaz, é necessário o entendimento de cinco principais passos, descritos a seguir:

1. Reconhecer os níveis de sedação.
2. Realizar avaliação pré-procedimento.
3. Preparar os materiais e garantir monitorização adequada.
4. Relacionar objetivo da sedação com o arsenal terapêutico.
5. Conhecer características farmacológicas das principais drogas utilizadas.

Níveis de sedação

A sedação compreende um espectro de estágios progressivos que variam desde sedação mínima, também chamada de ansiólise, até o estado de anestesia geral, sendo de extrema importância a compreensão desses níveis.

Vale lembrar que a variação entre os níveis de sedação acontece de maneira dinâmica. Sendo assim, nem sempre é possível prever como o paciente reagirá à administração das drogas. Dessa forma, o indivíduo que planeja sedar o paciente deve saber manejar o seu retorno (resgate) para estados mais superficiais, caso seja necessário.

Em 2002, a Sociedade Americana de Anestesiologistas subdividiu a profundidade anestésica, conforme apresentado pela Tabela 39.1.

TABELA 39.1
Principais características dos níveis de sedação

	Sedação mínima (ansiólise)	Sedação moderada (sedação consciente)	Sedação profunda	Anestesia geral
Responsividade	Paciente responde a comandos verbais	Pacientes respondem ao comando verbal ou à estimulação tátil	Pacientes respondem somente à estimulação dolorosa repetida	Não desperta mesmo com estímulos dolorosos
Vias aéreas	Sem alterações	Nenhuma intervenção necessária	Intervenção pode ser necessária	Intervenção necessária
Ventilação espontânea	Sem alterações	Adequada	Pode estar adequada	Frequentemente inadequada
Função cardiovascular	Sem alterações	Geralmente mantida	Geralmente mantida	Pode estar inadequada

Adaptada de: Practice Guidelines for Sedation and Analgesia by Non-Anesthesiologists. Anesthesiology, 2002, 96(4), pp.1004-17.

Um conceito também importante é a sedação do tipo "dissociação", que é um estado cataplético induzido por um agente dissociador (p. ex., quetamina), caracterizado por analgesia profunda e amnésia, em que os reflexos das vias aéreas são mantidos com respiração espontânea pelo paciente. A estabilidade cardiopulmonar também costuma ser mantida.

Avaliação pré-procedimento

É muito importante que seja feita avaliação pré-procedimento, pois pode ser que a sedação não seja passível de ser feita na sala de emergência. A maneira objetiva de realizar a avaliação pré-procedimento é similar àquela realizada pelos anestesistas.

A avaliação deve ser feita criteriosamente e é fundamental que se obtenha do paciente uma história clínica elucidativa e direcionada, além de um exame físico adequado, para que sejam identificadas as contraindicações relativas e absolutas à sedação.

A American Society of Anesthesiologists (ASA) recomenda que o médico que administrará a sedação esteja familiarizado com os fármacos administrados e com histórico médico do paciente, além da forma com que esses podem alterar a resposta do paciente ao processo de sedação.

Com relação à história do paciente, deve-se obter informações sobre:

- Principais anormalidades sistêmicas.
- Infecções de vias aéreas (gripe, broncoespasmo, pneumonia), presença de estridor, ronco ou apneia do sono.

- Anestesias e/ou analgesias prévias, tanto local quanto geral.
- Em situações que o jejum não é possível (praticamente todos os casos na sala de emergência), o potencial para aspiração pulmonar deve ser avaliado, considerando: o nível de sedação, a possibilidade do procedimento ser adiado e a necessidade de proteção da via aérea com intubação.
- História prévia de tabagismo, etilismo ou uso de substâncias de abuso.

Com relação ao exame físico, os pacientes devem ser submetidos a uma avaliação minuciosa, que deve avaliar:

- Sinais vitais.
- Ausculta cardíaca e pulmonar.
- Quanto aos preditores de via aérea difícil: pescoço curto, limitação da extensão do pescoço, diminuição da distância hioide-mento (< 3 cm no adulto), massa cervical, trama ou doença cervical, desvio de traqueia, dismorfismo facial, abertura oral pequena, ausência da dentição, incisivos protusos, dentes soltos ou tapados, implantes dentários, palato alto ou arqueado, macroglossia, hipertrofia tonsilar, úvula não visível, micrognatia, retrognatia, trismus ou má-oclusão, obesidade.

O acrônimo mnemônico SAMPLE (Tabela 39.2) sintetiza os componentes essenciais do histórico médico do paciente, que devem ser considerados na avaliação pré-sedação.

TABELA 39.2
Avaliação breve e sistemática do paciente submetido à sedação (SAMPLE)

Letra	Item avaliado
S	Sinais e sintomas da patologia atual
A	Alergia a medicação, alimentos ou látex
M	Medicação da qual faz uso, seja contínuo ou não
P	Passado médico: comorbidades, complicações prévias relacionadas aos agentes sedativos
L	Líquidos e sólidos: tempo de jejum e qual tipo de alimento ingerido
E	Eventos relacionados à necessidade de sedação

Adaptada de: Ramalho CE, et al. Sedation and analgesia for procedures in the pediatric emergency room. Jornal de Pediatria, 2017, 93:2-18

Dentro da avaliação das anormalidades sistêmicas, a ASA recomenda a classificação dos pacientes em seis categorias, de acordo com a saúde basal, que estão resumidas, a seguir, na Tabela 39.3.

O médico emergencista deve ter em mente que pode ser necessária a consultoria com a equipe de anestesiologia do hospital para aqueles pacientes com provável via aérea difícil ou uma classificação de ASA III ou maior. Para esses pacientes complexos, é mais prudente que a sedação seja realizada por anestesista no centro cirúrgico em um ambiente mais controlado.

É aconselhável que o paciente ou responsável assine o Termo de Consentimento Livre e Esclarecido, mesmo que o paciente tenha concordado e consentido formalmente com a realização de um procedimento que implique em sedação.

TABELA 39.3
Classificação da American Society of Anesthesiologists (ASA) e o risco da sedação

Classificação	Definição	Risco da sedação
ASA I	Paciente saudável	Mínimo
ASA II	Paciente com doença sistêmica leve	Baixo
ASA III	Paciente com doença sistêmica severa	Intermediário
ASA IV	Paciente com doença sistêmica severa com ameaça à vida	Alto
ASA V	Paciente moribundo que não é esperado que sobreviva sem a operação/procedimento	Extremamente alto

Materiais e monitorização

A Sociedade Americana de Anestesiologia (ASA) recomenda a disponibilidade de uma série de itens com o objetivo de aumentar a segurança da sedação. Essa lista inclui cinco principais recursos:

1. Fonte de oxigênio.
2. Materiais de sucção (em caso de secreção acumulada na via aérea).
3. Equipamento para manejo das vias aéreas (laringoscópio, tubo endotraqueal, bolsa-válvula--máscara etc.).
4. Equipamento para monitorização (oxímetro de pulso, monitorização cardíaca, capnografia etc.).
5. Acesso vascular e medicações de emergência (p. ex.: naloxona, adrenalina etc.).

Muitas das complicações associadas à sedação e analgesia podem ser evitadas se as respostas adversas aos fármacos forem detectadas e tratadas a tempo, isso é, antes do desenvolvimento de descompensação cardiovascular ou hipóxia cerebral. Por essa razão, é importante uma monitorização adequada do paciente durante o procedimento, sendo que os principais fatores a serem considerados estão ilustrados na Figura 39.1.

Para monitorizar adequadamente o paciente, tais parâmetros devem ser avaliados e reavaliados com frequência, dependendo do tipo e dosagem do fármaco. No mínimo, isso deve ser feito em cinco períodos:

1. Antes do início do procedimento.
2. Após a administração de agentes sedativo-analgésicos.
3. Em intervalos regulares durante o procedimento.
4. Durante a recuperação inicial.
5. Pouco antes da alta.

Objetivo da sedação e arsenal terapêutico

Antes de escolher a medicação para o processo de sedação e analgesia, é necessário estabelecer a sua finalidade. A Figura 39.2 resume, de modo claro e objetivo, a relação entre os objetivos da sedação e o arsenal terapêutico recomendado pela literatura mais atual.

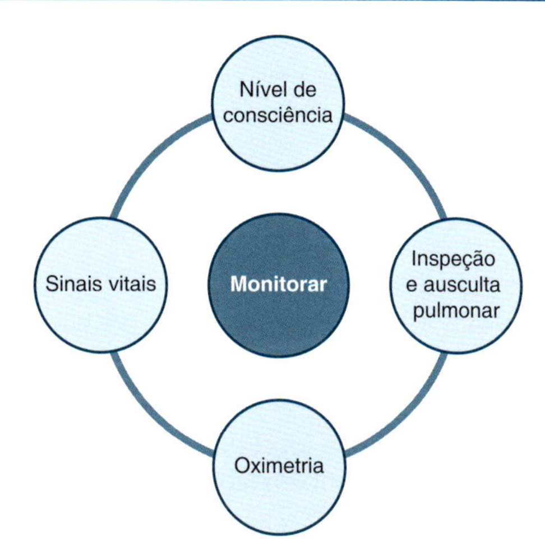

FIGURA 39.1. Principais parâmetros a serem monitorizados durante a sedação para procedimentos. Adaptada de: Practice Guidelines for Sedation and Analgesia by Non-Anesthesiologists. Anesthesiology, 2002, 96(4), pp.1004-1017.

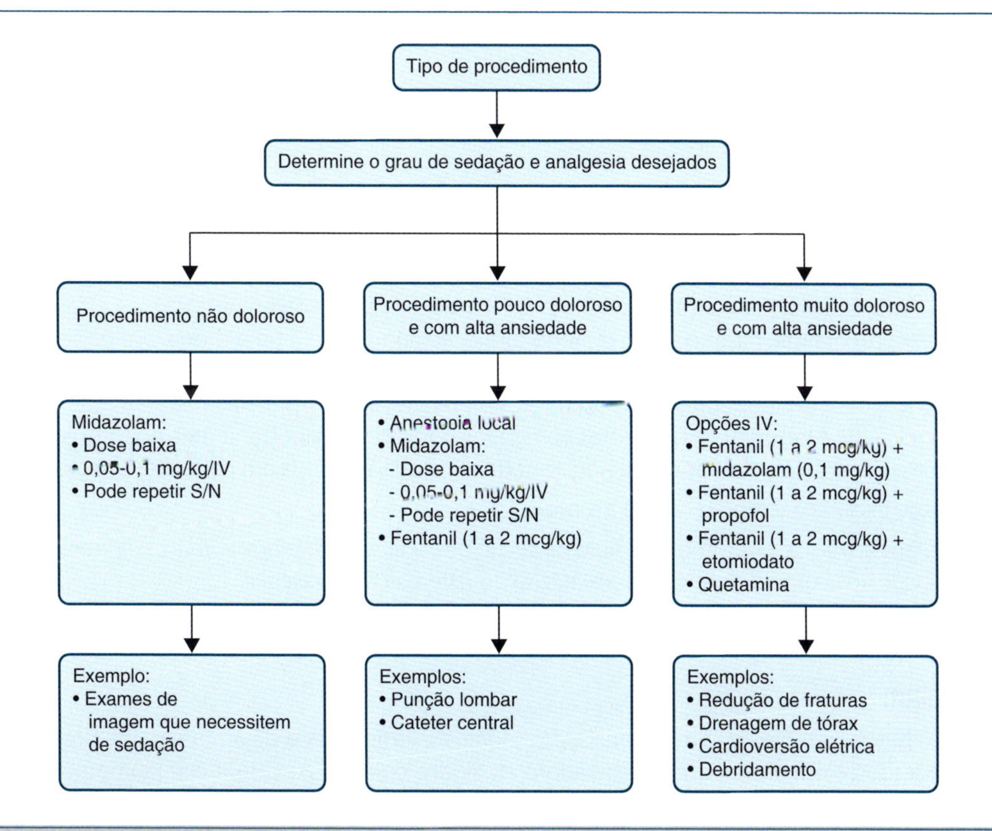

FIGURA 39.2. Algoritmo de analgesia e sedação para procedimentos. Adaptada de: Silva SL, et al. Sedação para procedimentos em crianças e adolescentes: uma proposta a partir do Sistema GRADE. Ver Med Minas Gerais, 2017, 27 (Supl 3): S77-S86.

Farmacologia das principais drogas

Para promover uma adequada técnica anestésica, o conhecimento dos principais fármacos e suas respectivas informações é fundamental. Dessa forma, segue abaixo um compilado das drogas mais recomendadas pela literatura atual.

Fentanil

É um opioide sintético de ação rápida (início de ação quase imediato), que é administrado de maneira intravenosa. A duração costuma ser de 30 a 60 minutos. É um analgésico puro, sem propriedades sedativas. Ou seja, normalmente se utiliza associado a um agente sedativo.

- Dose inicial: 1 a 2 mcg/kg IV.
- Efeitos adversos: depressão respiratória (doses altas), hipotensão (doses altas) e bradicardia (doses altas). Tosse, soluço e vômito também são potenciais efeitos adversos.
- Antagonista: naloxona 0,4 mg (1 mL) EV 3/3 min – máximo 2 mg (5 mL).

Etomidato

É um agente sedativo de ação rápida, com pouco ou quase nenhum efeito analgésico. Seu início de ação ocorre dentro de 1 minuto (30 a 60 segundos) e seu efeito dura no máximo 15 minutos. A eliminação é hepática, então pode durar mais em pacientes hepatopatas. É uma droga com perfil bastante seguro do ponto de vista hemodinâmico (não causa hipotensão).

- Dose inicial: 0,2 a 0,3 mg/kg em 30-60 segundos.
- Efeitos adversos: mioclonia, náusea e vômitos. Depressão respiratória é possível, mas incomum.

Quetamina

É um agente de ação rápida com poder dissociativo e anestésico, que possui um excelente efeito analgésico. Quando em administração intravenosa, seu início de ação ocorre dentro de um minuto e seu efeito dura de 10 a 20 minutos. Vale lembrar que o início de ação e duração vai variar com a rota de administração. Por causar sialorreia, pode ser necessário a coadministração de atropina ou escopolamina, para minimizar o efeito quando for necessário. Como é uma droga que pode levar a um estado de hiper-excitação do sistema simpático, seu uso deve ser evitado em pacientes idosos e usado com cautela em pacientes com algumas cardiopatias valvares, principalmente as que não toleram taquicardia e também em pacientes com predisposição a comportamentos psicóticos. É uma droga com potencial efeito broncodilatador e pode ser usada/preferida em pacientes asmáticos.

- Dose inicial: 1 a 2 mg/kg IV ou 4 a 5 mg/kg IM.
- Efeitos adversos: nistagmo, acúmulo de secreções, agitação, *delirium*, vômito, laringoespasmo devido ao acúmulo de secreção, excitação do sistema cardiovascular.
- Contraindicações relativas: algumas valvopatias, taquiarritmias e doenças psicóticas.

Midazolam

É um benzodiazepínico com propriedades sedativas, ansiolíticas e de amnésia, sem propriedades analgésicas. Normalmente, é combinado com algum opioide (p.ex., fentanil) para prover uma boa combinação de sedação e analgesia. Seu início de ação ocorre dentro de um minuto e seu efeito dura de 15 a 30 minutos. Sua meia-vida, entretanto, é mais longa. É uma droga de metabolismo hepático e excreção renal, o que pode provocar efeitos prolongados em pacientes com doenças hepáticas ou renais.

- Dose inicial: 0,02 mg/kg EV.
- Efeitos adversos: depressão respiratória e hipotensão.
- Contraindicações: gravidez e lactante.
- Antagonista: flumanezil (porém, devemos ter cuidado pois o flumanezil pode induzir um estado de mal epiléptico em alguns pacientes e seu uso é controverso).

Propofol

É um agente hipnótico e sedativo de duração ultra curta, que não possui propriedades analgésicas. Seu início de ação costuma ser dentro de 15 a 45 segundos e seu efeito dura de 5 a 10 minutos após uma dose única. É uma droga de eliminação rápida o que permite uma recuperação rápida após a suspenção da droga. Também possui propriedades antieméticas e de diminuição da pressão intracraniana (droga bastante utilizada em pacientes neurológicos). Já que não possui efeito analgésico, costuma ser utilizada junto com algum opioide (p. ex., fentanil).

- Dose inicial: 1 a 2 mg/kg EV.
- Efeitos adversos: depressão respiratória, apneia, hipotensão, dor no local de administração da droga.

Pós-sedação

Como apresentado anteriormente neste capítulo, a monitorização é recomendada até o momento da alta do paciente do departamento de emergência. É importante, no entanto, que antes de sua efetivação alguns critérios sejam assegurados, tais como: garantir vias aéreas pérvias e função cardiovascular estável, reflexos presentes, capacidade de falar, capacidade de se sentar sozinho e manter vigília, hidratação adequada com o manejo de náuseas e vômitos e manejo adequado da dor.

Conclusão

Neste capítulo, objetivamos sintetizar os principais aspectos práticos relacionados à sedação para procedimentos que, desde que realizada de forma adequada, com o conhecimento das medicações administradas, preparo e monitorização devidos, é segura e deve ser encorajada, pois auxilia na promoção de uma assistência ao paciente de melhor qualidade.

Bibliografia

- ASA Physical Status Classification System. American Society of Anesthesiologists, last approved by the ASA House of Delegates on October 15, 2014.
- Callegari DC, Oliveira RA. Consentimento livre e esclarecido na anestesiologia, Revista Bioética, 2010, 18(2):363-72.
- Clinical Policy: Procedural Sedation and Analgesia in the Emergency Department. Annals of Emergency Medicine. 2014;63(2):247-258.e18.
- Emergências Clínicas: abordagem prática. 10. ed. Barueri: Manole, 2015. p. 279-92.
- Guimarães HP, Lopes RD, Lopes CL. Tratado de Medicina de Urgência e Emergência Pronto-Socorro e UTI. São Paulo: Editora Atheneu, 2010. Volume 1, 417-25.
- Johnson OG, et al. Patient satisfaction with procedural sedation in the emergency department. Emergency Medicine Australasia, 2017, 29(3), pp.303-309.
- Krauss BS, Krauss BA, Green SM. Procedural Sedation and Analgesia in Children. The New England Journal of Medicine, 2014, 370(15), p.e23(1)-e23(6).

- Practice Guidelines for Sedation and Analgesia by Non-Anesthesiologists. Anesthesiology, 2002, 96(4), pp.1004-17.
- Ramalho CE, et al. Sedation and analgesia for procedures in the pediatric emergency room. Jornal de Pediatria, 2017, 93:2-18.
- Silva SL, et al. Sedação para procedimentos em crianças e adolescentes: uma proposta a partir do Sistema grade. Ver Med Minas Gerais, 2017, 27 (Supl 3): S77-S86.

Capítulo 40

Lacerações e Suturas

• João Marcelo Prates Barbosa • Lucas Brito Souza • Juliana Noya de Araújo Góes
• Liana Colares Chaves • André Romeo • Ana Celia Diniz Cabral Barbosa Romeo

Introdução

Aproximadamente 6 milhões de pessoas por ano comparecem ao departamento de emergência para o tratamento de lacerações traumáticas, sendo algo muito comum em nossa prática diária. O médico emergencista deve estar familiarizado com os principais tipos de lesões, suas particularidades e seus níveis de gravidade, para que possa conduzir o paciente da maneira mais efetiva, baseando-se nos critérios definidores do manejo e da abordagem a cada tipo de laceração.

Avaliação e manejo inicial

Os principais objetivos do reparo de lacerações são: garantir a hemostasia da ferida, prevenir e/ou tratar prováveis infecções relacionadas, recuperar a funcionalidade e a viabilidade dos tecidos envolvidos e garantir bom resultado estético com o mínimo de sequelas.

Para que tais objetivos sejam cumpridos, o emergencista deve dividir o manejo desses casos em três etapas essenciais (Figura 10.1).

1. Avaliação da ferida.
2. Preparação.
3. Escolha da melhor técnica de reparo.

Alguns fatores poderão influenciar a abordagem do paciente que se apresenta na emergência com lacerações traumáticas, destacando-se o tempo de injúria tecidual, o mecanismo de lesão, o local da ferida, a profundidade e a extensão da mesma, além de comorbidades prévias (imunossupressão, diabetes, coagulopatias) e a presença de imunizações recentes.

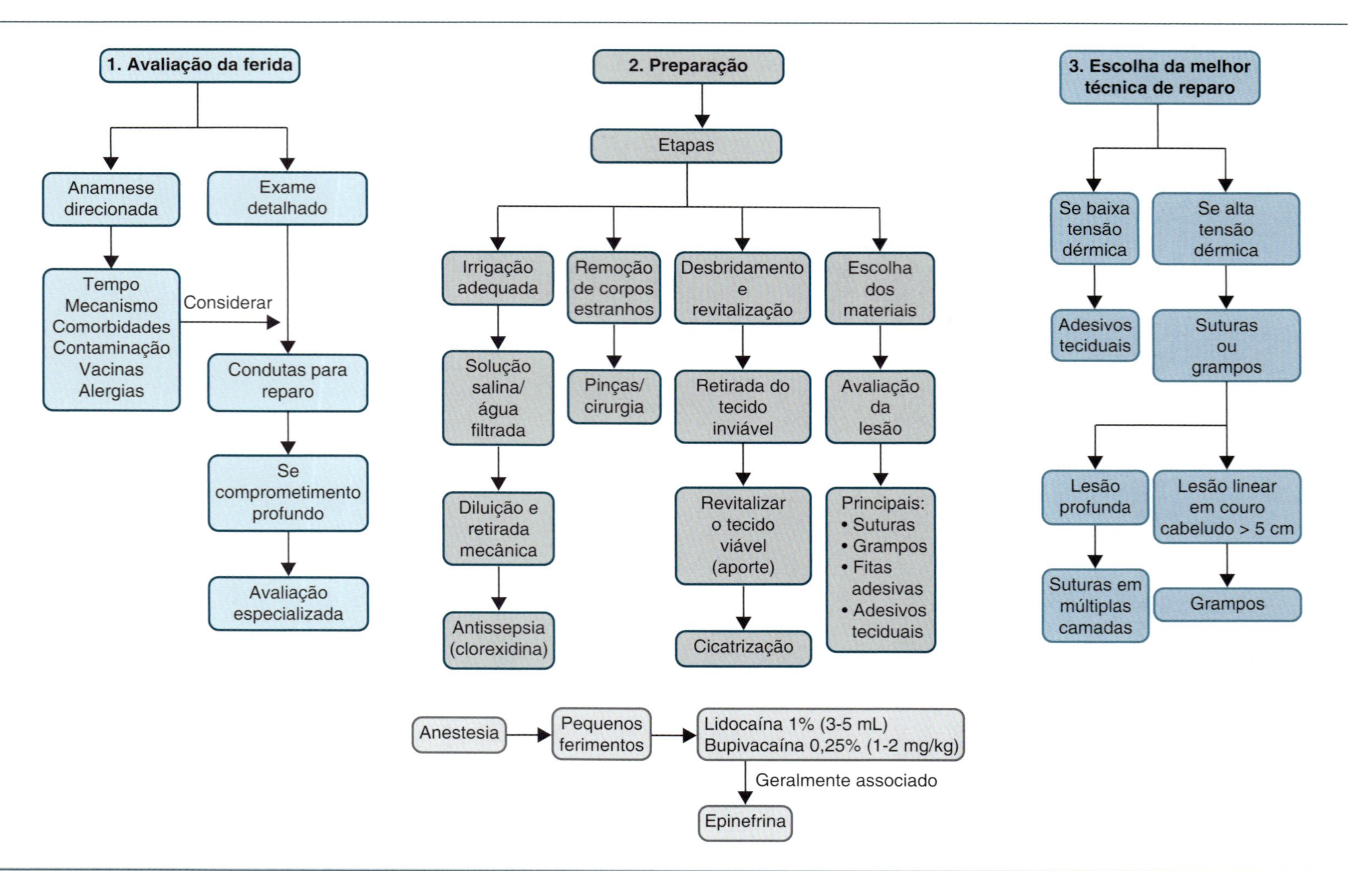

FIGURA 40.1. Fluxograma com os princípios do manejo de lacerações no departamento de emergência.

Avaliação da ferida

A avaliação da ferida é a etapa mais importante na conduta e no tratamento das lacerações. A partir da avaliação do tecido lesado e das áreas adjacentes, além da história do mecanismo causador da ferida, o emergencista definirá a melhor técnica para garantir um reparo adequado da lesão.

Assim que o paciente se apresenta, deve ser realizado o controle do sangramento da ferida, caso exista, por meio de compressão direta da lesão. Uma história direcionada precisa ser obtida, contendo informações como o mecanismo trauma, há quanto tempo ocorreu e quais são as comorbidades possíveis (imunossupressão, diabetes, coagulopatias e outras). Detalhes importantes incluem a investigação dos antecedentes imunológicos, calendário vacinal atualizado contra tétano e raiva e as possíveis alergias a materiais como o látex ou a medicamentos, como anestésicos e/ou antibióticos.

Um exame detalhado do local da ferida e áreas adjacentes deve ser feito para definir extensão e gravidades, avaliando também comprometimentos cutâneos profundos de músculos, tendões, nervos, vasos ou ossos. A avaliação da função mioneurovascular da região acometida deve ser feita antes do reparo da lesão.

Algumas situações podem necessitar a avaliação especializada da equipe cirúrgica, dentre elas:

- Feridas profundas das mãos e nos pés, lacerações com acometimento vascular, neural, muscular ou tendíneo.
- Lacerações profundas das pálpebras, lábios ou orelhas.
- Presença de corpos estranhos locais.
- Lesões muito contaminadas ou que requeiram drenagem.

A literatura é controversa no que tange à importância ou influência do tempo de ocorrência da lesão e a técnica a ser utilizada para seu reparo, bem como o antimicrobiano que poderá ser prescrito de acordo com os conceitos de feridas potencialmente contaminadas, contaminadas e infectadas.

Preparação da ferida para o reparo

Nessa etapa, o emergencista deve dispor de materiais básicos, mas indispensáveis, como solução de limpeza (clorexidina), solução salina ou água filtrada, anestésicos locais, agulhas e seringas para anestesia, gazes e compressas estéreis.

A etapa de preparação para o manejo da ferida consta de passos fundamentais: irrigação adequada da lesão, remoção de corpos estranhos, descontaminação da ferida, desbridamento e revitalização de tecidos viáveis e escolha de materiais adequados para o reparo.

A irrigação exaustiva com solução salina ou água filtrada proporciona diluição e retirada mecânica de corpos estranhos, sendo uma das medidas mais eficazes para diminuir o risco de infecção. A lavagem pode também ser feita com agentes antissépticos, como a clorexidina degermante. Entretanto, não há evidência robusta na literatura apontando que os antissépticos diminuam taxas de infecção quando comparados a simplesmente lavar bem a ferida com água filtrada ou solução salina. Alguns materiais como iodopovina, peróxido de hidrogênio e detergentes devem ser evitados, devido ao mecanismo de toxicidade direta aos fibroblastos que tais substâncias podem causar, prejudicando, assim, o processo de cicatrização.

A remoção de corpos estranhos deve ser realizada com cuidado por meio de pinça. Caso esses materiais estejam próximos a nervos, vasos e articulações, o encaminhamento cirúrgico especializado deve ser considerado.

Tanto para a limpeza de forma eficaz quanto para retirada de corpos estranhos, anestésicos locais são fortemente indicados. A lidocaína 1% (3-5 mg/kg) ou a bupivacaína 0,25% (1-2 mg/kg) são os medicamentos de escolha.

O bloqueio regional deve ser considerado em feridas extensas que acometam membros, evitando-se assim doses tóxicas de anestésicos locais. O uso de epinefrina associada a esses anestésicos costuma ser rotineiro, pois, além de diminuir o sangramento devido a sua ação vasoconstrictora, também permite o emprego de doses menores de lidocaína ou bupivacaína. Deve-se observar que a epinefrina é contraindicada em feridas que acometam estruturas distais, como dedos, pênis, nariz e lóbulos das orelhas, em razão do efeito vasoconstrictor. Em pacientes que apresentam reação alérgica aos anestésicos citados, pode-se optar pela difenidramina.

O desbridamento deve ser realizado em todo tipo de tecido desvitalizado, pois esse, além de possuir recuperação inviável, tornar-se-á ambiente propício para a colonização de bactérias e posterior instalação de processo infeccioso. A realização desse procedimento permite que o tecido ainda viável receba todo o suporte necessário para cicatrização, melhor perfusão tecidual, presença de mediadores inflamatórios e maior biodisponibilidade de medicamentos através da corrente sanguínea, além da chegada de células de defesa e reparo, desse modo garantindo um melhor reparo da injúria.

A escolha dos materiais para o reparo da lesão deve levar em consideração os princípios e objetivos para melhor correção possível descrita no início deste capítulo. O emergencista tem como opções para o fechamento de feridas: fios, grampos, fitas adesivas e adesivos teciduais.

Escolha da melhor técnica de reparo

O fechamento das feridas pode ser realizado, basicamente, de três maneiras: fechamento primário (com a utilização de suturas, grampos e fitas adesivas), fechamento por segunda intenção (reepitelização e oclusão progressiva da ferida aberta por tecido de granulação) e fechamento terciário (manutenção da ferida aberta por alguns dias para sutura posterior).

Feridas profundas possuem melhor prognóstico caso o reparo seja feito por meio de suturas em múltiplas camadas, com fios absorvíveis. Já áreas que possuem derme espessa ou que sofram tensão excessiva em suas fibras podem ser reparadas através de suturas ou com a utilização de grampos metálicos. Áreas submetidas a pouca tensão, como face e mãos, podem ser reparadas com o uso de adesivos teciduais, o que diminui a dor e a lesão tecidual secundária da própria sutura.

Grampos metálicos costumam ser utilizados em lesões lineares maiores do que 5 cm no couro cabeludo, por permitir um fechamento mais rápido e boa hemostasia.

Feridas com alto grau de contaminação, lesões tardias ou lacerações por mordida de animais não são suturadas e, após adequada limpeza, deverão ser mantidas abertas para que haja formação subsequente de tecido de granulação e cicatrização por segunda intenção. A mesma conduta deve ser tomada nas lesões em que a linha de sutura tenda a sofrer tensão excessiva.

Em pacientes que apresentem fatores de risco para má cicatrização ou possível infecção da ferida (pacientes imunossupressos, diabéticos ou portadores de doença vascular periférica), deve-se observar o tempo de ocorrência da lesão, se a mesma ocorreu há mais de 6 horas, e qual região foi acometida (p. ex., mãos ou pés) para se realizar o fechamento terciário da lesão. Nesses casos, a ferida é deixada aberta por três a cinco dias e, na ausência de infecção durante esse período, realiza-se então o fechamento terciário da lesão.

Feridas não contaminadas, mesmo suturadas em até dezoito horas após a lesão, podem apresentar boa recuperação tecidual; ferimentos não contaminados no couro cabeludo podem ser reparados em até 24 horas.

Apesar de muito utilizadas nos departamentos de emergência para realização do procedimento de sutura, as luvas estéreis não são de uso obrigatório. Um grande ensaio clínico randomizado com

816 pacientes publicado no Annals of Emergency Medicine em 2004 mostrou que não há diferença nas taxas de infecção quando comparado o uso de luvas estéreis com luvas simples de procedimento (não estéreis) para a sutura de lacerações simples.

Suturas

Sutura cirúrgica é o ponto ou o conjunto de pontos aplicados nos tecidos com o objetivo de união, fixação ou sustentação durante o processo de cicatrização. Esse processo deve sempre objetivar a melhor cicatrização e os melhores resultados funcionais e estéticos. A sutura ideal depende da escolha da agulha, do fio e da técnica para cada região a ser reparada. Para isso, alguns cuidados são necessários:

- Aproximação das extremidades sem tração e tensão.
- Boa vascularização das bordas.
- Fechamento sem solução de continuidade.

Fios e agulhas

Existem diversos tipos de materiais utilizados para a síntese. O mais comumente utilizado é o fio de sutura agulhado. O fio utilizado é classificado, de acordo com sua origem, em natural e sintético, de acordo com suas propriedades químicas em absorvível e inabsorvível e, no que se refere a sua composição, em mono ou multifilamentar. O calibre do fio é informado em zeros, de modo inversamente proporcional a sua força tênsil: de 15-0 a 2-0 (quanto menos "0", mais grosso será o fio). Veja a Tabela 40.1.

TABELA 40.1
Principais tipos de fios e suas características: origem, absorção, tipo de filamento, duração

Fios	Natural ou sintético	Absorvível ou não-absorvível	Monofilamentar ou multifilamentar	Duração da força tênsil
Categute simples	Natural: colágeo do intestino do carneiro ou gado	Absorvível	Monofilamentar	4 a 10 dias
Polidioxanoa (PDS II)	Sintético	Absorvível	Monofilamentar	40 a 60 dias
Monocryl	Sintético	Absorvível	Monofilamentar	28 dias
Ácido poliglicólico (dexon)	Sintético	Absorvível	Multifilamentar	14 a 21 dias
Náilon	Sintético	Não absorvível	Mono ou multifilamentar	6 meses
Seda	Natural: proteína sintetizada	Não absorvível	Multifilamentar	Perde cerca de 1/3 em 6 meses
Polipropileno	Sintético	Não absorvível	Monofilamentar	Resistência tênsil mantida inalterada ao longo do tempo

Para a síntese cutânea, o fio monofilamentar inabsorvível é a escolha preferencial. No entanto, fios absorvíveis podem ser utilizados em situações em que não serão necessariamente retirados (p. ex., sínteses cutâneas perineais ou de mucosas da boca e língua). Em suturas na face e na região cervical, onde a cicatrização é rápida, fios inabsorvíveis podem ser retirados em 4 a 6 dias. Em outras áreas do corpo, os fios devem permanecer *in situ* por 7 a 10 dias.

Estudos recentes que compararam a eficácia do uso de fios absorvíveis e não absorvíveis para a realização de síntese cutânea concluíram que não há diferença estatisticamente significativa, tanto cosmética quanto no processo de cicatrização, entre os fios absorvíeis e não absorvíveis, concluindo-se que a escolha deve ser de acordo com cada caso e com a preferência e experiência do médico emergencista. O mesmo estudo destacou que fios absorvíveis são mais recomendados para suturas de tecidos subcutâneos. A espessura adequada do fio varia de acordo com local da lesão e tensão dos tecidos.

As agulhas são classificadas quanto a sua curvatura em círculo, retas e meia curva. As de curvatura mais aberta são utilizadas em tecidos mais superficiais, como a pele (para suturas superficiais e grandes a mais utilizada é a 3/8 de círculo). Cada tipo de ponta de agulha é desenhado para penetrar em um tipo específico de tecido. A extremidade cortante pode ser espatulada, triangular ou trapezoidal e é mais utilizada para tecidos que oferecem maior resistência, como a pele.

Tipos de pontos

Na prática do emergencista, os pontos mais utilizados, além do ponto simples, são os pontos em "chuleio", Donati e intradérmico (Figura 40.2):

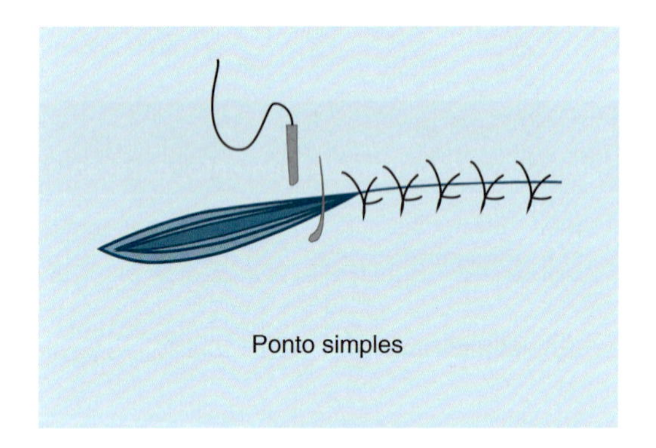

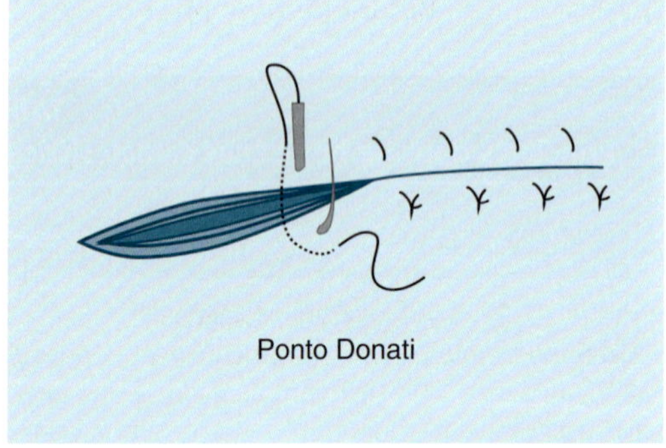

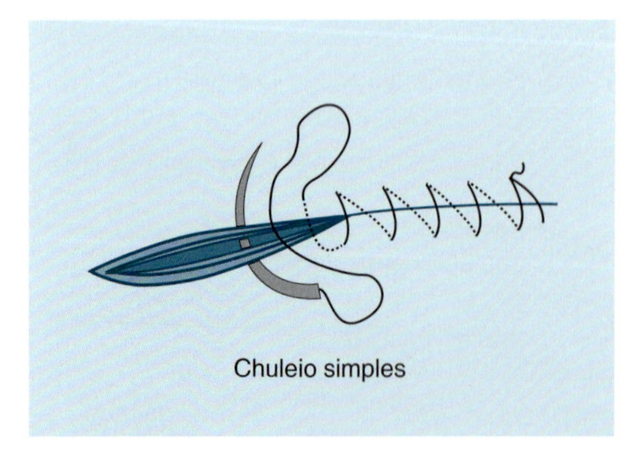

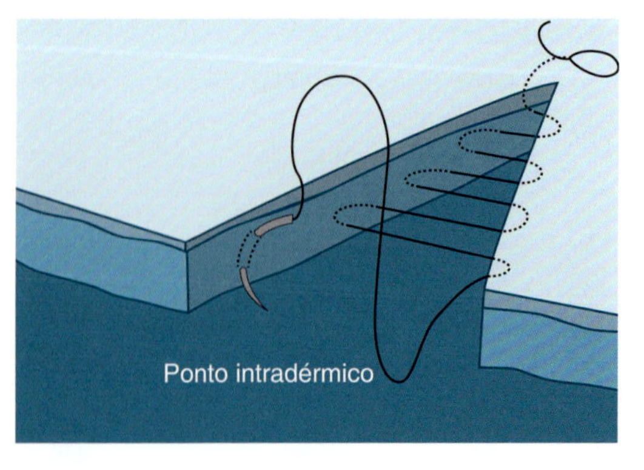

FIGURA 40.2. Principais tipos de sutura utilizados na emergência.

- Ponto simples: caracteriza-se pela passagem do fio uma só vez em cada borda da lesão, unindo porções iguais de tecido com a mesma profundidade de cada lado.
- Donati: realiza-se duas passagens do fio com profundidades diferentes a uma distância de aproximadamente 5 mm da borda de incisão, permitindo uma melhor aposição dos planos. A primeira passagem do fio percorre planos mais profundos, enquanto a segunda aproxima planos superficiais. É também conhecido como "longe-longe, perto-perto".
- Chuleio simples: trata-se de pontos simples sequenciais, podendo a direção da alça ser transversal ou obliqua. Sua execução é sempre da direita para a esquerda, com a agulha introduzida na margem distal para a proximal. É de fácil e rápida execução e aplicada em bordas não muito espessas e pouco afastadas. É bastante utilizada em estruturas vasculares, devido a suas propriedades hemostáticas, também podendo ser utilizada no peritônio, músculos, aponeuroses e tecido celular subcutâneo.
- Intradérmico: sutura constituída por uma sequência de pontos simples, que são realizados de forma longitudinal e progressivamente alternados nas bordas da pele, obtendo excelente resultado estético.

Os tipos de sutura mais recomendados para lacerações em tecidos específicos podem ser vistos na Tabela 40.2.

TABELA 40.2
Tipos de suturas mais recomendados para lacerações em tecidos específicos

Tecido	Sutura mais recomendada	Fio	Calibre
Pele	Descontínuos: simples e Donatti	Não-absorvível ou absorvível em tempo médio ou longo	4-0 ou 5-0
Subcutâneo	Nenhuma, ponto simples ou "chuleio"	Absorvível em tempo curto ou médio	3-0 ou 5-0
Musculatura	Ponto simples, em U ou X sem apertar	Absorvível em tempo médio ou longo	2-0 ou 3-0
Aponeurose	Ponto simples ou "chuleio"	Não absorvível ou absorvível em tempo longo	0 ou 1

Uso de antibióticos e profilaxia do tétano e raiva

As feridas podem ser classificadas em grau de contaminação: limpas, limpa-contaminada, contaminada e infectadas:

- Limpas: são as que não apresentam sinais de infecção e nas quais não são atingidos os tratos respiratório, digestivo, genital e urinário.
- Limpa-contaminada: são os ferimentos que apresentam contaminação grosseira, em acidente doméstico, por exemplo, ou em situações cirúrgicas em que houve contato com os tratos respiratório, digestivo, urinário e genital, porém em situações controladas.
- Contaminada: são consideradas contaminadas as feridas acidentais, com mais de 6 horas do trauma ou que tiverem contato com terra e fezes, por exemplo.
- Infectadas: são aquelas que apresentam sinais nítidos de infecção (secreção purulenta ou secreção com odor fétido, edema, flogose e manchas vermelhas na pele em torno da lesão).

Estudos mais recentes recomendam que pacientes saudáveis com ferimentos leves, com exceção de ferimentos por mordidas, e que serão submetidos a síntese por sutura, não necessitam de profilaxia com antibióticos. Recomenda-se a antibioticoterapia principalmente em ferimentos contaminados, nos quais a história do trauma indica o contato com materiais potencialmente infectantes.

Atenção especial deve ser dada para o *Clostridium tetani*, bacilo *gram*-positivo, anaeróbio e produtor de toxinas que causam hiperexcitabilidade no sistema nervoso central. Esse bacilo está presente na terra, fezes, galhos, pele, água putrefata, poeira e no trato gastrointestinal de animais. A partir do momento em que o *C. tetani*, na forma de esporo, entra em contato com feridas na pele ou na mucosa, o bacilo encontra meio favorável para se desenvolver e produzir toxinas, causando o tétano. Devido a isso, qualquer paciente que possua fator de risco para exposição ao bacilo deverá ser questionado acerca do seu calendário vacinal e, então, o médico deve definir a melhor conduta para a prevenção da doença.

A vacinação é a principal medida de prevenção contra o tétano. Contudo, em situações em que não foi feita imunização adequada (3 doses fracionadas em períodos de 60 dias) ou não se tem certeza sobre a imunização do paciente, a aplicação do soro antitetânico (SAT) ou da imunoglobulina humana antitetânica (IGHAT) deverá ser considerada, principalmente em pacientes com ferimentos de alto risco.

Deve-se atentar, também, para pacientes que possuam lacerações causadas por mordeduras de cães e gatos, sendo um fator de risco para a transmissão do vírus da raiva. Tal vírus está presente na saliva e nas secreções do animal contaminado, podendo ocasionar encefalite aguda com espasmos musculares, paralisias e convulsões, que na maioria das vezes é letal após 2 a 7 dias do surgimento dos sintomas. Nesse caso, o paciente deve ser questionado acerca da imunização quanto à vacina antirrábica e, caso seja negativo, procede-se a aplicação do soro antirrábico (SAR) ou da imunoglobulina antirrábica humana (IGHAR). O animal deve ser observado quanto ao seu comportamento durante 10 dias para avaliar a suspensão do esquema profilático quanto à raiva.

O médico emergencista deve estar atento às recomendações propostas pelo Ministério da Saúde acerca da profilaxia contra o tétano. Veja a Tabela 40.3.

TABELA 40.3
Conduta no paciente com suspeita de ferida contaminada pelo *C. tetani*, segundo o Ministério da Saúde em 2017

História de vacinação prévia contra tétano	Ferimentos com risco mínimo de tétano[a]			Ferimentos com alto risco de tétano[b]		
	Vacina	SAT/IGHAT	Outras	Vacina	SAT/IGHAT	Outras
Incerta ou < 3 doses	Sim[c]	Não	Limpeza, desinfecção, lavar com soro fisiológico e substâncias oxidantes ou antissépticas e desbridar o foco de infecção	Sim[c]	Sim	
≥ 3 doses, sendo a última dose há > 5 anos ou < 10	Não	Não		Não	Não	
≥ 3 doses, sendo a última há ≥ 10 anos	Sim	Não		Sim (1 reforço)	Não	
≥ 3 doses, sendo a última há ≥ 10 anos em situações especiais	Sim	Não		Sim (1 reforço)	Sim	

[a] Ferimentos superficiais, limpos, sem corpos estranhos ou tecidos desvitalizados.
[b] Ferimentos profundos ou superficiais sujos, com corpos estranhos ou tecidos desvitalizados, queimaduras, feridas puntiformes ou por armas brancas e de fogo, mordeduras, politraumatismos e fraturas expostas.
[c] Vacinar e aprazar às próximas doses, para complementar o esquema básico. Essa vacinação visa proteger contra o risco de tétano por outros ferimentos futuros. Se o profissional que presta o atendimento suspeita que os cuidados posteriores com o ferimento não serão adequados, deve considerar a indicação de imunização passiva com SAT (soro antitetânico) ou IGHAT (imunoglobulina humana antitetânica). Quando indicado o uso de vacina e SAT ou IGHAT, concomitantemente, devem ser aplicados em locais diferentes.

Bibliografia

- Altman AD, Allen VM, McNeil SA, Dempster J. Pfannenstiel Incision Closure: A Review of Current Skin Closure Techniques. Journal of Obstetrics and Gynaecology Canada,2009; 31, 514-20.
- Armitage J, Lockwood S. Skin incisions and wound closure. International Surgery Journal(IJS), 2011; 29: 496-501.
- Capellan O, Hollander JE. Management of lacerations in the emergency department. Emergency Medicine Clinics of North America, 2003; 21: 205-31.
- Cummings P, Del Beccaro MA. Antibiotics to prevent infection of simple wounds: A meta-analysis of randomized studies. American Journal of Emergency Medicine,1995; 13(4), 396-400.
- Forsch RT, Little SH, Williams C. Laceration Repair: A Practical Approach. Rev American Family Physician, 2017; 95:628-36.
- Forsch RT. Essentials of skin laceration repair. Rev American Family Physician, 2008; 78.
- Hochberg J, Meyer KM, Marion MD. Suture Choice and Other Methods of Skin Closure. Surgical Clinics of North America, 2009; 89: 627-41.
- Hollander JE, Singer AJ. Laceration management. Ann Emerg Med. 1999; 34:356-67.
- Lammers RL. Methods of wound closure. In: Clinical Procedures in Emergency Medicine. 5. ed. Philadelphia: Elsevier, 2010. p.592.
- Lemos MD. Closure of skin wounds with sutures. UpToDate. 2018.
- Lloyd JD, Marque MJ, Kacprowicz RF. Closure Techniques. Rev Emergency Medicine Clinics of North America, 2007, 25; 73-81.
- Margarida NF. Técnica cirúrgica prática. 4. ed. São Paulo: Editora Atheneu, 2001.
- Ministério da Saúde. Guia de Vigilância em Saúde. 2. ed. Brasília, 2017.
- Perelman VS, et al. Ann Emerg Med. 2004 Mar;43(3):362-70.
- Selbst SM, Attia MW. Minor trauma lacerations. In: Textbook of Pediatric Emergency Medicine, 5. ed. Philadelphia: Wolters Kluwer, 2006. p.1571.
- Tintinalli JE, et al. Tintinalli's Emergency Medicine: A Comprehensive Study Guide. 8. edi. McGraw-Hill, 2016.
- Townsend CM Jr, et al. Sabiston. Tratado de cirurgia: A base biológica da prática cirúrgica moderna. 19.ed. Elsevier Saúde, 2015.
- Walls R, et al. Rosen's Emergency Medicine: Conceptsand Clinical Practice. 9. ed. Elsevier, 2017.
- Xu B, Wang L, Chen C, Yilmaz TU, Zheng W, He B. Absorbable versus nonabsorbable sutures for skin closure: A meta-analysis of randomized controlled trials. Annals of Plastic Surgery, 2016; 76;598-606.

Capítulo 41

Punção Lombar

• Giovana Moreira Minchillo • Julia Araujo Vigiato • Julia Barbizan Previdi • Mário Paulo Faro Júnior

Introdução

Inicialmente, a punção lombar era usada apenas para aliviar a pressão intracraniana. Posteriormente, passou a ser usada como método diagnóstico para doenças do sistema nervoso central (SNC), tanto infecciosas quanto não infecciosas. Isoladamente, a punção lombar não permite um diagnóstico preciso e, por esse motivo, é necessário sempre agregar a análise do líquido cefalorraquidiano (LCR) com história, exame físico e outros exames complementares.

Indicações

A punção lombar no departamento de emergência é principalmente utilizada para o diagnóstico de infecções do SNC e diagnóstico de hemorragia subaracnóidea. Entretanto, existem diversas indicações para a realização desse procedimento:

- Sinais e sintomas suspeitos de meningite (bacteriana, viral, fúngica ou tuberculosa).
  - Febre, alteração do estado mental, cefaleia ou sinais meníngeos.
  - Exceção: abscesso cerebral.
- Alteração de estado mental sem outra etiologia definida.
- Suspeita de hemorragia subaracnóidea em pacientes com a tomografia computadorizada negativa.
- Sintomas de esclerose múltipla ou síndrome de Guillan-Barré.
- Para alívio de sintomas associados a hipertensão intracraniana idiopática (pseudotumor cerebral).

Normalmente as punções lombares podem ser realizadas sem uma tomografia computadorizada (TC) de crânio prévia em pacientes com exame neurológico normal. A razão por trás de solicitar uma TC de crânio antes seria para excluir um efeito de massa que poderia causar herniação após a remoção do LCR. Devido a esse racional, algumas populações específicas de pacientes necessitam realizar o exame de imagem antes da punção, dentre elas:

- Idade > 60 anos.
- Imunodepressão (p. ex., HIV).
- Alteração do estado mental ou presença de qualquer sinal neurológico focal.
- Qualquer sinal ou sintoma de aumento da pressão intracraniana (p. ex., cefaleia, papiledema, bradicardia).
- História de doenças prévias do SNC (p. ex., acidente vascular cerebral [AVC], tumor cerebral).
- História de convulsões recentes.

Vale destacar, também, que quando houver uma suspeita muito alta de infecção do SNC, devemos evitar o atraso do início da antibioticoterapia empírica. Por mais que o pré-tratamento com antibiótico possa prejudicar uma possível cultura, atrasar o tratamento nesses pacientes pode causar desfechos desastrosos.

Contraindicações

Apesar da punção lombar poder diagnosticar as doenças citadas acima, devemos estar sempre atentos às possíveis contraindicações desse procedimento:

- Coagulopatia (incluindo o uso de anticoagulantes orais).
- Trombocitopenia (classicamente, resultado do exame de plaquetas menor que 20.000 indica necessidade de transfusão de plaquetas antes do procedimento).
- Processo intracraniano conhecido causando efeito de massa (risco de herniação).
- Celulite ou abscesso de pele no local de punção.
- Suspeita de abscesso epidural espinhal.

Passo a passo da técnica

1. Consentimento: explicar os passos que serão feitos durante o procedimento, assim como explicar os riscos e complicações do mesmo.
2. Pegar os materiais: a maioria dos hospitais possui *kits* de punção lombar, porém devemos sempre nos certificar de obter todo o material necessário. Além disso, é sempre bom pegar um par extra de luvas estéreis e anestésico local (Tabela 41.1).
   - Agulha de punção: idealmente, agulhas 20 G ou 22 G – agulhas maiores estão associadas a um aumento de cefaleia e vazamento de LCR após o procedimento.
3. Posicionamento do paciente: o médico ou o paciente podem ter preferências quanto a posição a ser escolhida, podendo ser: posição sentada, decúbito lateral ou decúbito ventral (Figura 41.1). As duas primeiras são as mais utilizadas. Vale lembrar que alguns pacientes podem precisar de sedação durante o procedimento, principalmente pacientes agitados. Quando for realizada sedação, usa-se a posição do decúbito lateral.
   - Na posição sentada, o paciente deve sentar na borda da maca, com as pernas sobre um suporte, inclinando-se para frente com os braços cruzados. O paciente deve colocar o

TABELA 41.1 Lista de materiais para punção lombar	
Luvas estéreis	Tubos para coleta (4 unidades)
Máscara	Manômetro
Antisséptico (iodo, clorexidina)	Seringa de 5 mL
Lidocaína 1%	Agulhas 25 G ou 27 G para injeção do anestésico local
Campo fenestrado esterilizado	Agulha de punção lombar (20-22 G)

queixo sobre o peito para que haja o arqueamento da coluna vertebral na região lombar com o objetivo de abrir os espaços intervertebrais. Vale destacar que a medida da pressão de abertura pode não ser acuraz com essa posição, porém esta pode ser a única opção possível em determinados pacientes.

- Na posição de decúbito lateral, o paciente encontra-se com quadris e joelhos flexionados ao máximo, sendo que o tórax e o pescoço também são flexionados no sentido dos joelhos; a pelve e os membros inferiores devem estar paralelos entre eles e perpendiculares em relação à maca. Essa posição também é conhecida como "posição fetal". O bom posicionamento e a identificação do local de punção são as partes mais importante para o sucesso do procedimento.
- A posição de decúbito ventral, apesar de não ser comumente utilizada, também pode ser escolhida; entretanto, a dificuldade do procedimento se torna maior, já que o LCR tem de ser aspirado.

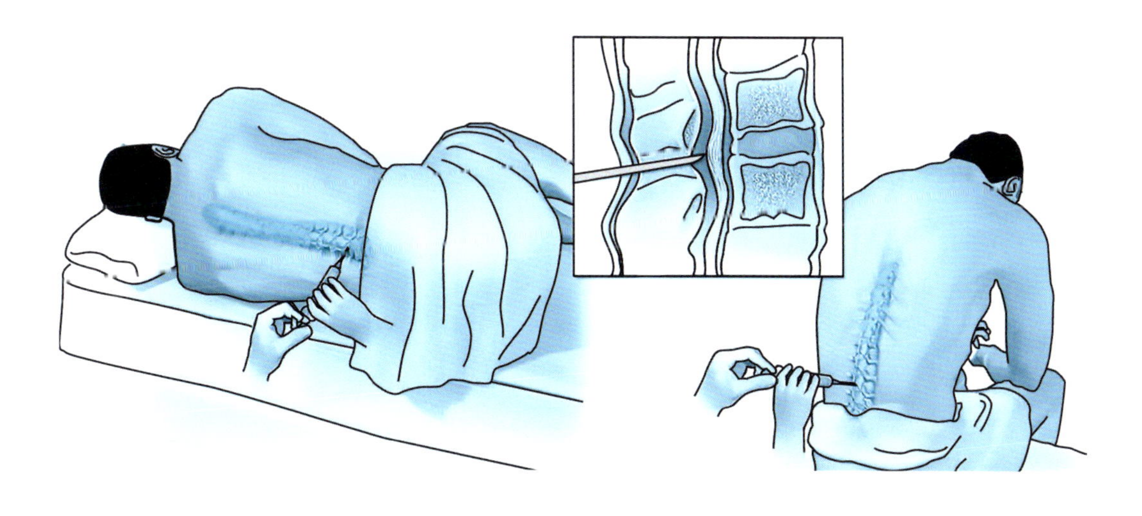

FIGURA 41.1. Posição sentada e decúbito lateral para punção lombar.

4. Determinação do local de punção: devemos nos familiarizar com a identificação dos marcos anatômicos. Primeiramente, deve-se identificar as cristas ilíacas posterossuperiores visualmente, sendo confirmada pela palpação. Uma linha que liga as cristas ilíacas deve ter, ao ponto médio, o corpo da 4ª vértebra lombar. Esta linha pode ser a intersecção da coluna vertebral do L1-L2 até L4-L5, sendo um nível espinhal mais alto em mulheres e obesos. Por palpação, pode-se identificar os processos espinhosos de L3 a L5 e os espaços entre eles. A agulha deve ser idealmente inserida entre os espaços L3-L4 ou L4-L5, visto que a medula espinal termina por volta de L1-L2 no adulto. Dessa maneira, é necessário marcar o espaço a ser puncionado (Figura 41.2).
5. Preparo da pele: devemos realizar assepsia, assim como utilizar antissépticos (iodo ou clorexidina), deixando que sequem antes da punção, com vistas a evitar o risco de uma meningite química. Um campo fenestrado esterilizado deve ser colocado.
6. Anestesia local: usamos lidocaína 1%. Inicialmente, se realiza um botão anestésico no local de punção e, após isso, infiltramos anestésico local mais profundamente no espaço intervertebral, onde iremos realizar a punção.
7. Punção lombar: usamos uma agulha especial para punção lombar, normalmente de calibre 20 G ou 22 G, e adentramos no espaço intervertebral previamente marcado.

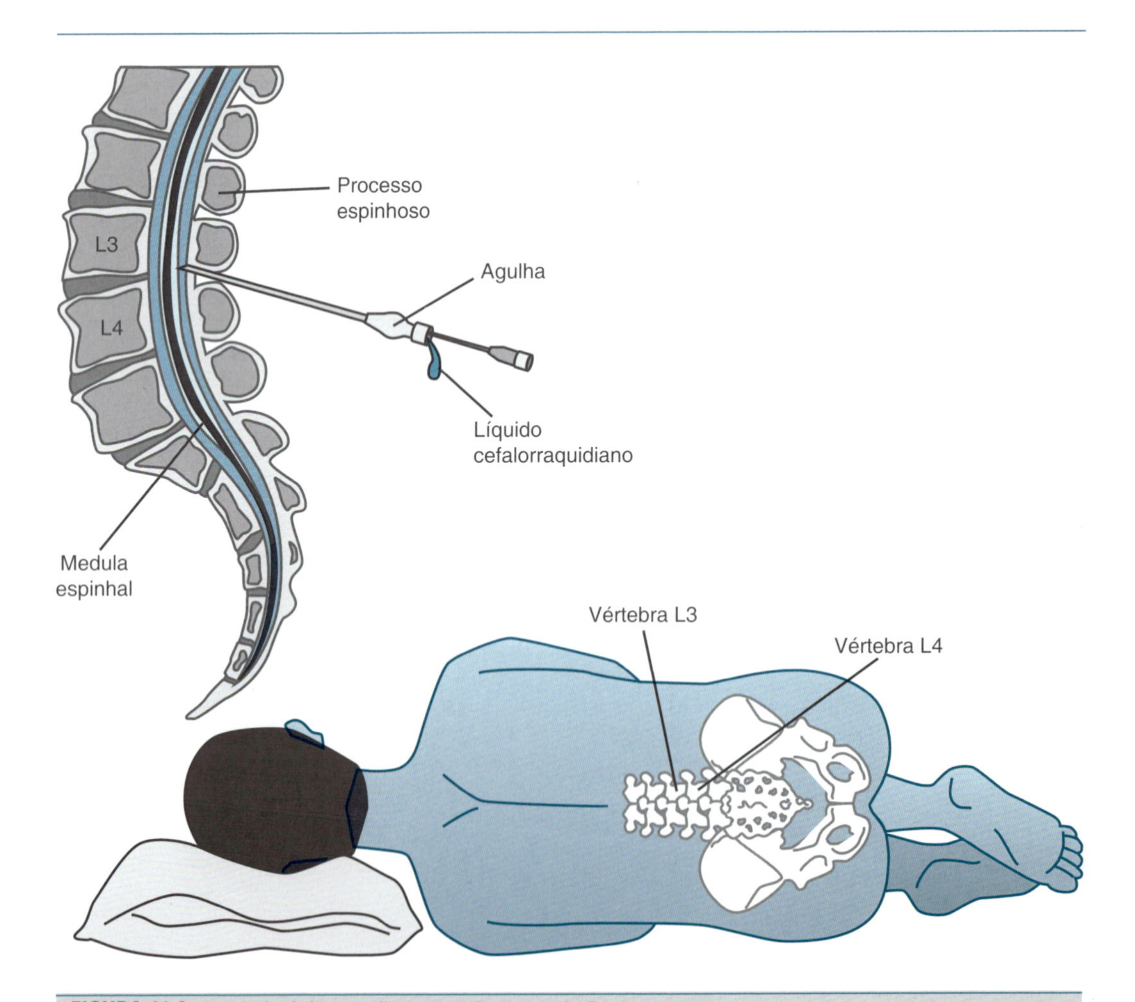

FIGURA 41.2. Local ideal de punção entre L3-L4 ou L4-L5.

Pode-se optar pela abordagem mediana ou paramediana. Na abordagem pela linha média, os processos espinhosos das vértebras superiores e inferiores, no nível da punção, definem os limites superficiais do espaço intervertebral e a direção da agulha. A agulha espinhal deve avançar lentamente, inclinando-se ligeiramente em direção à cabeça do paciente. A superfície plana do bisel da agulha deve ser posicionada de frente para os flancos do paciente para permitir que a agulha se espalhe e afaste os ligamentos ao invés de cortá-los (as fibras ligamentares correm paralelas ao eixo da coluna vertebral). Durante a introdução da agulha, pode-se perceber um aumento da resistência quando ela penetrar os ligamentos supraespinhoso, interespinhoso e amarelo, havendo uma diminuição da resistência quando a dura-máter for perfurada.

A distância aproximada da pele até o espaço epidural é de 45 a 55 mm, na abordagem mediana. Para determinar se o espaço subaracnóideo já foi alcançado, pode-se remover a agulha-guia conforme for introduzindo a agulha e verificar se há ou não fluxo de LCR. Caso não haja retorno, reintroduzimos a agulha-guia e avançamos até chegar no espaço subaracnóideo.

A abordagem paramediana pode ser executada em punções possivelmente difíceis (p. ex., pacientes com artrites graves, cifoescoliose ou cirurgia prévia de coluna lombar). Essa abordagem ocorre através da punção a 2 cm lateralmente ao processo espinhoso superior, sendo a agulha dirigida 10 a 15 graus no sentido da linha média. Nesse caso, somente a introdução da agulha no ligamento amarelo e na dura-máter poderão ser notados.

Uma vez que o LCR aparece e começa a fluir através da agulha, o paciente deve ser instruído a endireitar lentamente ou estender as pernas para permitir o livre fluxo de LCR dentro do espaço subaracnóideo. Evidências sugerem que a medição da pressão é afetada pela posição das pernas, apesar do efeito provavelmente ser pequeno. Um manômetro deve, então, ser conectado com a agulha e a pressão de abertura deve ser medida. A pressão normal para adultos varia de 7 a 18 cm de água (H_2O). O LCR é, então, coletado em série em tubos de plástico estéreis. Vale lembrar a importância de saber a ordem dos tubos, já que para alguns diagnósticos (p. ex., hemorragia subaracnóidea), a ordem será essencial. Um total de 8 a 15 mL de LCR é tipicamente removido durante a punção lombar. No entanto, quando são necessários estudos especiais, como citologia ou culturas para organismos que crescem menos facilmente (p. ex., fungos, micobactérias), 40 mL de líquido podem ser removidos com segurança. O mandril, então, deve ser substituído antes que a agulha espinal seja removida, pois isso pode reduzir o risco de cefaleia pós-lombar.

Análise do LCR

O primeiro passo é inspecionar macroscopicamente o aspecto do LCR, podendo esse ter aspecto normal (transparente) ou patológico (turvo, sanguinolento). Como normalmente são coletados 4 tubos para análise, os mesmos costumam incluir:

- Contagem de células e diferencial.
- Coloração *gram* (bacterioscópico) e culturas.
- Glicose, proteínas, eletroforese de proteínas (se indicado).
- Contagem de células e diferencial para comparar com tubo #1.

Veja a Tabela 41.2 para detalhes da análise e os diagnósticos diferenciais.

TABELA 41.2
Interpretação da análise do líquido cefalorraquidiano

	Glicose	Proteína	Leucócitos	Hemácias	Outros achados
Valores normais	50-80 mg/dL	15-45 mg/dL	< 5 células/μL	0-500 células/μL*	
Meningite bacteriana	↓	↑	↑ (500-10.000), predomínio neutrófilos	Normal	Bacterioscópico positivo, pressão de abertura aumentada
Meningite viral	Normal	Normal ou ↑	↑ (6-1.000), predomínio linfócitos	Variável	Grande quantidade de hemácias pode ser vista na encefalite herpética
Tuberculose	↓	↑	↑	Normal	
HSA	Normal	Normal	Normal	↑	Se o último tubo tiver < 500 hemácias, provavelmente seja acidente de punção
Síndrome de Guillan-Barré	Normal	↑	Normal	Normal	
Esclerose múltipla	Normal	Normal	Normal	Normal	Bandas oligoclonais na eletroforese

*Teoricamente, o valor normal de hemácias no líquido cefalorraquidiano (LCR) deve ser zero, porém, punções traumáticas são muito comuns devido ao plexo vascular epidural. Para confirmar a presença de uma punção traumática, o número de hemácias deve diminuir do tubo #1 para o tubo #4.

HSA: hemorragia subaracnóidea.

Complicações

- Cefaleia pós-punção (10-30%): causada pelo vazamento do LCR ou tração de estruturas dolorosas-sensitivas. Os pacientes apresentam cefaleia frontal ou occipital, entre 24 e 48 horas depois do procedimento, que piora na posição ortostática e melhora na posição supina. Os sintomas associados podem ser náusea, vômito, tontura, vertigem e mudanças visuais. Deve-se ressaltar que o tipo de agulha e o tamanho do furo influenciam diretamente na cefaleia pós-punção. O tratamento pode ser realizado com analgésicos, repouso, hidratação, infusão peridural com solução salina, ou com a realização de um tampão sanguíneo peridural (*Epidural Blood Patch*) para os casos refratários.
- Infecção: complicação incomum, que pode ser causada por instrumentos ou soluções contaminadas, técnica pouco acurada ou secreções orofaríngeas em aerossóis de pessoas presentes durante o procedimento. Recomenda-se, então, o uso de máscaras faciais durante a punção lombar e o uso deve ocorrer, pelo menos, pelas pessoas que estejam participando diretamente do procedimento. Além disso, não devem ser realizadas punções lombares diagnósticas em pacientes que apresentam bacteremia ou abscessos epidurais na região lombar, evitando que a bactéria se espalhe para o espaço subaracnóideo. Outras infecções ocasionadas pela punção lombar podem estar associadas à flora normal de pele pelo *Propionibacterium species* e *coagulase negative staphylococci*.

- Sangramentos: são raros em pacientes que não apresentam risco aumentado de sangramento (p. ex., coagulopatas). Em casos em que a punção lombar é necessária, mas apresenta um risco elevado de sangramento, pode-se usar a fluoroscopia com o objetivo de reduzir injúrias em pequenos vasos sanguíneos.
- Sintomas neurológicos: pacientes que apresentarem dores lombares persistentes ou achados neurológicos como fraqueza, diminuição da sensibilidade ou incontinência, exigem uma avaliação urgente através da ressonância magnética espinal para a verificação de um possível hematoma espinhal.
- Herniação cerebral: é a complicação mais grave de uma punção lombar, visto que pode ser seguida de colapso cardiorrespiratório, perda de consciência e morte.
  - Quando há suspeita de aumento da pressão intracraniana, devemos sempre solicitar uma tomografia computadorizada (TC) de crânio antes de realizar o procedimento.

Outras complicações possíveis, mas menos comuns, incluem sintomas radiculares, dor lombar crônica, paralisia do nervo abducente e desenvolvimento de tumor epidermoide na medula espinhal.

Bibliografia

- Duffy GP. Lumbar puncture in the presence of raised intracranial pressure. Br Med J 1969; 1:407.
- Euerle B. Spinal Puncture and Cerebrospinal Fluid Examination (60). In Roberts and Hedges' Clinical Procedures in Emergency Medicine, 2013.
- Hasbun R, Abrahams J, Jekel J, Quagliarello VJ. Computed tomography of the head before lumbar puncture in adults with suspected meningitis. Pubmed (2001): 13;345(24):1727-33.
- Johnson KS, Sexton DJ. Lumbar puncture: Technique, indications, contraindications, and complications in adults. Post TW, ed. UpToDate. Waltham, MA: UpToDate Inc. Dispoível em: <https://www.uptodate.com/contents/lumbar-puncture-technique-indications-contraindications-and-complications-in--adults?csi=7d622fa6-cc2e-4160-9b46-0d7bbb3ad1c9&source=contentShare>. Acesso em: 22/4/2018.
- Lumbar Puncture Part 1: The Basics. Disponível em: <http://blogs.brown.edu/emergency-medicine-residency/lumbar-puncture-part-1-the-basics/>. Acesso em: 17/6/2020.
- Lumbar Puncture Part 2: Pearls, Pitfalls, and Troubleshooting. Disponível em: <http://blogs.brown.edu/emergency-medicine-residency/lumbar-puncture-part-2-pearls-pitfalls-and-troubleshooting/>. Acesso em: 17/6/2020.
- Rajagopal V, Lumsden DE. Best BETs from the Manchester Royal Infirmary. BET 4: does leg position alter cerebrospinal fluid opening pressure during lumbar puncture? Emerg Med J 2013; 30:771.
- Reichman E. Lumbar Puncture (96). In Emergency Medicine Procedures, 2004.
- Silver B. Lumbar Puncture. N Engl J Med. 2007 Jan 25;356(4):424-5.

Capítulo 42

Toracocentese

• Kimberly Davalos Tai • Maria Clara Rosa Nascimento • Caterina Beatriz Grassi Leonardi
• Thulio Marquez Cunha

Introdução

O derrame pleural é um achado comum em diversas doenças e o padrão-ouro para a identificação de sua natureza é a toracocentese. Esse procedimento também pode ser considerado terapêutico para o alívio de sintomas respiratórios provocados por um derrame volumoso. Nos Estados Unidos, a principal causa de derrame pleural é a insuficiência cardíaca, seguida de pneumonia e câncer. No Brasil, a tuberculose pleural também constitui causa importante de derrame pleural.

Indicações e contraindicações

No departamento de emergência, a indicação clássica da toracocentese é em pacientes com derrame pleural muito volumoso, com desconforto respiratório agudo. Toracocenteses investigativas em todo derrame pleural novo e de causa desconhecida podem ser realizadas, mas idealmente devem ser feitas de maneira eletiva e, preferencialmente, fora do ambiente do departamento de emergência.

Enquanto procedimento de emergência, não existem contraindicações absolutas para a realização da toracocentese. Contudo, é importante ressaltar algumas condições que aumentam o risco do procedimento (Quadro 42.1).

QUADRO 42.1
Contraindicações relativas da toracocentese

- Infecção de pele ou ferimentos no sítio de punção
- Distúrbios de coagulação graves/uso de anticoagulantes
- Derrame pleural de pequeno volume
- Ventilação mecânica

Não há um consenso sobre a necessidade da correção de um distúrbio de coagulação antes do procedimento e nem sobre quais pontos de corte de exames laboratoriais que determinem contraindicação absoluta à toracocentese. Estudos mais antigos demonstraram um maior risco de sangramento em pacientes com razão normalizada internacional INR > 2, trombocitopenia (plaquetas < 50.000/mm^3) ou creatinina sérica > 6 mg/dL, enquanto estudos mais recentes, realizados com punção guiada por ultrassom, não identificaram o aumento do risco nessas mesmas condições. Dessa forma, recomenda-se uma análise individual, considerando-se as especificidades do paciente, como a necessidade com urgência ou não do procedimento e a probabilidade de sangramento no espaço pleural.

Considera-se, também, que derrames muito pequenos (distância < 1 cm entre a linha do derrame e da parede torácica na radiografia de tórax em decúbito lateral) não justificam a realização de toracocentese pelo baixo rendimento diagnóstico e aumento do risco de pneumotórax. Uma forma de diminuir os riscos nos casos em que os achados radiográficos não são conclusivos ou quando há presença de derrames pequenos ou loculados é realizar a punção guiada pela ultrassonografia.

Acredita-se que pacientes em ventilação mecânica com pressão positiva apresentem maior risco de pneumotórax após a toracocentese. No entanto, os dados que apoiem esse fato são escassos.

Técnica

Em primeiro lugar, o profissional deve conversar com o paciente, em linguagem acessível, sobre a necessidade e as etapas da toracocentese e, então, obter o consentimento.

Esse procedimento pode ser realizado à beira do leito ou em uma sala limpa, reservada para pequenos procedimentos. A técnica deve ser realizada conforme os seguintes passos (veja a Figura 42.1):

- Preparo dos materiais: serão necessários luvas estéreis, gaze estéril, solução antisséptica (clorexidina), anestésico local (lidocaína a 2% sem epinefrina), seringa pequena (10 mL) e agulha para anestesia (25 G para pele e 21 ou 22 G para tecidos profundos) e campos estéreis. Para a punção e drenagem, serão necessárias: agulha 18 G com cateter sobre a agulha, uma seringa grande (30 a 60 mL) para a aspiração do líquido pleural, uma torneira de três vias, equipo de soro, frascos para coleta (comuns ou à vácuo) e esparadrapo (Figura 42.2).
- Posicionamento do paciente: paciente deve estar sentado na beira do leito, com os braços apoiados em uma superfície confortável (travesseiro), sobre um anteparo (mesa) (Figura 42.3). Pacientes que não podem se sentar devem ser posicionados em decúbito lateral. Orientar o paciente a não se movimentar. Caso o paciente esteja em ventilação mecânica e/ou sua mobilização seja difícil, a toracocentese pode ser utilizada a mesma posição da drenagem torácica (ver *Capítulo 37 – Toracostomia (Dreno de Tórax)*), procurando elevar a cabeceira quando possível.
- Demarcação do local da punção: o local da punção é determinado pelo exame clínico meticuloso somado a um exame de imagem (radiografia, ultrassom ou tomografia computadorizada). De forma geral, recomenda-se:
  - Escolher o 1º ou 2º espaço intercostal abaixo do nível em que houver redução ou ausência dos murmúrios vesiculares à ausculta, macicez à percussão e redução do frêmito toracovocal à palpação, na linha média entre a coluna e a linha axilar posterior.
    - Escolher o espaço intercostal no mínimo uma costela abaixo do determinado pela ausculta da margem superior do líquido para a drenagem de pequenos volumes.

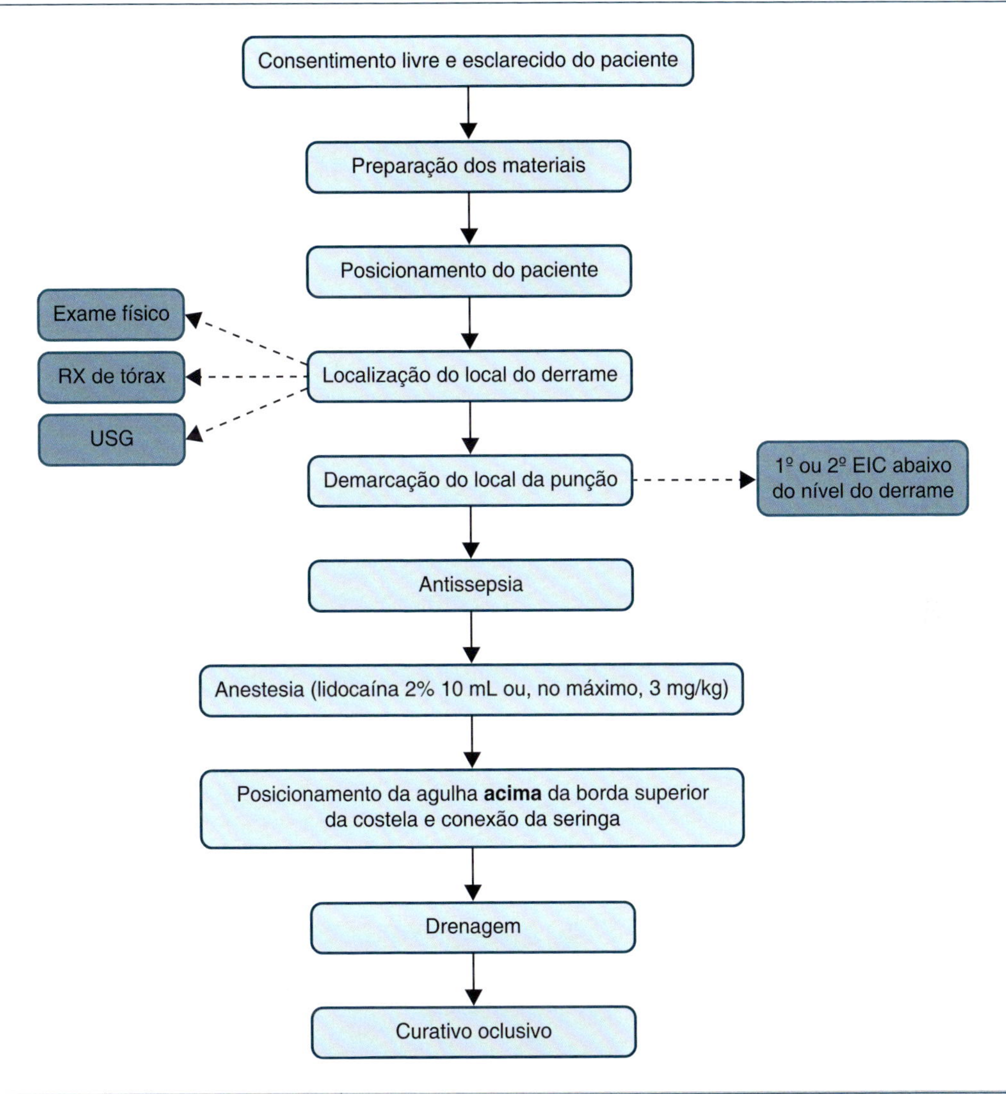

FIGURA 42.1. Fluxograma de passo a passo para toracocentese.
RX: radiografia; USG: ultrassonografia; EIC: espaço intercostal.

- Escolher o espaço intercostal a partir de duas a três costelas localizadas abaixo da margem superior do líquido para drenagem de grandes volumes, desde que não haja proximidade com o diafragma.

- Optar por áreas acima da 9ª costela (evitando uma punção subdiafragmática).
- Tradicionalmente, em derrames pleurais volumosos, a técnica clássica é achar a ponta da escápula e, em sua borda inferior, porém na borda superior da costela inferior, realizar a punção.

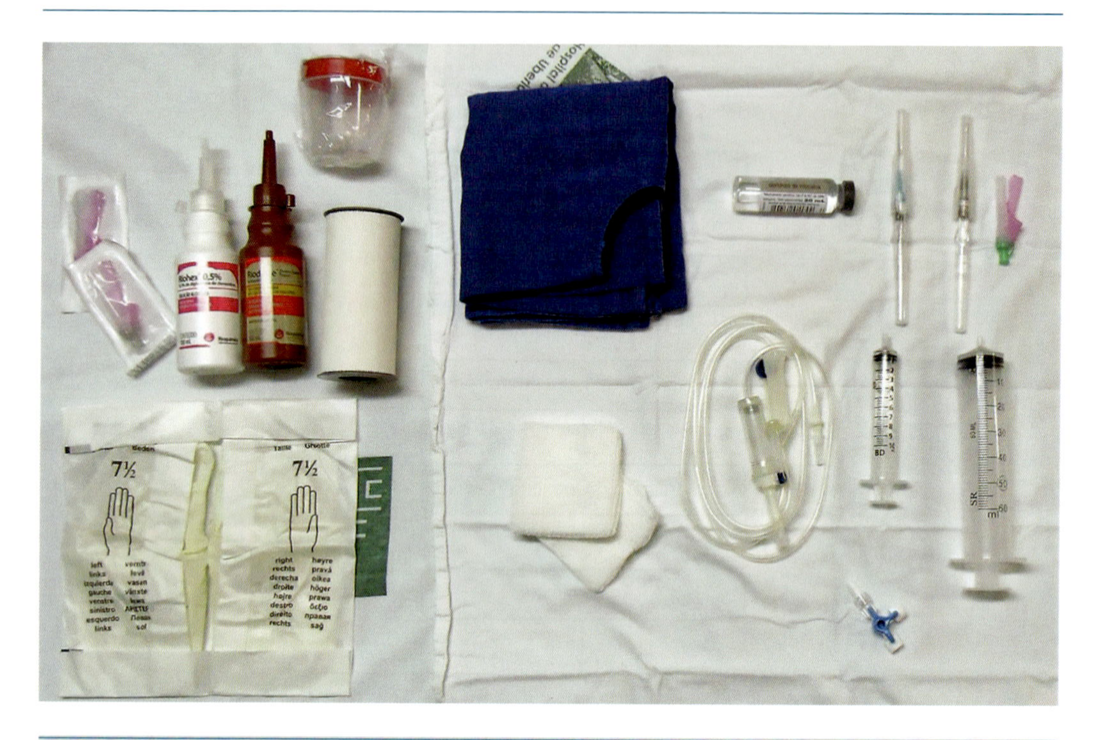

FIGURA 42.2. Organização dos materiais.

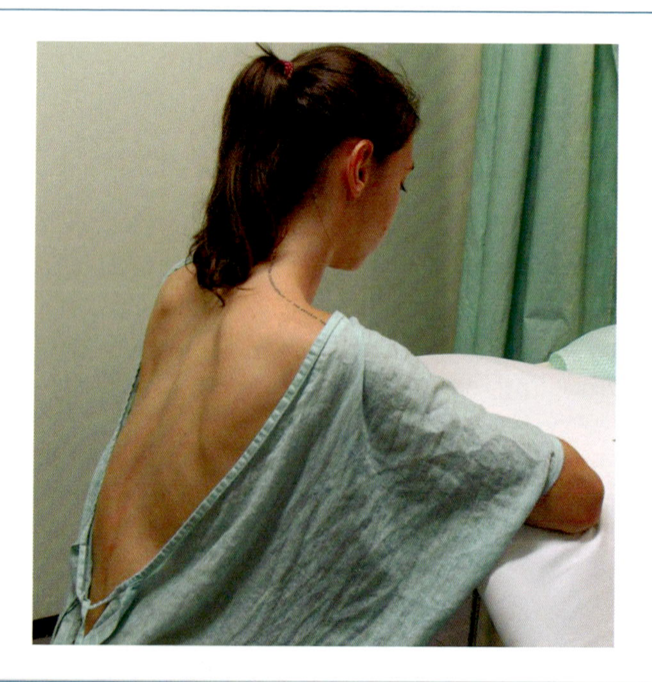

FIGURA 42.3. Posicionamento do paciente.

Definido o sítio de punção, demarcar o local com caneta de marcação cirúrgica ou, na ausência dessa, pressionar a tampa da agulha contra a pele do paciente, criando uma marca (Figura 42.4).

- Antissepsia: limpar, em sentido centrífugo, a pele do hemitórax afetado pelo derrame com solução antisséptica. Em seguida, colocar o campo estéril no entorno do local da marcação.

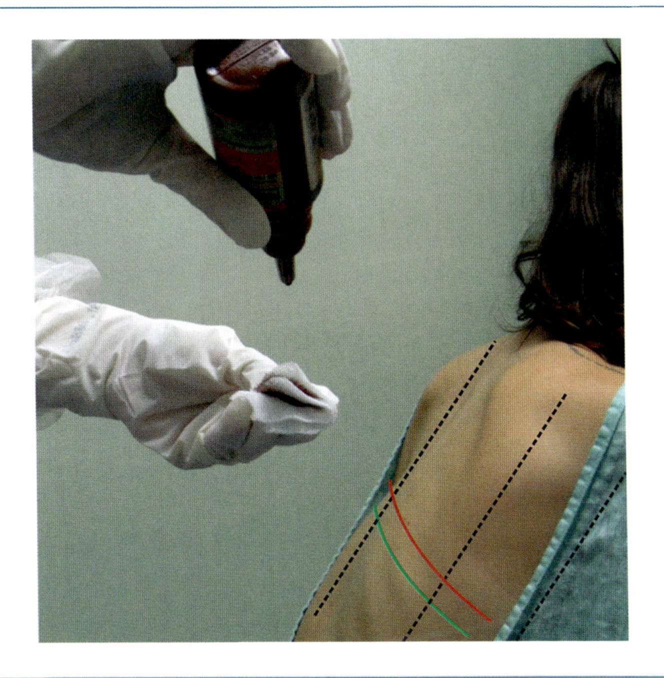

FIGURA 42.4. Demarcação do lugar da punção e antissepsia.

- Anestesia: recomenda-se a utilização de lidocaína a 1% ou 2% em 10 mL (máximo de 3 mg/kg). Infiltrar a pele com anestésico com uma agulha 25 G. Em seguida, inserir, em um ângulo de 90º em relação à pele, uma agulha pequena (20 a 22 G) acima da borda superior da costela (parte inferior do espaço intercostal), evitando o feixe neurovascular. É importante aspirar antes de injetar o anestésico a cada 2 ou 3 mm para verificar se não houve a punção de vasos sanguíneos e para identificar o espaço pleural (por meio da aspiração de líquido pleural). Anestesiar todos os planos até atingir o espaço pleural e, nesse momento, retornar levemente a agulha e injetar o anestésico na área da pleura parietal (região de alta sensibilidade dolorosa). Retirar, então, a agulha (Figura 42.5).
- Posicionamento da agulha e conexão da seringa: acoplar a agulha 18 G com cateter à seringa maior. Em seguida, introduzir a agulha acima da borda superior da costela (Figuras 42.6 e 42.7), assim como feito durante a anestesia, e puxar o êmbolo da seringa à medida que a agulha ganha profundidade até o líquido pleural ser aspirado. Nesse momento, o cateter deve ser introduzido e a agulha retirada ao final da expiração. O orifício aberto do cateter deve ser obstruído com o dedo para evitar a entrada de ar no espaço pleural.

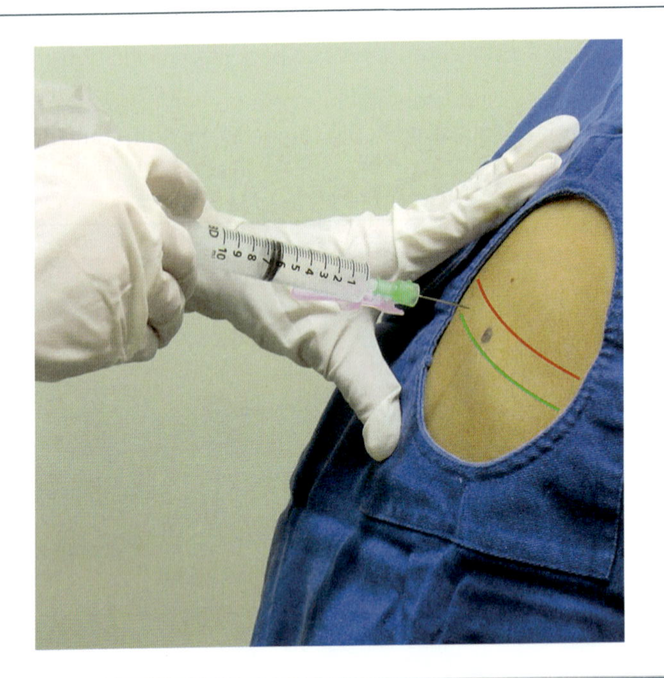

FIGURA 42.5. Anestesia.

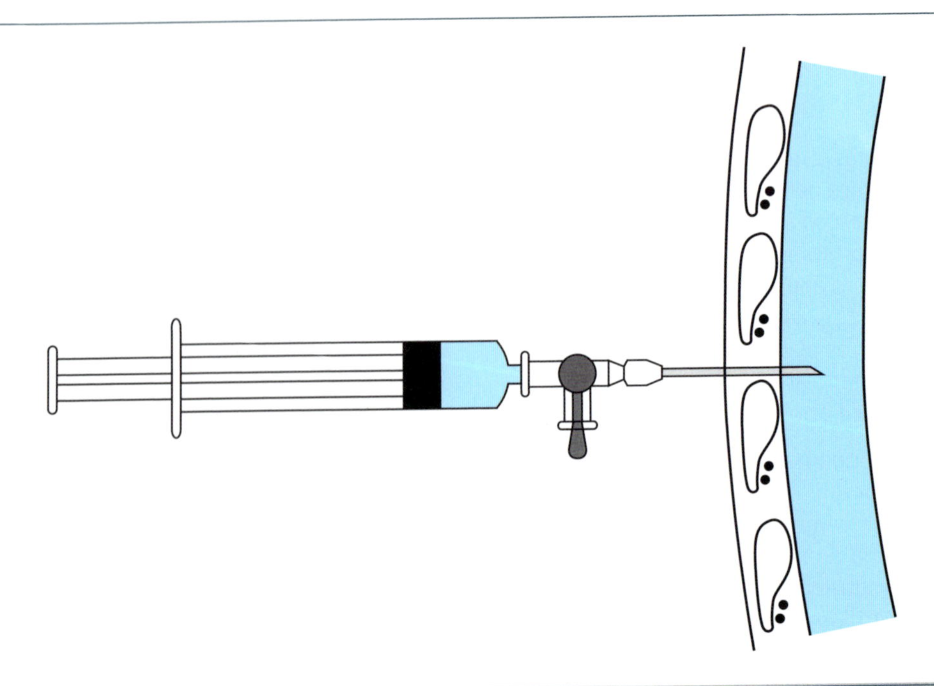

FIGURA 42.6. Posicionamento da agulha para drenagem.

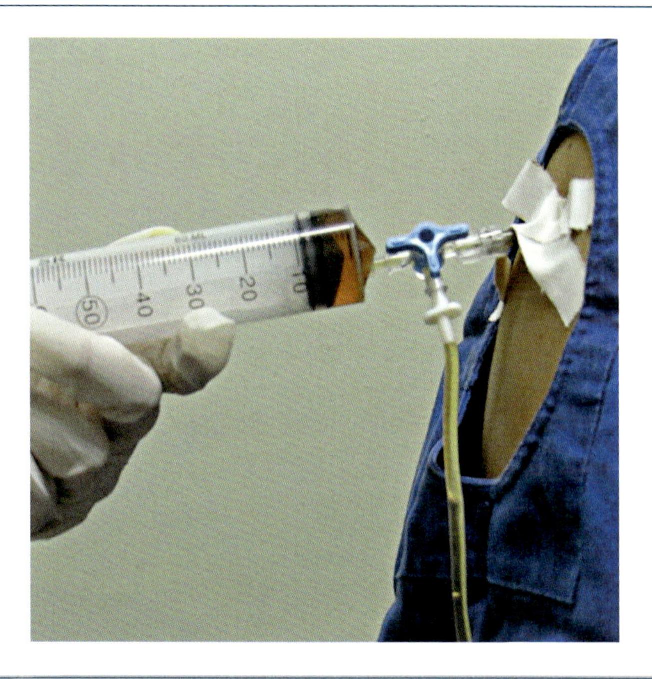

FIGURA 42.7. Posicionamento da agulha e drenagem do líquido.

- Drenagem: acoplar a torneira de três vias ao orifício do cateter. Em seguida conectar a seringa à uma das vias da torneira. Verificar a abertura da torneira ligada à seringa e, então, aspirar cerca de 50 mL do fluido para análises laboratoriais de rotina, pesquisa e cultura de agentes infecciosos e citologia oncótica. Sempre que possível, retirar o máximo de volume adicional para alívio sintomático. Nesse caso, pode ser conectado um equipo de soro ao cateter e um frasco coletor na extremidade oposta para receber o líquido. Embora a toracocentese de alívio seja um procedimento terapêutico, o volume máximo recomendado para retirar é de 1 a 1,5L de fluido, que deve ser removido lentamente, devido ao risco aumentado de edema pulmonar de reexpansão. O líquido retirado deve ser imediatamente transferido para os frascos de coleta adequados.
- Retirada do cateter: ao fim do processo, pedir para o paciente realizar uma inspiração forçada e segurar. Solicitar que ele expire completamente e remover o cateter nesse momento (evitar inspiração, que causaria entrada de ar pelo orifício torácico). Cobrir, imediatamente, o local com curativo oclusivo (gaze estéril e esparadrapo).

Observações importantes

- Caso o paciente apresente desconforto respiratório, tosse ou hipotensão, o procedimento deve ser suspenso imediatamente.
- Tosse: geralmente a tosse é benigna e significa que áreas antes atelectasiadas do pulmão estão sendo reabertas pela remoção do líquido que antes comprimia o pulmão. Quando ela se torna muito intensa, associada à presença de desconforto respiratório e dispneia crescente, deve-se então suspender o procedimento.

- Radiografia de tórax: a radiografia de tórax após o procedimento é recomendada apenas nos casos em que houver desconforto respiratório (tosse ou dispneia), dor torácica, saída de ar durante o procedimento ou frêmito toracovocal reduzido no hemitórax drenado. No entanto, alguns autores consideram a realização do exame logo após o procedimento como um instrumento de controle (documentação das condições pós-toracocentese).

Interpretação

Parte do líquido retirado deve ser encaminhado para análise. No contexto do departamento de emergência, essa não é a principal indicação do exame mas, uma vez realizado, deve-se analisar o líquido para sua classificação em transudato ou exsudato.

O transudato é um acúmulo de líquido pleural resultante do desequilíbrio dos fatores hidrodinâmicos (pressões hidrostáticas e oncóticas), que regulam sua produção e absorção. Suas características são: baixa densidade, baixa concentração de proteínas e ausência de células inflamatórias.

O exsudato, por sua vez, tem como causas primárias o aumento da permeabilidade capilar sanguínea (geralmente por causas inflamatórias), a redução da drenagem linfática do espaço pleural ou a passagem de líquido da cavidade peritoneal (p. ex., pancreatite crônica e carcinomatose peritoneal). É caracterizado pela presença de proteínas em quantidades significativas e de células inflamatórias.

Para diferenciação, preconiza-se o uso dos critérios de Light (Tabela 42.1), que avalia os níveis de proteínas e de desidrogenase láctica (DHL) do sangue e do líquido pleural.

TABELA 42.1
Critérios de Light

Critérios de Light	Transudato	Exsudato*
Relação proteína LP e proteína sérica	< 0,5	> 0,5
Relação DHL, LP e DHL sérica	< 0,6	> 0,6
DHL LP	< 2/3 do LSN sérico	> 2/3 do LSN sérico

*A presença de pelo menos um critério positivo para exsudato define um derrame pleural exsudativo. LP: líquido pleural; DHL: desidrogenase láctica; LSN: limite superior da normalidade.

Outros critérios diagnósticos para definir um exsudato incluem:

- Colesterol do líquido pleural > 45 mg/dL.
- Proteínas do líquido pleural > 2,9 g/dL.

Além disso, a análise bioquímica e citológica da efusão pode sugerir possíveis causas do derrame (Figura 42.8). Para a obtenção do diagnóstico, deve-se correlacionar os achados da análise com a história clínica, o exame físico e com os exames complementares mais pertinentes ao caso.

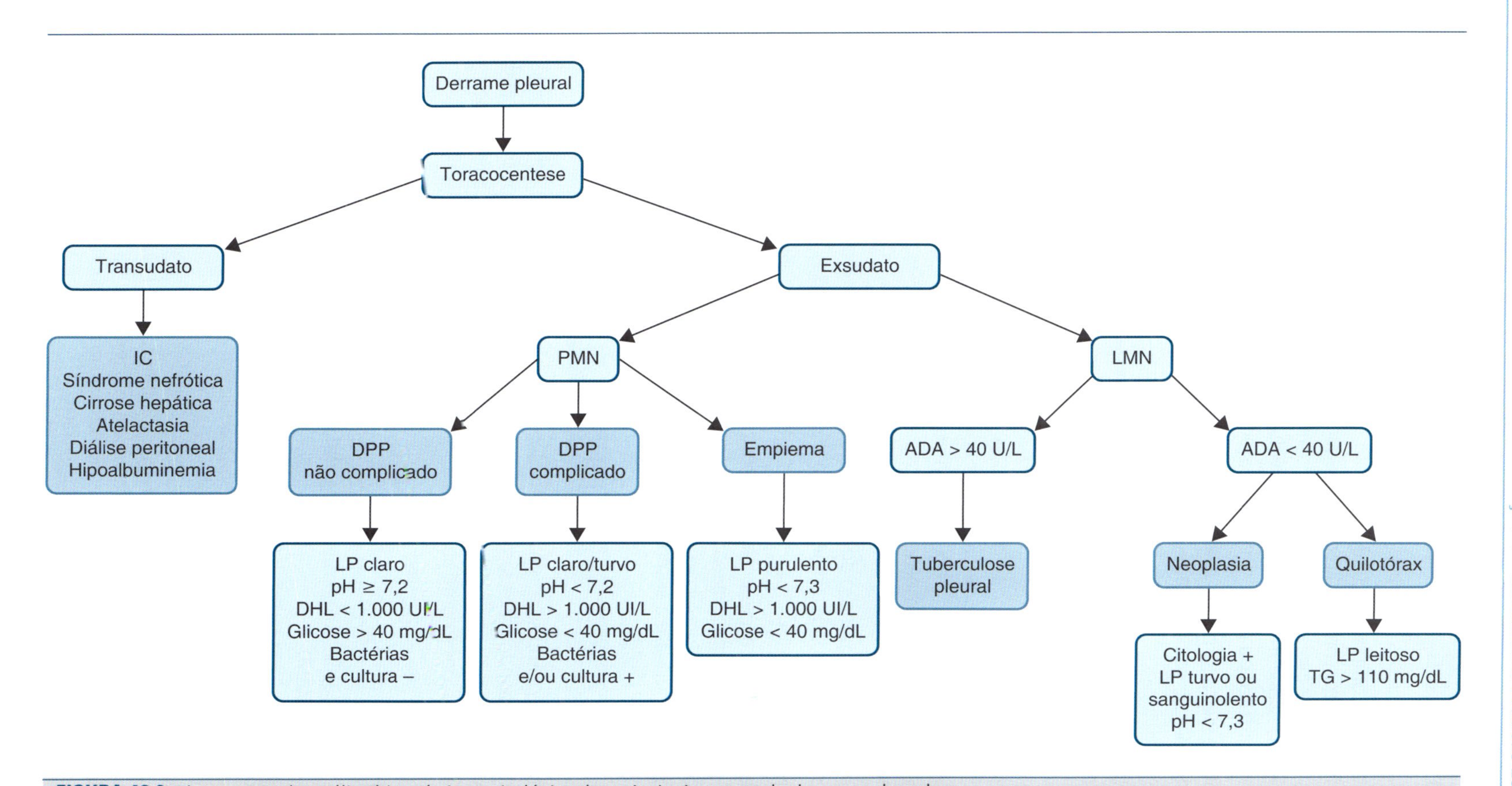

FIGURA 42.8. Fluxograma de análise bioquímica e citológica das principais causas de derrame pleural.
IC: insuficiência cardíaca; PMN: predomínio de células polimorfonucleares; LMN: predomínio de células linfomononucleares; DPP: derrame parapneumônico; LP: líquido pleural; DHL: desidrogenase láctica (em inglês, a sigla é LDH); ADA: adenosina deaminase (se > 40 U/L: sensibilidade de 91 a 100% e especificidade de 81 a 94%; como pode ocorrer em empiemas, perde o valor na presença de pus); TG: triglicérides.

Complicações

As principais complicações da toracocentese são:

- Pneumotórax: é a complicação mais frequente, ocorrendo em até 12% dos pacientes e até 3% nos guiados por ultrassom. Geralmente, é pequeno e tem resolução espontânea. Cerca de um terço dos pacientes necessitam de drenagem torácica, a qual deve ser considerada nas seguintes situações: pneumotórax de grande volume, pneumotórax com aumento progressivo, paciente sintomático ou paciente em ventilação mecânica.

  Alguns fatores de risco para o pneumotórax são: ventilação mecânica, drenagem de grandes quantidades de líquido, maior profundidade da penetração da agulha e toracocenteses repetidas.
- Infecção: as infecções pós toracocentese são extremamente raras e, quando ocorrem, geralmente são causadas por bactérias da flora cutânea.
- Edema pulmonar de reexpansão: o edema pulmonar de reexpansão é uma complicação rara e os fatores de risco associados são: rápida reexpansão pulmonar, derrames com duração maior de três dias e drenagem de grandes volumes (> 1 a 1,5 L) ou feita muito rápido. Os sinais e sintomas aparecem dentro de minutos a horas após o procedimento e incluem dispneia aguda, tosse e hipoxemia. A tomografia computadorizada revela opacidades em vidro fosco, espessamento de septos, consolidações focais e/ou áreas de atelectasia. A taxa de mortalidade é de até 20%.
- Outros: hemorragia por punção do feixe neurovascular intercostal ou de outros órgãos, como fígado e baço, e tosse por distensão abrupta dos espaços aéreos.

De forma geral, as complicações podem ser reduzidas por meio do reconhecimento dos fatores que aumentam o seu risco como: drenagem de derrames muito pequenos (< 250 mL) ou muito grandes, obesidade, múltiplas loculações, posição supina, coagulopatias graves, ventilação mecânica, inexperiência do profissional e a ausência do ultrassom para guiar o procedimento.

Conclusão

Desse modo, a toracocentese é um procedimento que tem indicações precisas no departamento de emergência, fazendo parte, também, da propedêutica investigativa dos pacientes em um segundo momento. É essencial ao médico emergencista dominar esse procedimento, bem como saber quais suas complicações e como atuar prontamente para resolvê-las.

Bibliografia

- Givertz MM. Noncardiogenic pulmonary edema. UpToDate Inc, 2018. Disponível em: <www.uptodate.com>. Acesso em: 18/6/2020.
- Heffner JE, Mayo P. Ultrasound-guided thoracentesis. UpToDate Inc, 2018. Disponível em: <www.uptodate.com>. Acesso em: 18/6/2020.
- Heffner JE. Diagnostic evaluation of a pleural effusion in adults: Initial testing. UpToDate Inc, 2018. Disponível em: <www.uptodate.com>. Acesso em: 18/6/2020.
- Light RW. Pleural effusion. N Engl J Med, 2002;346:1971-7.
- Loukas M, Turbs RS, Feldman J. Netter's Introduction to Clinical Procedures. Philadelphia: Elsevier, 2017:29-36.
- Marchi E, Lundgren F, Mussi R. Derrame pleural parapneumônico e empiema. J Bras Pneumol, 2006;32:190-6.
- Martins HS, Aguiar FJB. Derrame Pleural no Departamento de Emergência, em: Martins HS, Brandão Neto RA, Velasco IT. Medicina de Emergências: Abordagem Prática. 11. ed. Barueri: Manole, 2016. p. 589-605.

- Saldiva PHN, et al. Pulmões. Pleura. Em: Brasileiro Filho G. Bogliolo Patologia. 8. ed. Rio de Janeiro: Guanabara Koogan, 2011; 438-40.
- Sales R, Onishi R. Toracocentese e biópsia pleural. J Bras Pneumol, 2006;32:170-3.
- Thomsen TW, DeLaPena J, Setnik GS. Thoracentesis. N Engl J Med, 2006;355:e16.

Capítulo 43

Paracentese

• Stephanie Julianne Vanheusden Cruz • José Adelson Belarmino dos Santos • Sara Regina Neto Pereira • Maria Cristina Araujo Maya

Introdução

A paracentese abdominal é um procedimento médico simples que pode ser realizado à beira do leito. Ele consiste na inserção de uma agulha na cavidade abdominal, em que o líquido ascítico é retirado para fins tanto diagnóstico quanto terapêutico. A paracentese diagnóstica é a remoção de uma pequena quantidade desse líquido para análise. A paracentese de alívio corresponde à remoção de grande quantidade de líquido para reduzir a pressão intra-abdominal, aliviar desconforto respiratório ou dor abdominal associadas ao acúmulo de líquido.

A realização da anamnese e exame clínico direcionado ao paciente identificando riscos de sangramento, de infecção e de lesão intra-abdominal (cirurgias prévias, massas abdominais, distensão abdominal e hepatoesplenomegalia) é fundamental antes da realização do procedimento.

Indicações

- Ascite de início recente: além de ajudar a esclarecer a causa da ascite e avaliar a presença ou não de infecção, a paracentese pode identificar diagnósticos inesperados, como ascite quilosa, hemorrágica ou eosinofílica.
- Pacientes com suspeita de peritonite bacteriana espontânea.
- Pacientes com ascite e sinais de deterioração clínica: independentemente do tratamento clínico, tais alterações clínicas podem incluir febre, dor/sensibilidade abdominal, encefalopatia hepática, leucocitose, deterioração da função renal ou acidose metabólica. A alteração clínica que mais indica a paracentese de alívio é a dispneia intensa.

Contraindicações

Algumas condições já foram consideradas contraindicações absolutas para realização da paracentese, como o uso de drogas anticoagulantes ou presença de distúrbios da coagulação. Entretanto, já existe evidência que exames da coagulação (p. ex., razão normalizada internacional [RNI]) normalmente não são necessários antes do procedimento. A incidência de sangramento clinicamente significativo é extremamente baixa (< 0,2%) mesmo em pacientes hepatopatas com RNI aumentado.

A única contraindicação absoluta com suporte da literatura é para pacientes que estejam ativamente sangrando ou em estado de coagulação intravascular disseminada.

Materiais utilizados

A maioria dos hospitais possui *kits* de paracentese prontos, contendo todos os materiais; entretanto, é preciso se certificar de que todos materiais estão disponíveis. Veja a Tabela 43.1, com os materiais necessários para o procedimento.

TABELA 43.1
Listagem dos materiais de paracentese

Assepsia	Anestesia local	Coleta do líquido	Curativo/fixação
• Máscara • Gorro cirúrgico (opcional) • Luvas estéreis • Campos estéreis • Solução antisséptica • Gaze	• Agulha (22 e 25 G) • Seringa de 5 mL • Lidocaína a 1% sem vasoconstritor	• Cateter venoso (número 14) com agulha • Seringa de 20 mL • Frasco a vácuo ou frasco coletor • Equipo de soro • Tubos de coleta	• Esparadrapo/ adesivo oclusivo para curativo

Passo a passo da técnica

1. Consentimento: explicar ao paciente as etapas do procedimento e as possíveis complicações, assim como solicitar a autorização para sua realização.
2. Posição e determinação do ponto de punção: o indivíduo deve permanecer em decúbito dorsal, com a cabeça pouco elevada, para determinarmos o ponto de punção.
   - Pacientes com ascite grave podem ser posicionados em decúbito dorsal, já os pacientes com ascite leve podem precisar ser posicionados em decúbito lateral.

Deve-se sempre usar o ultrassom para identificar um ponto seguro de punção. Caso não haja um aparelho de ultrassom disponível, devemos determinar o local de punção baseado nas referências anatômicas da técnica clássica (Figura 43.1). O uso da ultrassonografia aumenta a taxa de sucesso do procedimento.

- Faz-se necessária a divisão semiológica do abdômen em quatro quadrantes, sendo realizada a punção, preferencialmente, no quadrante inferior esquerdo. O ponto de punção mais utilizado se localiza entre o terço externo e o terço médio de uma linha imaginária entre a crista ilíaca anterossuperior e a cicatriz umbilical. Assim, evita-se o trajeto dos vasos epigástricos. Utiliza-se o lado esquerdo, de preferência, pela menor chance de punção iatrogênica de alças intestinais, devido a maior mobilidade do cólon sigmoide. Caso não seja possível a punção à esquerda, utilizam-se os mesmos parâmetros à direita.

- É também descrita a técnica tendo como ponto de referência a linha média, com 2 cm abaixo da cicatriz umbilical na linha média (através da *linea alba*). As taxas de sucesso com esse ponto são mais baixas.

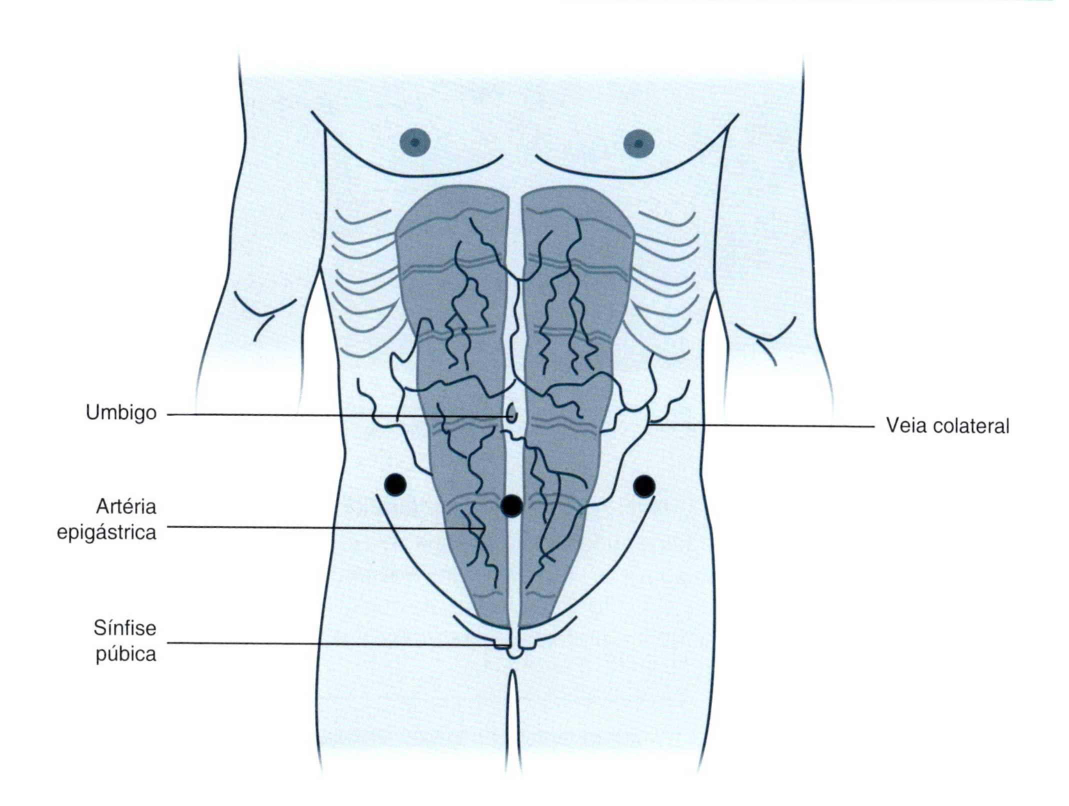

FIGURA 43.1. Locais de punção da paracentese.

3. Preparo da pele:
   - Colocar luvas, máscaras estéreis e capote, sempre que possível.
   - Realizar assepsia e antissepsia circular ao redor do local de entrada e no local a ser puncionado. Utilizar soluções antissépticas, como o clorexidina.
   - Utilizar campo fenestrado estéril, delimitando o local da punção.
4. Anestesia local:
   - Realizar anestesia local com lidocaína 1% sem vasoconstritor para diminuir a dor, formando um botão anestésico (Figura 43.2). A anestesia é realizada no local da punção. Inicia-se com uma seringa de 5 mL e agulha de pequeno calibre para realização do botão anestésico, seguido de aplicação mais profunda do anestésico.
   - Aprofundar a agulha, perpendicularmente à pele, simultaneamente infiltrando o anestésico até a aponeurose (região com maior resistência). Administra-se 4-5 mL de lidocaína ao longo do trato de inserção do cateter. Devemos nos certificar de anestesiar todo o caminho até o peritônio. Cabe lembrar que, antes da injeção do anestésico, deve ser realizada a aspiração para termos a certeza de não estarmos dentro de um vaso, minimizando o risco de entrada vascular inadvertida.

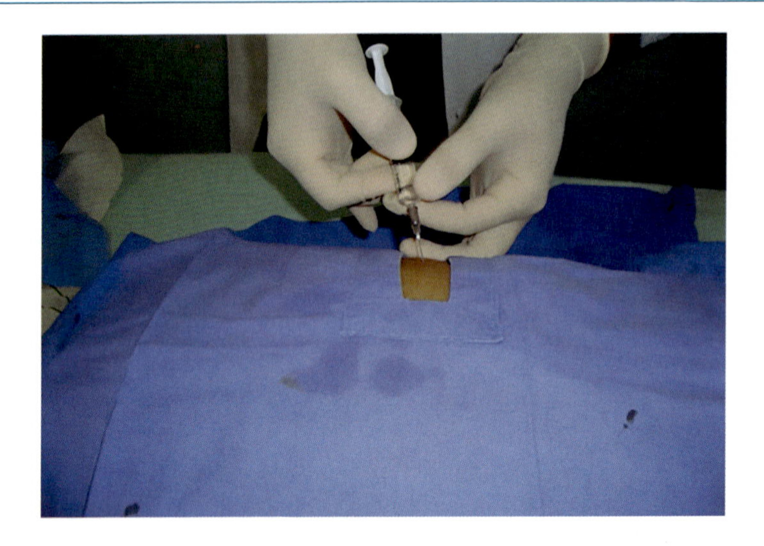

FIGURA 43.2. Realização do botão anestésico no mesmo local de punção.

5. Punção da cavidade (paracentese):
   - Introduzir o cateter em ângulo agudo (Figura 43.3) na pele e subcutâneo (o ponto de inserção não ficará contínuo ao ponto de entrada na cavidade peritoneal). Recomenda-se entrar com a agulha realizando movimento de aspiração, até que o líquido ascítico seja notado na seringa. Pode-se realizar, também, alternativamente, a Técnica *Z-track* (Figura 43.4).

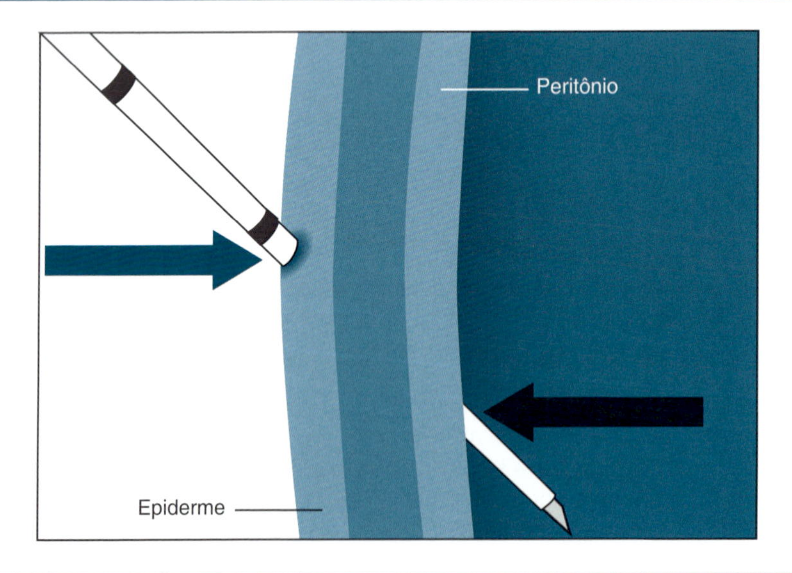

FIGURA 43.3. Inserção do cateter em ângulo agudo na pele e subcutâneo.

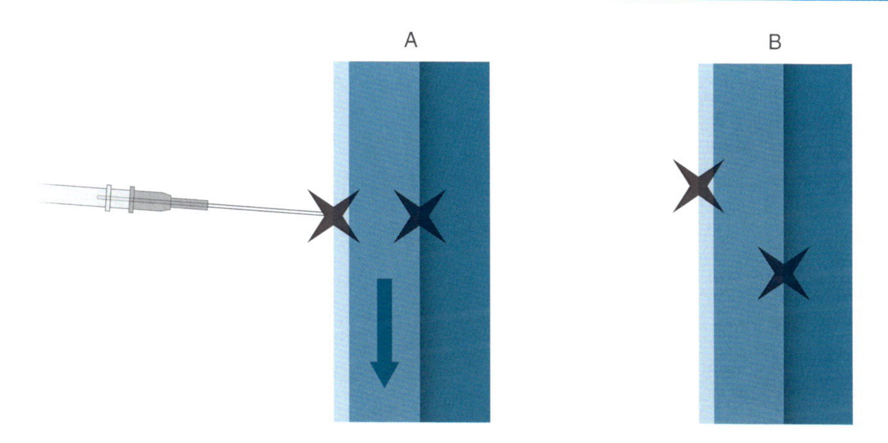

FIGURA 43.4. Técnica *Z-track* (ou de tração). Tracionar a pele e o subcutâneo 2 cm para baixo do ponto de inserção do cateter, inserindo-o perpendicularmente (A); dessa forma, quando o cateter for retirado ao fim do procedimento, a pele retrairá para sua posição normal (B), minimizando o risco de vazamento do líquido ascítico.

- A introdução do cateter na cavidade é realizada lentamente, sem dor, já que o paciente está anestesiado. Quando se encontra uma resistência, é um sinal que chegamos na aponeurose. Devemos ficar atentos a qualquer manifestação de dor, que significará que chegamos no peritônio. Essa estrutura é sensível e não conseguimos anestesiá-la totalmente. A informação de dor após a resistência significa que passamos pelo peritônio e estamos dentro da cavidade abdominal. Chegamos, então, ao local ideal para a aspiração do conteúdo intracavitário, o líquido ascítico.
- Assim que seja notado o líquido ascítico na seringa, devemos usar a mão não dominante para fixar firmemente o cateter enquanto retiramos a agulha e deixamos somente o cateter dentro da cavidade. Conectar, então, uma seringa ou um equipo de soro (Figura 43.5), dependendo da razão para a paracentese.
- Em caso de paracentese diagnóstica, conectar a seringa e aspirar cerca de 60 mL do líquido ascítico. Após a coleta do líquido ascítico, devemos transferi-lo imediatamente para tubos de coleta específicos que serão destinados à análise bioquímica, cultura (nesse caso, cuidar para manter a técnica asséptica) e contagem de células (total e diferencial). Para contagem de células, deve ser colocada uma pequena quantidade de heparina dentro do frasco de coleta para evitar a coagulação do material e posterior dificuldade de análise pelo patologista.
- Se a paracentese for terapêutica, conectar o cateter a um equipo e a um coletor/frasco apropriado, em sistema fechado, para evitar a contaminação da cavidade e facilitar a saída de maiores volumes.
- É importante que, durante todo o procedimento, o médico permaneça próximo ao paciente para realizar a monitorização do mesmo, diagnosticando e tratando possíveis complicações. Caso ocorra instabilidade hemodinâmica, o procedimento deve ser interrompido imediatamente.

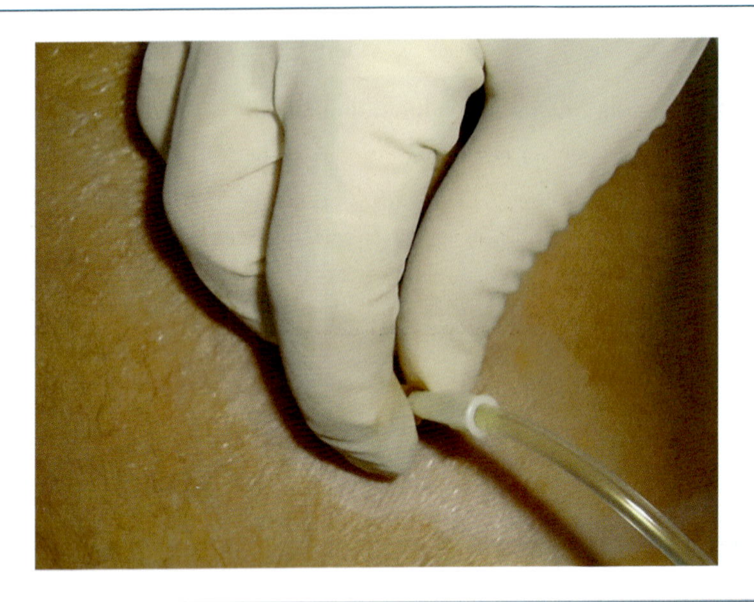

FIGURA 43.5. Sistema coletor, mostrando a saída do líquido ascítico.

6. Finalização do procedimento:
   - Remover o cateter. Aplicar pressão firme para cessar o sangramento, se presente. Colocar um curativo sobre o local da punção da pele.
   - Se houver retirada superior a 5 L, realizar a infusão endovenosa de soluções salinas e albumina.

Análise do líquido ascítico

As causas de ascite são classicamente separadas em dois grandes grupos:

- Transudato (proteínas < 30 g/L, normalmente doença sistêmica)
  - Cirrose, insuficiência renal, hipoalbuminemia e insuficiência cardíaca estão entre os diagnósticos diferenciais.
- Exsudato (proteínas > 30 g/L, normalmente doença local)
  - Neoplasias, obstrução venosa (p. ex., Budd-Chiari, esquistossomose), pancreatite, obstrução linfática ou infecção (p. ex., tuberculose).

O primeiro contato com aspecto macroscópico do líquido poderá direcionar o diagnóstico para alguma patologia específica (Tabela 43.2). No caso do líquido ascítico de aspecto sanguinolento, deve-se diferenciar a ascite hemorrágica do acidente de punção:

- Acidente de punção: o sangue aspirado tende a coagular se permanecer na seringa, ou o líquido ascítico posterior irá clarear progressivamente.
- Ascite hemorrágica: o sangue aspirado não coagula na seringa pois os fatores de coagulação são consumidos quando o sangue entra em contato com o peritônio.

TABELA 43.2 Aspecto macroscópico do líquido ascítico e diagnósticos diferenciais	
Aspecto	**Etiologia provável**
Amarelo citrino	Cirrose hepática sem complicações
Turvo	Infecções
Sanguinolento	Punção traumática, neoplasia maligna, ascite cirrótica sanguinolenta, tuberculose
Leitoso	Neoplasia, trauma de ducto linfático
Marrom	Síndrome ictérica, perfuração de vesícula biliar

Após a análise macroscópica, precisamos desenvolver o diagnóstico diferencial baseado na análise laboratorial, incluindo contagem de células, proteínas, glicose, triglicerídeos, fosfatase alcalina, albumina (calcular o gradiente albumina sérica-ascítica [GASA]), LDH e culturas (Tabela 43.3).

TABELA 43.3 Análise do líquido ascítico		
	Alteração	**Interpretação/diagnóstico diferencial**
Triglicerídeos	Elevados	Neoplasia, tuberculose, infecções parasitas, cirrose hepática
Proteína	Alta (> 4 g/dL)	Tuberculose, peritonite bacteriana espontânea
Glicose	Baixa (< 6)	Tuberculose, neoplasia
Amilase	Alta (5× o nível sérico)	Pancreatite, pseudocisto pancreático, trauma pancreático
Fosfatase alcalina	Alta	Perfuração intestinal
Hemácias	Elevadas	Neoplasia, tuberculose, trauma intra-abdominal
Leucócitos	Elevados	Peritonite bacteriana espontânea (> 300, > 25% neutrófilos), tuberculose (> 300, > 25% linfócitos), peritonite por tuberculose (> 300, células mesoteliais), peritonite primária (cocos *gram*-positivos), peritonite secundária (cocos *gram*-negativos)

O cálculo do gradiente albumina sérica-ascítica (GASA) é essencial para realizar o diagnóstico diferencial. Ele é calculado através da seguinte fórmula (Tabela 43.4):

Albumina sérica – Albumina no líquido ascítico

Uma das tarefas mais importantes do médico emergencista no que se refere à análise do líquido ascítico é a identificação precoce de peritonite bacteriana espontânea. Os principais achados da análise do líquido ascítico que suportam esse diagnóstico incluem:

- Aumento de leucócitos com predomínio de neutrófilos.
- pH < 7,35.
- GASA > 1,1 mg/dL.

TABELA 43.4 GASA e os diagnósticos diferenciais	
GASA > 1,1 mg/dL	**GASA < 1,1 mg/dL**
• Cirrose (hipertensão portal) • Hepatite alcoólica • Ascite cardíaca • Ascite "Mista" • Metástase hepática • Insuficiência hepática aguda • Síndrome de Budd-Chiari • Trombose da veia porta • Doença veno-oclusiva	• Carcinomatose peritoneal • Peritonite por tuberculose • Ascite pancreática • Obstrução intestinal • Ascite biliar • Síndrome nefrótica • Serosite por doenças do tecido conjuntivo

  - Esse valor de GASA tem uma sensibilidade em torno de 97% para o diagnóstico de hipertensão portal. É importante frisar que peritonite bacteriana espontânea é quase sempre acompanhada de hipertensão portal.
- Proteína baixa (< 1 g/dL), glicose aumentada (glicose > 50 mg/dL).

Além disso, é de extrema importância que se realize o diagnóstico diferencial com peritonite bacteriana secundária (p. ex., apendicite perfurada, colecistite), que normalmente requer tratamento cirúrgico. Os principais achados da análise que suportam o diagnóstico de peritonite secundária incluem:

- Aumento de leucócitos com predomínio de neutrófilos e 2 ou mais dos seguintes achados:
  - Proteínas > 1 g/dL (10 g/L).
  - Glicose < 50 mg/dL (2,8 mmol/L).
  - LDH maior que o limite superior da normalidade sérica.
  - Fosfatase alcalina > 240.
  - Bacterioscópico positivo com microbiota diversa.

Complicações

Apesar de não serem tão comuns, o uso da paracentese pode provocar consequências negativas graves. Dentre as principais complicações, incluem-se: sangramentos, extravazamento de líquido ascítico, perfuração de vísceras, como bexiga ou intestinos, e infecção.

- Sangramentos: normalmente, por laceração de uma artéria ou veia no local de punção em pacientes com alguma forma de coagulopatia.
- Extravasamento do líquido ascítico: geralmente causada por erros na realização da técnica de retração (*Z-track*), incisão maior que a necessária ou agulha de grande calibre.
- Infecção: ocorre, principalmente, quando há a perfuração da bexiga ou do intestino.

Bibliografia

- De Gottardi A, Thévenot T, et al. Risk of complications after abdominal paracentesis in cirrhotic patients: a prospective study. Clinical Gastroenteroly and Hepatolog volume 7. Issue 8. Pages:906-909. August 2009.

- Guideline for the use of human albumin solution (HAS) Guy's and St. Thomas' NHS Foundation Trust. <https://www.sps.nhs.uk/wp-content/uploads/2015/05>. Acesso em: 22/04/2018.
- Gunawan B, Runyon B. The efficacy and safety of ε-aminocaproic acid treatment in patients with cirrhosis and and hyperfribrinolysis. Alimentary Pharmacology and Therapeutics. Volume 23. Issue 1. Pages 115-20. December 2005.
- Lata J, Marecek Z, Fejfar T, Zdenek P, Bruha R, Safka V, et al. The efficacy of terlipressin in comparison with albumin in the prevention of circulatory changes after the paracentesis of tense ascites – a randomized multicentric study. Hepatogastroenterology. 2007;54(79):1930-3.
- Massaia IFDS, Pinheiro KMK, Saraiva MD, Dinis VG, Marrochi LCR, Oliveira RB. Procedimentos – Do Internato à Residência Médica. São Paulo: Editora Atheneu, 2012. p. 223-8.
- Nader LA, de Mattos AA, Bastos GAN. Burden of liver disease in Brazil. Liver International. July 2014. Volume 34. Issue 6. Pg.844-9.
- Pache I, Bilodeau M. Severe haemorrhage following abdominal paracentesis for ascites in patients with liver disease. Alimentary Pharmacology and Therapeutics. Volume 21. Issue 5. Pages 525-9. March 2005.
- Runyon BA. Ascite e peritonite bacteriana espontânea. Em: Sleisenger e Doenças Gastrointestinais e do Fígado de Fordtran. 8. ed. Feldman M, Friedman L, Brandt LJ (Eds). Elsevier, 2010. p.1517.
- Sharzehi K, Jain V, et al. Hemorrhagic Complications of Paracentesis: A Systematic Review of the Literature. Gastroenterology Research and Practice. Volume 2014. Article ID 985141. 2014. 6 pages.
- Thomsen TW, Shaffer RW, White B, Setnik GS. Videos in clinical medicine. Paracentesis. N Engl J Med. 2006 Nov 9;355(19):e21. Erratum in: N Engl J Med. 2007 Feb 15;356(7):760.
- Wilkerson RG, Sinert R. Evidence-based emergency medicine/rational clinical examination abstract: The use of paracentesis in the assessment of the patient with ascites. Ann Emerg Med. 2009 Sep;54(3):465-8.

Capítulo 44

Artrocentese

• Alessandro Silvestre • Guilherme Penna Felício • Lucas Antonio Pereira do Nascimento
• Alessandra Masi • Carlos Gorios

Introdução

A artrocentese é um procedimento realizado através da punção de uma articulação, com a aspiração do líquido sinovial, seja para o diagnóstico (p. ex., identificação da etiologia de artrite aguda) ou para o tratamento de determinadas afecções (p. ex., melhora da dor, drenagem de derrame ou injeção de medicações).

Indicações

Entre as aplicabilidades da técnica, está a capacidade de distinção entre artropatias inflamatórias ou infecciosas, artrites por deposição de cristais e osteoartrose. Além disso, a análise do líquido sinovial permite orientar a investigação clínica tão logo seja coletado – por exemplo, caso haja a presença de sangue (hemoartrose), indica para a possibilidade da presença de fraturas ou alguma lesão intra-articular, como menisco ou ligamento; ou, então, caso possua aspecto purulento, sugere de uma etiologia infecciosa.

O joelho é a articulação em que mais se realiza o procedimento e, dentre todas, é a que apresenta a maior facilidade para execução da técnica.

Existem diversas indicações para a realização do procedimento, podendo elas serem tanto diagnósticas quanto terapêuticas.

Indicações diagnósticas

- Avaliação de artrites agudas, principalmente nos casos de artrite monoarticular aguda.
  - Diagnóstico diferencial de artrite séptica *versus* artrite induzida por cristais (p. ex., gota e pseudogota).

Indicações terapêuticas

- Injeção de medicações sintomáticas (anestésicos, corticosteroides) para processos articulares dolorosos.
- Manuseio de artrites sépticas, como forma de reduzir desconforto.
- Drenagem de hemartrose para prevenir aderência de estruturas articulares.

Contraindicações

Classicamente, as contraindicações absolutas incluem a presença de infecção sobrejacente à pele ou de tecidos moles (risco de disseminação da bactéria para o espaço intra-articular) e o uso de anticoagulantes. Entretanto, as evidências mais recentes apontam que essas contraindicações são, na verdade, relativas; dessa forma, devemos sempre avaliar o risco-benefício do procedimento.

Outras contraindicações relativas incluem sepse, psoríase, acne, osteomielite adjacente ao local de punção e cirurgia iminente de substituição articular. O *diabetes mellitus* descompensado é uma contraindicação relativa à administração de corticosteroides intra-articulares.

Materiais utilizados

- Luvas (não há um consenso sobre a necessidade de luvas estéreis).
- Drape estéril fenestrado.
- Caneta de marcação de pele.
- Gaze estéril.
- Álcool 70%.
- Solução antisséptica, como a betadina, clorexidina, povidine.
- Lidocaína 1%, cloreto de etilo ou fluormetano spray, para anestesiar a pele.
- Solução de corticosteroide: betametasona ou metilprednisolona (caso seja realizada punção terapêutica).
- Tubos estéreis de amostra, para a coleta do material.
- Uma seringa estéril de 5 mL para a aplicação do anestésico.
- Uma seringa de 20 mL para a aspiração do liquido sinovial.
- Uma seringa de 5 mL para a injeção de corticosteroides intra-articulares ou intra-bursais (caso seja feita artrocentese terapêutica).
- Uma agulha pequena de 25 G – 0,5 × 16 mm é adequada para anestesiar a pele e ou para entrar nas pequenas articulações.
- Uma agulha maior de 22 G – 0,7 × 40 mm é suficiente para a aspiração do joelho, tibiotársica, ombro e punho; a agulha 18 G – 1,2 × 50 mm pode ser útil quando o líquido é muito viscoso.

Passo a passo da técnica

1. O equipamento necessário deve ser montado em uma mesa de cabeceira ou bandeja. O paciente é posicionado de maneira confortável para ele e para o operador. O posicionamento específico depende da articulação submetida ao procedimento.
2. A articulação afetada é palpada, identificando os referenciais anatômicos, específicos de cada articulação (Tabela 44.1), para localização do ponto de inserção da agulha. Esse ponto é demarcado com uma caneta de marcação de pele ou com a ponta da capa da agulha.

- Cotovelo: na abordagem lateral, identificar o "triângulo" entre a cabeça do rádio, a ponta do olecrano e o epicôndilo lateral. O ponto de inserção da agulha será no sulco encontrado no centro do "triângulo".
- Pulso: prefere-se realizar a punção na parte dorsal. Posiciona-se o punho em flexão palmar de aproximadamente 20 a 30 graus, com um leve desvio ulnar. Os referenciais anatômicos incluem o tubérculo dorsal do rádio e o tendão extensor longo do polegar.
- Ombro: abordagem pode ser tanto anterior quanto posterior. Ambas costumam ser moderadamente difíceis. Coloca-se o paciente sentado, com o ombro em rotação externa. Na abordagem anterior, palpa-se o processo coracoide (porção medial) e a porção proximal da cabeça do úmero, lateralmente. Insere-se a agulha na porção inferolateral ao processo coracoide, apontando posteriormente para a glenoide.
- Joelho: a abordagem parapatelar (ou retropatelar) costuma ser a mais utilizada, sendo os referenciais anatômicos os pontos médios, tanto medial quanto lateral da patela. Insere-se a agulha 3-4 mm abaixo desse referencial anatômico, apontando em direção ao espaço intercondilar do fêmur.
- Tornozelo: a abordagem anteromedial costuma ser mais utilizada. Os referenciais anatômicos incluem principalmente o maléolo medial e o tendão do tibial anterior. Entre essas estruturas, identifica-se um sulco onde a agulha deve ser inserida em um ponto medial ao tendão do tibial anterior e apontando para a borda anterior do maléolo medial.
- Metatarsofalangeana: os referenciais anatômicos incluem a cabeça do metatarso e a base proximal da primeira articulação metatarsofalangeana. O extensor longo também deve ser localizado. A agulha deve ser inserida em um ângulo perpendicular à pele na porção dorsomedial da articulação, medialmente ao extensor longo.

3. A pele deve ser limpa no local de inserção da agulha, com a solução antisséptica, em sentido circular do centro para a periferia, com um diâmetro de pelo menos 6 cm. Deixa a área secar por 1 minuto. É usado álcool 70% para limpar a região da inserção, uma única vez.
4. A pele é anestesiada com anestésico local (o mais utilizado é a lidocaína 1%), fazendo um botão subcutâneo e injetando o restante do anestésico no caminho em direção a articulação; é importante evitar injeções profundas com o anestésico local porque existe o risco de alterar a análise do líquido sinovial.
5. A agulha de aspiração (18 G ou 22 G, dependendo da articulação) é preparada com uma seringa de 20 mL e introduzida através do botão anestésico, em direção à articulação, em um movimento único e firme. A sensação de *popping* (estouro) pode ser percebida ao penetrar a cápsula articular. Estabilizada a agulha com a mão não dominante, o líquido sinovial é aspirado com a mão dominante, preenchendo a seringa. A aspiração pode ser difícil se o líquido estiver loculado ou for muito viscoso. Se houver uma forte suspeita de infecção e o líquido não puder ser retirado, a articulação deve ser irrigada com solução estéril e reaspirada. Caso a agulha salte do espaço, quando a cápsula articular contrai durante a aspiração, esta não deve ser reintroduzida.
6. Uma vez que a seringa esteja preenchida, com a agulha estabilizada, a seringa pode ser desconectada e então anexada a seringa com corticosteroide e injetada a solução. Para injeções terapêuticas, é utilizada betametasona (Celestone 6 mg/mL), 1 mL, misturado com 3 a 5 mL de lidocaína a 1%. Alternativamente, pode ser usada a metilprednisolona (Depo-Medrol, 40 mg/mL), 1 mL, misturado com 3 a 5 mL de lidocaína a 1%.

- As indicações para injeções de corticosteroides incluem o tratamento de artrite induzida por cristais (gota), bem como da artrite inflamatória crônica e artrite reumatoide (AR). Segundo metanálises recentes, o efeito favorável na dor em pacientes com osteoartrose após injeções de corticosteroides articulares é apenas de curto prazo (1 a 4 semanas).

- A bacteremia sistêmica ou a artrite séptica suspeita é uma contraindicação absoluta para injeções de corticosteroides intra-articulares.
- Uma resposta clínica fraca a 2 injeções anteriores na mesma articulação com 3 meses de intervalo constitui uma contraindicação relativa para uma terceira injeção de corticosteroide naquela articulação.

7. Após a injeção da medicação, a agulha e a seringa são retiradas. A pele é limpa e uma bandagem é aplicada sobre o local da punção; o paciente é advertido para evitar atividades vigorosas por 3 dias (a articulação pode ser enfaixada afim de limitar movimentos, logo após o procedimento).

TABELA 44.1
Referenciais anatômicos para as diferentes articulações

Articulação	Abordagem	Pontos de referência
Ombro	Posterior	• Extremidade posterior do acrômio • Cabeça do úmero
	Anterior	• Processo coracoide • Cabeça do úmero
Cotovelo	Lateral ou posterolateral	• Olécrano • Epicôndilo lateral • Cabeça do rádio
Pulso	Dorsal	• Tubérculo dorsal do rádio • Tendão extensor longo do polegar
Joelho	Parapatelar	• Platô tibial • Ponto médio medial ou lateral da patela
	Suprapatelar	• Borda superomedial ou borda superolateral da patela • Bursa suprapatelar
	Infrapatelar	• Borda inferior da patela • Tendão patelar
Tornozelo	Anterolateral	• Linha da articulação do tornozelo • Maléolo lateral • Tendão do extensor longo dos dedos
	Anteromedial	• Linha da articulação do tornozelo • Maléolo medial • Tendão do extensor longo do hálux • Tendão do tibial anterior
Metacarpofalangena, metatarsofalangeana e interfalangeana	Dorsal	• Tendão extensor • Espaço apropriado da articulação

Uso da ultrassonografia na artrocentese

No departamento de emergência, a ultrassonografia (USG) à beira leito pode ser usada para identificar a presença de derrames articulares clinicamente significativos e, potencialmente, ajudar a evitar procedimentos desnecessários.

Muitas vezes, múltiplas visualizações da articulação afetada são obtidas para identificar o local ideal para a inserção da agulha. Além disso, a USG pode ser usada para guiar a agulha diretamente durante a artrocentese, reduzindo o número de tentativas necessárias para aspirar o líquido sinovial.

Mais comumente, o transdutor de matriz linear de alta frequência é usado para avaliar as articulações. É importante manter uma técnica estéril adequada ao longo do procedimento, incluindo uma cobertura estéril do transdutor de ultrassom. Uma vez que o local de inserção da agulha é identificado, o ultrassom pode ser usado para orientação em tempo real da ponta da agulha no espaço sinovial. Também é razoável usar a USG simplesmente para marcar a localização do local de entrada ideal da agulha e, em seguida, executar o procedimento cegamente.

Para orientação direta da agulha, a mesma deve ser inserida na pele adjacente ao transdutor de ultrassom e avançada lentamente, mantendo a visualização da ponta da agulha até a entrada no espaço sinovial. A agulha aparecerá hiperecoica em comparação com o tecido circundante.

Dentre as vantagens já estudadas pela técnica guiada com ultrassom, destacam-se o aumento da detecção de efusão assim como volume de líquido aspirado e diminuição da dor relacionada ao procedimento.

Análise do líquido sinovial

A análise do liquido sinovial é de extrema importância para definir o tipo de patologia que está acometendo determinada articulação. As patologias articulares são essencialmente divididas em quatro grupos:

1. Não inflamatórias (p. ex., osteoartrite e trauma).
2. Inflamatórias (p. ex., artrite reumatoide e gota).
3. Infecciosas (p. ex., artrite séptica).
4. Hemorrágicas (p. ex., trauma e coagulopatias).

O líquido sinovial deve ser analisado utilizando-se de parâmetros macroscópicos (p. ex., volume, viscosidade, cor e transparência) e microscópicos (contagem de células com diferencial, bacterioscopia, presença de cristais e proteínas).

Volume

Fisiologicamente, as articulações sinoviais apresentam uma quantidade de líquido sinovial pequena. O volume de líquido sinovial no momento da coleta, de maneira geral, não apresenta relevância para diferenciação do diagnóstico, contudo a presença de grandes volumes no momento da punção é comum de distúrbios inflamatórios, necessitando da análise dos outros parâmetros para que se possa chegar a uma conclusão

Viscosidade

O líquido sinovial apresenta alta viscosidade em condições fisiológicas, devido à grande concentração de ácido hialurônico, sendo esse um dos parâmetros que se altera nas patologias inflamatórias.

Cor e transparência

Dentro dos parâmetros macroscópicos, a coloração do líquido é o de maior utilidade para pressuposição de um diagnóstico. O líquido sinovial normal é incolor ou apresenta uma coloração amarelo palha. Colorações mais amareladas indicam prováveis doenças inflamatórias, enquanto colorações avermelhadas apontam para um possível distúrbio hemorrágico. Já colorações esverdeadas ou purulentas indicam a presença de artrite séptica.

Análise microscópica

Dentro dos parâmetros laboratoriais mais importantes, temos a contagem de células com o diferencial, a bacterioscopia e a avaliação da presença de cristais. O número de células normais no líquido sinovial não passa de 200 leucócitos/mm³; em distúrbios inflamatórios, esse número se encontra acima de 2.000 leucócitos/mm³, podendo estar a cima de 50.000 leucócitos/mm³ nos casos de artrites sépticas. No que diz respeito à linhagem leucocitária, fisiologicamente o líquido sinovial apresenta predomínio de mononucleares (monócitos e linfócitos), porém, em casos de artrite séptica ou artrite reumatoide, os polimorfonucleares encontram-se predominantes na amostra, podendo representar mais que 50-75% do número total de leucócitos.

A presença de cristais na análise laboratorial do líquido confirma o diagnóstico das artrites induzidas por cristais, como a gota ou doença por depósito de pirofosfato de cálcio (pseudogota). Nesses casos, a morfologia dos cristais serve para diferenciar o tipo especifico de artrite, sendo o mais comum o cristal de monourato de sódio, cristal afilado e pontiagudo nas duas extremidades.

A bacterioscopia por meio da coloração de *gram* e a cultura do líquido sinovial permitem realizar o diagnóstico de distúrbios infecciosos, além de permitir a identificação do agente causal e, por consequência, permite um tratamento mais direcionado para cada caso. Outros exames, como a dosagem de proteínas totais, a dosagem de desidrogenase láctica, ácido láctico e a dosagem de glicose, podem auxiliar no diagnóstico diferencial, contudo, apresentam pouca utilidade clínica.

O diagnóstico diferencial das patologias será guiado pelo resultado tanto da macroscopia quanto da microscopia (Tabela 44.2).

Tabela 44.2
Diagnóstico diferencial baseado nos achados da análise do líquido sinovial

	Normal	Não inflamatórias	Inflamatórias	Infecciosas	Hemorrágicas
Coloração	Incolor Amarelo palha	Amarelado	Branco Cinza Amarelado	Esverdeado Branco Cinza Purulento	Avermelhado Sanguinolento Xantocrômico Marrom
Viscosidade	Muito alta	Diminuída	Diminuída	Diminuída	Diminuída
Transparência	Transparente	Transparente	Turva	Turva	Turva
Celularidade	< 200 leucócitos/mm³	< 2.000 leucócitos/mm³	2.000-50.000 leucócitos/mm³	> 50.000 leucócitos/mm³	200-2.000 leucócitos/mm³
Diferencial	Predomínio de mononucleares Polimorfonucleares < 25%	Polimorfonucleares < 25%	Polimorfonucleares > 50%	Polimorfonucleares > 75%	Polimorfonucleares < 50%
Microbiologia (bacterioscopia e cultura)	Ausente	Ausente	Ausente	Geralmente positiva	Ausente
Cristais	Ausente	Ausente	Podem estar presentes, dependendo da patologia	Ausente	Ausente

Complicações

De modo geral, a artrocentese é um procedimento seguro, não apresentando complicações na maioria dos casos. Infecção iatrogênica, hemartrose e dor são possíveis problemas ocasionados pelo procedimento. De acordo com Springer e Pennington, o risco estimado para artrite séptica pós procedimento varia de 0,01% a 0,05%; Punzi e Oliviero relatam uma chance de uma infecção iatrogênica para cada 10.000 procedimentos. Caso algum vaso seja lesado durante o procedimento, a hemartrose pode ocorrer, sendo essa, na maioria das vezes, autolimitada.

Bibliografia

- Ahmed I, Gertner E. Safety of Arthrocentesis and Joint Injection in Patients Receiving Anticoagulation at Therapeutic Levels. The American Journal of Medicine. 2012;125(3):265-9a.
- Akbarnia H, Zahn E. Arthrocentesis, Knee. [Updated 2017 Nov 27]. In: StatPearls [Internet]. Treasure Island (FL): StatPearls Publishing; 2018.
- Baker K, Kenneth S. O'Rourke KS, Atul Deodhar A. Joint Aspiration and Injection: A Look at the Basics [Internet]. Rheumatology Network. 2011.
- Howard PF, Gooding D, Howard K. Arthrocentesis & Soft Tissue Injection Workshop. Society of General Internal Medicine, 2004.
- Melo RG. O Líquido Sinovial. ACTA Reum Port. 2003;28.
- Mundt LA, Shanahan K. Chapter 11- Synovial Fluid. Graff's Textbook of Routine Urinalysis and Body Fluids. 2. ed. Philadelphia: Wolters Kluwer/Lippincott Williams & Wilkins Health, 2011. p. 253-62.
- Punzi L, Oliviero F. Arthrocentesis and Synovial Fluid Analysis in Clinical Practice. Annals of the New York Academy of Sciences. 2009;1154(1):152-8.
- Self WH, Wang EE, Vozenilek JA, del Castillo J, Pettineo C, Benedict L. Dynamic emergency medicine. Arthrocentesis. Acad Emerg Med. 2008 Mar. 15(3):298.
- Springer Bl. Joint Arthrocentesis in the Emergency Department. AHC Media - Continuing Medical Education Publishing, 2017.
- Thaler SJ, Maguire JH. Infections arthritis. In: Braunwald E (ed). Harrison's Principles of Internal Medicine. 15. ed. New York: McGraw-Hill, 2001.
- Thomsen TW, Shen S, Shaffer RW, Setnik GS. Videos in clinical medicine. Arthrocentesis of the knee. N Engl J Med. 2006 May 11. 354(19):e19.
- Voll SK, Walsh J. Arthrocentesis. The Nurse Practitioner. 2013;38(9):34-9.
- Wise C. Arthrocentesis and injection of joints and soft tissues. In: Harris ED, Budd RC, Genovese MC, et al (eds). Kelley's Textbook of Rheumatology. 7. ed. Philadelphia: Elsevier, 2005.
- Zuber TJ. Knee Joint Aspiration and Injection. American Family Physician. 2002, Oct15;66(8).

Capítulo 45

Princípios Básicos da Ultrassonografia

• Alana Maria Sousa Correia • Brunna Vitória Gouveia Prado • Dhiécyka Carvalho Silva
• Fábio Roberto Ruiz de Moraes

Introdução

A ultrassonografia é um método diagnóstico em que, por meio de ondas sonoras, é possível visualizar estruturas internas do nosso organismo. Atualmente, os aparelhos de ultrassom (US) disponíveis apresentam tamanho reduzido e, na maioria dos casos, são portáteis, o que permite sua utilização no departamento de emergência.

A utilização do US na prática clínica vem se expandida a cada dia, em função da sua praticidade em gerar informações úteis para a definição de condutas. A prática do ultrassom à beira do leito, também conhecido por *point of care ultrassound* (POCUS), é particularmente útil nas salas emergências e nas unidades de terapia intensiva, contextos onde o tempo é fator crucial para a sobrevida do paciente crítico. Além do US permitir a obtenção de informações acuradas, possibilitando a definição de condutas de forma muito rápida, o exame pode ser repetido quantas vezes forem necessárias, sendo ele inócuo ao paciente (pois não envolve radiação) e, tudo isso, sem a necessidade de deslocamento do paciente.

O POCUS faz parte do currículo das residências médicas em Medicina de Emergência e, por esse motivo, estudantes interessados na área devem se acostumar com esse recurso desde cedo.

Fundamentos e princípios físicos da ultrassonografia

Para um completo entendimento da técnica do US, é necessário um conhecimento básico a respeito dos princípios físicos que são responsáveis pela produção da imagem.

Como o próprio nome já diz, todos os aparelhos utilizam o mesmo princípio básico de geração de ondas de US (frequência maior que 20.000 hertz – acima do limiar de audição) e detecção do eco dessas mesmas ondas, recebido de volta. As ondas de US que são emitidas pelo aparelho colidem com os tecidos e são refletidas de volta ao transdutor, dentro do qual estão presentes cristais de quartzo que sofrem uma deformação ao receberem a pressão provocada pelas ondas sonoras refletidas. Essa deformação produz uma corrente elétrica que é captada e traduzida pelo aparelho em pixels, produzindo uma imagem em escala de cinza. Esse é o chamado efeito piezoelétrico, que também é responsável pela geração das ondas de US (ocorre o processo oposto: corrente elétrica deforma o cristal de quartzo que gera, então, uma onda sonora).

A amplitude da onda sonora detectada pelo aparelho (intensidade), medida em decibéis (dB), determina o brilho da imagem formada. Ecos de forte intensidade (amplitude) são traduzidos em imagens brilhantes ou brancas, chamadas de hiperecoicas, enquanto ecos de fraca intensidade formam imagens cinza escuras ou pretas, denominadas hipoecoicas e anecoicas, respectivamente.

A atenuação é o enfraquecimento progressivo da onda sonora à medida que ela se propaga através de um meio. Cada tecido tem um coeficiente de atenuação diferente, o que determina a amplitude da onda sonora captada pelo aparelho (Tabela 45.1). O US não se propaga bem através do ar (intestino, pulmões) e no osso, sofrendo o fenômeno de dispersão e reflexão ao penetrar nesses meios, respectivamente. Opostamente, o US se propaga facilmente através de líquidos (bexiga, líquido livre, sangue).

TABELA 45.1
Características do ultrassom frente a diferentes tecidos

Tecido	Coeficiente de atenuação	Características do ultrassom
Ar	4.500	Ínfima propagação Ondas sofrem dispersão e imagem fica "suja/indefinida"
Osso	870	Hiperecoico (maioria é refletida; alta atenuação – brilhante com sombra acústica)
Músculo	350	Ecoico (brilhante)
Fígado/rim	90	Ecoico (menos brilhante)
Gordura	60	Hipoecoico (escuro)
Sangue	9	Hipoecoico (muito escuro; baixa atenuação)
Líquido	6	Hipoecoico (muito escuro; baixa atenuação)

Adaptada de: Noble VE, Nelson B. Manual of Emergency and Critical Care Ultrasound. 2. ed. Cambridge Medicine, 2011. p. 1, 7, 13.

A frequência, medida em hertz (1 Hz = 1 onda por segundo), é o número de oscilações realizadas em 1 segundo. Ondas de alta frequência são capazes de gerar uma imagem de alta resolução, por emitirem um maior número de ecos em distâncias curtas para a máquina. Contudo, por perderem energia mais rapidamente, as ondas de alta frequência não são capazes de penetrar profundamente nos tecidos. Em contrapartida, ondas de baixa frequência geram imagens com menor resolução, mas permitem uma visualização de estruturas mais profundas, por terem uma maior penetração.

Seleção do transdutor (*probe*)

O transdutor manual, ou *probe*, é a porção do equipamento de US que entrará em contato com a pele do paciente, conectado ao ultrassom (monitor e gerador) por um fio condutor. Por meio do transdutor, será realizada uma varredura do feixe sonoro sobre a área a ser examinada.

Existem, basicamente, três tipos de transdutor: curvilíneo, linear e cardíaco (também conhecido como *phased-array*). Cada um deles possui características distintas. O linear é um transdutor de alta frequência, indicado para visualização de planos mais superficiais. Já o curvilíneo e o cardíaco são transdutores de baixa frequência, sendo capazes de identificar estruturas profundas.

Portanto, a escolha do transdutor será baseada no tipo de exame que será realizado. Por exemplo, para a análise de órgãos intra-abdominais, utilizam-se os transdutores de frequência mais baixas, aumentando o campo visual, enquanto para exames que exigem visualização de estruturas mais superficiais, como vasos ou músculos, utilizam-se os transdutores de alta frequência.

- Transdutor curvilíneo (ou convexo – 1-5 MHz): estrutura curvada, com varredura convexa (formato de leque), permite a formação de imagens mais largas e profundas, porém com resolução de imagem mais baixa. Utilizado principalmente em exames do abdome e obstétricos (Figura 45.1).
- Transdutor cardíaco (*phased-array* – 1-5 MHz): área de contato com o paciente é menor que aquela obtida com o transdutor curvilíneo, o que permite a colocação no espaço intercostal e, consequentemente, obtenção da imagem cardíaca. Alguns emergencistas utilizam esse transdutor para realizar não só o ecocardiograma à beira do leito, mas também exames como o FAST (Figura 45.2).
- Transdutor linear (4-15 MHz): estrutura reta, varredura retangular, útil para o exame de estruturas superficiais, como vasos periféricos, nervos, olhos, músculos, tendões, entre outros. Permite imagens com alta resolução (Figura 45.3).
- Transdutor endocavitário (5-9 MHz): estrutura longa e fina, varredura convexa, é destinado para análises internas ou em cavidades naturais, como em exames ginecológicos (Figura 45.4).

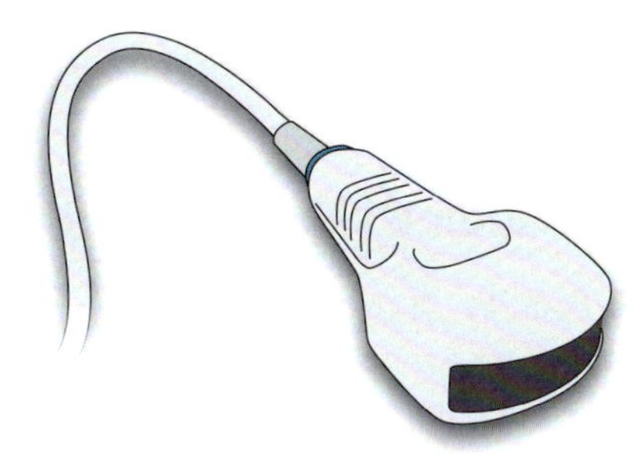

FIGURA 45.1. Transdutor curvilíneo.

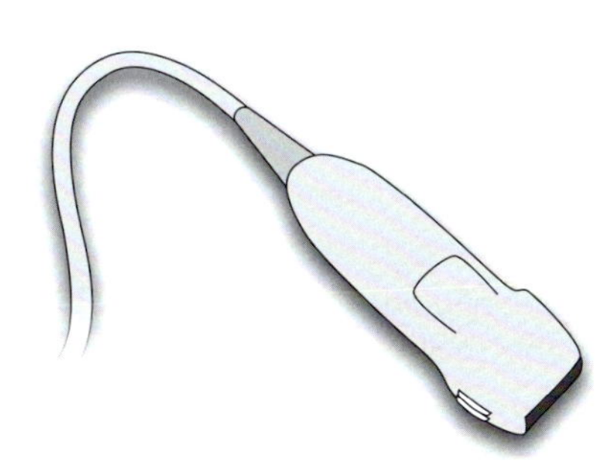

FIGURA 45.2. Transdutor cardíaco.

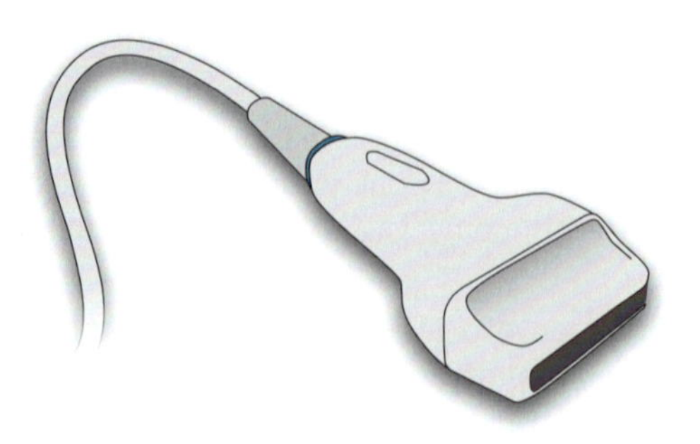

FIGURA 45.3. Transdutor linear.

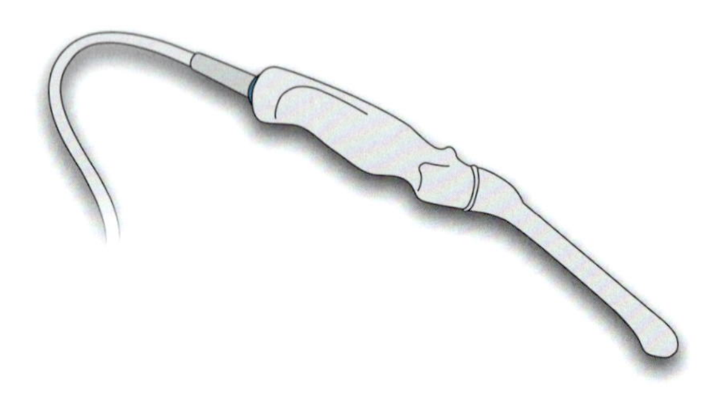

FIGURA 45.4. Transdutor endocavitário.

Posicionamento do transdutor e visualização da imagem

Para a realização do exame, o uso do gel sobre a pele do paciente se faz necessário para evitar a interferência do ar que se instalaria entre o transdutor e a superfície da pele, interferindo a formação da imagem. O gel fornece um meio de transmissão através do qual as ondas do ultrassom podem facilmente passar.

Na imagem formada, estruturas visualizadas na parte superior da tela se encontram mais próximas do transdutor e, portanto, são mais superficiais. Inversamente, estruturas na parte inferior da tela se encontram nos planos profundos, pois estão mais distantes do transdutor.

Todos os transdutores têm uma marcação que orienta o posicionamento e a formação da imagem. Por convenção, o lado do transdutor com a marcação é mostrado no lado esquerdo da tela e isso orienta o posicionamento adequado do transdutor para a obtenção das imagens. Exceção a essa regra é o exame do ecocardiograma no qual, muitas vezes, o marcador está no lado direito da tela.

Para obter imagens em cortes longitudinais (sagitais) ou coronais, o transdutor deve ser orientado ao longo do eixo axial do paciente (marcador apontado para a cabeça do paciente) (Figuras 45.5

e 45.6). Isso significa que você verá as estruturas cefálicas no lado da tela com o marcador (no caso, lado esquerdo).

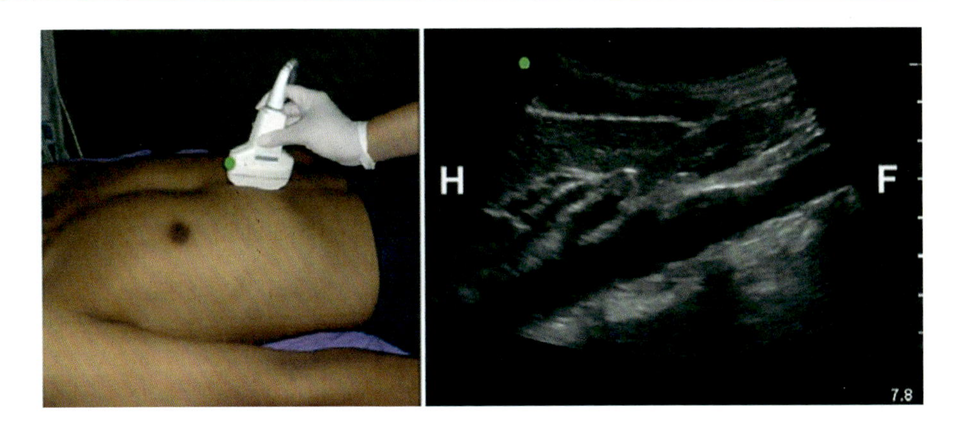

FIGURA 45.5. Corte longitudinal. Marcador representado pelo ponto.
H: *head* (cabeça, cranial); F: *feet* (pé, caudal).
Fonte: Noble VE, Nelson B. Manual of Emergency and Critical Care Ultrasound. 2. ed. Cambridge Medicine, 2011. p. 1, 7, 13.

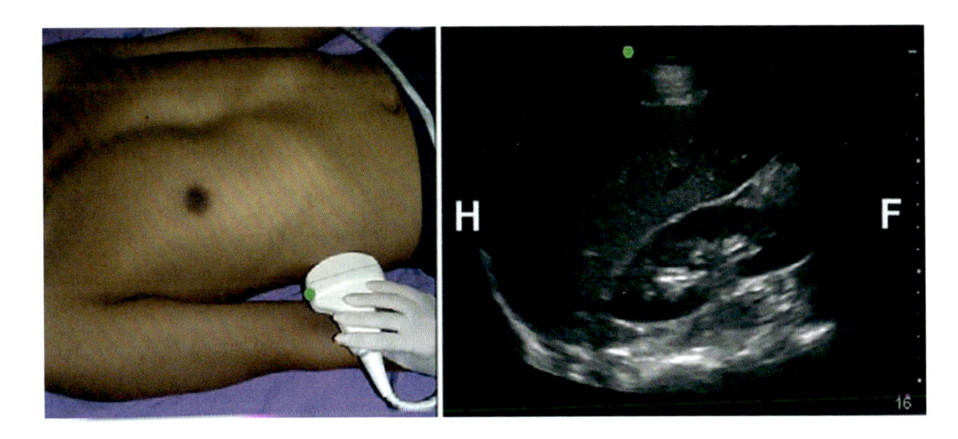

FIGURA 45.6. Corte coronal. Marcador representado pelo ponto.
H: *head* (cabeça, cranial); F: *feet* (pé, caudal).
Fonte: Noble VE, Nelson B. Manual of Emergency and Critical Care Ultrasound. 2. ed. Cambridge Medicine, 2011. p. 1, 7, 13.

Para obter imagens em cortes transversos (axiais), o transdutor deve ser orientado para a direita do paciente (Figura 45.7). Assim, as estruturas à direita do paciente serão visualizadas no lado da tela com o marcador (no caso, lado esquerdo).

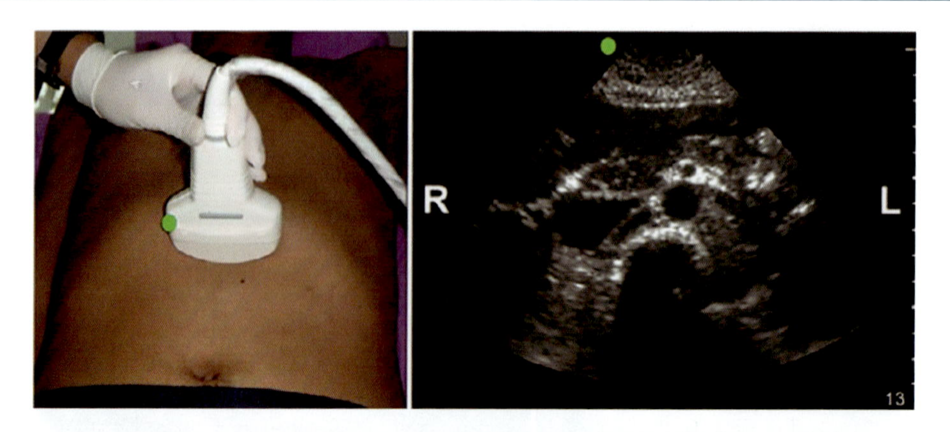

FIGURA 45.7. Corte transversal. Marcador representado pelo ponto.
R: *right* (direita); L: *left* (esquerda).
Fonte: Noble VE, Nelson B. Manual of Emergency and Critical Care Ultrasound. 2. ed. Cambridge Medicine, 2011. p. 1, 7, 13.

Modos do ultrassom

Para a formação da imagem, o aparelho de US mensura a amplitude do eco, a frequência, o tempo e a direção de propagação. Tais informações podem ser processadas de diferentes modos, sendo os principais utilizados no US à beira do leito os modos B, M, doppler, color doppler e *power* doppler.

O modo B revela informações espaciais e estruturais que estão sendo analisadas, já o modo M e doppler informam sobre velocidade e movimento do fluxo sanguíneo.

O modo B gera uma imagem em duas dimensões, por isso chamado de modo bidimensional. Tal efeito ocorre devido à combinação do modo A em várias direções e pela movimentação mecânica do transdutor. Essencialmente, as duas ferramentas que o médico emergencista usará para modificar esse modo é o ganho e a profundidade.

O modo M é um eco unidimensional, que utiliza um único sinal emitido pelo cristal piezoelétrico do transdutor, sendo esta uma das mais simples aplicações do aparelho de ultrassom. Utilizado principalmente para avaliar válvulas do coração, pode receber o nome, nesses casos específicos, de ecocardiografia de modo M. Por meio dele, é possível analisar alterações nas distâncias das estruturas cardíacas e da parede torácica em um ciclo cardíaco. É bastante utilizado no protocolo para avaliar a presença de pneumotórax na emergência.

O efeito Doppler é caracterizado como o desvio em frequência que ocorre devido a uma onda mecânica ou eletromagnética, quando há movimentação entre fonte de emissão e fonte receptora. Esse modo tem como diferencial a análise do fluxo de sangue da região analisada. Os tipos mais utilizados na emergência são o color doppler e power doppler.

- Color doppler: toma como referência a hemácia, por ser o maior elemento figurado na corrente sanguínea, avalia a velocidade e a direção do sangue. A avaliação de grandes vasos, nesse método, é mais efetiva, sendo pouco eficaz em vasos de pequeno calibre.
- Power doppler: diferentemente do doppler colorido, não fornece a direção, porém, é melhor para detectar pequenas quantidades de fluxo sanguíneo.

Ultrassom na emergência

O ultrassom é um recurso vastamente utilizado em situações de emergência, principalmente por ser um exame que poderá ser realizado simultaneamente a outros procedimentos que são prioridade ao atendimento de um paciente grave, por ter resultado em um curto período de tempo e passível de ser feito mesmo em pacientes instáveis.

Esse recurso poderá ser empregado em diversas situações:

- Trauma: protocolo FAST para avaliar presença de líquido livre na cavidade abdominal (*Capítulo 46 – Ultrassonografia no Trauma*).
- Gravidez: avaliar presença ou não de gravidez intrauterina.
- Aneurisma de aorta abdominal: pacientes instáveis sem uma causa definida podem receber um diagnóstico rápido de um aneurisma roto de aorta abdominal na beira do leito.
- Ecocardiograma: extremamente útil, principalmente em pacientes hemodinamicamente instáveis. É usado para avaliar função cardíaca global e identificar rapidamente condições reversíveis, como derrame pericárdico e tamponamento cardíaco. Outras funções incluem avaliar sinais de tromboembolismo pulmonar (sinais de sofrimento do ventrículo direito) e *status* volumétrico (avaliação da veia cava inferior). (*Capítulo 47 – Ultrassonografia Perirressuscitação*).
- Vesícula biliar: o emergencista pode identificar rapidamente a presença ou não de cálculos biliares, distensão da vesícula, espessamento da parede da vesícula, líquido pericolecístico, dilatação do ducto biliar comum e o sinal sonográfico de Murphy (que é mais sensível que o Murphy clássico).
- Trato urinário: o US à beira do leito pode rapidamente identificar a presença ou não de hidronefrose em um paciente com suspeita de cálculo renal.
- Trombose venosa profunda: a avaliação da compressibilidade das veias do sistema profundo pode ser realizada para verificar a presença ou não de trombos.
- Pele e tecido musculoesquelético: avaliar a presença de abscessos de pele ou celulite. A ruptura de ligamentos (p. ex., tendão de Aquiles) também pode ser avaliada.
- Tórax: avaliar a presença de derrame pleural, pneumotórax ou consolidações infecciosas (p. ex., pneumonia).
- Ocular: avaliar a presença de corpo estranho, deslocamento do cristalino, hemorragia vítrea e descolamento de retina. Além disso, também pode ser usado para avaliar aumento de pressão intracraniana.
- Procedimentos: o US pode guiar diversos procedimentos no departamento de emergência, como acessos venosos centrais ou periféricos, assim como drenagens guiadas de abscessos, entre outros procedimentos.

Bibliografia

- American College of Emergency Physicians. Emergency ultrasound guidelines. Ann Emerg Med. 2009;53:550-70.
- Ansari A. M-mode echocardiography in supine and standing position in control subjects and patients with auscultatory evidence of mitral valve prolapse but negative supine echocardiography: does sensitivity improve? Clin Cardiol, 1985, 8: 587-96.

- Beissert M, Delorme S, Mutze S, et al. Comparison of B-mode and conventional colour/power Doppler ultrasound, contrast-enhanced Doppler ultrasound and spiral CT in the diagnosis of focal lesions of the liver: Results of a multicentre study. Ultraschall in Med 2002; 23 (4): 235-50.
- Cavalcanti AF, Menezes MR. Radiologia de emergência: perspectivas. Radiol Bras, 2001;34(2):V-VI.
- Flato UAP, Guimarães HP, Lopes RD. Ultra-Sonografia em Medicina de Urgência: Ferramenta Útil para o clínico na Emergência. Rev Bras Clin Med, 2008;6:177-183.
- Junior CFM. Radiologia Básica. 2. ed. Rio de Janeiro: Editora Revinter, 2010. p. 6-7.
- Koch HA. Radiologia e Diagnóstico por Imagem na Formação do Médico Geral. 2. ed. Rio de Janeiro: Editora Revinter, 2012.
- Levitov AB, Dallas AP, Slomim AD. Ultrassonografia à beira do leito na medicina clínica. Porto Alegre: AMGH, 2013. p. 2-18.
- Marchiori E, Santos MA. Introdução à Radiologia. 2. ed. Rio de Janeiro: Editora Guanabara Koogan, 2016. p. 16-7.
- Masselli IB, Pinheiro HA. Manual Básico de Ultrassonografia. São Paulo: Diagnóstico por Imagem da UNIFESP, 2013. p. 1, 9, 18.
- Noble VE, Nelson B. Manual of Emergency and Critical Care Ultrasound. 2. ed. Cambridge Medicine, 2011. p. 1, 7, 13.
- Taylor KJW, Burns PN, Wells PNT (eds). Clinical Applications of Doppler Ultrasound. New York: Raven Press, 1988. p. 1-25.

Capítulo 46

Ultrassonografia no Trauma

• Lucas Oliveira Junqueira e Silva • Emanoel Baticini Montanari • Hélio Penna Guimarães

Introdução

O *Focused Assessment with Sonography in Trauma* (FAST) é o protocolo de ultrassonografia (US) à beira do leito mais utilizado na avaliação dos pacientes traumatizados. Seu objetivo é a identificação de líquido livre na cavidade peritoneal ou no saco pericárdico. Um FAST positivo (líquido livre presente) sugere a presença de lesões abdominais ou cardíacas, determinando assim a causa do choque nos pacientes instáveis (hipovolêmico por sangramento abdominal ou obstrutivo por tamponamento cardíaco) e orientando a conduta imediata mais adequada. Mais recentemente, o protocolo original foi expandido para abranger também a avaliação do tórax para determinar a presença de pneumotórax ou hemotórax. O novo protocolo passou a ser chamado então de *Extended Focused Assessment with Sonography in Trauma* (E-FAST).

Seleção do transdutor (*probe*)

Existem, basicamente, três tipos de transdutores: curvilíneo, linear e cardíaco (*Capítulo 45 – Princípios Básicos da Ultrassonografia*). O linear é um transdutor de alta frequência, indicado para visualização de planos mais superficiais. Já o curvilíneo e o cardíaco são transdutores de baixa frequência, sendo capazes de identificar estruturas profundas e, portanto, são os mais indicados para a realização do E-FAST.

O transdutor curvilíneo, também chamado de abdominal, permite uma excelente visualização de estruturas intra-abdominais e é recomendado por diversos autores como escolha para realização do E-FAST. Na prática, algumas janelas podem ser difíceis de obter dependendo do biotipo de cada paciente.

Em consequência disso, às vezes é necessário trocar para o transdutor cardíaco, também chamado de *phased-array* que, por ser menor, facilita a visualização entre os arcos costais. Alguns emergencistas utilizam esse transdutor para obter todas as imagens, pois ele não somente produz excelentes imagens cardíacas mas, também, intra-abdominais, torácicas e pleurais, poupando tempo da troca do transdutor.

Técnica

O objetivo da realização do E-FAST não é detectar lesões específicas, mas sim identificar sinais que sugerem lesões importantes que determinam atenção e cuidados imediatos. Para tal, durante o exame, buscamos responder a quatro questões focadas, cujas respostas podem ser "sim" ou "não":

1. Há presença de líquido livre/sangue no abdômen?
2. Há presença de líquido livre/sangue no pericárdio?
3. Há presença de líquido livre/sangue no tórax (espaço pleural)?
4. Há presença de pneumotórax?

O local de acúmulo do líquido na cavidade abdominal depende da origem do sangramento e da posição em que o paciente se encontra. Por ação da gravidade, o líquido tende a se depositar nos locais mais inferiores dentro da cavidade abdominal. Tendo isso em mente, para responder às perguntas básicas, utilizamos janelas específicas a fim de identificar as referências anatômicas que nos permitem identificar a presença de líquido livre (Tabela 46.1).

TABELA 46.1
Janelas e referências anatômicas

Janela	Referências anatômicas (potenciais locais de acúmulo de líquido)	Significado se exame positivo*
Quadrante superior direito (QSD)	• Espaço de Morrison (recesso hepatorrenal) • Polo superior do rim direito • Recesso costofrênico direito (espaço pleural)	Hemoperitônio
Quadrante superior esquerdo (QSE)	• Recesso esplenorrenal • Espaço subfrênico • Polo inferior do rim esquerdo • Recesso costofrênico esquerdo	Hemotórax ou hemiperitônio
Suprapúbica (pélvica)	• Fundo de saco de Douglas (mulher) • Espaço retrovesical	Hemoperitônio
Subxifoide	• Espaço pericárdico	Derrame pericárdico com ou sem tamponamento cardíaco

* No contexto de trauma.

A ordem do exame para obtenção das janelas não é importante, desde que todas as janelas sejam abordadas e visualizadas corretamente.

Quadrante superior direito (QSD)

Inicialmente, posiciona-se o transdutor na linha axilar média na altura do oitavo espaço intercostal com o marcador apontado para a cabeça do paciente (Figura 46.1). Após, desliza-se lentamente o *probe* em direção à cabeça ou aos pés à procura do espaço de Morrison (espaço entre a cápsula de Glisson do fígado e a fáscia de Gerota do rim direito).

Não se pode esquecer de visualizar o polo inferior do rim, local mais sensível para acúmulo de líquido livre no QSD com o paciente na posição supina. Para tal, deve-se realizar a varredura renal deslizando o transdutor inferiormente em direção aos pés do paciente e inclinando o punho anterior e posteriormente (o polo inferior do rim deve desaparecer e reaparecer).

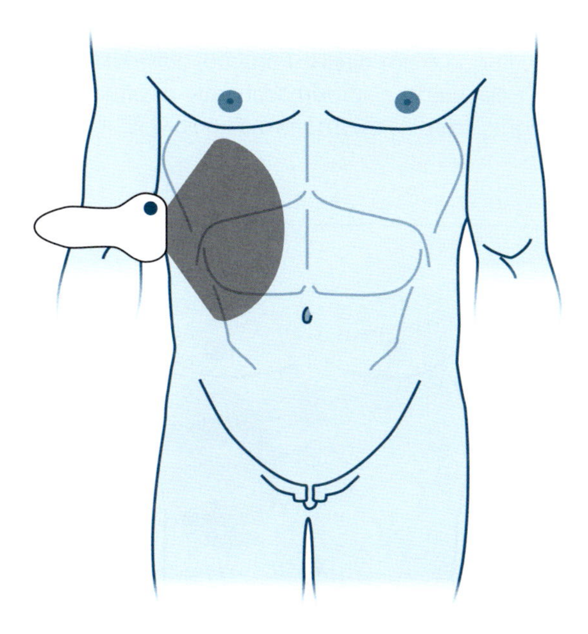

FIGURA 46.1. Posicionamento do transdutor no quadrante superior direito.

No exame normal, devemos identificar o fígado e o rim interpostos por uma linha hiperecoica (brilhante), que representa o espaço virtual do recesso hepatorrenal (espaço de Morrison) sem a presença de líquido. Acima do fígado (à esquerda da tela) e adjacente a ele, identificamos outra linha hiperecoica que representa o diafragma. (Figura 46.2) Na presença de líquido livre, identificaremos um espaço hipo/anecoico entre o rim direito e o fígado (no recesso hepatorrenal) ou adjacente ao rim no polo inferior, configurando um exame positivo ou alterado.

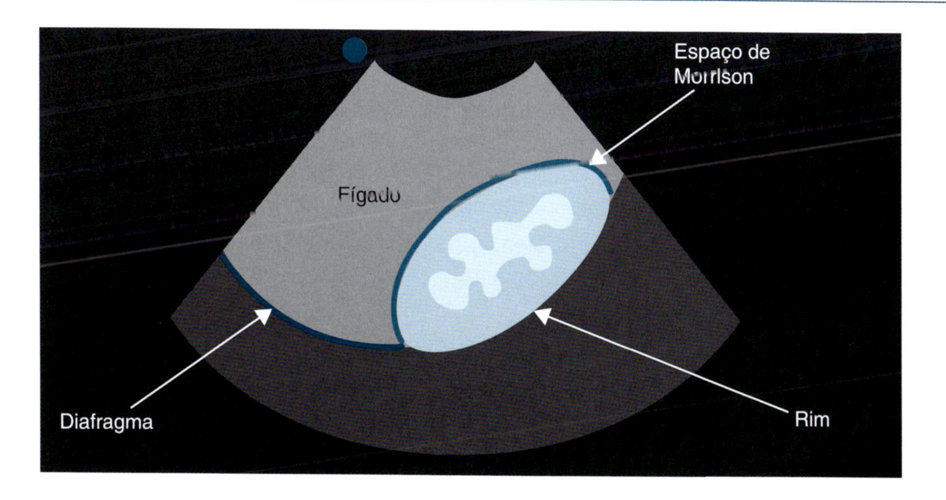

FIGURA 46.2. Estruturas a serem visualizadas no quadrante superior direito.

Quadrante superior esquerdo (QSE)

Dado que, anatomicamente, o baço é menor que o fígado, o rim esquerdo está posicionado mais superior e posteriormente que o rim direito. Portanto, devemos posicionar o transdutor um pouco mais posterior à linha axilar média e aproximadamente na altura do sexto espaço intercostal (mais superior que o QSD) (Figura 46.3). Da mesma forma que o QSD, a marcação deve estar apontada para a cabeça do paciente.

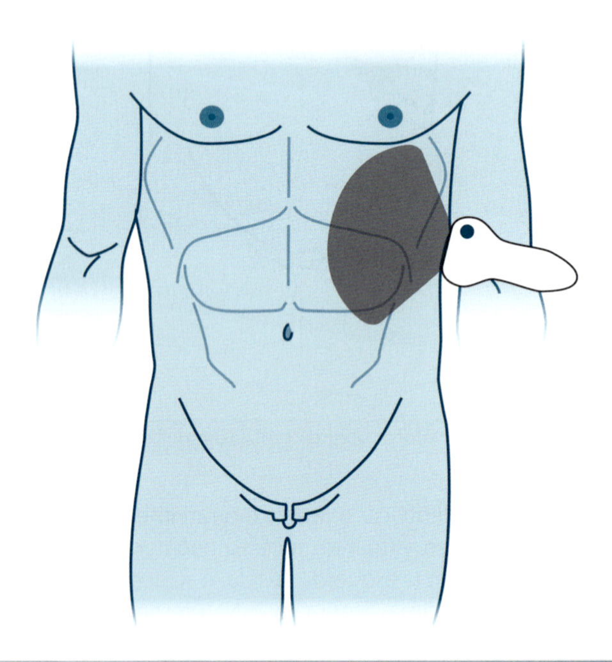

FIGURA 46.3. Posicionamento do transdutor no quadrante superior esquerdo.

Devemos identificar uma linha hiperecoica (brilhante) entre o rim esquerdo e o baço, a qual representa o recesso esplenorrenal (Figura 46.4). Se a imagem ficar prejudicada pela sombra acústica formada pelas costelas, pode-se rotar o transdutor obliquamente para um plano paralelo às costelas (10-20 graus mais posterior). É importante deslizar o transdutor superiormente para visualizar o recesso esplenorrenal, que é o local mais sensível para o acúmulo de líquido no QSE. Devemos identificar uma linha hiperecoica que corresponde ao diafragma adjacente à parte superior do baço. A varredura renal também deve ser realizada, tal qual realizada no QSD.

No exame positivo, identificamos uma área hipo/anecoica entre o baço e o rim esquerdo (recesso esplenorrenal) ou entre o baço e o diafragma (espaço subfrênico esquerdo).

Cavidade pleural

Quando o paciente se encontra na posição supina o líquido da cavidade pleural tende a acumular-se na região posterior do tórax (recesso costofrênico), devido à ação da gravidade. Assim, durante a avaliação dos QSD e QSE deslizando-se o transdutor superiormente, consegue-se avaliar facilmente a presença ou ausência de hemotórax. Deve-se aumentar a profundidade em relação ao exame do QSD ou QSE, para a melhor identificação do diafragma.

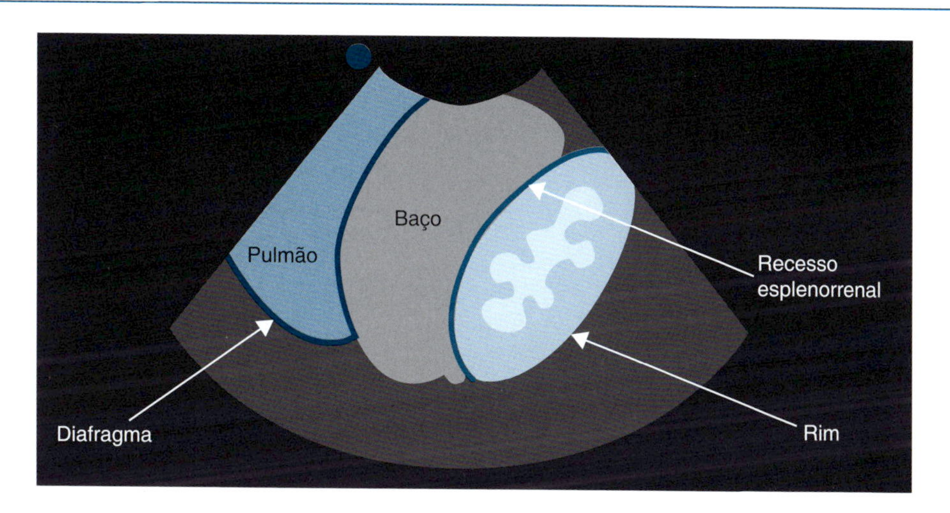

FIGURA 46.4. Estruturas a serem visualizadas no quadrante superior esquerdo.

Na ausência de hemotórax, o diafragma funciona como um refletor dos raios emitidos pelo US formando um artefato chamado de imagem em espelho do fígado e do baço. Logo, em vez de visualizarmos pulmão, apreciaremos a mimetização da imagem esplênica do lado esquerdo e hepática do lado direito. Esse fenômeno só ocorre porque a existência de ar dentro dos alvéolos pulmonares dissipa os feixes do ultrassom para diversas direções. Se houver presença hemotórax, a imagem em espelho é perdida acima do diafragma e será substituída por uma imagem anecoica (preta), que corresponde ao líquido dentro da cavidade pleural

Outro método de identificar a presença do hemotórax é observando o reforço e a sombra acústica da coluna vertebral. Quando não há presença de líquido na cavidade pleural, o ar dentro dos pulmões dispersa as ondas sonoras fazendo com que a sombra vertebral desapareça acima do diafragma. Por sua vez, quando há presença de líquido no tórax, as ondas sonoras conseguem atingir a coluna torácica, permitindo a visualização das vértebras e de suas sombras acima do diafragma (sinal patognomônico de líquido pleural).

Cavidade pélvica (janela suprapúbica)

A avaliação do líquido livre na cavidade pélvica depende da visualização da bexiga urinária, portanto, é indicado que o exame seja realizado com a bexiga cheia (antes de o paciente urinar, ou antes da colocação de sonda vesical). Caso isso não seja possível, pode-se instilar solução salina através da sonda para facilitar a identificação da bexiga e aumentar a sensibilidade do exame. A bexiga, quando cheia, por conter urina no seu interior, aparece como uma imagem hipo/anecoica (preta) com contornos hiperecoicos correspondentes aos seus limites. O líquido livre, quando presente, ficará localizado ao redor e posteriormente à bexiga. Para poder visualizá-lo com precisão – evitando falsos negativos –, o ganho (contraste) deverá ser ajustado para reduzir o artefato de reforço posterior (imagem hiperecoica – brilhante), produzido pelo líquido vesical.

Na posição supina, o local mais sensível para o acúmulo de líquido é a cavidade pélvica. No homem, ele se localizará no espaço retovesical (entre o reto e a bexiga) e, na mulher, no fundo de saco de Douglas (entre o útero e o reto), podendo se acumular também no recesso vesicouterino (entre a bexiga e o útero) (Figuras 46.5 e 46.6).

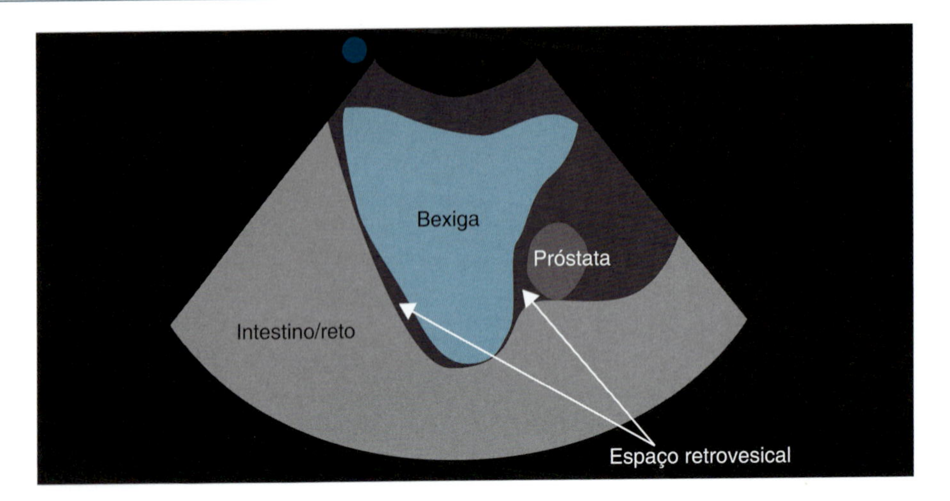

FIGURA 46.5. Estruturas a serem visualizadas na visão longitudinal da janela suprapúbica em homens.

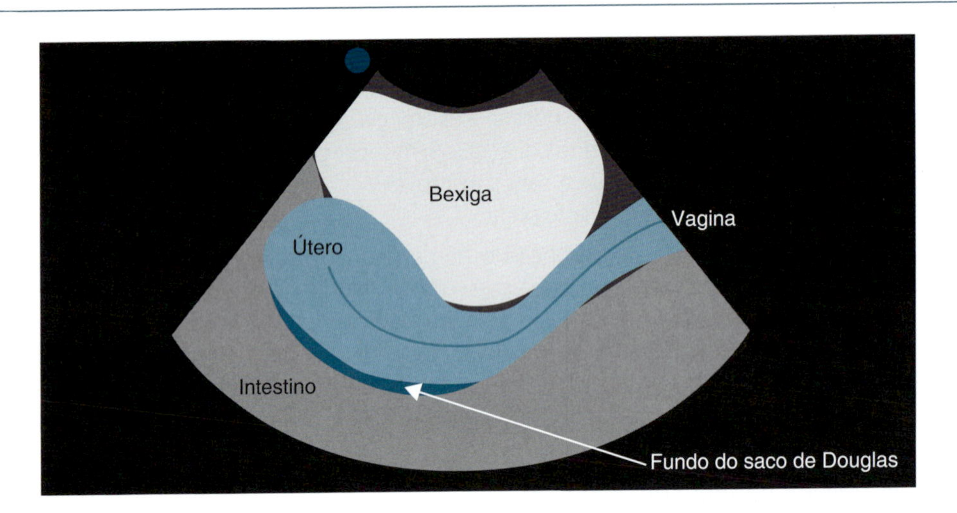

FIGURA 46.6. Estruturas a serem visualizadas na visão longitudinal da janela suprapúbica em mulheres.

Deve-se colocar o transdutor na posição transversa (com o marcador apontado para a direita do paciente), logo acima da sínfise púbica, e angulá-lo para o interior da cavidade pélvica, em direção aos pés do paciente. A varredura da bexiga, semelhante à realizada nos rins, deverá ser realizada. Com o transdutor fixo, sem deslizá-lo, deve-se realizar um movimento de pêndulo, alterando sua angulação para cima e para baixo. O responsável pelo movimento deverá ser o punho e não o transdutor. A correta realização dessa manobra fará com que a bexiga desapareça completamente e reapareça novamente, evidenciando toda a sua periferia.

Uma vez que a bexiga tenha sido escaneada transversalmente, devemos rotar o transdutor 90 graus no sentido horário, apontando o marcador para cima para obter a visão longitudinal (Figura 46.7). A visão longitudinal é mais sensível para a detecção de líquido livre. Da mesma maneira, deve-se realizar a varredura, dessa vez, angulando o *probe* para a direita e para a esquerda.

Em crianças e mulheres, é normal encontrar uma pequena quantidade de líquido livre na pelve. Na dúvida se o achado é patológico ou fisiológico, deve-se realizar o exame novamente após alguns minutou ou horas. Se tiver ocorrido aumento da quantidade de líquido, ele é patológico.

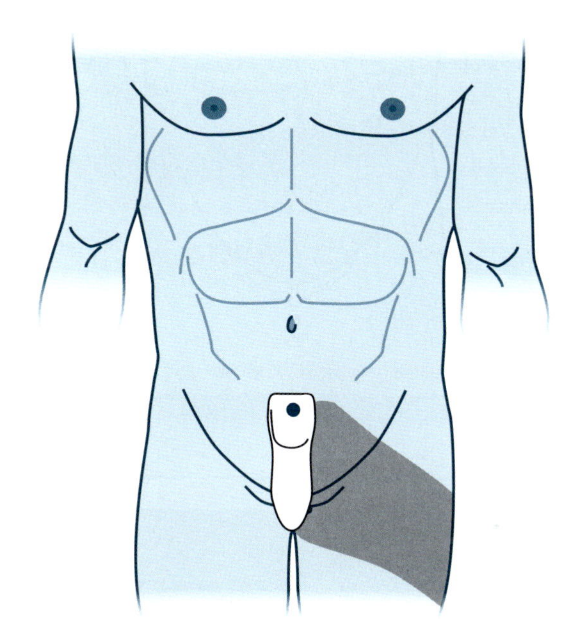

FIGURA 46.7. Posicionamento do transdutor para visão longitudinal da janela suprapúbica.

Avaliação cardíaca (janela subxifoide)

O transdutor deve ser posicionado abaixo do apêndice xifoide, com o marcador apontado para a direita do paciente e angulado em direção ao ombro esquerdo do paciente (Figura 46.8). Se o paciente conseguir flexionar as pernas, isso ajuda a relaxar a musculatura da parede abdominal, facilitando a visualização.

O que caracteriza a janela subxifoide é a presença do fígado à esquerda da tela e acima do coração com as quatro câmaras cardíacas logo abaixo. O fígado aparece acima do coração por estar mais próximo ao transdutor, que funciona como uma excelente janela acústica para a visualização do coração (Figura 46.9).

Todo o saco pericárdico deverá ser observado. Para uma adequada visualização, a profundidade deverá ser ajustada. O saco pericárdico normal aparece como uma linha hiperecoica (brilhante) circundando o coração. A presença de derrame pericárdio será representada por um uma imagem anecoica (preta) dentro do saco pericárdico. Caso haja dúvida sobre a presença ou não do derrame pericárdico, outras janelas cardíacas deverão ser obtidas.

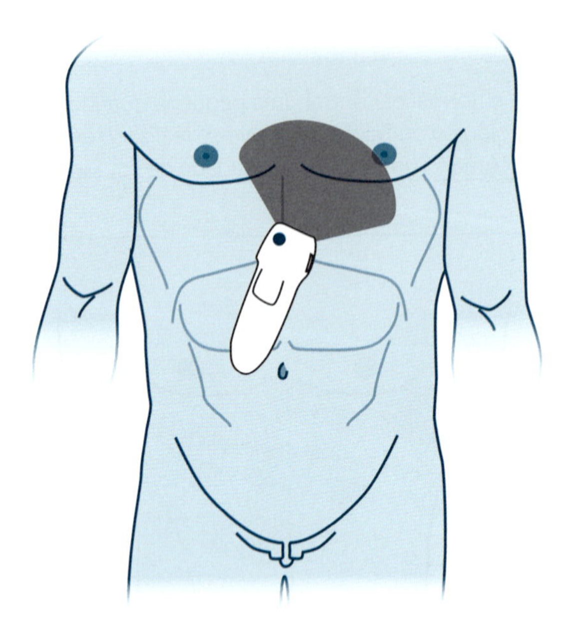

FIGURA 46.8. Posicionamento do transdutor na região subxifoide.

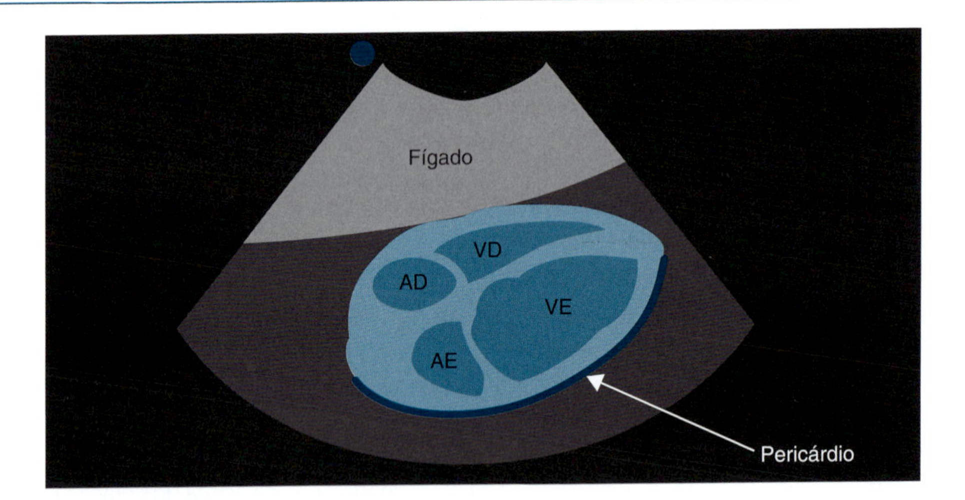

FIGURA 46.9. Estruturas a serem visualizadas na janela subxifoide.
AD: átrio direito; AE: átrio esquerdo; VD: ventrículo direito; VE: ventrículo esquerdo.

Detecção de pneumotórax

Tradicionalmente, o teste padrão para a avaliação inicial do tórax em pacientes com trauma é a radiografia de tórax. No entanto, radiografias de tórax em posição supina são notoriamente imprecisas quando se procura a existência de pneumotórax, devido à dificuldade de visualização do ar, que ficará localizado anteriormente. Nesse contexto, o US tem se mostrado uma alternativa mais rápida e mais sensível para o diagnóstico do pneumotórax.

Para a realização dessa técnica, o uso do transdutor linear de alta frequência (5-10 MHz) é mais indicado, porque ele permite uma visualização mais acurada da pleura, que é mais superficial. Porém, o exame também pode ser feito com os transdutores de baixa frequência utilizados nas demais janelas do E-FAST, sem prejudicar significativamente o resultado.

O transdutor deve ser colocado sobre a linha hemiclavicular, ao nível do terceiro ou quarto espaço intercostal e sobre a linha axilar anterior ao nível do terceiro a quinto espaço intercostal de ambos lados (Figura 46.10). Devemos identificar a imagem dos arcos costais hiperecoicos com suas respectivas sombras acústicas anecoicas (as ondas não penetram através do osso, formando uma sombra acústica profundamente a ele) e uma linha pleural, que corresponde a uma linha horizontal e hiperecoica entre os dois arcos costais (Figura 46.11).

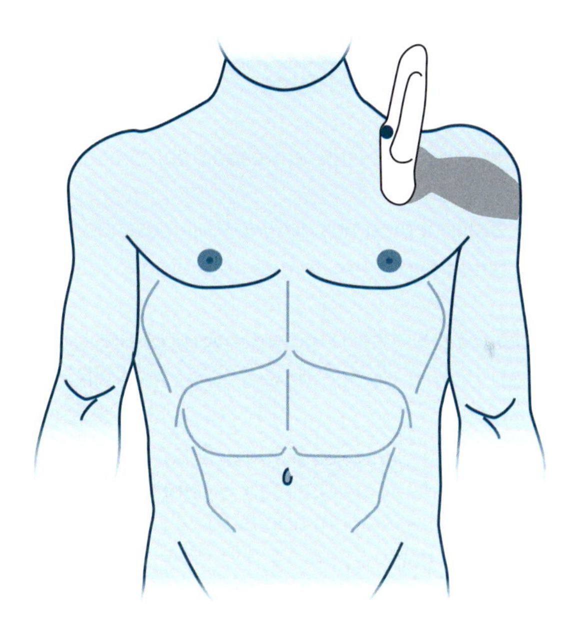

FIGURA 46.10. Posicionamento do transdutor para janela pulmonar

Para caracterizar um exame como normal, devemos buscar a presença de dois sinais:

1. *Lung sliding*, que representa o deslizamento em tempo real dos folhetos pleurais durante os movimentos respiratórios.
2. Caudas de cometa, que são artefatos que ocorrem quando o feixe de ultrassom fica entre duas interfaces estreitamente espaçadas, causando múltiplas reverberações, formando um padrão de cauda de cometa ou uma linha brilhante, perpendicular à linha pleural e que desaparece na profundidade.

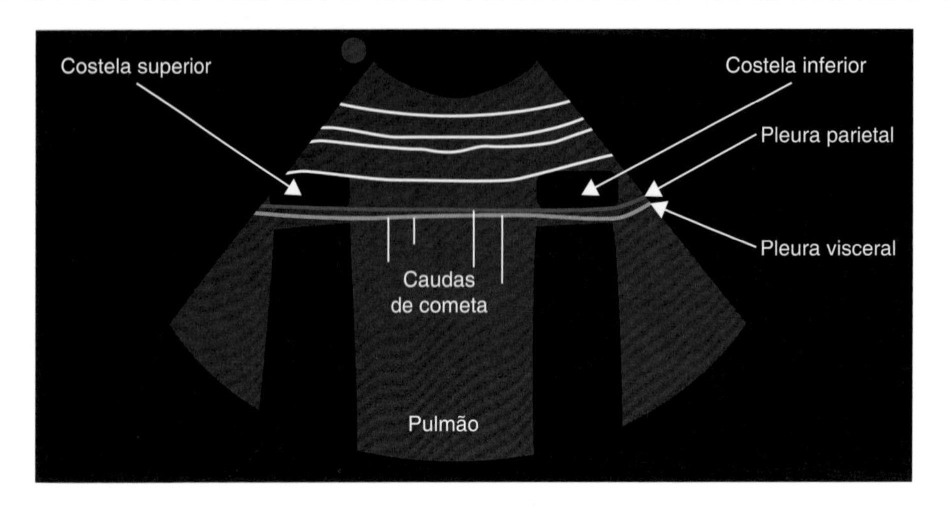

FIGURA 46.11. Estruturas a serem visualizadas na janela pulmonar.

A presença do *lung sliding* e dos artefatos em cauda de cometa excluem a possibilidade de pneumotórax.

Existem três maneiras de avaliar a presença do *lung sliding* usando o US:

1. Pode ser observado diretamente em tempo real usando ultrassonografia bidimensional (modo B).
2. Pode-se usar o doppler para destacar o movimento da pleura.
3. Através do modo M, que permite demonstrar o deslizamento pleural em uma imagem estática.

Para esta última técnica, é necessário seguir uma linha que inclua o tecido subcutâneo, a musculatura da parede torácica, a pleura e o pulmão, evitando colocar a linha do modo M sobre uma costela. Em um pulmão normal, a imagem obtida através do modo M deve demonstrar linhas suaves superficialmente (porque a parede torácica não deve se mover muito com a respiração). Profundamente à pleura, o pulmão deslizante produzirá artefatos de movimento suficientes para criar uma imagem mais grosseira e granular. A interface entre essas duas imagens formará um padrão similar às ondas em uma praia ou ondas na margem, caracterizando o chamado sinal da praia. No caso de pneumotórax, nenhum movimento será visível na parede torácica ou no pulmão, portanto as linhas serão uniformemente retas e suaves, padrão este conhecido por sinal do código de barras.

Outro sinal, conhecido por ser o mais específico para demonstração do pneumotórax, foi descrito como o sinal do ponto pulmonar (*lung point*): área onde o reencontro pleural pode ser visto, representado por uma imagem que metade do pulmão desliza e outra metade não. No modo M, isso é demonstrado com uma imagem estável, com uma metade apresentando o sinal da praia e a outra metade o sinal do código de barras.

Protocolo de decisão clínica e revisão da literatura

O FAST é atualmente o exame de triagem padrão utilizado na avaliação primária de pacientes traumatizados. Apesar de ser inicialmente introduzido para a avaliação do trauma abdominal fechado, ele também tem sua utilidade nos casos de trauma penetrante, sendo particularmente útil e salvador de vidas na avaliação de traumas torácicos penetrantes para identificar a presença de tamponamento cardíaco.

O FAST é um exame muito útil quando positivo, sendo especialmente resolutivo nos casos em que os pacientes se apresentam com instabilidade hemodinâmica. Diante de um paciente instável e com um FAST positivo, a indicação de laparotomia exploradora é imediata, dispensando outros métodos investigatórios.

É importante ressaltar que o FAST não é um exame sensível para o diagnóstico de lesões específicas de órgãos sólidos. O US não é capaz de identificar lesões diafragmáticas, perfurações intestinais, trauma mesentérico e pequenas quantidades de líquido livre (sensível somente para volumes > 200 mL). A maioria dos pacientes com trauma penetrante, incluindo aqueles em que se tem suspeita de lesão intestinal ou diafragmática, precisará de uma tomografia computadorizada (TC) ou laparotomia exploratória para avaliar melhor as lesões.

Em função da limitada sensibilidade, especialmente no trauma penetrante, o US não pode ser usado como ferramenta definitiva para excluir lesões intratorácicas ou intra-abdominais. Entretanto, a realização do exame de forma seriada (repetida) aumenta consideravelmente sua sensibilidade, podendo esta ser uma estratégia utilizada para casos selecionados.

Portanto, a grande discussão, ainda motivo de controvérsias, permanece na decisão do que fazer com o paciente quando o FAST for negativo. As condutas variam muito dependendo do centro de trauma. Em alguns locais, os pacientes estáveis e com FAST negativo são observados por algumas horas através de exame físico seriado e repetição do exame após 4 a 6 horas, sendo que, caso permaneça negativo, recebem alta. Dependendo da cinemática de trauma e da suspeita de lesões, uma tomografia computadorizada (TC) pode ser indicada para confirmar ou excluir a presença de lesões. Com a TC negativa, a chance de lesões está praticamente excluída e o paciente pode receber alta. Nos pacientes instáveis com FAST negativo, deve se excluir fontes extra-abdominal de hipotensão (como trauma intratorácico, perda de sangue de extremidade, trauma pélvico, choque espinhal, lesões na cabeça), uma vez que um sangramento com potencial em causar choque iria ser detectado no FAST. Além disso, se as imagens do FAST não forem conclusivas, pode-se optar por realizar uma lavagem peritoneal diagnóstica (que é um pouco mais sensível, apesar de mais invasiva) a fim de determinar se há lesão intra-abdominal.

Resumo das evidências

Uma recente revisão narrativa da literatura mostrou que o FAST possui uma sensibilidade aceitável para detecção de líquido livre (entre 69-98%) e uma sensibilidade baixa para detecção de lesões de órgãos sólidos (63%), podendo subestimar lesões e sua gravidade, especialmente em pacientes estáveis sem a presença de líquido livre nas cavidades. Para aumentar a sensibilidade do exame, é possível a realização de exames seriados, diminuindo consequentemente a taxa de falsos negativos. Sua especificidade é extremamente elevada (94%-100%) e elevado valor preditivo positivo para detecção de líquido livre secundário a uma lesão de órgão sólido.

A mesma revisão narrativa também destacou a maior sensibilidade das janelas pulmonares (E-FAST) para detecção de pneumotórax e hemotórax, quando comparado com a radiografia de tórax (43-77% *versus* 11-21%).

- Trauma abdominal contuso: uma recente revisão sistemática de ensaios clínicos randomizados concluiu que a qualidade da evidência para apoiar a utilização dos protocolos com FAST ainda é precária e a heterogeneidade entre os estudos é extensa. Entretanto, outra revisão sistemática (2012) com 22 estudos prospectivos com quantidade significativa de pacientes incluídos mostrou que o FAST é o melhor exame de beira do leito, sendo mais acuraz do que qualquer história ou exame físico para detectar lesões intra-abdominais. Alguns ensaios clínicos randomizados também demonstraram que a utilização do FAST melhora desfechos como tempo até cirurgia, uso de tomografia, tempo de hospitalização, complicações e custo.

- Trauma abdominal penetrante: uma revisão sistemática de estudos observacionais mostrou que a especificidade do FAST em trauma abdominal penetrante varia de 94-100%, porém sua sensibilidade pode ser tão baixa quanto 28%.
- Trauma torácico contuso: diversos estudos já demonstraram a maior sensibilidade das janelas pulmonares (E-FAST) para detecção de pneumotórax e hemotórax, quando comparado com a radiografia de tórax (43-77% *versus* 11-21%).
- Trauma torácico penetrante: o FAST parece ser um ótimo exame para detecção de derrame pericárdico no contexto de trauma torácico penetrante. Um dos grandes estudos prospectivos nessa população chegou a demonstrar sensibilidade e especificidade para derrame pericárdico de 100% e 97%, respectivamente. Em um estudo numa população com trauma penetrante, o uso da ecografia à beira do leito visualizando a janela cardíaca em busca de derrame pericárdico chegou, inclusive, a demonstrar benefício na mortalidade.

Bibliografia

- FAST/EFAST – Focused assessment with sonography for trauma – 2016. NERDicina. Disponível em: <www.nerdicina.com.br/nerdicina/2016/05/05/ultrassonografia-a-beira-do-leito-o-que-e-isso/>. Acesso em: 22/10/2017.
- Franzen D, et al. FAST examination - 2016. CDEM Curriculum. Disponível em: <cdemcurriculum.com/fast--examination/>. Acesso em: 22/10/2017.
- Melniker LA, Leibner E, McKenney MG, Lopez P, Briggs WM, Mancuso CA. Randomized controlled clinical trial of point-of-care, limited ultrasonography for trauma in the emergency department: the first sonography outcomes assessment program trial. Ann Emerg Med. 2006 Sep;48(3):227-35. Epub 2006 Mar 24. PubMed PMID: 16934640.
- Nishijima DK, Simel DL, Wisner DH, Holmes JF. Does this adult patient have a blunt intra-abdominal injury? JAMA. 2012 Apr 11;307(14):1517-27. doi: 10.1001/jama.2012.422. PubMed PMID: 22496266; PubMed Central PMCID: PMC4966670.
- Ollerton JE, Sugrue M, Balogh Z, D'Amours SK, Giles A, Wyllie P. Prospective study to evaluate the influence of FAST on trauma patient management. J Trauma. 2006 Apr;60(4):785-91. PubMed PMID: 16612298.
- Parivadath M, Snead G. Emergency ultrasound in adults with abdominal and thoracic trauma – 2016. UpToDate. Disponível em: <www.uptodate.com/contents/emergency-ultrasound-in-adults-with-abdominal-and-thoracic-trauma?source=see_link>. Acesso em: 22/10/2017.
- Plummer D, Brunette D, Asinger R, Ruiz E. Emergency department echocardiography improves outcome in penetrating cardiac injury. Ann Emerg Med 1992; 21: 709-12.
- Quinn AC, Sinert R. What is the utility of the Focused Assessment with Sonography in Trauma (FAST) exam in penetrating torso trauma? Injury. 2011 May;42(5):482-7. doi: 10.1016/j.injury.2010.07.249. Review. PubMed PMID: 20701908.
- Richards JR, McGahan JP. Focused Assessment with Sonography in Trauma (FAST) in 2017: What Radiologists Can Learn. Radiology. 2017 Apr;283(1):30-48. doi: 10.1148/radiol.2017160107. Review. PubMed PMID: 28318439.
- Rozycki GS, Feliciano DV, Ochsner MG, Knudson MM, Hoyt DB, Davis F, et al. The role of ultrasound in patients with possible penetrating cardiac wounds: a prospective multicenter study. J Trauma. 1999 Apr;46(4):543-51; discussion 551-2. PubMed PMID: 10217216.
- Stengel D, Rademacher G, Ekkernkamp A, Güthoff C, Mutze S. Emergency ultrasound-based algorithms for diagnosing blunt abdominal trauma. Cochrane Database Syst Rev. 2015 Sep 14;(9):CD004446. doi: 10.1002/14651858.CD004446.pub4. Review. PubMed PMID: 26368505.
- Vicki EN, Bret N. Manual of Emergency and Critical Care Ultrasound: 2. ed. Cambridge: Cambridge University Press, 2011.

Capítulo 47

Ultrassonografia Perirressuscitação

• Letícia Dall'Oglio Whitaker • Gabrielle Turnes Pereira Demetrio • Plinio Henrique Cezarino
• Ana Cristina Burigo Grumann

Introdução

Neste capítulo, abordaremos a ultrassonografia perirressuscitação e alguns protocolos criados para guiar o exame de ultrassom (US) à beira do leito em pacientes com quadros clínicos indiferenciados, principalmente aqueles hemodinamicamente instáveis.

Ecocardiograma à beira do leito

A realização do ecocardiograma (ECO) à beira do leito, também conhecido como *focused cardiac ultrasound* (FOCUS), tem o objetivo de prover informações clínicas importantes em minutos, a fim de diagnosticar causas reversíveis e guiar a condutas em situações críticas com risco de vida

As diretrizes do Advanced Cardiovascular Life Suport (ACLS) recomendam fortemente a identificação de causas tratáveis (como pneumotórax e tromboembolismo pulmonar, por exemplo) em pacientes com atividade elétrica sem pulso (AESP)/assistolia. O US dirigido a objetivos específicos, segundo tais diretrizes, já é uma ferramenta recomendada para ser utilizada nesse cenário.

A realização do US durante o atendimento a um paciente em PCR deve ser rápida e objetiva, usualmente durante os períodos de checagem do pulso central, de modo a não prejudicar as manobras classicamente preconizadas de RCP, podendo ser realizados tanto o ECO quanto o US pulmonar/abdominal. Os principais achados a serem pesquisados são tamanhos das câmaras cardíacas, contratilidade global e segmentar, presença de derrame pericárdico, derrame pleural, líquido livre abdominal e deslizamento pleural. A partir desses achados, podemos inferir os seguintes diagnósticos etiológicos: tamponamento cardíaco, tromboembolismo pulmonar (TEP), choque hipovolêmico, disfunção ventricular severa e pneumotórax hipertensivo.

O FOCUS resume-se nas janelas paraesternal eixo longo, eixo curto, apical de quatro câmaras e subcostal (ou subxifoide), geralmente executadas nessa ordem. Nele, avaliamos a contratilidade, saco pericárdico e relação tamanho entre ventrículo direito (VD) e ventrículo esquerdo (VE) (Quadro 47.1, Figuras 47.1 a 47.4).

<table>
<tr><th colspan="2">QUADRO 47.1
Janelas utilizadas no FOCUS e localizações</th></tr>
<tr><th colspan="2">Janelas FOCUS</th></tr>
<tr><td>Paraesternal longitudinal (eixo longo)
Transdutor no terceiro ou quarto espaço intercostal, imediatamente a esquerda do esterno com o indicador do transdutor apontado para ombro direito paciente (apontando para 11 h), deslocando-o em movimento circulares para obtenção da melhor imagem. É visualizado um corte longitudinal do coração, do átrio ao ápice, contendo ventrículo direito, ventrículo esquerdo (parede septal anterior, cavidade, parede inferolateral e via de saída), valva mitral, valva aórtica, aorta ascendente proximal, átrio esquerdo e ápice cardíaco (Figura 47.1).</td><td>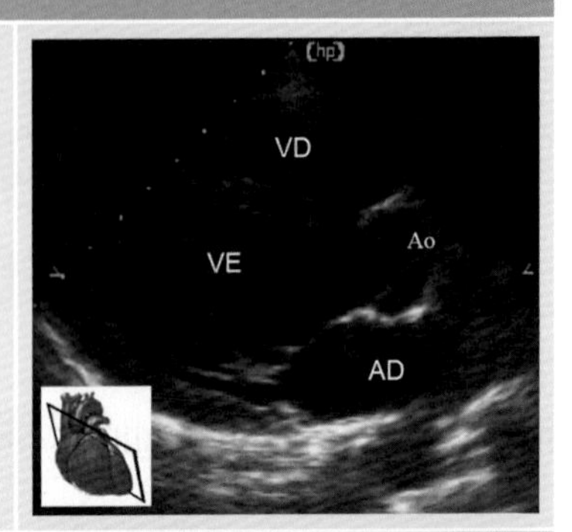</td></tr>
<tr><td>Paraesternal transverso (eixo curto)
Posicionar transdutor no terceiro ou quarto espaço intercostal, imediatamente a esquerda do esterno, com indicador apontado para ombro esquerdo do paciente. Ou seja, a partir da incidência paraesternal longitudinal, realizamos uma rotação do transdutor em 90º no sentido horário, direcionando o índex aproximadamente para o ombro esquerdo (apontado para 2 h). Buscando examinar desde os vasos da base até o ápice do coração. Visão circunferencial do VE e válvula mitral (Figura 47.2).</td><td>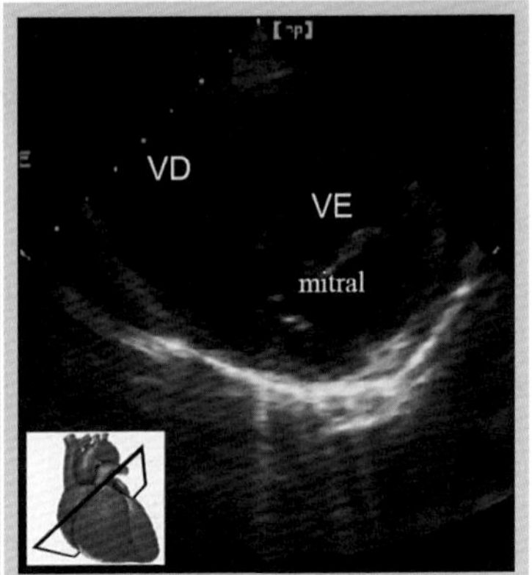</td></tr>
<tr><td>Apical quatro câmaras
Posicionar transdutor no quarto ou quinto espaço intercostal, ou na altura do mamilo (ictus do VE) na linha hemiclavicular esquerda, com indicador do transdutor apontado para lado esquerdo (ou direito, dependendo do marcador na tela), aproximadamente no local de impulso máximo do ictus cordis (apontando para 2 a 3 h). Se possível, posicionar o paciente em decúbito lateral esquerdo. É possível visualizar átrios, ventrículo direito, ventrículo esquerdo (septo inferior, parede lateral anterior e ápice), valvas mitral e tricúspide (Figura 47.3).</td><td>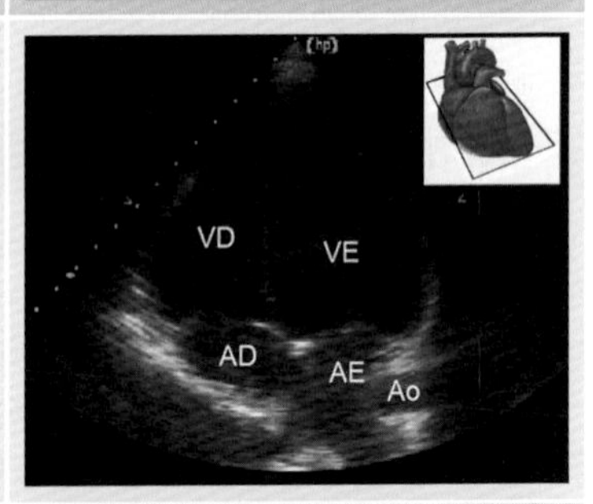</td></tr>
<tr><td>Subxifoide (ou subcostal)
Transdutor na posição subxifoide, direcionando para ombro esquerdo, com o índex voltado para o braço esquerdo, de modo que o feixe do US fique quase paralelo ao plano do tórax (apontado para 3 h). Nessa janela, podemos observar as quatro câmaras cardíacas, além das valvas mitral e tricúspide (Figura 47.4).</td><td>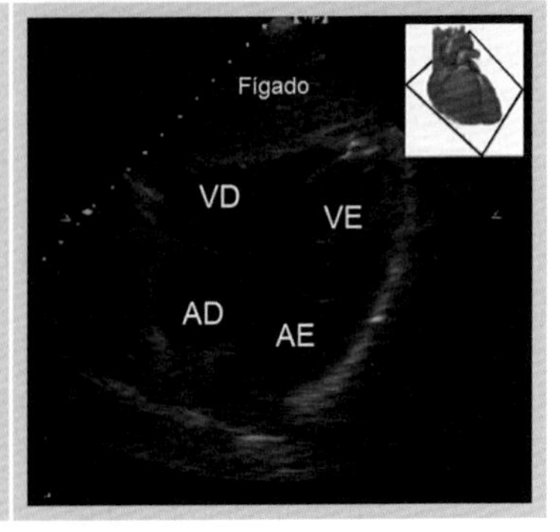</td></tr>
</table>

VE: ventrículo esquerdo; VD: ventrículo direito; mitral: válvula mitral; US: ultrassom.

Fonte: imagens cedidas pelo Dr. Philippe Vignon, CHU Limoges, França.

Vale ressaltar que os emergencistas, normalmente, colocam o indicador do transdutor à esquerda na tela (ao contrário do indicador à direita, medida normalmente adotada pelos ecocardiologistas) e, por consequência, quando formos realizar as janelas paraesternais, utilizamos as seguintes orientações:

1. Eixo longo, marcador do transdutor apontando para o quadril esquerdo.
2. Eixo curto, marcador do transdutor apontando para o quadril direito.

Os principais diagnósticos com o US perirressuscitação, incluindo achados tanto do FOCUS quanto de outros protocolos, são descritos na Tabela 47.1.

TABELA 47.1
Principais achados do US perirressuscitação correlacionando com o provável diagnóstico

Diagnóstico provável	Achados ultrassonográficos
Atividade elétrica sem pulso (AESP) verdadeira	Ausência de movimento cardíaco + ritmo organizado ECG + ausência de pulso central palpável
Pseudo-AESP	Presença de movimento cardíaco + ritmo organizado ECG + ausência de pulso central palpável
Falência cardíaca	Contratilidade global coração reduzida, modo M com baixa amplitude de movimento, veia cava inferior (VCI) dilatada com variação normal na respiração
Hipotensão (hipovolemia)	Hipercontratilidade das paredes, átrio direito (AD) e ventrículo direito (VD) pouco preenchido, hipotensão, taquicardia, VCI colabada, colapso das paredes das câmaras ventriculares
Tamponamento cardíaco	Derrame pericárdico volumoso, *swinging heart*, colapso diastólico de câmaras direitas, VCI dilatada com pequena variação respiratória
Tromboembolismo pulmonar (TEP)	Aumento da câmara direita em comparação com a esquerda, septo paradoxal (sinal do D), VCI dilatada com pequena variação respiratória
Pneumotórax	Ausência de deslizamento entre as pleuras visceral e parietal, além de perda da janela ecocardiográfica no pneumotórax do lado esquerdo

ECG: eletrocardiograma; VCI: veia cava inferior; AD: átrio direito; VD: ventrículo direito.

Contratilidade

Achados importantes a serem analisados na realização do FOCUS são a presença e a qualidade da contratilidade ventricular esquerda, que pode ser realizada através da visualização direta da movimentação na imagem ou pelo modo M. Caso o padrão demonstrado seja similar ao "código de barras", confirma-se ausência de contratilidade, caso o padrão seja de contrações presentes, descarta-se assistolia. Para avaliação da qualidade da contratilidade, geralmente utiliza-se janelas paraesternal eixo longo ou curto, podendo estimá-la em boa, intermediária ou pobre. Um ventrículo com boa contratilidade terá uma grande variação entre a sístole e a diástole, com uma redução de cerca de 25% do seu diâmetro. No entanto, um ventrículo com função muito reduzida terá uma mínima variação das paredes entre a sístole e a diástole e, frequentemente, a cavidade estará dilatada. A movimentação do folheto anterior da válvula mitral também é de fácil visualização. A distância entre o folheto anterior da mitral e o septo é até 0,7 cm, valores inferiores refletem uma boa função sistólica, com exceção na valvulopatia mitral calcificada.

Outra aplicação prática na estimativa da contratilidade é avalição subjetiva da pré e pós-carga do VE, auxiliando no controle da reposição volêmica e uso de drogas vasoativas e inotrópicas. Por exemplo, um paciente com baixa contratilidade e hipotensão deveria receber uma reposição de maneira mais cautelosa, pelo risco maior de edema agudo de pulmão, e teria um benefício maior com a reposição de inotrópicos para melhora da *performance* cardíaca.

Derrame pericárdico

O diagnóstico de derrame pericárdico pode ser realizado de modo rápido e com excelente acurácia por meio do US à beira do leito. Importante lembrar que o diagnóstico de tamponamento cardíaco, no contexto de derrame presente, é clínico (tríade de Beck: hipotensão, abafamento de bulhas cardíacas e estase jugular) e muito difícil de ser realizado durante a PCR, o que pode contribuir com o insucesso das manobras. Porém, em situação de choque, a visualização de um derrame pericárdico com compressão de câmaras cardíacas confirma o diagnóstico e pode auxiliar na punção guiada. São sinais ecocardiográficos de tamponamento a presença de deflexão da parede para região interna da câmara, até seu completo colapso, durante a diástole e aumento do diâmetro da VCI, com pouca variação durante o ciclo ventilatório.

Geralmente, utilizam-se as janelas subxifoide, paraesternal ou apical, nas quais se identifica um espaço hipoecoico (p. ex., preto) ao redor das câmaras cardíacas. As câmaras mais sensíveis são as direitas, primeiro o AD, seguido do VD, depois o AE, devido à menor pressão interna. A VCI estará dilatada e sem variação normal com a inspiração pelo aumento da pressão no saco pericárdico, dificultando o enchimento das câmaras cardíacas. O US pode ainda guiar a realização da pericardiocentese, aumentando a segurança na realização desse procedimento em comparação com a técnica por referência anatômica. Em casos de pericardiocentese, o posicionamento da agulha para drenagem da efusão deve ser o mais próximo da maior quantidade de líquido (Figura 47.5).

Quanto maior for o volume da efusão pericárdica e mais rápida for sua instalação, maior a repercussão hemodinâmica encontrada. Mesmo quantidades pequenas de derrame, como 100 mL, podem trazer repercussões hemodinâmicas importantes, se acumuladas rapidamente.

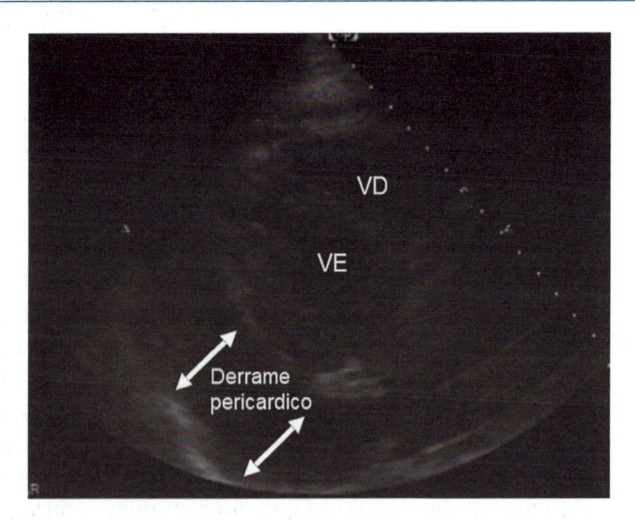

FIGURA 47.5. Janela paraesternal longitudinal com presença de conteúdo anecoico entre lâminas parietal e visceral do pericárdio, compatível com derrame pericárdico.

Relação VD/VE

A proporção normal entre tamanhos de VD/VE é de 0,6. Qualquer condição que aumente a pressão na circulação pulmonar de maneira aguda levará a dilatação de AD e VD (Figura 47.6). O aumento da pressão das câmaras direitas agudamente levará a um abaulamento no septo causado pela limitação da distensão do VD pelo saco pericárdico rígido, assim afetará o volume diastólico final do VE, comprometendo o débito cardíaco. Essa deflexão do septo interventricular em direção a cavidade de VE é chamada septo paradoxal. No paciente com quadro de hipotensão aguda, com alta probabilidade de TEP, há visualização de dilatação do VD, com uma relação VD/VE de 1 associada a presença de septo paradoxal, faz o diagnóstico de TEP, inclusive podendo permitir a trombólise sem a confirmação de angiotomografia. Nesse caso, a VCI estará dilatada sem variação com a inspiração.

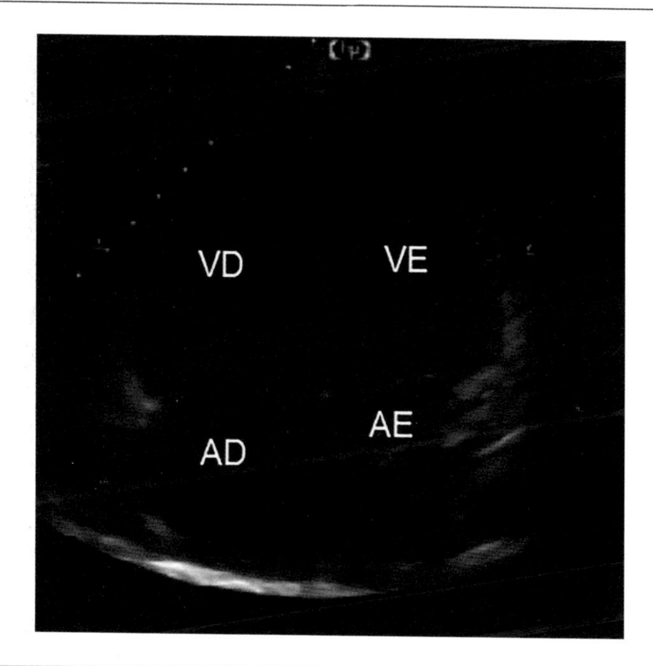

FIGURA 47.6. Janela apical das quatro câmaras com VD maior que VE e deflexão do septo interventricular em direção a VE.

Ultrassonografia pulmonar

A ultrassonografia pulmonar (USGp) é um excelente exame para avaliação pulmonar de maneira complementar ao exame clínico e físico, principalmente por sua aplicação direta à beira do leito e maior sensibilidade para detectar pneumotórax quando comparado com a radiografia de tórax.

Pode-se utilizar qualquer transdutor para realizar o USGp, porém o cardíaco e curvilíneo são os mais indicados pela sua capacidade de maiores profundidades. Habitualmente, o exame é realizado com o paciente na posição supina, com a cabeceira elevada. As linhas axilares anterior e posterior são pontos de referência para o exame realizado no plano longitudinal, com o transdutor em posição perpendicular à superfície da pele.

Inicialmente, com o aparelho de ultrassom no modo B, posiciona-se o transdutor com seu marcador direcionado para a cabeça do paciente, perpendicularmente a um espaço intercostal, obtendo-se a imagem típica do USGp (Figura 47.7).

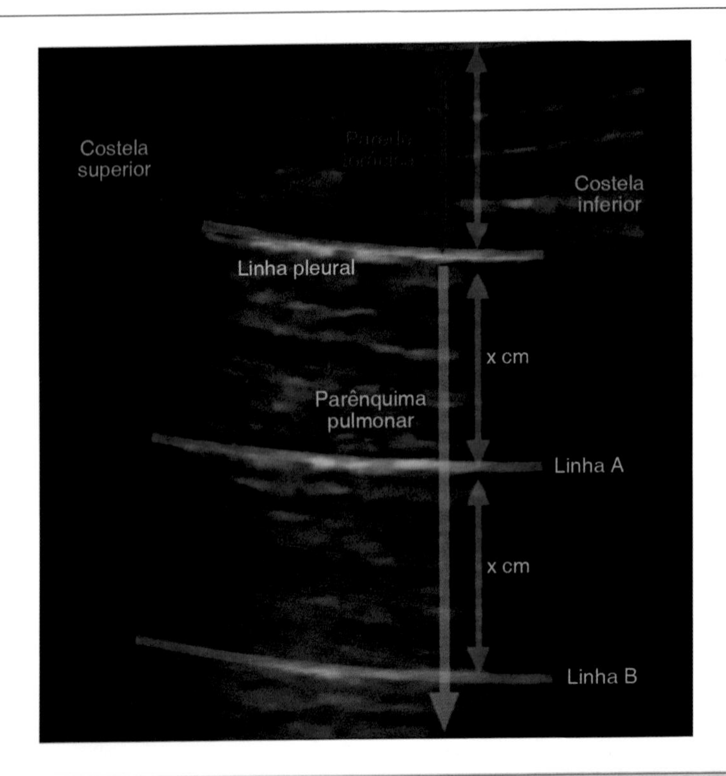

FIGURA 47.7. Imagem normal da USGp. É possível visualizar as sombras acústicas decorrentes da costela superior e inferior; a linha pleural é a primeira linha horizontal hiperecogênica. Acima, localizamos a parede torácica e as linhas A, que representam a reverberação do US no ar do parênquima.

As costelas bloqueiam as ondas do ultrassom e são identificadas por sua sombra acústica posterior. Aproximadamente 0,5 cm abaixo delas, uma linha horizontal hiperecogênica é visualizada, a linha pleural, a qual resulta do encontro da pleura visceral com a parietal. O deslizamento pleural é um achado fundamental e consiste na movimentação da linha pleural em ciclos regulares, acompanhando os movimentos respiratórios, identificada pelo brilho ou cintilância da mesma. As estruturas além da pleura não são visualizadas por conta da aeração pulmonar que impede a propagação da onda do US, o que visualizamos após a pleura são artefatos de repetição, que são identificados como linhas horizontais hiperecogênicas chamadas de linhas A.

Podemos utilizar também o modo M na USGp, colocando o feixe do modo M exatamente entre duas sombras de costelas passando sobre a linha pleural. Será visualizada imagem dupla em que a parte da parede torácica é representada por uma imagem semelhante ao "código de barras", estática, que lembra o "mar"; na parte de baixo da linha pleural, verificamos uma imagem granular, que lembra a "areia da praia", que representa a movimentação pleural. Esse achado é chamado de "sinal da praia" e indica que o pulmão apresenta deslizamento pleural (Figura 47.8).

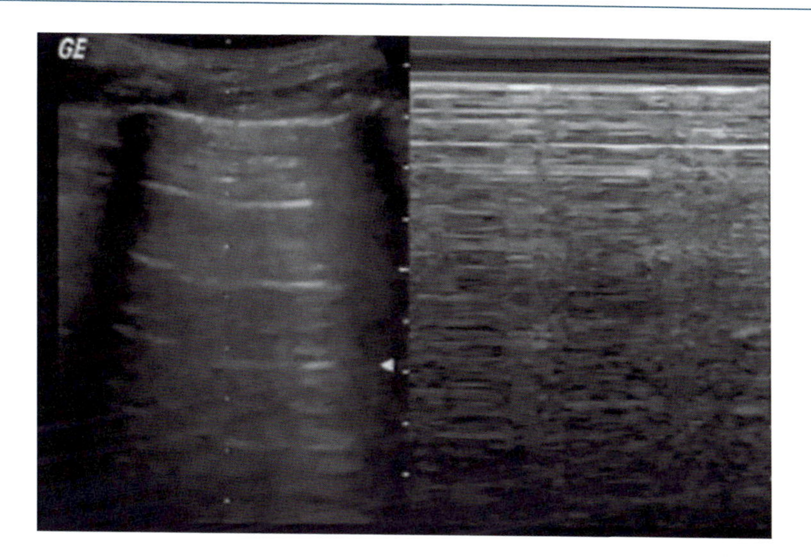

FIGURA 47.8. Com o USGp no modo M, podemos observar o "sinal da praia" em que o "mar" é a parede torácica e a areia representa a movimentação pulmonar, demonstração indireta do deslizamento pleural.

Derrame pleural

O US é mais sensível do que o exame clínico e a radiografia de tórax para o diagnóstico de derrame pleural. Sua presença corresponde a uma imagem hipoecogênica e homogênea, aparecendo como um espaço anecoico entre as duas pleuras. A delimitação com o diafragma, o baço ou o fígado merece atenção, sobretudo se for aventada a possibilidade de realização de drenagem ou toracocentese.

Uma das aplicações da USGp é realizar a toracocentese guiada por US, tendo importante papel no diagnóstico diferencial e terapêutica do derrame pleural. Uma característica significativa é fornecida pela análise com o modo M, em que se visualiza um padrão sinusoidal formado pela movimentação da pleura visceral e pelo parênquima pulmonar, que representa a expansão e a retração pulmonar durante o ciclo ventilatório. A USGp permite a visualização de efusões de tamanho muito pequeno (a partir de 3 a 5 mL). O US é utilizado no modo B e o transdutor é o curvilíneo ou um cardíaco. Para localizar o derrame, posicionamos o transdutor firmemente em uma posição paralela ao espaço intercostal e perpendicularmente à parede torácica, é necessário uma medida mínima de 2,5 cm (entre as duas pleuras) por mais de dois espaços intercostais para ser possível a punção.

Pneumotórax

A USGp possui acurácia elevada para descartar um pneumotórax de maneira rápida, pois a presença de deslizamento pleural, o "sinal da praia", exclui esse diagnóstico.

Para o diagnóstico definitivo de pneumotórax, é necessário identificar o "ponto pulmonar" (Figura 47.9), uma região onde há transição entre um local de pulmão normal para uma área com ausência de deslizamento pleural e de linhas A. Esse achado indica que o parênquima está parcialmente colapsado, sendo quase 100% específico para pneumotórax. Para tal, recomenda-se proceder com uma varredura em linha média clavicular, com verificação de presença ou não de deslizamento pleural e da possível existência de ponto pulmonar.

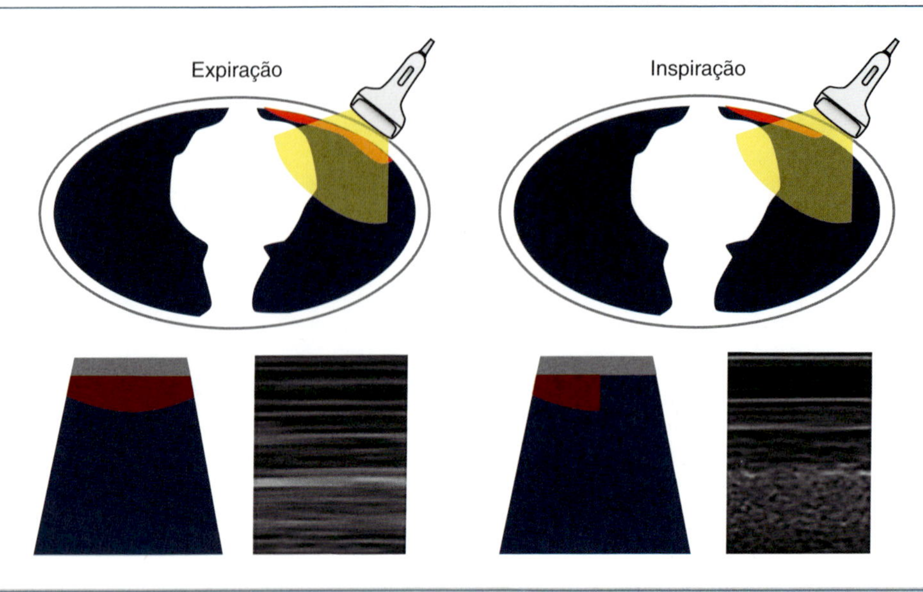

FIGURA 47.9. Ponto pulmonar.

Síndrome intersticial

As linhas B são linhas verticais hiperecogênicas, com origem a partir da linha pleural, seguindo até o final da tela do exame e "apagando" as linhas A. A formação dessas linhas está relacionada ao espessamento dos septos interlobulares e uma redução da areação pulmonar periférica, decorrentes da presença de edema pulmonar ou infiltrado intersticial.

Embora a presença de linhas B possa ser detectada em pulmões normais, a quantidade é diretamente proporcional ao grau de espessamento dos septos interlobulares e com a redução da aeração pulmonar. Sendo assim, a identificação de mais do que três linhas B em um espaço intercostal é considerado um achado anormal (Figura 47.10).

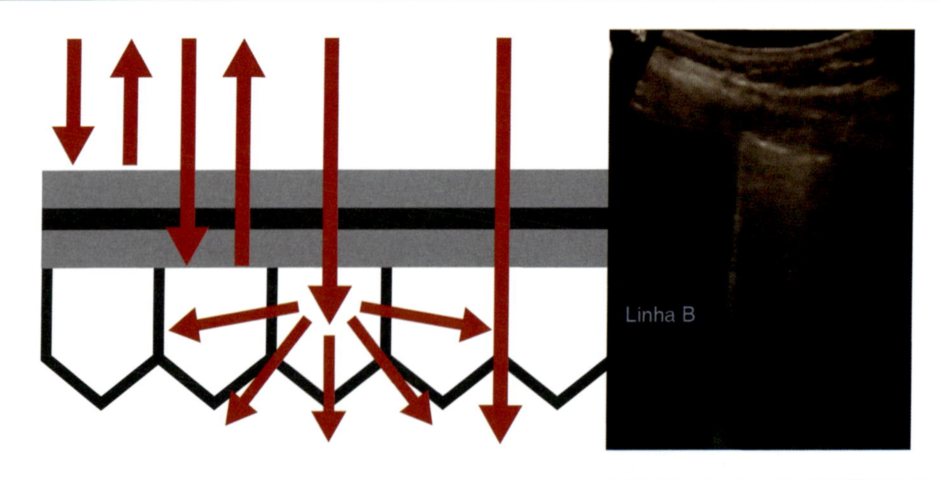

FIGURA 47.10. Propagação do US no espessamento intersticial com formação de linhas B.
Fonte: imagem cedida pelo Dr. Paulo Gotardo.

Atelectasia e consolidação pulmonar

Em casos de consolidação pulmonar ou atelectasia por uma perda da areação pulmonar, conseguimos visualizar uma área de parênquima semelhante à textura de um órgão sólido como o fígado, de bordas mal definidas e irregulares. A semelhança entre a densidade das estruturas gerou o chamado "sinal da hepatização pulmonar" (Figura 47.11).

No interior da consolidação, podem ser identificadas imagens puntiformes hiperecogênicas, que variam de acordo com o ciclo ventilatório e que correspondem ao achado de broncograma aéreo.

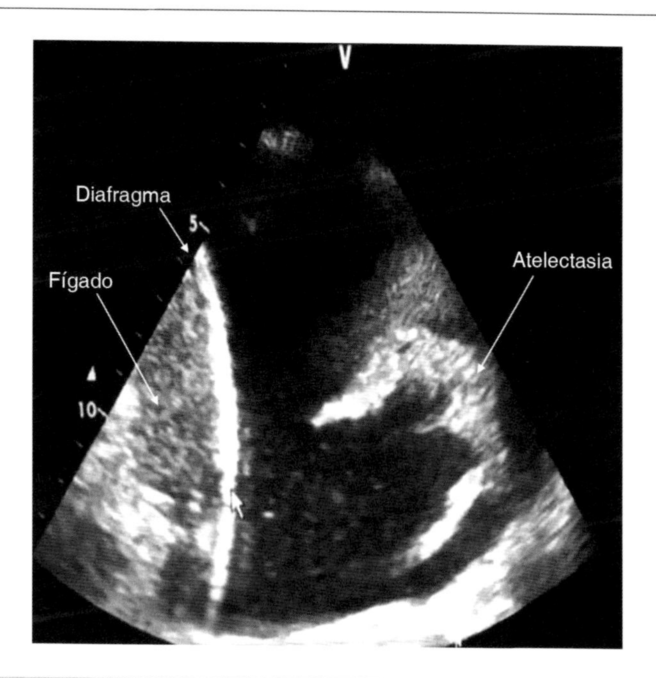

FIGURA 47.11. Presença de atelectasia.
F: fígado; D: diafragma; A: atelectasia.

Ultrassonografia dos grandes vasos

Veia cava inferior

A avaliação ultrassonográfica do sistema vascular se faz necessária em casos de hipotensão, já que pode auxiliar na avaliação do volume intravascular de um modo não invasivo, através da avaliação da veia cava inferior (VCI).

Em situações não patológicas, a VCI tende ao colapso durante a inspiração por diminuição da pressão intratorácica, o que facilita o retorno venoso. O contrário ocorre na expiração, onde há um aumento da pressão intratorácica, diminuição do retorno venoso e gera o ingurgitamento da VCI. Em pacientes com baixo volume intravascular, as relações de diâmetro de inspiração e expiração mudam muito mais do que em pacientes com volume intravascular normal ou aumentado. O doppler em modo M, posicionado na VCI, pode ser usado para quantificar a relação entre os diâmetros máximo e mínimo da mesma durante a o ciclo respiratório.

A Tabela 47.2 descreve a correlação entre o diâmetro da VCI e da variação respiratória com a pressão venosa central (PVC).

TABELA 47.2
Variação do diâmetro da veia cava inferior (VCI) durante movimentos respiratórios e sua correção com valor de pressão venosa central (PVC)

VCI (cm)	Mudança com respiração	PVC
< 1,5	Colapso total	0-5
1,5-2,5	> 50% colapso	5-10
1,5-2,5	< 50% colapso	11-15
> 2,5	< 50% colapso	16-20
> 2,5	Sem alteração	> 20

Artéria aorta

O aneurisma de aorta abdominal e dissecção aórtica são situações que exigem um rápido diagnóstico e manejo. Nesse caso, o ultrassom é crucial pois possibilita um diagnóstico rápido à beira do leito e possui sensibilidade de 93 a 100% e especificidade de 100%.

Com um transdutor padrão curvilíneo de 3,5 MHz, a aorta abdominal geralmente pode ser visualizada desde o epigastro até bifurcação ilíaca. Direcionando o transdutor posteriormente em uma direção transversal logo abaixo do processo xifoide até a cicatriz umbilical e aplicando uma pressão constante, pode-se observar a aorta abdominal como um vaso circular visto imediatamente anterior ao corpo vertebral e à esquerda da VCI. Uma medida maior que 3 cm da aorta e maior que 1,5 cm das ilíacas são valores anormais e definem um aneurisma.

No caso de dissecção de aorta, o achado ultrassonográfico sugestivo inclui a presença de dilatação da raiz da aorta. A visão do eixo longo paraesternal do coração permite a avaliação da raiz da aorta proximal, e deve-se ter atenção frente a uma medida de mais de 3,8 cm, que é considerada anormal (Figura 47.12).

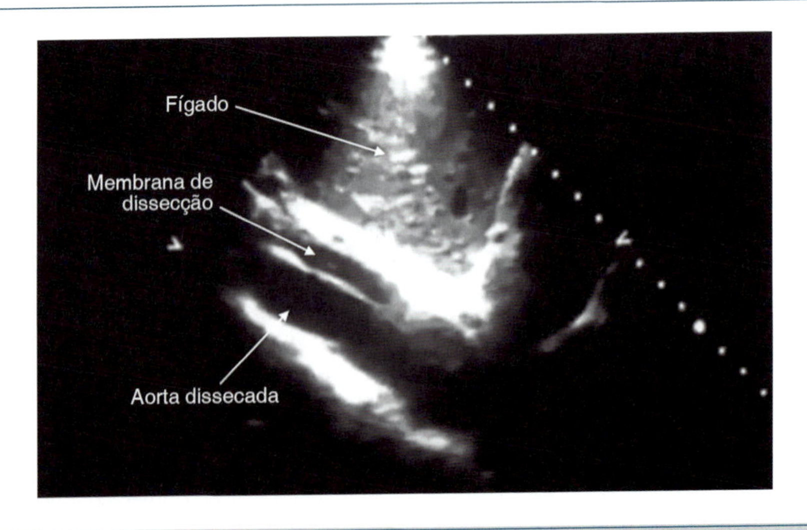

FIGURA 47.12. Dissecção da aorta abdominal.

Trombose venosa profunda (TVP)

Em pacientes com suspeita clínica de um evento tromboembólico como causa do choque, é necessário avaliar a presença de TVP de extremidades inferiores. A ultrassonografia de compressão das veias da perna, que usa o transdutor linear de alta frequência (5 a 12 MHz) no modo B padrão, aplicando pressão direta, apresenta uma boa sensibilidade para o diagnóstico de TVP.

Uma veia normal irá colapsar completamente com compressão simples. Porém, em caso de trombo, há uma compressão incompleta, sendo esse o achado bastante sugestivo de TVP.

A primeira região avaliada é a veia femoral proximal, logo abaixo do ligamento inguinal, começando na veia femoral comum. A segunda área é a fossa poplítea, a veia poplítea. A avaliação desses dois vasos tende a ser suficiente para o diagnóstico de TVP na situação de urgência.

Líquido livre

A ultrassonografia tem grande acurácia para detecção de líquidos livres em cavidades com visualização direta do material.

Em condições não traumáticas, o acúmulo de líquido em excesso nas cavidades abdominal e torácica pode significar uma "sobrecarga do tanque", como derrames pleurais e ascite. Em estados infecciosos, o derrame pleural parapneumônico complicado ou a peritonite bacteriana espontânea secundária à ascite entram como diagnósticos diferenciais. As condições não traumáticas também podem levar ao choque hemorrágico, como gravidez ectópica rota e cisto hemorrágico do corpo lúteo. Essas condições não devem ser negligenciadas em mulheres em idade fértil.

A cavidade peritoneal pode ser prontamente avaliada com ultrassonografia à beira do leito através do exame *Focused Assessment with Sonography in Trauma* (FAST) e a cavidade torácica pelo FAST estendido, ou E-FAST, explicados no *Capítulo 46 – Ultrassonografia no Trauma*, neste livro.

Protocolos de ultrassonografia perirressuscitação

Protocolo FEER (*focused echocardiographic evaluation in resuscitation*)

É um algoritmo desenvolvido com foco na avaliação ecocardiográfica na reanimação cardiopulmonar, que objetiva diagnosticar alterações e auxiliar nas condutas simultaneamente a uma reanimação cardiopulmonar eficiente, visando melhora de seu desempenho (Figura 47.13).

Protocolo FATE (*focused assessed transthoracic echo*)

O FATE propõe um protocolo rápido para triagem e monitoramento cardiopulmonar em terapia intensiva através da ecografia transtorácica (ETT), que tem como objetivos: excluir patologia óbvia, avaliar espessura da parede e dimensões das câmaras, avaliar contratilidade câmaras cardíacas, visualizar espaços pleurais bilateralmente e relacionar os achados com o contexto clínico. As cinco janelas obtidas nesse protocolo são as seguintes:

- Subcostal (subxifoide) de quatro câmaras.
- Apical de quatro câmaras.
- Paraesternal eixo longo.
- Paraesternal eixo curto.
- Pleural.

O local anatômico correspondente a cada janela está representado na Figura 47.14.

Protocolo RUSH (*rapid ultrasound in shock*)

O objetivo principal do RUSH (Tabela 47.3) é descobrir a causa do estado de choque de um paciente crítico. Para isso, ele combina todas as técnicas dos achados que discutimos ao longo desse capítulo e, didaticamente, divide a avaliação do paciente em três partes essenciais: "bomba", "tanque" e "canos".

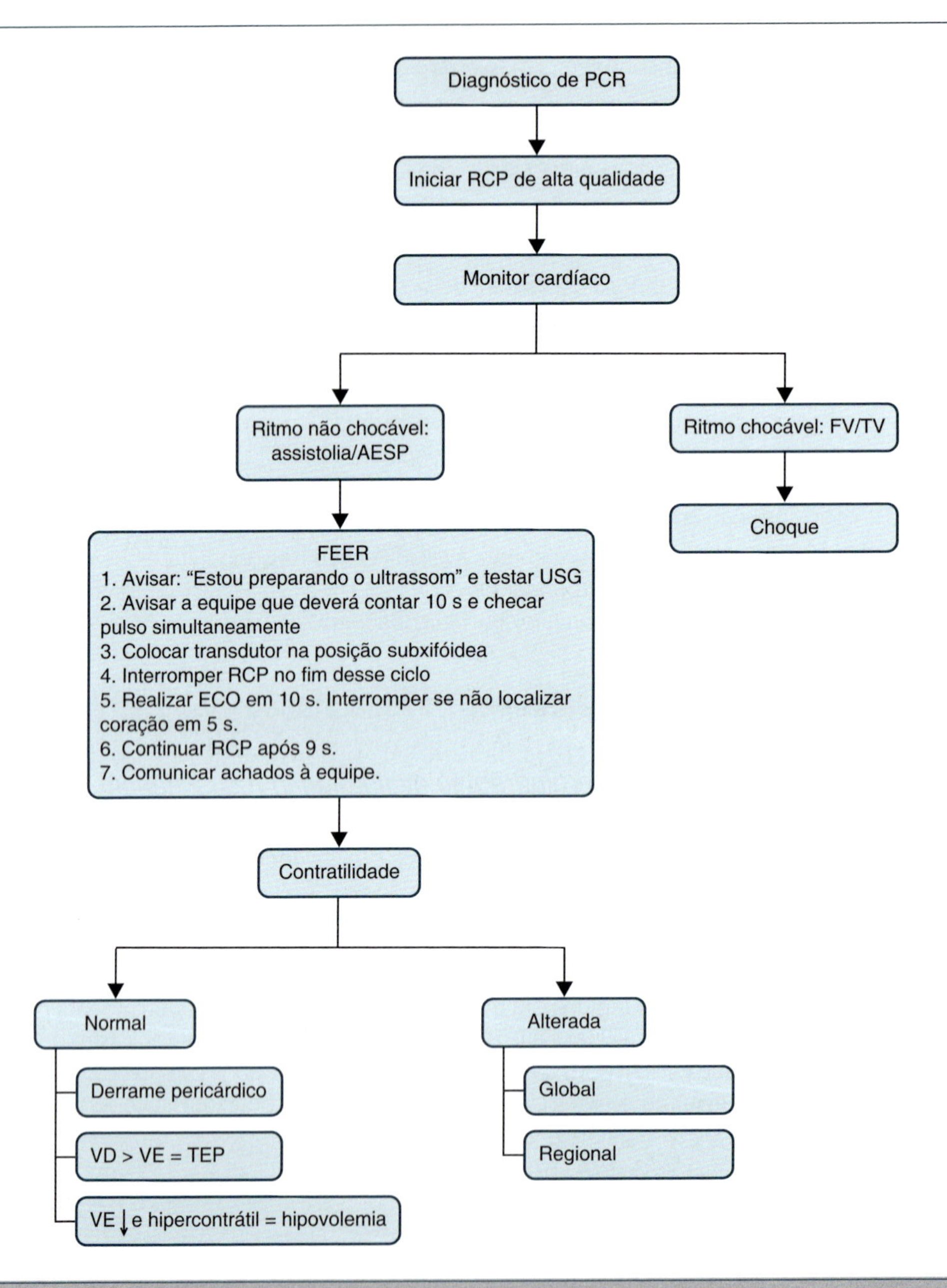

FIGURA 47.13. Fluxograma do protocolo FEER.
PCR: parada cardiorrespiratória; RCP: reanimação cardiorrespiratória; AESP: atividade elétrica sem pulso; FV/TV: fibrilação ventricular/taquicardia ventricular; FEER: *focused echocardiographic evaluation in resuscitation*; USG: ultrassonografia; ECO: ecocardiograma; VD: ventrículo direito; VE: ventrículo esquerdo; TEP: tromboembolismo pulmonar.

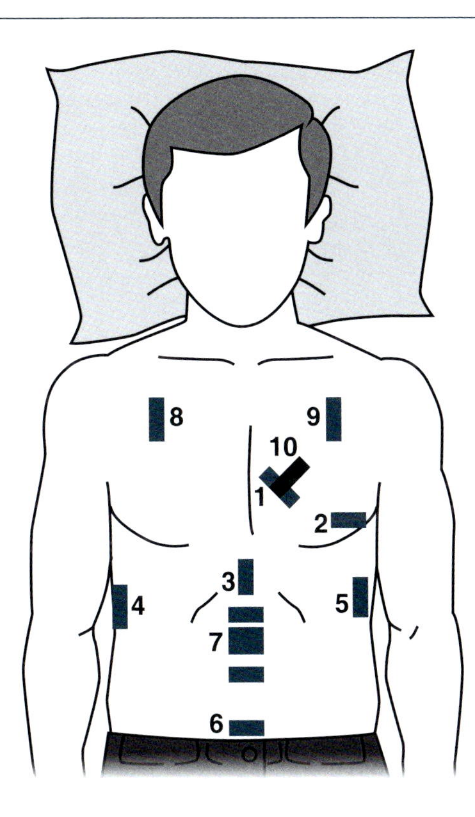

Janelas FATE

3. Subcostal
2. Apical 4 câmaras
1. Paraesternal longitudinal
10. Paraesternal transversa
4 e 5. Pleural

Janelas RUSH

1. Paraesternal longitudinal
2. Apical 4 câmaras
3. Veia cava inferior (VCI)
4. Espaço intercostal
6. Bexiga
7. Aorta
8 e 9. Pulmonar

Janelas FEER

3. Subcostal
1. Paraesternal longitudinal
10. Paraesternal transversal
2. Apical 4 câmaras

FIGURA 47.14. Janelas protocolo RUSH, FATE e FEER.
RUSH: *rapid ultrasound in shock*; FATE: *focused assessed transthoracic echo*; FEER: *focused echocardiographic evaluation in resuscitation*.

TABELA 47.3
Protocolo RUSH (*Rapid Ultrasound in Shock*)

Parte 1: avaliação da "bomba"			
Palavra-chave	**O que avaliar?**	**O que buscar?**	**Onde buscar?**
Derrame	Pericárdio	Derrame pericárdico	A – Paraesternal longitudinal e transversa B – Subxifoide C – Apical 4 câmaras
Contratilidade	Ventrículo esquerdo (VE)	Força da contratilidade do VE	
Pressão	Ventrículo direito (VD)	Dilatação do VD	
Parte 2: avaliação do "tanque"			
Palavra-chave	**O que avaliar?**	**O que buscar?**	**Aonde buscar?**
Plenitude	VCI e veias jugulares	Tamanho e colabamento durante a inspiração	A – VCI eixo longo B – Espaço de Morrison C – Espaço esplenorrenal D – Pelve E – Pulmonar
Vazamentos	FAST e líquido pleural	Líquido livre nas cavidades peritoneal e torácica	
Comprometimento	Pneumotórax	Deslizamento pleural	
Sobrecarga	Edema pulmonar	Linhas B	

Continua

Continuação

Parte 3: avaliação dos "canos"			
Palavra-chave	**O que avaliar?**	**O que buscar?**	**Aonde buscar?**
Ruptura	Aorta	Aneurisma e dissecção	A – Supraesternal B – Paraesternal C – Epigastro D – Supraumbilical E – Femoral F – Poplítea
Obstrução	Tromboembolismo venoso	Trombos	

VE: ventrículo esquerdo; VD: ventrículo direito; VCI: veia cava inferior; FAST: *Focused Assessment with Sonography in Trauma.*

Conclusão

Neste capítulo, estudamos a ultrassonografia à beira leito, suas diversas modalidades durante o atendimento médico, as técnicas para sua realização e os protocolos mais utilizados nas situações críticas.

Com os protocolos perirressuscitação, expomos a sistematização do exame ultrassonográfico complementando o exame físico no manejo inicial do paciente crítico, guiando condutas de maneira rápida e eficiente.

Por ser um exame de imagem rápido, baixo custo e muito sensível, fica evidente tamanha importância da ultrassonografia à beira leito para a prática médica. Destacamos a importância da inserção do estudo ultrassonográfico na formação médica atual, possibilitando um contato e treinamento precoce do estudante com essa tecnologia, com a finalidade de melhorar a assistência médica e seus desfechos, assim como reduzir complicações.

Bibliografia

- Assunção MSC, Barros DS, Bravim BA, et al. Ecografia em terapia intensiva e na medicina de urgência. 1. ed. Rio de Janeiro: Atheneu, 2019.
- Breitkreutz R, Walcher F, Seeger FH. Focused echocardiographic evaluation in resuscitation management: Concept of an advanced life support-conformed algorithm. Crit Care Med, 2007;35:150-61.
- Jensen MB, Sloth E, Larsen KM, et al. Transthoracic echocardiography for cardiopulmonary monitoring in intensive care. Eur J Anaesthesiol, 2004;21:700-707.
- Levitov AB, Dallas AP, Slonim AD. Ultrassonografia à beira do leito na medicina clínica, 1. ed. New York: AMGH, 2013. p. 2-18.
- Michard F, Teboul JL. Predicting fluid responsiveness in ICU patients: a critical analysis of the evidence. Chest, 2002, 6:2000-8.
- Neto FLD, Dalcin PTR, Teixeira C, et al. Ultrassom pulmonar em pacientes críticos: uma nova ferramenta diagnóstica. J Bras Pneumol, 2012;38:246-56.
- Neumar RW, Otto CW, Link MS, et al. Part 8: adulta advanced cardiovascular life suport: 2010 American Heart Association Guidelines for Cardiopulmonary Resuscitation and Emergency Cardiovascular Care. Circulation. 2010;122(18 Suppl 3):S729-67. Erratum in: Circulation. 2011:123(6):e236; Circulation. 2013;128(25):e480.
- Noble VE, Nelson B. Manual of Emergency and Critical Care Ultrasound. 2. ed. New York: Cambridge University Press, 2011. p. 115-266.
- Perera P, Mailhot T, Riley D, et al. The RUSH Exam: Rapid Ultrasound in SHock in the Evaluation of the Critically Ill. Emerg Med Clin N Am, 2010;28:29-56.
- Peris A, Tutino L, Cianchi G, et al. Ultrasound Guidance for Pleural-Catheter Placement. N Engl J Med, 2018;378:e19.
- Staub LJ, Biscaro RRM, Kaszubowski E, et al. Chest ultrasonography for the emergency diagnosis of traumatic pneumothorax and haemothorax: A systematic review and meta-analysis. Injury, Int. J. Care Injured,2018;49:457-66.
- Yamamoto T. Management of patients with high-risk pulmonary embolism: a narrative review. J Intensive Care, 2018;6:1-9.

Capítulo 48

Comunicação de Más Notícias

• Shirley Ediane Rodrigues • Victoria de Souza Damião • Andreza Hammes • Thiago Coronato Nunes

Introdução

É inerente ao trabalho do médico emergencista a comunicação de más notícias aos pacientes, aos familiares e amigos. O profissional de saúde deve compreender as circunstâncias que envolvem o indivíduo e seu ambiente para desempenhar com total destreza essa delicada tarefa, sendo o mais claro possível na passagem das informações, respondendo prontamente às reações emocionais inevitáveis e, por fim, ajudando a desenvolver resiliência naqueles que recebem a notícia. É preciso técnica e sutileza para se dar uma má notícia em situação de emergência, unindo a habilidade de informar à capacidade de consolar.

> "Curar algumas vezes, aliviar frequentemente, confortar sempre"
> (Autor desconhecido)

O que são más notícias em Medicina de Emergência?

O termo "más notícias" engloba todas as informações que podem gerar modificações negativas na vida de uma pessoa e em suas perspectivas de futuro. Portanto, são todas aquelas que ferem a expectativa positiva, de melhora, de ausência de doença ou de lesões, ou, principalmente, a notícia mais temida de todas: a da morte. Ao receber notícias como essas, o medo e a angústia passam a fazer parte do quadro daquele indivíduo que, anteriormente à enfermidade, usufruía de um estilo de vida sem restrições e fazia planos. Tirar a possibilidade da concretização de suas metas através de uma notícia não é tarefa fácil e requer sensibilidade e empatia. Da mesma maneira, comunicar uma informação crítica aos familiares de um paciente gera um impacto de grandes proporções a indivíduos que, muitas vezes, alimentam expectativas e medos muitas vezes desproporcionais à realidade.

Dentre os profissionais de saúde, médicos e enfermeiros costumam ser os principais responsáveis pela função de informar e dar as más notícias, porém a maior parte desses profissionais não se sente confortável e assume uma postura enrijecida e exacerbadamente técnica, que acaba propiciando um distanciamento demasiado, prejudicando assim o entendimento, a ligação empática e a relação com o paciente. Esse panorama contribui para a piora do prognóstico, uma vez que a maneira como a notícia é transmitida ao paciente e seus familiares exerce influência direta na maneira de lidar com a doença e com o próprio adoecer. Consolidar a relação do profissional de saúde com o paciente através da transmissão de informações de modo adequado torna-se imprescindível para o seguimento do processo terapêutico ou para a participação salutar dos familiares no processo.

Comunicação de más notícias

É preciso ter em mente que a dinâmica de comunicação sempre envolverá o profissional de saúde (médicos, enfermeiros, técnicos de enfermagem, residentes, pós-graduandos, acadêmicos etc.), o paciente, seus familiares e, muitas vezes, amigos e conhecidos do paciente. Idealmente, é preciso acolher a todos, dentro da possibilidade de tempo, priorizando as relações mais próximas. Pode-se eleger uma hierarquia de prioridades para a comunicação de más notícias na qual, para melhor organização e para evitar tumultos, apenas os parentes mais próximos participem de conversas mais importantes com a equipe e esses transmitam aos demais as informações fornecidas pela equipe de saúde. Estabelecer um vínculo com o paciente e os principais parentes é primordial para garantir segurança no momento da transmissão de informações.

A comunicação se dá através de dois meios: comunicação verbal e a não verbal. A primeira se caracteriza pela relação entre o falante e os ouvintes. Nessa, o que impede uma boa comunicação com o paciente e seus familiares é o uso de um vocabulário inadequado, ou seja, o uso de jargões técnicos, rebuscamento nas palavras ou, até mesmo, linguagem infantilizada. Já na comunicação não verbal, temos o que é expresso subliminarmente pela expressão corporal, gestos ou extravasamento de sentimento. Essa última vai além, uma vez que, a partir dela, as emoções podem ser transmitidas e disseminadas, gerando uma percepção acerca do contexto que está sendo vivenciado.

A postura que o profissional assume ao comunicar uma notícia é de fundamental importância. Manter a seriedade, a confiança, o "olho-no-olho" e se sensibilizar com a situação do paciente e dos familiares, praticando a empatia, é fundamental. Às vezes, após a notícia, a simples presença, um simples toque, um abraço, um olhar compassivo, pode ser a melhor alternativa, sendo a mais compreensiva das ações. Não é preciso fornecer uma solução, muitas vezes inexistente, mas é importante transmitir a certeza de que seu apoio se fará presente tanto quanto for necessário.

> Empatia é a capacidade de compreender o sentimento ou reação do outro, imaginando-se na mesma circunstância.

Protocolo SPIKES

Como já exposto, a comunicação de más notícias não é uma tarefa simples e fácil, uma vez que ela causa impactos imensuráveis na vida daqueles que a recebem. O contexto da Medicina de Emergência, nesse aspecto, é cruel, uma vez que os médicos e pacientes, além de seus familiares, não se conhecem e não possuem vínculo prévio. E é justamente na emergência que a maioria das situações críticas de vida e morte se desenrola. Desse modo, é de fundamental importância que o médico emergencista desenvolva essa habilidade de comunicação. Existem diversos protocolos/

mnemônicos para auxiliar o profissional de saúde na comunicação das más notícias e o mais famoso deles é o protocolo SPIKES, criado pelo oncologista e comediante Robert Buckman. Existem outros protocolos, como PLIIE, GRIEV_ING, alguns criados por médicos emergencistas e intensivistas. Porém, todos eles partem dos mesmos princípios básicos:

- Preparar um local para dar as más notícias.
- Selecionar os familiares/amigos que receberão as notícias.
- Manter a postura e a empatia.
- Perguntar qual o grau de informação que a família/paciente já possui.
- Ser claro e conciso, sem utilizar eufemismos, sobretudo para a morte.
- Estar pronto para todas as reações emocionais, cultivando o silêncio.
- Colocar-se a disposição para maiores esclarecimentos e dar prosseguimento às burocracias, tudo isso com o auxílio de profissionais capacitados.

Para fins didáticos, será descrito a seguir o protocolo SPIKES:

- S (*setting*) – preparando a entrevista: nessa etapa, o planejamento é fundamental. O profissional irá se preparar para comunicar a má notícia, devendo levar em consideração as questões sentimentais envolvidas, tanto dele quanto do paciente/familiar, o local em que será transmitida a notícia e o contexto que se apresenta, inteirando-se da história do paciente previamente. É fundamental saber o nome do paciente e chamá-lo pelo nome, além de se apresentar aos familiares e perguntar o grau de parentesco de cada um.
- P (*perception*) – percepção do paciente/familiares sobre a doença: o profissional deve averiguar o que o paciente/familiar já sabem, para que então ele possa discernir, a partir das informações recebidas, sobre as novas informações a serem dadas. Realizar uma construção em cima do que a família/paciente já sabem é interessante para ser objetivo na comunicação da má notícia.
- I (*invitation*) – convite para o diálogo: a partir da detecção do que o paciente/familiar sabe sobre a doença, o médico deverá avaliar se o mesmo quer saber sobre o que está havendo com sua saúde ou se ele não possui condições de saber naquele momento, cabendo ao profissional adiar essa comunicação, se necessário. Deve, ainda, colocar-se disponível para maiores esclarecimentos em momentos posteriores. Na maioria das situações de emergência, a família está ansiosa por notícias e informações.
- K (*knowledge*) – transmitindo conhecimento: a transmissão da má notícia deve ser realizada com clareza e exatidão. Nesse momento, o profissional deve se abster de termos técnicos e conferir constantemente a evolução da compreensão do que está sendo dito. Caso seja comunicado um óbito, é importante que a palavra "morte" ou "falecimento" seja utilizada. Eufemismos como "passou dessa para melhor" e "não está mais entre nós" não devem ser usados.
- E (*emotions*) – expressando emoções: após a comunicação, é importante cultivar o silêncio. Muito pouco do que for dito depois da comunicação pelo profissional será processado pela família/paciente. É importante que o profissional esteja preparado para enfrentar as reações emocionais do paciente e de seus familiares, bem como estar alerta para seus próprios sentimentos. É preciso acolher a reação emocional e fornecer todo o apoio possível.
- S (*strategy and summary*) – organizando planos e resumindo informações: por fim, deve reunir as informações transmitidas e realizar uma síntese do que foi dito, permitindo a compreensão, aceitação e proporcionando a introdução de meios que possam garantir o cuidado paliativo, por exemplo, ou o estabelecimento de mudanças no plano terapêutico, ou o prosseguimento das burocracias relacionadas ao óbito.

O uso do protocolo SPIKES, portanto, permite ao profissional de saúde atuar ativamente na comunicação de más notícias, assegurando clareza nas informações e fornecimento de suporte emocional àquele que recebeu a má notícia.

Questões éticas

De acordo com Código de Ética Médica, Artigo 73: "É dever ético e legal do médico manter sigilo quanto ao prontuário do paciente, só o podendo revelar com autorização expressa deste ou de seu representante legal."

É importante, portanto, ter o consentimento do paciente, antes de conversar com os familiares. No entanto, em algumas situações, é justificável comunicar informações aos familiares, principalmente em situações pertinentes ao ambiente de emergência, quando muitas vezes o paciente encontra-se inconsciente ou com perda de juízo crítico sobre a realidade. Nesses casos, um representante legal, geralmente um parente próximo, precisa de todas as informações necessárias para realizar as tomadas de decisão que possam vir a ser necessárias.

É preciso cuidado com a "conspiração do silêncio", em que familiares confrontam o médico pedindo para que nada seja dito ao doente. Devemos lembrar que nosso compromisso ético, moral e legal é com o paciente, que tem o direito de saber e decidir sobre si.

Notícias por telefone

Uma das primeiras regras da comunicação de más notícias é nunca dar as notícias por telefone. Contudo, às vezes, é necessário fazê-lo, sobretudo quando a família se encontra em lugares distantes (viajando, por exemplo) e houve um falecimento, sendo importante que os familiares sejam notificados e tragam os documentos para o preenchimento da Declaração de Óbito.

É importante manter os mesmos princípios da comunicação de más notícias, com algumas particularidades:

- Identificar-se, pedir que a pessoa do outro lado da linha se identifique e pergunte o grau de relação com o paciente. Idealmente, perguntar se a pessoa se encontra sozinha – após a comunicação, é importante que exista alguém com ela para dar o suporte emocional. Preparar o diálogo – antecipando, por exemplo, a notícia: "Infelizmente, lamento informar, mas eu trago más notícias." Ser claro e conciso na comunicação da notícia ruim, demonstrando empatia. Pedir para o familiar se dirigir ao hospital com os documentos para dar prosseguimento aos trâmites burocráticos.

Estudo de um exemplo prático: dando a notícia de morte

Uma família traz, desesperada, o avô, Sr. X, que apresentou uma "parada cardíaca" em casa, para a emergência. Todos permanecem no saguão do hospital enquanto o senhor é levado para a sala vermelha de atendimento. Após 40 minutos de exaustivas tentativas de reanimação, sem qualquer resposta, você e a equipe decidem interromper as manobras e declaram o óbito. A família, do lado de fora, espera, ávida, por notícias.

Analisemos a situação. A família do lado de fora encontra-se em alto grau de estresse com a situação vivida até o momento e está, há mais de 1 hora, sem notícias, imaginando diversos cenários de possibilidades. Por mais provável que seja, nenhum deles quer cogitar a possibilidade de o avô ter falecido. A sala de espera está lotada de pacientes aguardando atendimento e de tantos outros familiares de outros pacientes, que também esperam por notícias. O clima é de extrema tensão no ambiente de espera.

Por outro lado, você também está tenso. A exaustão física e mental é a realidade de seu momento. E, agora, precisa conversar com a família para comunicar a má notícia, precisando ainda de informações dos familiares para escrever a declaração de óbito e, depois, deve continuar nas atividades do plantão, seguindo em seu compromisso ético de trabalho. Por mais que você queira, o serviço de emergência não para nesse momento.

Vejamos o que fazer:

- Lugar: primeiramente, é preciso escolher um local seguro e tranquilo. Deve ser silencioso e o mais privativo possível, para que não haja interrupções. É importante ter onde alojar, confortavelmente sentados, a todos que forem participar do recebimento das notícias.
- Equipe: nesse momento, é importante não estar só. Solicite a presença de mais alguém de sua equipe. Caso possível e viável, que um psicólogo ou um assistente social possa acompanhar o momento e auxiliar no suporte necessário. A presença de seguranças pode ser solicitada, caso antecipe-se uma reação violenta.
- Estude o caso: saiba detalhes importantes, tome breves notas em um papel e esteja de posse do prontuário. Saber previamente o nome completo do paciente, idade e a história que antecedeu o atendimento é de suma importância. Tenha o roteiro mental da sequência do atendimento e o entendimento da patologia que levou o paciente ao óbito.
- Chame os parentes: o momento que está por vir é muito delicado. Muitas vezes, aguardam por notícias uma dezena de parentes e amigos. Não convém que a notícia seja dada simultaneamente para uma multidão de pessoas. Isso pode causar tumulto. Solicite a presença dos parentes mais próximos. Se vier apenas um indivíduo muito jovem ou muito idoso, oriente que é preciso mais alguém que lhe faça companhia para esse momento.
- Dando a notícia: não seja curto e seco, contando de imediato: "seu avô faleceu". Isso pode gerar um choque rápido demais aos ouvintes. Uma estratégia é pormenorizar todos os eventos até o falecimento, evitando linguagem técnica. Durante o relato, seja claro e demonstre que tudo foi feito da melhor maneira possível. A construção dos fatos ajudará no entendimento dos interlocutores sobre a inevitabilidade do desfecho. Isso preparará a todos, gradativamente, para o entendimento final. É interessante perguntar o que a família sabe que aconteceu e, a partir daí, desenvolver as explicações. Veja o exemplo: "segundo o relato dos senhores, o Sr. X desmaiou em casa após apresentar fortes dores no peito. Vocês, então, o trouxeram para este hospital, de carro, onde notaram que ele já não respirava e passava a apresentar, cada vez mais, a coloração arroxeada. Ao chegar, o levamos para a sala vermelha, onde realizamos os atendimentos dos casos graves. Provavelmente, já havia transcorrido cerca de meia hora desde o desmaio em casa. Prontamente, identificamos que seu coração não batia e que ele não respirava. Iniciamos imediatamente as manobras de reanimação, com massagem cardíaca e administração de oxigênio. Diversos medicamentos foram utilizados, como a adrenalina, para tentar estimular o coração. Precisamos também colocar um tubo pela boca, diretamente na garganta, para que o oxigênio chegasse aos pulmões de maneira mais efetiva. Infelizmente, apesar de todas as medidas feitas, utilizando todos os recursos existentes no hospital, baseados nos protocolos mais recentes disponíveis, mesmo após 40 minutos de exaustivos procedimentos por toda a equipe, não houve nenhuma resposta. Sinto informar que o Sr. X faleceu...".
- Responda ao momento de choque emocional: a reação dos parentes é sempre imprevisível. Algumas pessoas são frias ou compreensivas. Outras, entram em desespero e começam a chorar, gritar, se arranhar. Há, ainda, as pessoas que desmaiam imediatamente, ou sentem forte vertigem. Existem ainda aqueles que reagem com agressividade para com os profissionais de saúde. Mantenha a calma frente a qualquer reação e peça sempre ajuda. Idealmente, sempre comunique as notícias acompanhado por outros profissionais. Coloque o indivíduo que não se sentir bem sentado. Ofereça água. O silêncio, o olhar de compaixão, um abraço,

muitas vezes são melhores do que palavras de consolo. Permita-se demonstrar suas emoções de modo comedido. Não é errado chorar junto com os parentes, se você compartilha dessa emoção. Apenas mantenha-se com uma postura firme, sem desmoronar nesse momento.

- Conforte: muitas vezes, os familiares permanecem com culpa com relação a não terem feito algo ou terem demorado a levar o paciente ao hospital. Deixe claro que foi feito todo o possível, tanto por parte da equipe da emergência quanto por parte dos familiares.
- Retome as obrigações: é preciso continuar com o fluxo administrativo desse momento. Pergunte quem é o parente que pode fornecer as informações técnicas necessárias para o preenchimento da documentação do óbito. Informe sobre a necessidade de contatar a agência funerária. Despeça-se de todos e coloque-se à disposição, se necessário, para eventuais dúvidas. Agora, sente-se reservadamente e preencha toda a documentação. Não deixe isso para depois, deve ser feito imediatamente após o óbito, para não se perder nenhum detalhe. E, por fim, descreva todos os detalhes do atendimento no prontuário, descrevendo a história, todos os procedimentos, medicamentos utilizados e os horários, de maneira pormenorizada. A não realização dessa etapa tem implicações jurídicas graves. Proteja-se sempre, descrevendo absolutamente tudo nos minutos que se seguem ao óbito. Procure não postergar essa etapa.
- Cuide de si: comunicar uma má notícia, em qualquer nível, pode gerar sequelas também ao profissional de saúde. Antes de retomar suas atividades no serviço de emergência, lave o rosto, beba água, sente por alguns minutos e respire pausadamente. Se, nos dias que se seguirem, o momento com aquele paciente se mantiver de modo intrusivo em sua mente, não deixe de procurar um psicólogo para uma avaliação. Mantenha sua saúde mental em dia, para que possa continuar seu excelente trabalho sem queda de desempenho e sem prejuízo pessoal.

Conclusão

> "A verdade é como um remédio: há dose, via e hora para ser administrada. Uma dose baixa não é eficaz, mas uma dose alta demais ou administrada de maneira errada pode, também, fazer mal."

A comunicação de más notícias é inerente à função do Médico Emergencista e é, certamente, uma parte desconfortável de suas atribuições. A notícia ruim deve ser dada da maneira correta, necessitando de treinamento e técnica a fim de minimizar o impacto negativo que possa desfavorecer ou piorar o prognóstico do paciente, bem como as consequências emocionais junto aos familiares e, até mesmo, ao próprio profissional de saúde.

Bibliografia

- Araújo JÁ, Leitão EMP. A comunicação de más notícias: mentira piedosa ou sinceridade cuidadosa. Revista do Hospital Universitário Pedro Ernesto, UERJ. Ano 11, Abril/Junho de 2012.
- Bastos BR, Fonseca ACG, Pereira AKS, Silva LCS. Formação dos Profissionais de Saúde na Comunicação de Más Notícias em Cuidados Paliativos Oncológicos. Revista Brasileira de Cancerologia. 2016, 62(3): 263-6.
- Breaking Bad News to Relatives – Life in the Fastlane Medical Blog. <https://lifeinthefastlane.com/ccc/breaking-bad-news-relatives/>. Acesso em: 31/10/2019.
- Chehuen-Neto JÁ, Sirimarco MT, Cândido TC, Bicalho TC, Matos BOI, Berbert GH, et al. Profissionais de saúde e a comunicação de más notícias sob a ótica do paciente. Rev Med Minas Gerais. 2013; 23(4): 518-525.

- Hobgood C, et al. The educational intervention "GRIEV_ING" improves the death notification skills of residents. Acad Emerg Med. 2005 Apr;12(4):296-301.
- Instituto Nacional do Câncer (INCA). Comunicação de notícias difíceis: compartilhando desafios na atenção à saúde/Instituto Nacional de Câncer. Coordenação Geral de Gestão Assistencial. Coordenação de Educação. Rio de Janeiro: INCA, 2010.
- Leal F. Transmissão de más notícias. Rev Port Clin Geral, 2003: 19:40-3.
- Lino CA, Augusto KL, Oliveira RAS, Feitosa LB, Caprara A. Uso do Protocolo SPIKES no Ensino de Habilidades em Transmissão de Más Notícias. Rev. Bras. Educação Médica. 2011. 35(1):52-57.
- Monteiro D, Quintana AM. A comunicação de Más Notícias na UTI: Perspectiva dos Médicos. Psicologia: Teoria e Pesquisa. 2016. Vol. 32, n. 4, pp. 1-9.
- Rezende JM. À sombra do plátano: crônicas de história da medicina [online]. São Paulo: Editora Unifesp, 2009. Curar algumas vezes, aliviar quase sempre, consolar sempre. pp. 55-59. ISBN 978856167363-5.
- Sanders S, Gebhardt K. The GRIEV_ING MNEMONIC: A Simple Approach To Death Notification In The ED [NUEM Blog. Expert Commentary by Neely K]. 2016, August 2. Retrieved from: <http://www.nuemblog.com/blog/death-notification/>. Acesso em: 31/10/2019.
- Silva ASC. Como dar más notícias: revisão sistemática. 2016. 38f. Monografia - Universidade Federal da Bahia, Salvador, 2016.
- Traiber C, Lago PM. Comunicação de más notícias em pediatria. Boletim Científico de Pediatria. Vol. 1, n. 1, 2012.

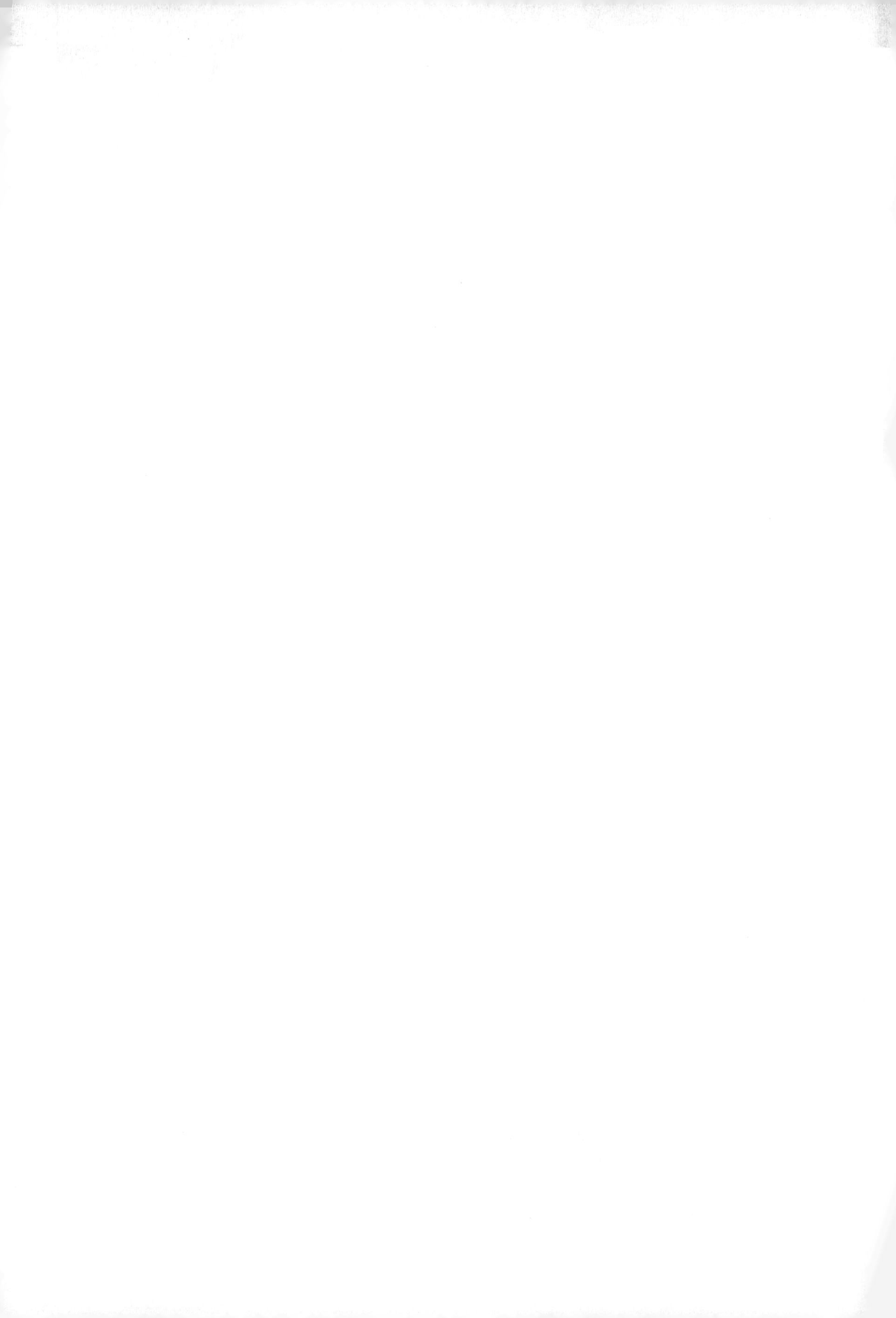

Índice Remissivo

A

B

C

E

F

G

H

Q

R

S

U

V

IMPRESSÃO:

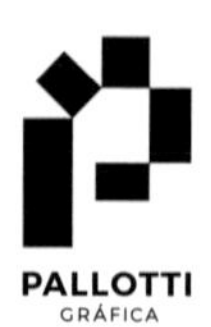

Santa Maria - RS | Fone: (55) 3220.4500
www.graficapallotti.com.br